U0200267

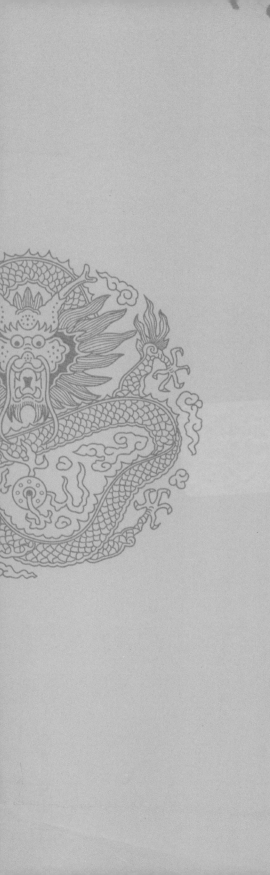

北京中医药文化研究基地后期资助

项目：晚清散见宫廷医案汇编

项目编号：2020WHJDHQZ-02

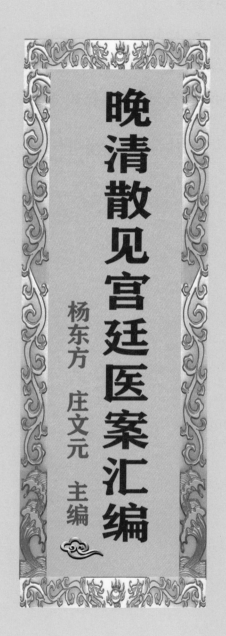

晚清散见宫廷医案汇编

杨东方　庄文元　主编

学苑出版社

图书在版编目（CIP）数据

晚清散见宫廷医案汇编／杨东方，庄文元主编. —北京：学苑出版社，2021.11

ISBN 978-7-5077-6316-4

Ⅰ.①晚…　Ⅱ.①杨…②庄…　Ⅲ.①医案-汇编-中国-清代　Ⅳ.①R249.49

中国版本图书馆 CIP 数据核字（2021）第 250438 号

责任编辑：付国英
出版发行：学苑出版社
社　　址：北京市丰台区南方庄 2 号院 1 号楼
邮政编码：100079
网　　址：www.book001.com
电子信箱：xueyuanpress@163.com
电　　话：010-67603091（总编室）、010-67601101（销售部）
印　刷　厂：廊坊市都印印刷有限公司
开本尺寸：787×1092　1/16
印　　张：32.5
字　　数：500 千字
版　　次：2022 年 1 月第 1 版
印　　次：2022 年 1 月第 1 次印刷
定　　价：188.00 元

编 委 会

主　编　杨东方　庄文元

副主编　苏星菲　郑嘉涵

编　委　(以姓氏笔画为序)

马鸣峥　王翠翠

付　鹏　孙　立

杨兴亮　钱沛涵

常佩雨

前　言

　　在清帝国的最后几十年中，随着国家军事政治经济上的变动，宫廷医疗也随之有所变化。宫廷医疗的主要负责机构太医院逐渐衰落，以至遇重大疾病时，不得不向地方广泛征召名医以满足帝、后的医疗需求；另一方面，西医的引进和发展也对宫廷医疗产生了一些影响。而有关这一时期的医疗记录在官方医药档案外也出现在其他载体——商业报刊的存在及印刷技术的迅猛发展使得皇室医案有广泛传播的可能，清帝国的灭亡为一些散见宫廷医案的出版发行创造了客观条件。

　　清代宫廷医案是记载清代主要宫廷成员及部分王公大臣的健康与疾病状况的第一手资料，是医学史的重要组成部分，也是宫廷医学的重要记录。晚清宫廷医案分为两个部分：官方医药档案和散见宫廷医案。陈可冀先生及助手在官方医药档案研究上的著作颇多，是清代当然也是晚清宫廷医案研究的基础。

　　散见宫廷医案大部分是当时朝廷重臣的私人记录、参与宫廷医疗医生的私人记录以及报纸上刊登的消息，也有极少遗留在各宫苑、药房档案。晚清留存的散见宫廷医案数量较大，内容丰富，能够为研究清代宫廷医案开辟新的角度、提供新的资料，具有极大的研究价值。

　　当然，散见宫廷医案也有其局限性，"为尊者讳耻，为贤者讳过，为亲者讳疾"，这种根深蒂固的思维，使得散见宫廷医案的记录者或发表者自发地掩盖事实的真相。同时，清代律例沿袭历代封建王朝对言论、出版的钳制，在《大清律例》及后来的各种修订本中对出版物有相应的规定。随着出版业的蓬勃发展，光绪时期清政府对出版行为制定了更为详细的条款。光绪二十七年（1901）所刊行的《大清律例增修统纂集成》关于出版物的条律有："二、凡坊肆市卖一应谣词小说……严禁，务搜版书，进行销毁，有仍行造作刻印者，系官革职，流三千里，市卖者杖刑一百，徒三年，买看者杖一百。三、各省抄房，在京探听事件，捏造言语，录报各处者，系官革职，军民杖一百，流三千里。"后光绪三十二年（1906）七月出台了针对出版物的专门法律《大清印刷物专律》，又于光绪三十四年（1908）三月颁布了《大清报律》，对出版物尤其是对报刊的注册、审查、批准、处罚、权利等做出了严格规定。① 这些礼教及法律制度方面的限制，使得官方医药档案之外，即使是私人记录及报刊也常有含糊之处，不可能畅所欲言。尽管如此，较之刻板的官方医药档案，散见宫廷医案在内容及语言上依然有较大的灵活性。

这一时期散见宫廷医案大量出现的原因有三：第一，光绪时期大量征医医生的出现是散见宫廷医案大量出现的根本原因。历代都有征医的先例，一般来说征医是征召民间医术高明的医生入太医院当值，清前期亦是如此，光绪时期则有所不同。光绪时期，应征入宫的医生大多是有职务或有品级的官吏，完成治疗任务后则各回原省，部分医生回省后将在京经历整理成书并出版，形成了散见宫廷医案的重要来源。第二，宫廷控制力的下降是散见宫廷医案大量出现的直接原因。在宫廷内部，御药房在慈禧太后的用药上十分尽心，对其他皇室成员用药管理相对松懈，医疗档案存放较为散乱，陈可冀先生整理清宫医案时有所遗漏；在宫廷外部，晚清内忧外患并重，各地方军阀势力的强大和外国势力的渗透，使得清政府疲于应付内政外交的各项事务，对社会的控制力减弱，光绪、慈禧驾崩后三年清朝灭亡，清政府彻底失去了对社会的强权控制，一些原本不打算也不可能出版的私人记录得以出版、流传。第三，清末民国时期出版业的蓬勃发展是散见宫廷医案流传的客观条件。散见宫廷医案的作者及出版者大多处在浙江及周边地区，《申报》出版地上海更是第一批通商口岸。鸦片战争以后，闭关锁国的状态被打破，先进的印刷技术进入中国，对晚清浙江出版业的发展起到了很大的促进作用，②客观上促进了散见宫廷医案的出版和流传。

现存的散见宫廷医案记录了很多现有官方医药档案所不存的内容，使

① 张壬戌. 清末新闻出版法研究 [J]. 新闻大学, 2006, （2）: 37-39.
② 隗静秋. 晚清浙江出版业近代化发展述评 [J]. 中国出版, 2012, （16）: 46-48.

得我们能够在官方医药档案之外，打开另一扇研究宫廷医疗的大门。

散见医案主要有以下几种：

1. 清宫遗留档案

除陈可冀先生整理出版的《清宫医案集成》① 外，清宫档案中还存有部分皇室成员医疗记录。目前发现的两部分，一部分是原存于御药房及寿药房的用药底簿，一部分是原存于内务府的《奉宸苑值宿档》。

原存于故宫御药房及寿药房的用药底簿，是官方医药档案的一部分，未经陈可冀先生整理，这些医案是对晚清宫廷医疗情况的补充。由于故宫博物院不提供文献借阅，现仅有《晚清后妃用药与医疗保健考》一文中收录有不完整的《主子等位用药底簿》《荣惠贵妃诊方》《瑾嫔诊方》《珍贵人诊方》可供参考。

奉宸苑本是掌管皇家宫苑的机构，隶属内务府，负责苑囿禁令、苑囿河道、陈设氾埽、内庭米粟、田地赋税等事宜。光绪二十四年戊戌变法后光绪皇帝被囚于瀛台，因此《奉宸苑值宿档》中存有光绪皇帝部分用药记录。这些记录现存于中国第一历史档案馆，已经发表在《光绪帝被囚瀛台医案》② 一文中。

2. 当时朝中重臣的记录

晚清皇室请脉、定方、取药、煎药，流程烦琐，经手人较多，部分脉案要抄送内务府、军机处、各亲王府或指定的朝臣手中也曾以宫门抄的形式张贴发布。能接触到这些信息的内臣或朝臣，都可能对治疗方案进行记录或转述。同时，晚清主要由慈禧太后主持政务、接见朝臣，皇帝则随朝臣读书，这些朝臣中不乏知医懂药之人，即使未经御医治疗，帝、后的身体不适，也可能被这些朝臣看到并记录下来。在这些朝臣的记录中，以《翁同龢日记》最为典型。

《翁同龢日记》，商务印书馆于 1925 年影印出版了翁同龢手稿本。翁同龢，历任户部尚书、工部尚书、军机大臣、总理各国事务衙门大臣，先后担任同治、光绪两代帝师。

---

① 陈可冀. 清宫医案集成［M］. 北京：科学出版社，2009.
② 卢经. 光绪帝被囚瀛台医案［J］. 历史档案，2003，（2）.

《翁同龢日记》所录医案的特点之一是，单条记录一般较为简略，但记录数量大，持续时间长。翁同龢担任光绪皇帝的老师，在光绪二年（1876）皇帝开始读书起到光绪二十二年（1896）撤书房之前的二十年中，翁同龢经常近距离与皇帝接触，对皇帝的观察也较为仔细，皇帝轻微不适也记录在案，翁同龢也会与皇帝交谈一些生活琐事，如穿衣是否和暖等问题。因此，作为帝师的翁同龢，对光绪皇帝的身体状况和疾病进程有比较详细的了解。同时，翁同龢作为军机大臣，能在参议朝政时见到太后，军机处又有参议帝、后病案的职责，很多用药方案是翁同龢亲眼所见。此外，翁同龢常与太监打交道，与部分征医医生也有过较为密切的交往，也有机会从太监或征医医生处探听得知帝、后的身体状况及服药情况。

《翁同龢日记》所录医案的特点之二是，记录中夹杂了较为强烈的个人感情。翁同龢在医案内容的记录上，对光绪皇帝和慈禧太后并无明显差异，但在个人态度的表达上，对光绪皇帝和慈禧太后生病的态度有所不同。记录光绪皇帝的病程时，翁同龢的拳拳之心溢于言表，除了臣子对皇帝的忠心之外，字里行间更多流露出来的是师者仁心。记录慈禧太后病程时，表现出来的则是臣子对帝国统治者的忠心和责任。

《翁同龢日记》所录医案的特点之三是，医案记录十分精练，记录使用的也都是中医理论专有词汇，既准确又容易理解。这可能有两方面的原因，一是作为军机大臣，阅看帝、后的用药方案是其职责所在，翁同龢所记录的大多是用药方案的原文或原文的概括。二是翁同龢粗通医理。翁同龢在日记中经常记录同僚或亲戚的疾病过程中医生的辨证和遣方用药，并对医生的治疗方案进行评判，若自己生病，也会进行医理分析。在日记中，翁同龢曾因"处方与《温病条辨》迥异"[①] 认为医生遣方用药有误，虽然其评论有失偏颇，但可见翁氏对中医理论具有一定程度的了解，这使得他在记录中能够删其繁取其要，从其所见所闻中提炼出较为重要的医疗信息。

总的来说，翁同龢在其日记中多次记录了同治、光绪、慈禧、慈安等

---

① 翁同龢. 翁同龢日记：第六册 [M]. 北京：中华书局，1998：3016.

众多皇室成员的日常起居及疾病用药，记录详略不等，所记录的内容多数是其亲眼所见，也有少部分内臣或医生转述，这些内容是分析皇室成员体质与病程的可靠资料，具有较大的价值。但是，翁同龢对帝、后疾病的记录是以日记的形式出现，且翁同龢虽知医，医术苦不甚高，他是从大臣关心君王、老师关心学生的角度进行记录，更注重请安、看方、向慈禧太后汇报皇帝身体状况等自身职责，因此，《翁同龢日记》在医案记录上通常较为简略。从记录内容上看，翁同龢所记于病机、症状上相对详细，而略于方药，一个方案通常只记录几味药物，甚至不记录药物。

3. 征医医生的私人记录

光绪时期，朝廷多次向地方征医，征医医生当值期间每日入宫，或为帝、后请脉，或由内臣及其他医生转述症状，参与方案的议定。这些医生对帝、后的疾病状况有较为清晰的了解，对宫廷中的医疗也有自己的看法。他们中的部分医生留下了一些私人记录，这些记录有即时记录的，有后期补录的，也有由学生和子弟整理而成的。因征医入宫的医生背景各不相同，或为高官，或为小吏，入宫当值时虽享受御医的待遇及额外赏赐，对宫廷医疗习惯的了解却远不及御医，他们的一举一动如履薄冰，遣方用药以至于日常行为较御医来说更为谨慎。在这些医生的日记中，有帝、后的疾病记录，有对自己日常生活、交往的记录，也有对个人忐忑心情的记录，这些内容是从征医医生角度看待宫廷医疗的重要资料。

征医医生的记录有详有略，这与他们参与治疗的程度不同有关，也与他们参与治疗时的心态有关。较为典型的征医医生私人记录主要有以下几种：

（1）《北行日记》①

《北行日记》，初刊于光绪八年（1882），刻本。作者薛宝田，字莘农，江苏省如皋县（现如皋市）人，世代知医。光绪六年（1880）时为浙江瘥尹，由浙江巡抚谭钟麟推荐，应征入京为慈禧太后诊病，于光绪六年（1880）七月启程，九月奉旨回省，在京时间一月有余。

---

① 薛宝田，马文植. 北行日记·纪恩录 [M]. 北京：中国中医药出版社，2015：3.

《北行日记》记录了薛宝田从应征入京启程起至奉旨回省到家为止的路途及在京诸事。据《北行日记》，从入宫当值起至谕旨令回省止，薛宝田全部的当值时间不过四十余天，却有序十四篇，他人题词及题诗八篇，序、题词、题诗所占篇幅与日记本身几乎相等，各种序、题词、题诗中充满了对薛宝田入京侍奉慈禧太后的恭敬、夸赞、羡诮之词。日记正文于恩赏、夜饮、赋诗、送礼等人事往来上所记颇详，毫不掩饰对慈禧太后的恭敬，对于自己能够入宫侍奉，感念之情溢于言表，这种情况在其当值后期尤甚。而于慈禧太后脉证、用药所记颇略。当然，薛宝田在慈禧太后疾病记录上的简略，也与其在医官中的地位有关。在众多医官中，薛宝田是不太受到重视的一位，后期只能跟随入内而基本不参与请脉，病案从简也表现出薛氏诚实记录的态度。

据薛宝田自己记录，赴京之初尚踌躇满志，以能入宫侍奉为幸，欲以此光耀门楣。然而薛宝田在京并未受到重用，于光绪六年（1880）九月十九日奉旨回省，十月二十一日抵家。《北行日记》于次年即付梓，为其作序及题诗者，有当时浙省任职的官员，有已卸任的浙省官员，有薛宝田的旧友。除了亲自登门求序，距离稍远的还将书稿邮寄至彼，请人作序，如时秀州任上的陈璱在序中就明确提到薛氏是邮寄书稿并求序的。从时间上看，薛宝田从整理书稿、请众多官员和友人作序并最终交付刊刻，只花了一年多的时间，可见薛宝田急于出版的迫切心情。薛宝田所求序跋及题诗数量之多，与日记本身的篇幅并不相称，且书中的内容与其北上之行的初衷又颇不契合，其出版目的是显而易见的，即借入宫看病之事以扬名。

虽然薛宝田所记慈禧太后疾病较少，言辞也多有粉饰，但其所记录的和宫廷医疗有关的事件多数属实，在宫廷医事研究上依然有较高的价值。

（2）《纪恩录》

《纪恩录》，初刊于光绪十八年（1892），刻本。作者马文植，字培之，江苏武进县（现江苏省常州市武进区）孟河镇人，孟河派四大医家之一。光绪六年（1880）马文植时为孟河地方职员，由江苏巡抚吴元炳推荐，应征入京为慈禧太后诊病，于光绪六年（1880）七月启程，次年三月奉旨回省，在京时间八月有余。光绪七年（1881）慈禧太后颁布报大安诏书时赏赐马文植匾额一方，曰"务存精要"。

《纪恩录》记录了马文植应征入京启程起至奉旨回省到家为止，路途及在京诸事。据《纪恩录》的体例及内容来看，大部分是逐日记录，也存在后期补录现象，如光绪六年（1880）八月二十三日，马文植记录"盛旭人来言，王夔石司马之女公子，近患劳症。同往诊视……后三五日见司马，扣之已愈"①，其中"后三五日见司马，扣之已愈"必是补录内容。《纪恩录》与《北行日记》虽然同属日记，体例相同，但记录的重点颇有不同。

马文植对在京经历记录颇为详细，对慈禧太后生病情况的记录有详有略。病案详者数百字，详细记录请脉医生、慈禧太后的脉证、方药、医理分析等各种信息，还记录有医生之间的争论。略者十余字，仅记录请脉医生和所议方剂名称。总的来看，马文植对慈禧太后疾病情况的记录与其在医生中的地位有关，地位较高时所录内容就较为详细，被边缘化时所录内容就较为简略。

马文植于光绪七年（1881）回省，《纪恩录》于光绪十八年（1892）付梓。可以确定的是，马文植并非因为经济原因推迟了《纪恩录》的出版。光绪十五年（1889）上海北市丝业会馆筹赈公馆为山东赈捐时，马文植还捐款五十元，当时捐款最多的是二百元，次者一百元，马文植排在第三，其余一元两元者不可尽数，且捐款者多有所求，或为祖辈积福，或为病人求愈，等等不一，马文植是为数不多的纯粹为赈灾而捐。当时私人出版书籍常在《申报》上发布广告售卖，价格一元两元三元者颇多，以马文植的财力，若要印刷数量不多的书籍以冀扬名，当不至于有经济上的困难。至于因何回省十一年后将入宫供奉之事付梓，其原因尚不明确。

同为日记，《纪恩录》语言较为朴实，慈禧太后疾病病程之外的各项日常事务记录相对较略，在同期的慈禧太后医疗记录中具有较高的价值。

（3）《德宗请脉记》

《德宗请脉记》，作者杜钟骏，字子良，江苏省江都县邵伯镇人。该

---

① 薛宝田，马文植. 北行日记·纪恩录［M］. 北京：中国中医药出版社，2015：110.

书于民国七年至八年（1918—1919）经京华印书局印行，当时作者已在北京悬牌行医。[①] 光绪三十四年（1908）杜钟骏时为浙江节署戎政文案，候补知县，由浙江巡抚冯汝骙推荐，进京为光绪帝诊病。杜钟骏于光绪三十四年（1908）七月启程，在京近三个月，光绪皇帝驾崩时，杜钟骏尚在京城。

杜钟骏是在光绪皇帝临危时应征入京的，从杜钟骏首次请脉至光绪皇帝驾崩有近三个月时间，当时光绪皇帝的疾病已比较严重。杜钟骏参与治疗期间，医生众多，既有外来的征医医生，也有太医院御医，所有医生按班侍值，六日轮流一诊，杜钟骏实际进诊次数并不多。《德宗请脉记》中，并没有详细记录治疗期间的方案，记录的多是杜钟骏本人的意见、医生间因意见而产生的争斗以及与光绪皇帝疾病相关的宫内事务，这对于研究光绪时期征医医生之间的关系、宫廷医事都有极大的意义。

《德宗请脉记》成书是由杜钟骏口述，其子杜子良执笔，[②] 此书虽为回忆录形式的作品，但从《德宗请脉记》的内容来看，一些事务的细节十分清楚，除事后回忆所得外，也可能是杜钟骏在京期间逐日记录请脉及日常，后对这些底稿进行了筛选，仅筛选其中部分交付出版。杜钟骏在京期间侍值次数并不多，皇室也不限制未当值医生的行动，按照常理，杜氏应有大量的时间做私人交往，但杜氏对其在京的个人生活和交往却只字未提。因此，在《德宗请脉记》中仅可知杜钟骏在宫中侍值的部分情况，而无从考证在侍值之外，杜氏与同僚的关系以及在京的其他人事关系。

（4）《崇陵病案》（首图本）《皇上病案》

《崇陵病案》与《皇上病案》均为稿本，作者力钧，字轩举，号医隐，福建省白云乡人。力钧于光绪二十九年（1903）授商部保惠司郎中，后任商部主事。力钧曾为慈禧太后看病，颇得赏识，光绪三十二年

---

① 章立凡，医多不治帝王病——从《德宗请脉记》看光绪之死［J］.炎黄春秋，2006，（1）：69-72.

② 中国社会科学院近代史研究所近代史资料编辑组编.近代史资料：第56册［M］.北京：中国社会科学出版社，1984：45.

（1906）因治疗慈禧太后疾病有效，赏食四品俸禄，①力钧也曾为光绪皇帝看病，光绪皇帝服药后，病情有好转。

《皇上病案》为光绪三十三年（1907）七月十九日至八月十六日间奏事处发钞的的皇上病案及力钧请脉记录，中医科学院图书馆现存稿本，本身有少量删改。

《崇陵病案》（首图本）首图现存稿本，此本内容较多，可分为八个部分：①各种序跋；②整理者的引言；③德宗景皇帝暑热夹积方案；④德宗景皇帝血虚气弱肝胃并郁方案；⑤慈禧皇太后感寒化热方案；⑥记事；⑦重腹；⑧王公大臣治验录。部分光绪皇帝及慈禧的病案仅见于《崇陵病案》（首图本）。此本有大量删改，由于涂改严重，大部分内容无法复原，尚不知是力钧本人还是整理者所为。本书根据内容需要收录了此本中"德宗景皇帝暑热夹积方案""德宗景皇帝血虚气弱肝胃并郁方案""慈禧皇太后感寒化热方案"三部分内容。

《崇陵病案》（首图本）不同部分的纸张规格各不相同。本书收录的三部分内容中，"德宗景皇帝暑热夹积方案""慈禧皇太后感寒化热方案"两部分内容较少，均为长度不定、高约12cm的红色单线竖格稿纸。"德宗景皇帝血虚气弱肝胃并郁方案"部分内容较多，是光绪三十三年（1907）七月十九日至九月十九日间奏事处发钞的皇上病案及力钧请脉记录，收录了一些光绪皇帝起居注，其中既有光绪皇帝的日常起居，也有光绪皇帝询问相关医学理论的谕旨，其大部分是抄写工整的稿本，少部分是草稿。抄写工整的纸张有两种，一种宽约25cm，高约30cm，一种宽约50cm，高约30cm。草稿纸宽约9cm，高约17cm。草稿稿纸版式精美，纸质及墨质精良。《崇陵病案》及《皇上病案》稿本如图1～图4所示：

---

① 清实录：第五十九册卷五六一［M］．北京：中华书局，1987：425．

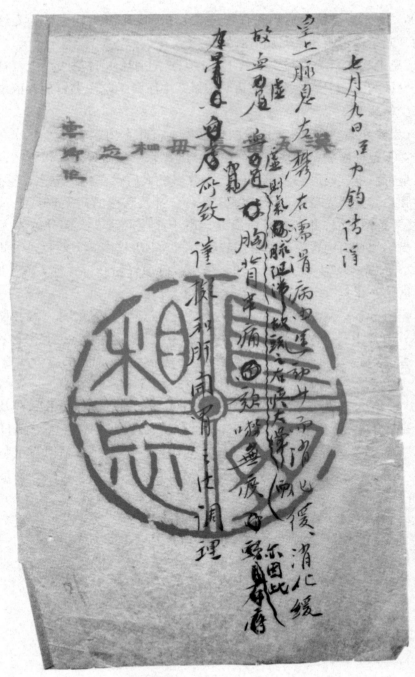

图1 《崇陵病案》（首图本）七月十九日草稿

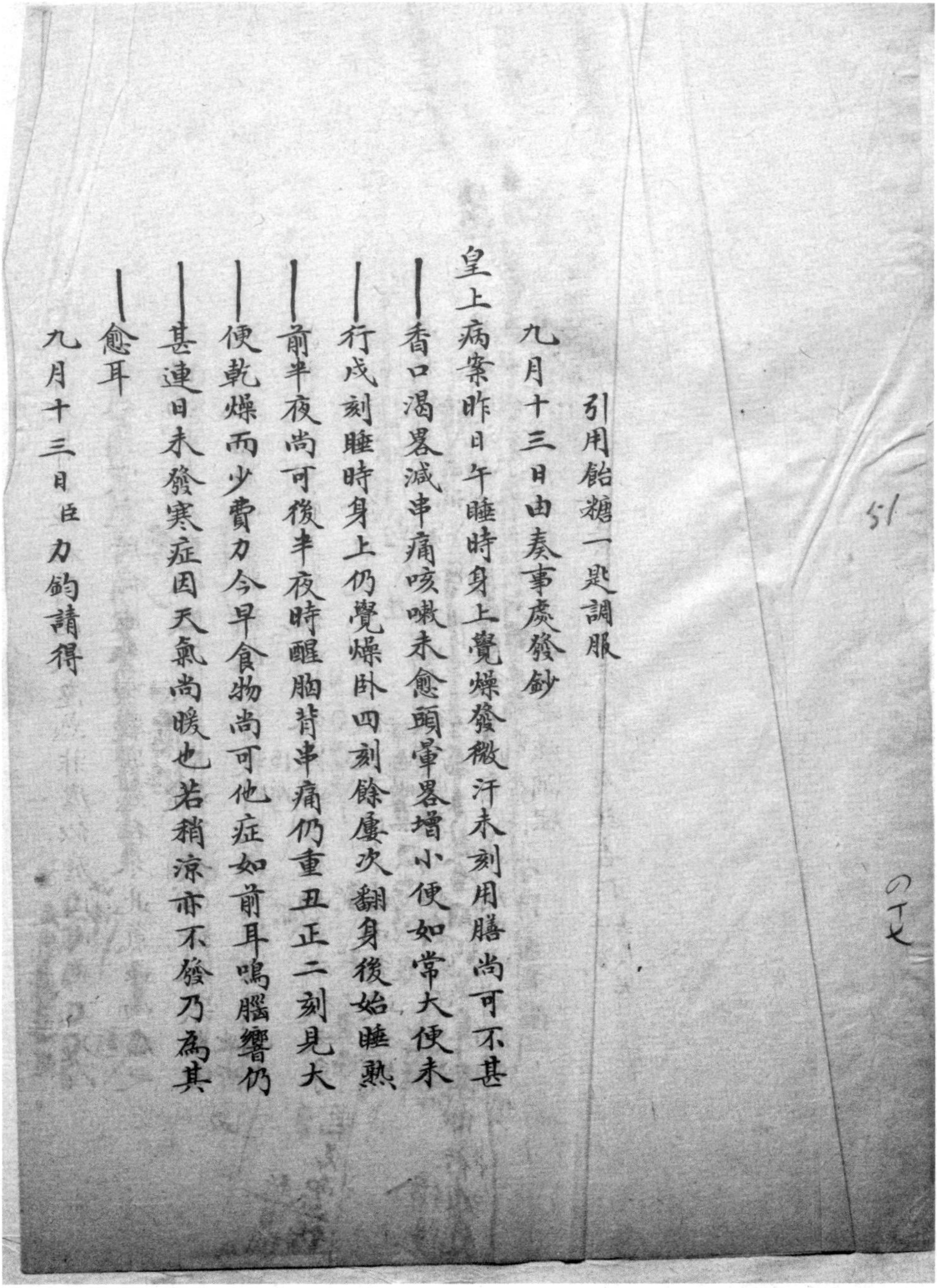

引用飴糖一匙調服

九月十三日由奏事處發鈔

皇上病案昨日午睡時身上覺爍發微汗未刻用膳尚可不甚

一香口渴暑減申痛咳嗽未愈頭暈暑增小便如常大便未

一行戌刻睡時身上仍覺燥卧四刻餘屢次翻身後始睡熟

一前半夜尚可後半夜時醒胸背串痛仍重丑正二刻見大

一便乾燥而少費力今早食物尚可他症如前耳鳴腦響仍

一甚連日未發寒症因天氣尚暖也若稍涼亦不發乃為其

一愈耳

九月十三日臣力鈞請得

图2　《崇陵病案》（首图本）九月十三日奏事处发钞皇上病案

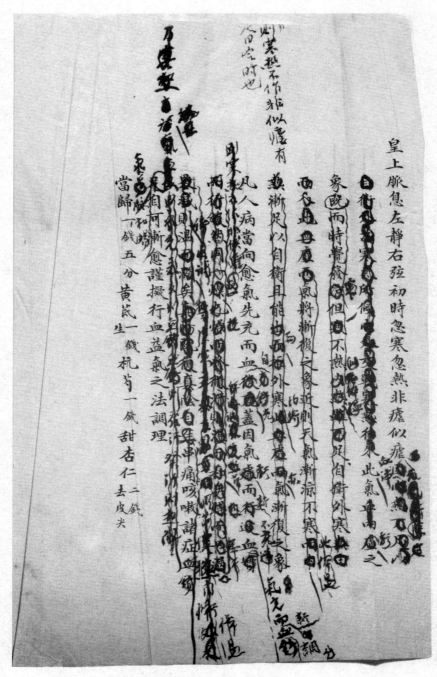

图3 《崇陵病案》（首图本）九月十三日脉案

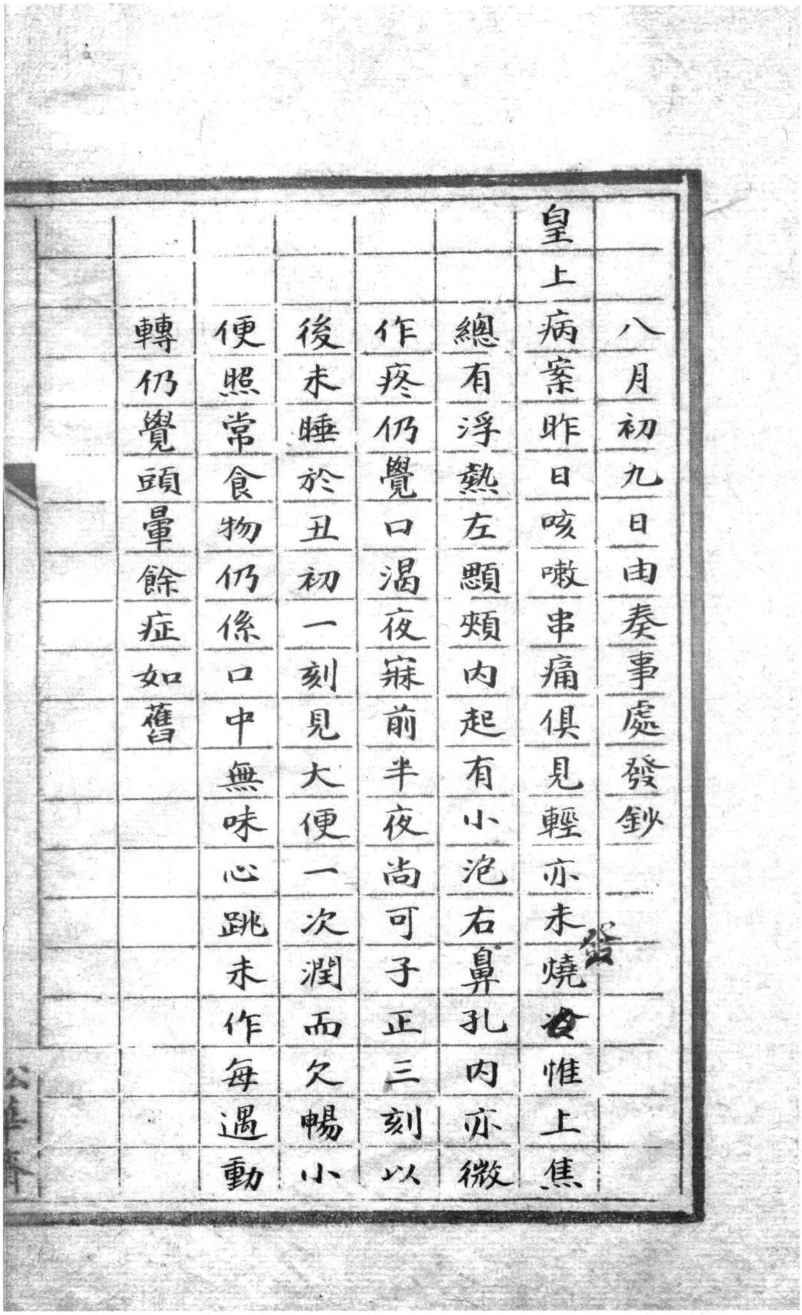

八月初九日由奏事處發鈔

皇上病案昨日咳嗽串痛俱見輕亦未燒餈惟上焦

總有浮熱左顋頰內起有小泡右鼻孔內亦微

作疼仍覺口渴夜寐前半夜尚可子正三刻以

後未睡於丑初一刻見大便一次潤而欠暢小

便照常食物仍係口中無味心跳未作每遇動

轉仍覺頭暈餘症如舊

图4 《皇上病案》八月初九日奏事处发钞皇上病案

《崇陵病案》（首图本）"德宗景皇帝血虚气弱肝胃并郁方案"部分有大量删改，删改也有所侧重，重点在于修改力钧的方案，而对奏事处发钞的皇上病案改动不多，因而删改后的"奏事处发钞皇上病案"与所开具方案有时不能相互照应。虽然尚不能确定删改原因，但可发现修改主要倾向于以下几个方面：①原方案倾向于养血，倾向于静，删改后的方案倾向于行气，倾向于动；②随着中西医产生的巨大碰撞，文本描述有所变化，如胃酸、消化、抵抗力、神经等用词使用频率更高；③可以确定的是，有些删改确是因为不希望某些内容再为外人知，如，稿本八月初二日有挖补痕迹，九月十八日有严重涂改，等等。

经过对照发现，《崇陵病案》（首图本）未经删改的底稿、《皇上病案》及《清宫医案集成》，内容大致一致，但也有少量内容出入较大，如八月初十由奏事处发钞皇上病案，《崇陵病案》（首图本）作"其牛乳每日于寅刻用膳前服，鸡露每日于酉刻服，每次均服中碗之多半碗鸡露"，而《皇上病案》作"其牛羊肉汁每日于寅刻用膳前服，其羊肚汁每日于酉刻服，每次均服中碗之多半牛羊肉汁"。

现存《崇陵病案》（首图本）稿本虽经删改，但部分内容仅存于此本中，因而此书在散见宫廷医案中也有较大的价值。

（5）《御医请脉详志》《莲舫秘旨》《金山医学摘粹·卷二·陈莲舫医案》

《御医请脉详志》为稿本，《莲舫秘旨》《金山医学摘粹·卷二·陈莲舫医案》均为中华人民共和国建立后整理出版的书籍，其中《莲舫秘旨》认为"诊治光绪皇帝部分脉案"属于光绪三十三年（1907），有误，当为光绪三十四年（1908）同期记录。三书作者陈秉钧，字莲舫，号庸吏、乐余老人，江苏青浦县人，居朱家阁。① 陈秉钧幼承世业，精习经方，洞晓脉理，少年时中秀才，曾纳资为候补刑部郎中，行医后，以其医术高超，被誉为"国手"。光绪二十四年（1898），光绪皇帝屡药不效，陈莲

---

① http://www.shtong.gov.cn/node2/node4/node2250/node4427/node5608/node61735/node61745/userobject1ai50667.html.DB/OL.上海地方志办公室网站。2018年4月访问。

舫得亲戚——当时的内务大臣、宫保盛行荪举荐,①以及两江总督刘坤一、湖广总督张之洞共荐, 进京为光绪皇帝诊病。后慈禧太后病, 复征之。光绪二十四年至三十四年（1898—1908）, 曾先后五次晋京入宫, 无不称旨, 被誉为良医。陈秉钧曾被委任在御药房审查方药, 后以年老多病辞归。因治疗有效, 陈秉钧被敕封为三品刑部荣禄大夫, 赏顶戴花翎, 被赐金匾"恩荣五召"。② 光绪三十四年（1908）迁沪设诊, 时称陈御医, 曾任上海广仁堂医务总裁及各善堂施诊所董事。③

三书中都有光绪三十四年（1908）陈莲舫个人为光绪皇帝开具的治疗方案, 这些方案与清宫医药档案所存记录内容、体例均十分类似。其中《莲舫秘旨》《金山医学摘粹·卷二·陈莲舫医案》经后人整理, 用词及药物剂量都有所修改, 并非原貌。《御医请脉详志》稿本如图5～图6所示:

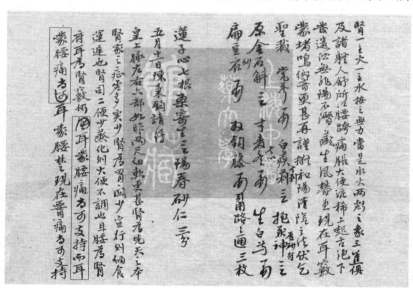

图5 《御医请脉详志》稿本（有誊抄错误, 见左侧两列方框内文字）

① 王丽丽, 陈丽云. 清代御医陈莲舫传略［C］. 中华医学会医史学分会第十四届一次学术年会论文集, 2014: 442–443.

② 王文济. 金山医学摘粹·卷二·陈莲舫医案［M］. 上海: 金山县政协之友社、卫生局、科学技术委员会编印, 1988: 陈莲舫先生介绍.

③ 李云. 中医人名大辞典［M］. 北京: 中国中医药出版社, 2016: 643.

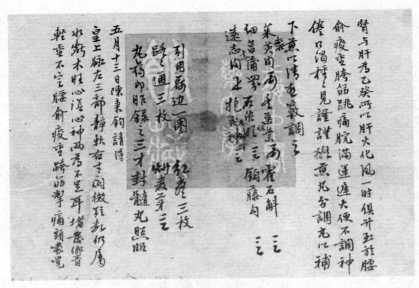

图6 《御医请脉详志》稿本

陈莲舫所记录的光绪皇帝医案，有明显的誊抄痕迹和行文差异。誊抄时产生的衍文，如，《御医请脉详志》光绪三十四年（1908）五月初二日"补脑补血似乎相宜，惟现在当长夏气候，脾胃司令，着重在清升浊降，所以滋腻重浊诸品在所不合，仍须调脾秘胃，和脾司令，着重在清升浊降，所以滋腻重浊诸品在所不合，仍须调胃失脾，谨拟清煦汤饮"，其中"和脾司令，着重在清升浊降，所以滋腻重浊诸品在所不合，仍须调胃失脾"明显为誊抄时产生的衍文，《清宫医案集成》中当日方案即无此衍文。行文差异，如，《御医请脉详志》光绪三十四年（1908）四月二十二日的"应当填补斟酌于虚实之间"，五月初七日的"耳蒙发堵，足跟酸痛"，《莲舫秘旨》六月二十二日的"脾失司运，东方之木即为戕贼"，《清宫医案集成》分别作"应当填补相宜，惟以中虚气滞，纳食消运动尚迟，大便溏稀勿定，向来虚不受补，斟酌于虚实之间""上之耳蒙发堵，下之足跟酸痛""脾失传化，东方之木即为乘"。

陈莲舫所录光绪皇帝医案数量不大，其中部分医案为官方医药档案所不存，虽然这些记录可能已被后人修改，依然是对官方医药档案的补充。

（6）《各御医诊德宗景皇帝案》

《各御医诊德宗景皇帝案》系清代医家薛鼎元辑录而成，是薛氏辑录其师曹沧州和陈莲舫等御医诊治光绪皇帝的病案。据《〈各御医诊德宗景皇帝案〉提要》一文，全书一卷，记录了光绪三十三年（1907）九月初七至翌年六月十四日诸御医诊治光绪皇帝的经过，按时间顺序共记载了四十五个脉案，主要是陈莲舫和曹沧州依次请脉后合参处方，其中光绪三十三年（1907）九月请脉6次，次年三月请脉18次，四月1次，五月6次，六月2次，另外还记录了一则张彭年的处方，一则吕用宾的处方。其中九月初七日的方案在《〈各御医诊德宗景皇帝案〉提要》中有简要概述，其所述脉象、症状、用药，与《清宫医案集成》中当日方案内容基本一致。[①] 可见书中所录仅为请脉方案，且体例与《清宫医案集成》较为类似，内容也大致相同，但据此尚不能确定其中是否有《清宫医案集成》未录方案。此书现存薛氏抄本，藏于辽宁中医药大学，暂无法借鉴和使用。

（7）《崇陵病案》（中医科学院本）

中医科学院图书馆现存稿本。此书跟《崇陵病案》（首图本）属于同名异书。《崇陵病案》（首图本）收录的是力钧医案。该书为光绪三十四年（1908）六月初九日至六月二十四日间内务府抄送军机处的请脉记录，主要为陈秉钧的请脉记录，也有张彭年、吕用宾的部分请脉记录。为了区分，将力钧所撰的《崇陵病案》称为《崇陵病案》（首图本），将该书称为《崇陵病案》（中医科学院本）。稿本如图7所示：

---

① 任宏丽. 各御医诊德宗景皇帝案：提要［J］. 中医药文化，2007，（1）：48.

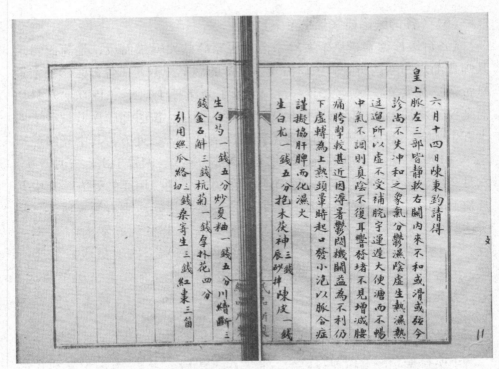

图7 《崇陵病案》（中医科学院本）六月十四日脉案

4. 报纸期刊

清末，随着外国势力的渗透及洋务运动的兴起，西方的科学技术和社会文化逐渐传入中国，新闻报刊也是从这个时候开始流行的。《申报》是这一时期的重要报刊之一。这一时期医学刊物也开始发行，如《医学报》等。

（1）《申报》

《申报》原名《申江新报》，1872 年 4 月 30 日（清同治十一年三月二十三日）在上海创刊，是中国最早出版的商业报刊之一，在清末民国极具影响力，堪称中国近代史史料的宝库，内中就有不少皇室成员的病情概况记录及宫廷医案。如图8～图11 所示：

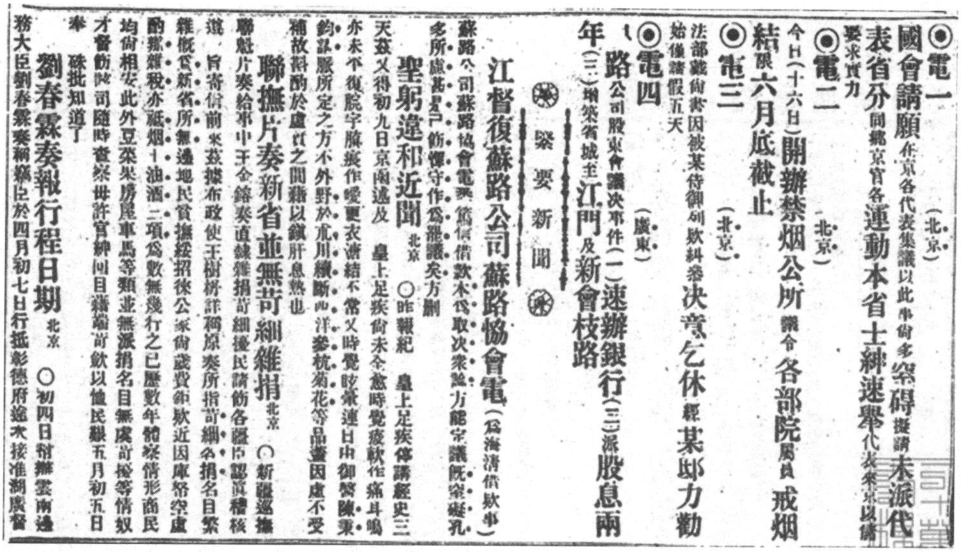

◎電一（北京）國會請願在京各代表集議以此事尙多窒碍擬請未派代表省分同鄉京官各運動本省士紳速舉代表來京以備要求實力

◎電二（北京）今日（十六日）開辦禁烟公所飭令各部院屬員戒烟結限六月底截止

◎電三（北京）法部戴尚書因被某侍御劾欵決意乞休經某邸力勸始允請假五天

◎電四（廣東）路公司股東會議決事件（一）速辦銀行（二）派股息兩年（三）塡築省城至江門及新會枝路

緊要新聞

江督復蘇路公司蘇路協會電（爲滬淸借欵事）

聖躬違和近聞 北京 ○昨報紀 皇上足疾停講經史三天 兹又得初九日京函述及 皇上足疾尙未全愈時覺疲軟作痛耳鳴亦未平復腕字腧痠作暖更衣溏結不常又時覺眩暈連日由御醫陳秉鈞診脈所定之方不外野於朮川續斷西洋參杭菊花等品蓋因虛不受補故斟酌於虛實之間藉以鎮肝息熱也

聯撫片奏新省並無苛細雜捐 北京

劉春霖奏報行程日期 北京

图 8 《申报》光绪三十四年五月十七日“圣躬违和近闻”

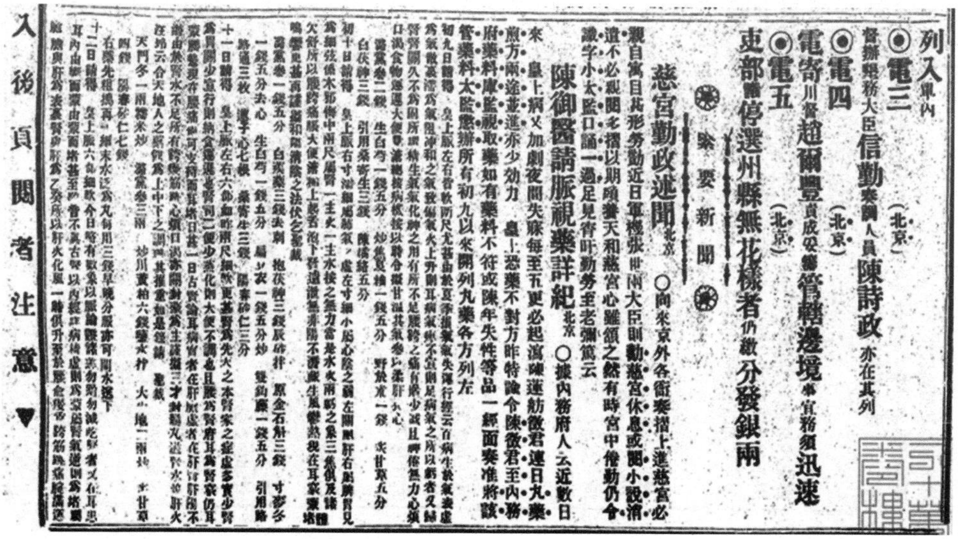

列入單內

◎電三（北京）督辦鹽務大臣信勤奏調人員陳詩政亦在其列

◎電四（北京）電寄川督趙爾豐責成妥籌管轄邊境事宜務須迅速

◎電五（北京）吏部議停選州縣無花樣者仍繳分發銀兩

緊要新聞

慈宮勤政述聞 北京

陳御醫請脈視藥詳紀 北京 ○據內務府人云近數日來 皇上病又加劇夜間失眠每至五更必起

入後頁閱者注意▼

图 9 《申报》光绪三十四年五月二十七日“陈御医请脉视药详纪”

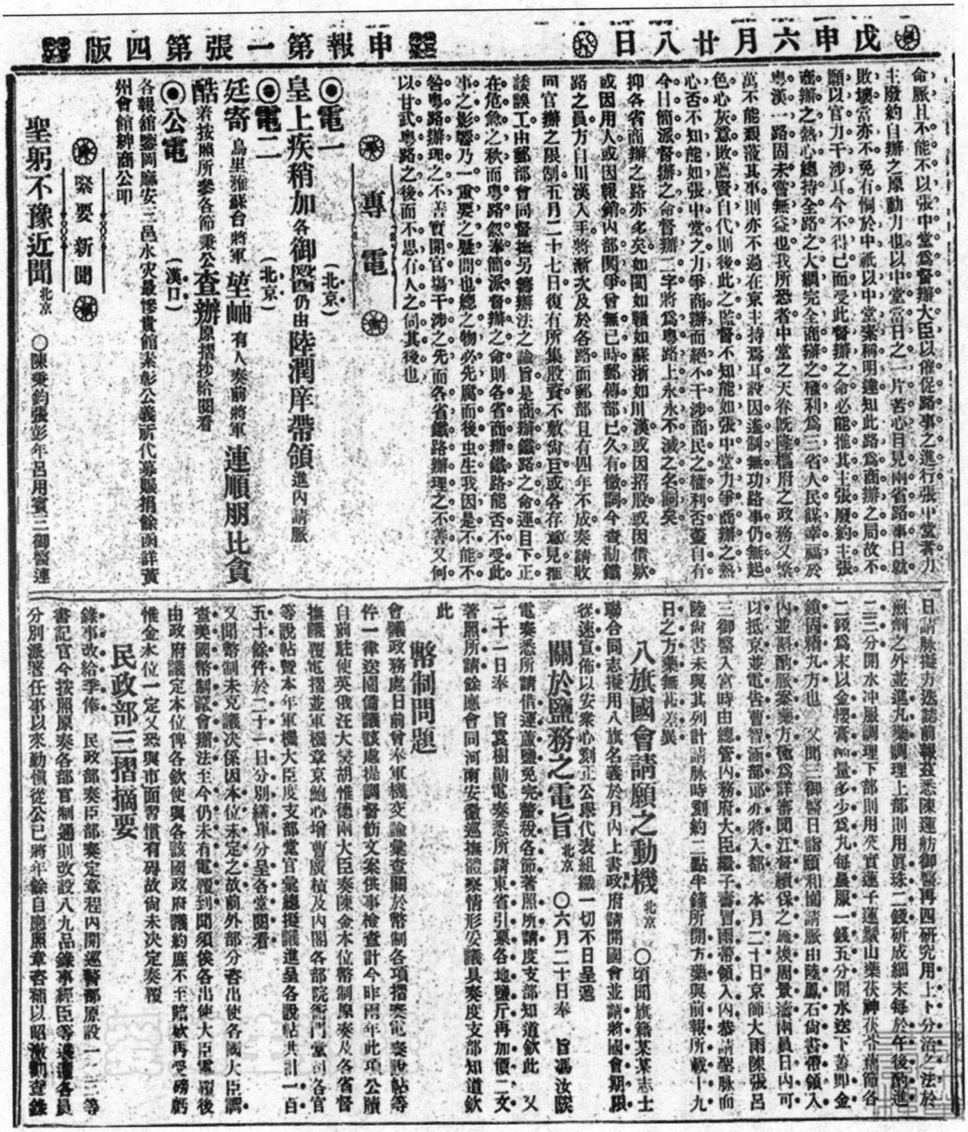

戊申六月廿八日　申報第一張第四版

◉專電

◉電一　（北京）
皇上疾稍加各御醫仍由陸潤庠帶領進內診脈

◉電二　（北京）
廷寄烏里雅蘇臺將軍堃岫有人參前將軍連順朋比貪

◉公電　（漢口）
酷暑按照所委各省稟公稟查辦原摺抄給閱看

◉各報館鑾岡爾安三邑水災最慘實情茶彭公義賑代募賑捐餘函詳黃州會館紳商公叩

◎緊要新聞

圣躬不豫近聞　北京
◎陳奕鈞張彭年呂用賓三御醫連

◎幣制問題

◎八旗國會請願之動機　北京

◎關於鹽務之電旨　北京

◎民政部三摺摘要

圖10　《申報》光緒三十四年六月二十八日"圣躬不豫近聞"

版五第張一第報申　　戊申十月廿三日

※專　電※

●電一（北京）
上病大漸今日（廿一日）酉正二刻升遐
按此電於前夜接到因恐不確未錄昨報

●電二（北京）
昨晚（二十一日）慈宮亦未辦事攝政王醇邸及慶邸進內宮請訓

●電三（北京）
攝政王醇邸仍在樞府同班進見

●電四（北京）
奏摺歸攝政王醇邸硃批餘事仍請懿旨

●電五（北京）
二十二日樞府各王大臣均照常散值惟攝政王醇邸獨在樞府至晚始散

●電六（北京）
前日（二十日）慈宮特召樞臣入內乘輿詢要事各王大臣俱下淚

●電七（北京）
張孫兩中堂均自歉年老有不料再遭此時局之語

●電八（北京）
電令御醫陳秉鈞毋庸來京

●電九（北京）
太皇太后病勢增劇

●電十（北京）
聯孫趙招醫電奏藏事仍前緊急援軍未到攝暫不能遽遵依

●電十一（北京）
粵督張入覲電奏英重兵駐燕湖購米四十萬石硃批著照所湖

川軍來西再圖進取

平糶前免稅糧

※緊要新聞※

追紀大行皇帝病情（北京）

○十六日京間云皇上自入秋以來足患疾見疾益近因勞動感冒遂復轉劇至十二日即不召見軍機諸王大臣恭讀服藥皇上又不願再服此後漸覺小慰故應次計有驗諸萬年吉地工程之行惟大便仍舊不下慶邸行時上尚漸又加重退慶邸起程上大便解而力微氣喘有難支之勢十四日慈宮特召各王大臣入內商議聞至一點餘鍾之久醇邸黃惶恐後又逐召各王大臣退出

皇太后本有微疾自後亦憂懼之色皇上病逐漸加重後焦憂甚夜不寐者數日故

編纂法典近聞（北京）

○修律大臣沈家本侍郎奉旨編纂法典已大有進步但因反對者多故特奏請派令各省接察使地方官簡定法典錄案各省審議惟計京外各衙門之低者稍用知府發案郎中附片一件略罰臣館纂議員在編纂法典較嚴諭恩仍力提綱領諸派到省惟將日錄別日前又將參定法求初四日修律大臣奏派法律館纂議員員編纂現行刑律正責得力提綱各衙門調員差遣或案留省惟差由更署將到省敕期詢者行安徽巡撫衙門註冊以奉旨乃作到省

○皖省巡撫道信探員於十八日在西門外地方捕呂天昌醫坊之呂小根子拿獲拘至醫務公所審訊供出又聞皖撫朱中丞有暗號聞已收押候判

皖省又獲徐黨（專電）

图11　《申报》光绪三十四年十月二十三日光绪皇帝驾崩专电及"追纪大行皇帝病情"

报刊的商业属性使得其在宫廷医案的记录上与私人记录不同。

《申报》记录特点之一是记录刊登时间及内容较为随机。当然，在帝、后生病期间《申报》会刊登更多的相关信息，但由于报刊并不能直接经手宫廷医案，消息来源不够稳定，因此，刊登信息没有确定的日期，也没有连续性可言。

《申报》记录特点之二是信息来源较多。《申报》的主要信息来源有五，一是来源于朝臣、太监等可以接触到宫廷医疗内容的人员的私人信息传递，如《申报》曾报道有官员从宫门抄看到了慈禧太后病愈的消息，二是源于在京人员，如称登报信息为"寓京师者书来言"或"北京来信言"，但《申报》不会提及信息提供者的具体身份。信息来源之三是报社记者，当时《申报》已有专业记者在京，这些信息会明确标出是"本馆派驻京师访事人"提供。信息来源之四是转载其他报纸的信息，如转载《京报》《法字报》《香港循环日报》等信息。此外，戊戌变法之后，光绪皇帝遭到囚禁，国内外舆论哗然，外国使馆曾一致要求公开皇帝病情，因此，有一部分登报消息可能来源于官方的通报或地方官员的指示。

《申报》记录特点之三是部分记录后还附有评论。如光绪三十三年（1907）六月初九日"日下近闻"称："前因圣躬违和，服药较多，近日虽已痊愈，气力尚未复原。兼之痔疮复作，临朝未能久耐，故于每日召见大臣等事一律缩短时刻。呜呼！圣躬焦劳于上，诸臣嬉戏于下，君子是以知国事之不振也。"附有评论的条目虽不甚多，但也可略窥当时报界对时事的态度。

除有针对性的疾病记录外，《申报》还不时在某些事件中记录光绪皇帝和慈禧太后的身体状况。如光绪二十八年（1902）四月二十三日在"详述主教觐见两宫事"中称："圣躬似颇安舒，毫无病态，双眸炯炯，瞻视非常，真英主也。"这些信息严格意义上不能称之为病案，但在外界谣言四起、官方记录证据不足的条件下，这些记录帝、后身体状况的信息，也是对病案的一种补充。

有学者称，《申报》中有大量光绪皇帝"圣躬不豫"的记录，说明当时言论相当自由，事实可能并非如此。如，光绪三十四年（1908）六月十四日《申报》所录五月三十日方案称"请得脉左涩细"，现有晚清宫廷医药档案中，一般作"脉细涩"，极少出现"脉涩细"的表达方式，一般中医描述脉象也称"脉细涩"，而这一日《申报》所录方案，不仅内容与现有档案相同，连"脉涩细"这种极少见的用语都相同，可见其刊登的方案与官方医药档案来源相同。因此，在刊登光绪皇帝病案这一事件上，很可能是清政府借《申报》传递消息，至少也是中央政府或当地政府的默许，而与言论自由无关。《申报》作为商业报刊，因其以营利为目的，在登报内容上难免有夸张之词，但是，关乎皇帝和太后身体健康的内容，报社并不敢私做文章。尤其是光绪三十二年（1906）关于新闻出版的法律《大清报律》颁布以后，对报社出版物做出了明确的限制，报刊出版受到专门法律的约束，更无太多自由可言。

　　限于当时信息传递速度，《申报》的报道经常滞后数天甚至十数天，对今人来说，其报道的价值并未因滞后而减少。经过推敲，某些内容在时间上的迟慢也透露了一些信息，值得我们去做进一步的探究。

　　（2）《医学报》《中医杂志》《光华医药杂志》

　　《御医方脉恭纪》《御医吕用宾方案》《前清德宗请脉记》是收录于清末及民国医学期刊的宫廷医案。《御医方脉恭纪》收录于《医学报》光绪三十四年（1908）六月朔日第八十八期，《御医吕用宾方案》收录于《中医杂志》民国十七年（1928）戊辰春三月第二十六期，《前清德宗请脉记》收录于《光华医药杂志》第三卷第十二期及第四卷第四期，发表时间较前述京华印书局版本晚近二十年，错字、讹字较多。三者均收录于《中国近代中医药期刊汇编》。版面如图12～图18所示：

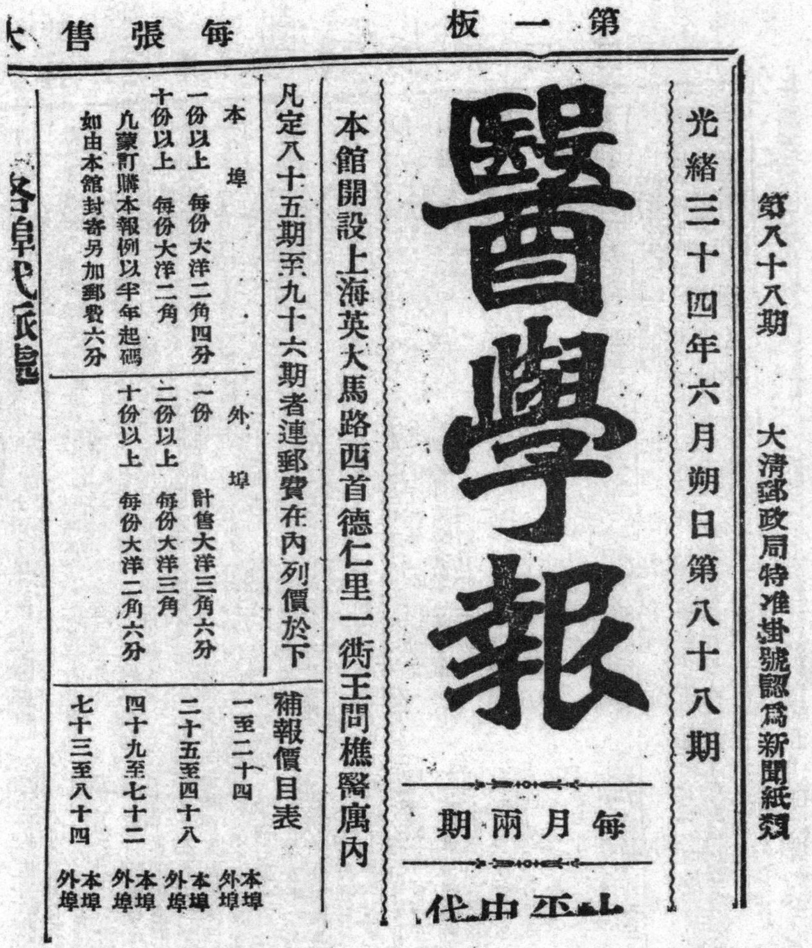

第八十八期　大清邮政局特准挂号认为新闻纸类

光绪三十四年六月朔日第八十八期

醫學報

每月兩期

山東代……

本館開設上海英大馬路西首德仁里一衖王問樵醫寓內

大　售張每　第一板

本館開設上海英大馬路西首德仁里一衖王問樵醫寓內

凡定八十五期至九十六期者連郵費在內列價於下

補報價目表

	本埠	外埠
一至二十四		
二十五至四十八		
四十九至七十二		
七十三至八十四		

本埠

一份以上　每份大洋二角四分
十份以上　每份大洋二角
凡蒙訂購本報例以半年起碼
如由本館封寄另加郵費六分

外埠

一份　計售大洋三角六分
二份以上　每份大洋三角
十份以上　每份大洋二角六分

客卓民氏覧

图12　《医学报》第八十八期第一板（版）

御醫方脉恭紀

五月初二日陳秉鈞請得　皇上脉左右皆靜而和關部細軟寸尺平調所見諸

無非虛發耳響發堵實者風與火若虛主腦筋不得充盈也腦慶足痛實者濕與

若虛主血管不得流貫重濁也補腦補血似乎枘宜惟現在當長夏氣候脾胃司令著

在清升濁降所以滋膩重濁諸品在所不合仍須調胃和脾擬清煦湯飲隨時

進。　杭菊花五分　桑寄生三錢　鮮荷葉一角去蒂　紅皮棗三枚　右味或

或泡用以代茶代藥

五月初七日陳秉鈞請得　皇上脉左三部細軟屬陰虛於下右部均浮屬陽胃於

上以致耳蒙發堵足跟痠痛近復陰不斂陽陽旺內迫關門失固遺泄之後腰跨

痛更增甚至口乾心坎滿悶交作坐臥倦懶現在脾胃當令燥則生風滯則醖濕

之氣與陰虛風與濕極爲用事謹擬簡括數味伏乞　聖裁　西洋參一錢炒

斷三錢　黑芝蔴三錢炒熟去屑　抱茯神三錢　右味濃煎用桑寄膏五錢調

图13　《医学报》第八十八期《御医方脉恭纪》

中醫雜誌預定價目表

未出版者照此表收費已
出版每一期實收二角半

書款

書項	目一	期六	期十二
現款及匯兌	二角五分	一元四角	二元八角

鄭票寄購以半分至二角為限九五折扣

寄費

地位	本埠	國內	國外
	二分	三分	八分
	一角二分	一角八分	四角八分
	二角四分	三角六分	九角六分

廣告價目

地位	一期六	期十二
全頁	十二元	六十元 九十六元
一面	六元	三十元 四十八元
半面	三元	十五元 二十四元
特別	照列表一律加二分之一	
特別地位	後夾面或前面 封面反面及論木銅刻版	
普通地位	後面夾張費須外加	

中華民國十七年戊辰春三月出版
◎中醫雜誌第二十六期◎
◎實價二角五分◎

選述者　中醫學會同人
編輯者　中醫雜誌社
經理者　中醫學會　上海西門城內
發行所　中醫學會　上海西門城內
　　　　中國醫學院　小西門外賣家關
　　　　商務印書館　上海棋盤街
　　　　中華書局　上海棋盤街
　　　　千頃堂　三馬路望平街
　　　　文瑞樓　五馬路棋盤街
印刷所　吳承記印書局
▲本外埠各大書坊▼

經售處
★經★濟
日★本★五月
官民救慘南濟本日
武裝起來
絕★三日交★

图14 《中医杂志》第二十六期封底

醫 案　御醫呂用賓方案

脉滑廉遲嘔吐痰水。由陽氣微弱濁陰上逆。法宜附子理中合二陳加味。

西黨參錢半　　炮姜八分　　甘草五分　　製牛夏錢半

藿香一錢　　　土炒白朮錢一分　茯苓二錢　陳皮錢二分

厚朴一錢　　　製附片八分

二〇

御醫呂用賓方案　　范繼銘錄

皇上　脉左關微數漸緩。左尺稍弱右寸署大。仍係木旺土虧。上實下虛之象。肝不平。火仍不降。故耳鳴頭眩胃不和脾亦不運。故食滯便溏腎不固則筋無所養故腰疼胯痛欲求治法自當培土以制木壯水以涵木相火繁於胆泄相火卽所以治耳鳴固腎氣風火屬於肝熄風火卽所以養髓海厚腸胃泄火宜六味丸培土宜異功散按寅申之歲少陽司天六月之令太陰主氣合以天時徵之脉證佐以引經之品。

擬爲調理之劑謹仍昨方增減。

淮山藥四錢(炒)　　金狗脊二錢(毛去)　粉丹皮錢半　　雲茯苓三錢

潼夕利三錢　　　　冬瓜子一錢　　　　金石斛三錢　　石决明三錢(煨)

骨碎補錢半　　　　黑料豆三錢　　　　生甘草四分　　新會皮一錢

引鮮荷葉一角　　　陳白米一撮

图15　《中医杂志》第二十六期《御医吕用宾方案》(1)

皇上　脉左寸關仍覺微數右部較緩兩尺弱耳鳴頭暈食物不化腰痛遺泄等症均未見減由於氣體

素虧虛火一時不能悉平肝腎兩虛難臻速效食入於胃散精於脾脾不能轉輸故便溏肢體困倦水不

涵木掉弦耳鳴腎氣不固故腰痛遺泄肝膽乃相火所居陽潛則頭耳清聰脾腎爲先後之本精固則肢

體健適欲治肝先實腎欲滋水先瀉火瀉不可用苦寒補不可用辛溫恭擬潤下作酸調以甘藥之法以

翼鎮拊浮陽滋培元氣。

懷山藥二錢	石決明三錢（煨）	金石斛三錢	潼夕利三錢
生白芍錢半	左牡蠣三錢（煨）	冬瓜子三錢	炒麥芽三錢
白茯苓三錢	黑大豆三錢	炙甘草四分	新會皮一錢

引飯蒸荷蒂二枚

皇上　脉左部弦數總未見平右部雖緩又見硬象均水火不濟脾胃不調等證均未見減謹按腿胯偏

右痠痛牽皮滿腰陽明胃之津液不能運行以致腰胯之筋絡不舒子丑之時肝膽主氣肝不潛臟故作

夢肝過疎泄故如遺未遺肝來剋脾故便溏不已以上諸證皆由肝膽有餘脾腎不足卽耳鳴一節亦少

陽厥陰之火上升又宗脉空虛上擾聽宮昨日申刻腰胯痠痛較重陽明旺於申至戌遵法進方毫無成

效時而加重葛勝惶悚謹依前方略爲進退

懷山藥三錢（炒）	石決明四錢（煨）	淨萸肉錢半（煨）	酸棗仁三錢（炒）

醫　案　御醫呂用賓方案

二一

图16　《中医杂志》第二十六期《御医吕用宾方案》(2)

中國近代中醫藥期刊彙編　第四輯

先用瓜子金（即馬齒莧）五錢　全水尿煎
洗外用吊膏貼
又服方
紅豆蔻一錢　三七一錢
分　紅花八分　歸中一錢五分
一錢五分　川鬱金一錢　大熟地一錢五
分　炙艸八分　桃仁一錢五分　濟水煎
服
吊膏貼

陳皮一錢五分　益母艸一錢　川山龍二
錢　䖏棉荳一錢五分　五加皮一錢　茜
艸根一錢　白芷一錢　紅花七分　大腹
皮一錢五分　歸尾二錢　甘艸八分　濟
水煎服

震部位中宮傷上下氣不能行血瘀
痛難忍
半煎洗外貼吊膏
又服方
骨碎補一錢　藿香一錢　杏仁一錢五分
虎舌紅一錢五分　威靈仙一錢　詞內
陳一錢五分　川撫芎一錢　紅花七分
川鬱金一錢五分　川三七一錢　黑沉香
六分
丹艸一錢　濟水煎服

先用鹽酸草蟅蟲頭各五錢
次用鹽酸草蟅蟲蔥頭各五錢　水二碗
煎至黑色從上至下洗，
半酒半斤同煎，煎至半碗　推洗外用

先用鹽酸草飯離葉蘇木各五錢，酒水各
忍
民部位傷上宮血入脾腹中風痛難

◇◇◇◇前清德宗請脈記◇◇◇◇

（杜子良遺著）
（秦柳江錄）

敕戚杜君子良，精參醫術，蜚聲士
大夫之門，前清德宗病革，承馮中丞星
巖保奏入宮，誌有德宗請脈記一篇，將
專制時代宮中陋習，及種種黑幕，詳載
靡遺，茲錄出刊登光華雜誌，以供諮同
道之參究云。

光緒戊申，予在浙江節署，充戎政
文案，馮屋巖中丞汝默，方調嶺撫，將
赴都門，適德宗病劇，有旨徵醫，馮公名
余日，擬以君薦，君意何如？予辭曰

啳有下情、敬爲公告，一宮盡無餘，入
京一切用費甚繁，無力暗累，一內廷儀
制，秦所未嫻，恐失禮獲咎，貽譏者益
馮公曰，已飭溙司醫備三千金，以待
不時之需，內務大臣體子，受祿，奎藥
一切，可無虞也，軍機城，兩齋陛
元和，兩尙書，皆爲圖託如何，予唯唯
，請再熟商，次日中丞攜酒食來吾室
，日官無大小，忠愛之心，常有同情，君
必一行，我已電保，即示電稿云，浙江
候補知縣，杜鐘駿，脈理精細，人極謹
慎，堪備請脈，賜俟旨下卽起程，又矣
日，奉上諭，馮汝騤電奏悉，杜鐘俊著
迅速來京，由內務大臣帶領請脈，欽此
，於是定七月初三日起程，播偃三人航
海至津，於輪船中賦詩一首，匆匆北上
赴都門，忠信波濤跨海奔，自愧不才非
國手，顧將所學報君恩，天顏有喜何須
藥，秋匊頻吟只念質，卽日大安傳字內
寅寮同慶共開尊，到津，謁見北洋大
臣楊公遼市，楊公約余次朝同乘花車赴
京，十六日，由內務大臣帶領請脈，先
到宮門，帶謁六位軍機大臣，在朝房小

图17　《光华医药杂志》第三卷第十二期《前清德宗请脉记》

中國近代中醫藥期刊彙編·第四輯

衝突，而中國舊醫的存廢竟成了目前中國醫家討論的問題，關於此問題，我不願道一語。我認為只有我們埋頭苦幹，拿上我們全副精力，在最新路上向前邁進，是我們應走的一條路。等到我們有了嶄的，舊的當然就失了力量。例如Joh. Muller創設新的生理學以後，Gal nos的生理學，就成了墜廢之物，但我們不求前進，而專和舊醫較高低，試問這有什麼價值。

文獻

1. 靈素集註。
2. 李儔：『中國舊醫的解剖學』大公報
3. Meyer Steineg und Sudhoff: "Geschichte der Medizin", Jeva, 1921.
4. Rauber-kopsch: "Lehrbuch und Atlas der Anatomie des Menschen," "Allgemeiner Teil, Geschichte der Anatomie, S.-8~32. Leipsig, 1930.
5. 陳邦賢：中國醫學史
6. "Ciba Zeitschrift" "Medizin und Medizin."
7. "Ciba Zeitschrift" "Islam und Medizin."
8. 廣州博濟醫院創立百週紀念。
9. Wuabd Wong: "The Ais ory of Cpinere Medicine."
10. 劉咸：『勸物學小說史』（第四章解剖學發達史，第五章生理發達史，商務印書館出版，頁20.50

前清德宗請脈記

秦柳江錄
杜子良遺著

陳君曰，予意秋南歸，無所顧忌，予曰，陳君所處，與我輩不同，我輩皆由本省長官保薦而來，不能不取穩慎，我有折衷辦法，未悉諸君意如何，榮祿決用陳君，前後不動，中間一段擬略為交通，前醫矛盾背謬，宜暗點而不明言，寒者衆贊成，傷者作中段，論所服之藥，熱者如乾薑附子之類，寒者若羚羊石膏，攻者若大黃枳實，補者若人參紫河車之類，應有盡有。可謂無法不備矣，無如聖躬病久藥多，腎氣重困，此病之所以纏綿不愈也，衆稱善，即以公訂方進，進後皇上無所問，八月初一賞給綢緞一疋，紋銀二百兩，初三日隨同王大臣謝恩，是日大雨不止，候至一鐘之久，皇太后捲簾以待，雨略小，王大臣百官即在雨地謝恩，侍從如雲朝至尊，大雨如膏記恩詩一首，整冠拂曉入宮門，小臣伏地沾天恩，王公聯步趨金殿，袍笏拖泥帶水痕，難得玉階毡御氣，不須浣洗任常存。

初三日又荷賞秋梨月餅各一大盒，又作記恩詩二首，涓埃未荅愧庸樗，異數何修得幸邀，龍拜兼金身價重，笑持端綺聖恩濃，藏為家寶珍千萬，製作朝衣觀九重，高厚難酬惟歔欷，兩宮康健茂此松，菓點綠奉自內廷，美比紅綾還得味，殘秋梨似雪含瓊液，香餅流酥肯月形，共沐皇恩誌感銘，一日余同火棗更延齡，小人有母先封遺，盤龍彩盒燦瓏玲方入值於院中，遇內監向予曁一大指日，你的脈理很好，余

图18　《光华医药杂志》第四卷第四期《前清德宗请脉记》

与《申报》大量收录皇室医案不同，《医学报》《中医杂志》仅收录了少量医案。《医学报》第八十八期以《御医方脉恭纪》为题收录了陈秉钧四则治疗光绪皇帝医案，这些医案虽未明确标记年份，但经过与《申报》及《清宫医案集成》对比可发现，均为光绪三十三年医案。《中医杂志》第二十六期以《御医吕用宾方案》为题收录了吕用宾四则治疗光绪皇帝医案，亦未明确标记年份，但可以确定的是，吕用宾是光绪三十四年（1908）以征医进京，故而四则医案年份是确定的。其中吕用宾有一则医案与《清宫医案集成》六月十九日医案类似，但与同日《申报》医案不同，异同原因尚不确定，暂将其置于光绪三十四年六月十九日医案之下。

从时间上看，《医学报》在光绪三十四年（1908）收录了光绪三十三年（1907）的医案，《中医杂志》在 1928 年收录了光绪三十四年（1908）的医案，《光华医药杂志》约在 1936 年前后收录了光绪三十四年（1908）杜钟骏的请脉记录。可见这些医案均不是以报道消息为目的，而是要彰显名医经历及治疗方法。可惜的是，这些杂志在收录时都未声明来源。

5. 散见宫廷医案间的联系与区别

有一些散见宫廷医案的作者生活在同一时代，甚至有的作者之间原本熟识，因此，不同的散见宫廷医案之间有紧密的联系。散见宫廷医案与官方医药档案同为皇室成员疾病的诊治记录，两种记录之间也有密切的联系。

（1）《北行日记》《纪恩录》《翁同龢日记》

以上三种记录，时间上有交叉，其中《北行日记》记录的时间段较短，《纪恩录》记录的时间段长于《北行日记》，《翁同龢日记》记录时间段最长，均有慈禧太后光绪六年、七年（1880—1881）的疾病记录。

三书记录方式较为类似，均是记事与记医案相混杂，医案记录大都比较简略。

三者关于日常事务的记录较为一致，可以相互印证。如，三者对征医医生的入京、离京时间记录基本一致，对于恩赏记录基本一致，对于京城发生的重大事件记录也基本一致。但三者所记录的与医疗相关的内容区别较大，如三者记录的关于光绪六年（1880）八月中旬医生之间争执的态度就各不相同，这应是由于记录者本身立场角度各异。翁同龢是朝廷重臣，是站在皇室的角度对医生进行审查，马文植作为征医医生之一，希望自己的方案得到认可，而薛宝田当时已经被边缘化，仅求以征医博取荣耀，对诸医生间的争论漠不关心。

马文植是参与治疗较多的医生，《纪恩录》所录脉案也较《北行日记》《翁同龢日记》更为详细，但三者所录脉案各不相同，其中《翁同龢日记》所录脉案虽较为简略，但多数可与官方医药档案相对应。《北行日记》与《纪恩录》所录方案则有相当一部分与官方医药档案不能对应，究其原因，应是彼时医生较多，薛宝田与马文植记录的均是其本人出具的方案，而非慈禧太后最终使用的方案。

（2）《崇陵病案》（首图本）《皇上病案》《御医请脉详志》《莲舫秘旨》《金山医学摘粹·卷二·陈莲舫医案》《崇陵病案》（中医科学院本）

以上六种书籍，均是光绪三十三年至三十四年（1907—1908）各征医医生为光绪皇帝请脉的记录，仅记录脉案而不记录事件，且医案均为详细记录，体例与官方医药档案相同。《崇陵病案》（首图本）《皇上病案》还包含了同期光绪皇帝的起居注。

这些书籍中所录大部分医案与《清宫医案集成》中现有医案类似，仅少量措词不同，也有少量医案《清宫医案集成》中不存或与《清宫医案集成》中所存医案不同。可见，这一期间内务府除誊抄部分用药方案发给相关衙门外，也应允许医生（或部分医生）誊抄自己出具的方案或取走草稿。需要特别指出的是，《崇陵病案》（首图本）底稿中部分纸张、字体与清代其它档案十分相似，也不能排除力钧通过某些关系得到内务府誊抄方案的可能。

（3）《御医请脉详志》与《申报》

《御医请脉详志》是陈莲舫记录的光绪皇帝医案，其中不仅有其本人在宫中抄录的方案，还有部分医案与《申报》有密切关系。

光绪三十四年（1908）五月初九日至五月十三日脉案，《御医请脉详志》《申报》《清宫医案集成》都有记载，将三者之间的异同进行对比，结果如表1所示：

表 1 《御医请脉详志》《申报》《清宫医案集成》差异对比

日期	《御医请脉详志》	《申报》	《清宫医案集成》	对比结果	备注
五月初九日	散里滞为气阻	表虚为气散，里滞为气阻	表虚为气散，里滞为气阻	《申报》与《清宫医案集成》同	
	痹	痹	痹	《申报》与《御医请脉详志》同	
	跨	跨	胯	《申报》与《御医请脉详志》同	
	核	核	合	《申报》与《御医请脉详志》同	
	甘温其气	甘温其气	甘温中气	《申报》与《御医请脉详志》同	
	党参	潞党参	潞党参	《申报》与《清宫医案集成》同	
	野于术一钱	野于术一钱	野于术一钱，饭蒸	《申报》与《御医请脉详志》同	
	炙甘草五分	炙甘草五分	炙甘草三分	《申报》与《御医请脉详志》同	
	原作"白茯苓三钱"，后抹去，改为"白茯神三钱"	白茯神三钱	白茯苓三钱	修改前《御医请脉详志》与《清宫医案集成》相同，修改后《申报》与《御医请脉详志》同	
	陈橘络五分	陈橘络五分	橘络五分	《申报》与《御医请脉详志》同	

晚清散见宫廷医案汇编

前言

日期	《御医请脉详志》	《申报》	《清宫医案集成》	对比结果	备注
	诸体人舒	诸体欠舒	诸证欠舒	三者均不相同	应为《御医请脉详志》誊写错误
	跨	跨	胯	《申报》与《御医请脉详志》同	
	鸣	鸣	呜	《申报》与《御医请脉详志》同	应为《清宫医案集成》整理错误
五月初十日	无此三十六字	无此三十六字	以各部脉情参观，似有可据。惟调理多时，全无寸效。必由处方用药未能切当，不胜惶悚之至	《申报》与《御医请脉详志》同	
	党参	潞党参	潞党参	《申报》与《清宫医案集成》同	
	原金石斛	原金石斛	原金斛	《申报》与《御医请脉详志》同	
	双钩藤一钱五分	双钩藤一钱五分	双钩藤三钱	《申报》与《御医请脉详志》同	
	引用阳春砂仁三分	引用阳春砂仁三分	阳春砂仁三分	《申报》与《御医请脉详志》同	

日期	《御医请脉详志》	《申报》	《清宫医案集成》	对比结果	备注
五月十一日	少蒸化则大便不调也	少蒸化则大便不调也	少蒸化,大便不调也	《申报》与《御医请脉详志》同	
	耳蒙腰痛,尚可支持,而耳蒙腰痛尚可	无此十五字	无此十五字	应为《御医请脉详志》誊写错误	
	古贤论	古贤论	古肾论	《申报》与《御医请脉详志》同	应为《清宫医案集成》整理错误
	跨	跨	胯	《申报》与《御医请脉详志》同	
	天门冬	天门冬	寸麦冬	《申报》与《御医请脉详志》同	
	炒川黄柏	炒川黄柏	川黄柏	《申报》与《御医请脉详志》同	
	盐水炒	盐水拌	盐水炒	《清宫医案集成》与《御医请脉详志》同	
	吞	无此字	无此字	《申报》与《清宫医案集成》同	
五月十二日	以脉证	以脉论证	以脉论证	《申报》与《清宫医案集成》同	
	紧	吃紧	吃紧	《申报》与《清宫医案集成》同	

日期	《御医请脉详志》	《申报》	《清宫医案集成》	对比结果	备注
五月十二日	胯	跨	胯	《清宫医案集成》与《御医请脉详志》同	
	煎以清热窍调之	煎以清热宣窍调之	煎以清热宣窍调之	《申报》与《清宫医案集成》同	
	茱萸肉一钱五分，制	茱萸肉一钱五分，制	茱萸肉一钱五分	《申报》与《御医请脉详志》同	
	冬桑叶一钱五分	冬桑叶一钱五分	霜桑叶一钱五分	《申报》与《御医请脉详志》同	
	钩藤勾	钩藤勾	钩藤钩	《申报》与《御医请脉详志》同	
	荷叶边一圈	荷叶边一圈	荷叶边一角	《申报》与《御医请脉详志》同	
	引用炒麦芽三钱	引用炒麦芽三钱，炒谷芽三钱	麦谷芽各二钱，炒	三者均不相同	
五月十三日	微弦数	微弦微数	微弦微数	《申报》与《清宫医案集成》同	
	跨	跨	胯	《申报》与《御医请脉详志》同	

三者之间的差异可归纳为下表：

表 2 《御医请脉详志》《申报》《清宫医案集成》 差异归纳

对比结果	条数	说明
《清宫医案集成》与《御医请脉详志》同	2 条	1 条为药物炮制方法，1 条为字词使用
《申报》与《清宫医案集成》同	9 条	2 条为药物名称，1 条为脉象描述，6 条为《御医请脉详志》誊抄错误
《申报》与《御医请脉详志》同	23 条	2 条为《清宫医案集成》整理错误，21 条为药物名称、药物炮制方法、药物剂量、字词的使用
三者各不相同	2 条	1 条为《御医请脉详志》誊写错误，1 条为药物使用
《御医请脉详志》存在修改痕迹。修改前《御医请脉详志》与《清宫医案集成》相同，修改后《申报》与《御医请脉详志》同	1 条	《御医请脉详志》原作"白茯苓三钱"，后抹去，改为"白茯神三钱"

经过对《申报》《御医请脉详志》《清宫医案集成》三者之间的差异进行归类可以发现，37 条差异中，刨除明显为《御医请脉详志》誊抄错误的 7 条及明显为《清宫医案集成》整理错误的 2 条，共 28 条差异。在这 28 条差异中，《申报》与《御医请脉详志》相同的有 21 条，占全部差异的 75%。且《申报》与《御医请脉详志》相同的 21 条中，涉及药物名称、药物炮制方法、药物剂量、字词使用等明显区别，而《申报》与《清宫医案集成》相同的 2 条均为"潞党参"，《御医请脉详志》作"党参"，这是较为常见的不同写法。由此推断，此五日脉案《申报》与《御医请脉详志》可能存在密切关系，或是《申报》源于《御医请脉详志》，或是《御医请脉详志》源于《申报》。

　　若是《申报》源于《御医请脉详志》，则《御医请脉详志》中的誊抄错误应原封不动地出现在《申报》中，即使这些错误被《申报》编辑发现并进行修改，也断不至修改后与《清宫医案集成》中的文字完全相同，反之则在逻辑上是成立的。且《御医请脉详志》底稿存在一处修改，这处原文本与《清宫医案集成》同，但修改后反与《申报》同，可见《御医请脉详志》中五月初九日至五月十三日共五日脉案确是源于《申报》。但是，这五日记录可能不完全是誊抄《申报》内容，陈莲舫可能存有底稿，后依据《申报》进行了修改。

　　《申报》刊登的光绪皇帝医案当然不止此五日，而《御医请脉详志》中仅此五日医案源自《申报》，其余大部分医案仍是陈莲舫本人当值期间誊抄的稿件或是带出的底稿。出现这种情况，当与《申报》的记录体例有关。此五日医案均刊登于光绪三十四年（1908）五月二十七日的报纸上，极可能是陈莲舫本人或是陈莲舫手稿的整理者恰好有此日报纸，即据此五日医案誊抄或修订后写入《御医请脉详志》。

　　（4）《御医请脉详志》与《御医方脉恭纪》

　　《御医方脉恭纪》应是来源于《御医请脉详志》。

　　《御医方脉恭纪》仅四则医案，全部为《御医请脉详志》中出现过的医案，且《御医方脉恭纪》改正了《御医请脉详志》中的全部明显错误，改正后文意顺畅，文本与《申报》《清宫医案集成》或同或不同。

　　如五月初十日一则，《御医请脉详志》有"诸体人舒"一句，"人"明显是误字，此句《申报》记录为"诸体欠舒"，《清宫医案集成》记录为"诸证欠舒"，若《御医方脉恭纪》源于《申报》或官方医药档案，当同样记录为"诸体欠舒"或"诸证欠舒"，实际上《御医方脉恭纪》此句为"诸体失舒"，"失"与"人"字形接近，显然是发表时发现了《御医请脉详志》中的错误，将"人"修改为形意皆合的"失"。

　　五月初七日一则，《御医请脉详志》有"黑芝麻三钱，炒热去皮"，芝麻去皮显然不合常理，《清宫医案集成》记录为"黑芝麻三钱，炒熟去屑"，《御医方脉恭纪》记录为"黑芝麻三钱，炒热去屑"，从文本的变化来看，"炒熟去屑"到"炒热去皮"到"炒热去屑"是合理的变化过程，《御医方脉恭纪》修订了《御医请脉详志》中芝麻去皮这一错误，但"炒热"和"炒熟"这一无所谓对错的描述则未进行修改。五月初九日一则《御医请脉详志》有"散里滞为气阻",《清宫医案集成》记录为"表虚为气散,里滞为气阻",《御医方脉恭纪》记录为"表虚为气散,里滞为气阻",修订了《御医请脉详志》中的错误。

从文字来看,同样是流传于民间的医案,《御医请脉详志》有数处明显错误,《御医方脉恭纪》改正了这些错误,改正后的内容又与《申报》《清宫医案集成》有显著不同,因而《御医方脉恭纪》应是源于《御医请脉详志》,发表时经过了详细修订。

6. 版本使用说明

本书所使用的散见宫廷医案版本包括:

《翁同龢日记》:采用《中国近代人物日记丛书——翁同龢日记》,由陈义杰整理,中华书局 1989 年版。

《崇陵病案》(首图本)、《崇陵病案》(中医科学院本)、《皇上病案》:以上三书均存稿本。《崇陵病案》(首图本)稿本藏于首图,经力嘉禾(力钧之子)、赵树屏整理,删改较多;《崇陵病案》(中医科学院本)与《皇上病案》的稿本均藏于中医科学院,其中后者有删改。此次辑录均据删改后的内容。以上三部稿本资料均由王宗欣先生提供,特此感谢。参校本有二,一为王宗欣、雷湘平点校,学苑出版社 2015 年版《崇陵病案》,一为陈可冀主编,国家图书馆出版社 2016 年版《清代御医力钧文集》。

《北行日记》《纪恩录》:采用《中国古医籍整理丛书——医案医话医论·北行日记·纪恩录》,由张如青、陈娟娟校注,中国中医药出版社 2015 年版。

《御医请脉详志》《莲舫秘旨》《金山医学摘粹·卷二·陈莲舫医案》:以上三书均有陈莲舫记录的散见宫廷医案。《御医请脉详志》现藏上海中医药大学图书馆,《莲舫秘旨》,采用的是吴仁山整理本,上海科学技术出版社 1989 年版。《金山医学摘粹·卷二·陈莲舫医案》,采用的是王文济编辑本,金山县卫生局等编印,1988 年版。

《申报》:使用国家图书馆申报数据库。

《御医方脉恭纪》《御医吕用宾方案》:采用段逸山主编的《中国近代中医药期刊汇编》本,上海辞书出版社 2012 年版。

《德宗请脉记》：采用中国社会科学院近代史研究所近代史资料编辑组整理本，见于《近代史资料》第五十六册，中国社会科学出版社 1984年版。参校《光华医药杂志》第三卷第十二期及第四卷第四期，收录于《中国近代中医药期刊汇编》一书中，由段逸山主编，上海辞书出版社2011年版。

《晚清后妃用药与医疗保健考》：故宫博物院还存有少量未被陈可冀整理的清末后妃用药底簿，包括《主子等位用药底簿》《荣惠贵妃诊方》《瑾嫔诊方》《珍贵人诊方》，恽丽梅《晚清后妃用药与医疗保健考》一文对此有所辑录。该文见于《故宫博物院八十华诞暨国际清史学术研讨会论文集》，故宫博物院、国家清史编纂委员会编著，紫禁城出版社 2006年版。

《光绪帝被囚瀛台医案》：中国第一历史档案馆藏有内务府《奉宸苑值宿档》中，该档案中有光绪帝被囚瀛台时的医案，大都不见于《清宫医案集成》，卢经对此进行了辑录，成《光绪帝被囚瀛台医案》一文。[①] 发表于《历史档案》2003 年第 2 期。

资料汇编所使用的官方医药档案版本为：

《清宫医案集成》：因宫廷医案原件不开放阅读，故官方医药档案采用陈可冀先生主编的《清宫医案集成》本，科学出版社 2009 年版。

---

① 卢经. 光绪帝被囚瀛台医案 ［J］. 历史档案，2003，（2）：60-71，81.

编写说明

1. 本书主要辑录晚清散见宫廷医案。若同一日的官方医药档案中亦有记录，则同时列出对应的官方医药档案，供读者参考。仅见于官方医药档案中的医案不予辑录。

2. 不同医案之间按记录日期或报纸的发行日期顺序排列，同一日的医案按照官方医药档案在前，散见医案在后的顺序排列。散见医案有些为当日记录，有些为事后追述。如能证明某日追述的是另一日期的医案，则将医案置于实际发生日期下，并在注释中标注记录日期。

3. 所录资料对原文不作任何改动。凡底本有残缺、涂抹或明显脱字者，可以确定字数的，以相应数量的□号标明，不可确定字数的，以注释说明。凡底本有衍文的，保留原貌，并以注释说明。

4. 本书采用横排、简体，现代标点。容易产生歧义的简体字，仍使用原繁体字。异体字，径改为正体字。

5. 部分医案底本为竖排版，底本中的"如左""如右"之类用语，相应改为"如下""如上"等，不另出校记。

6. 医案中的药物剂量和炮制方法使用小字。

7. 《翁同龢日记》《申报》底本有大字和小字之别，小字部分以（）号标出，不另出校记。

8. 《前清德宗请脉记》很多记载无明确日期，为保持完整性，附录于"光绪皇帝医案"之后。

9. 本文所采用的纪年方式为旧历纪年，年份使用皇帝年号，同时标上对应的公历年。月份及日期均使用农历月日，不换算成公历。

10. 如有特殊情况，以注释说明。

目　　录

第一章　光绪皇帝散见医案

光绪二年（1876）

七月初九日

《翁同龢日记》

两宫及上皆诣行礼也。卯正来，辰初入，即不愿，多方鼓动，仅仅敷衍，细察似有感冒，手心甚热也。

八月十八日

《翁同龢日记》

微不适。

八月二十日

《翁同龢日记》

读不顺，细察似有感冒，然无他也。

十二月二十六日

《翁同龢日记》

太后问书房功课，具以实对，并以功课尽好，性情却须涵养为言，且言左颧青筋，疑有肝郁。

光绪三年（1877）

六月二十一日

《翁同龢日记》

伯邸传懿旨，云上体微不适，满书略减，已而总管传语，云汉书斟酌，勿露痕迹。比入，写字即不愿，手热，多方劝诱始读生书数号，认字一色，讲书两号而已，云昨夜泄一次吐一次，多食瓜也。

六月二十二日

《翁同龢日记》

读不佳，体中犹倦，功课减大半也。

六月二十三日

《翁同龢日记》

犹未愈，写仿讲书已极敷衍，生书则一字未开口也。昨进药，今日手热而舌无苔，深恐有暑邪在内，中使以不肯予饮大龃龉，窃不为然。

十一月十九日

《翁同龢日记》

内监传谕，上昨日腹泄两次，功课照旧。

十二月初一日

《翁同龢日记》

蒙召见西暖阁，言书房功课甚好，又言上近日略有肝疾，故左颧青筋现。

光绪四年 （1878）

二月十六日

《翁同龢日记》

读如昨，以方便法行之，上云腹泄，下坐数次也。

四月初三日

《翁同龢日记》

上微感冒不适，读先好后涩，且未顺也。

四月初四日

《翁同龢日记》

上体稍适，犹未平，读先尚好，既而极倦，百计震荡。

七月十八日

《清宫医案集成》①

七月十八日，李德昌请得皇上脉息浮弦而滑。系胃经饮滞，脾不运化，外感暑湿风凉之症，以致头闷沉晕，恶寒发热，呕吐酸水，大便溏泻。今用疏解调中饮一贴调理。

苏梗叶各八分　藿梗一钱五分　香薷七分　葛根一钱　茅苍术二钱，炒　炙厚朴二钱　陈皮二钱　赤苓三钱，研　建神曲三钱　法半夏一钱　益元散三钱，煎

引用生姜三片

七月十八日申刻，李德昌请得皇上脉息弦滑。外感暑气渐退，呕恶嘈杂已止。惟脾元尚软，胃经湿饮不清，以致身肢酸倦，头晕口干，舌心稍有黄苔。今用和脾代茶饮一贴调理。

---

① 《清宫医案集成》七月十八日、十九日、二十日方案，原属"年份不详医案"，经对照确定属于光绪四年医案。

茯苓三钱　藿梗一钱五分　苍术一钱五分，炒　炙厚朴一钱　陈皮一钱　三仙各二钱，炒　益元散三钱，煎

水煎代茶。

《翁同龢日记》

照常入，卯正三传，云今日书房听传，余偕同人往西边遇御前大臣，知圣躬违和，遂偕内府三人（广绍彭感冒未入），诣听起小屋告案上请安，随以药方示（李德昌请脉，头沉晕，呕吐恶寒，发热，大便溏，脉滑数，系停滞受风凉）。用香蕾①饮，有葛根、苏叶、藿香等味。

七月十九日

《清宫医案集成》

七月十九日，李德昌请得皇上脉息弦滑。暑气风凉已解，症势轻减。舌苔黄色亦退。惟胃经湿饮不清，脾元素弱，外感稍有未净，以致头目眩晕，身肢酸倦，饮食不甘，运化迟滞。今用理脾化湿饮佐以清解之品一贴调理。

茯苓三钱　苍术一钱五分，炒　陈皮一钱　炙厚朴一钱　建曲三钱，炒　壳砂三分，研　藿梗一钱　苏梗叶各三分　谷芽三钱，炒　生甘草五分

引用红枣肉五枚

本日申刻，照原方减去苏梗叶，加于白术一钱炒焦，晚服一贴。

七月十九日申刻，李德昌请得皇上脉息弦滑。症势轻减。今照原方理脾化湿饮减去苏梗叶，加于白术一钱炒焦，晚服一贴调理。

《翁同龢日记》

上体已安，脉按云呕吐嘈杂已止，惟四肢酸软，头晕口干，舌苔黄聚，用藿梗、陈皮等代茶饮。

七月二十日

《清宫医案集成》

七月二十日申刻，李德昌请得皇上脉息和缓。神气见爽，饮食渐好。

---

①　香蕾：疑为"香薷"。

惟脾胃欠和。今用照原方理脾代茶饮一贴调理。

茯苓三钱，研　于白术一钱，焦　陈皮一钱　炙厚朴一钱　山药三钱，炒　焦三仙各二钱　炙甘草五分

水煎随便代茶。

《翁同龢日记》

晨入起居，见昨方，诸恙已平，惟头晕体倦，饮食不甘，运动迟滞，用理脾之剂（有脾元素弱语，用焦于术），请安毕即出。

七月二十一日

《翁同龢日记》

仍入请安，已极大安，不进药，明日上到书房矣。

十月十七日

《翁同龢日记》

读一来即不顺，细审似有不适。上曰头作疼，胸次不清，乃告总管谙达，谙达入劝，则呕出水痰数口，余等曰今日功课不能论，遂启知太后，已而传谕不必拘定，遂写字一张，讲书两号，对对，认字而已，午正退。

十月十八日

《翁同龢日记》

上体已大安，读仍未能照旧，减去熟书等，中官传懿旨酌量办理也。

十月十九日

《翁同龢日记》

上体大安，功课如常，惟稍迟滞。

十一月十四日

《翁同龢日记》

读不健，云昨夜吐呕一次，头痛未止，勉强敷衍，幸无枝节。

光绪五年 （1879）

正月初七日

《翁同龢日记》

读极好，惟两日皆流清涕，鼻塞声重，亦感寒所致。

正月初九日

《翁同龢日记》

中官传懿旨，上今日用膳少、咳嗽，请脉，有感冒，且进药，必欲到书房，功课酌量。

正月初十日

《翁同龢日记》

上体渐安（昨日午时进药，今日申时进）。

六月初二日

《翁同龢日记》

读先好后滞，询诸同官，云早起发热，盖圣体不适，非由他也，告以勿进凉饮。

十月初三日

《翁同龢日记》

读尚佳，熟书将毕起一波，盖连日感寒未解也，膳后动。

十月十七日

《翁同龢日记》

上咳嗽手热，读尚好，膳后略滞。

十月十八日

《翁同龢日记》

读尚佳，而上体犹未平也。

十月十九日

《翁同龢日记》

读不甚奋，外感未清，鼻寒①声重。

十月二十日

《翁同龢日记》

读尚好，惟声不亮，犹饮药，今日进代茶饮矣。

十月二十七日

《清宫医案集成》②

光绪□年十月二十七日，庄守和请得皇上脉息弦滑。系脾胃不和，停蓄水饮未化，感受邪气之症，以致头晕恶心，呕吐饮沫。今用正气平胃化饮汤一贴调理。

藿梗叶各一钱五分　橘皮二钱　苍术二钱，炒　炙厚朴二钱　制半夏二钱　煨木香八分　广砂八分，研　炙甘草八分

引用竹茹一钱五分

十月二十七日申刻，庄守和请得皇上脉息弦滑。早服正气平胃化饮汤，感受邪气渐解，呕吐亦止，惟有时头眩，急躁口渴，此由脾胃饮热不净，余邪未清所致。今用照原方加减一贴调理。

藿梗叶各一钱　橘皮二钱　炙厚朴二钱　广砂八分，研　制半夏二钱　葛根一钱　花粉二钱　炙甘草八分　焦三仙三钱

引用竹茹一钱五分

---

① 寒：疑为"塞"。

② 《清宫医案集成》十月二十七、二十八、二十九日方案，原属"年份不详医案"，经对照确定属于光绪五年医案。

《翁同龢日记》

黎明伯王送信，云今日不到书房，二三起皆撤下。因著本处人打听，俄顷来，知上体微欠安，传御医用正气化痰汤，大抵昨夜受炭气耳，闻呕吐数次也。

《翁同龢日记》①

入至协和门请安，看昨日两次方，用平胃正气消饮之品（藿梗、陈皮、半夏、焦术、厚朴、花粉、焦三仙），至月华门坐待良久。天明，奏事太监云，今日照昨方，遂散。

十月二十八日

《清宫医案集成》

十月二十八日，庄守和请得皇上脉息弦滑。邪气已清，症势渐好。惟脾经尚有湿热未清，胃气欠和，以致唇干口渴，有时急躁。今用清胃化湿饮一贴调理。

炙厚朴一钱五分　陈皮一钱五分　花粉二钱　麦冬二钱，去心　生地二钱　建曲二钱　竹茹一钱五分

引用灯心一子

《翁同龢日记》②

卯初偕诸公入至协和门请安。退至懋勤殿，与伯寅、颂阁谈。天明后奏事内监来传，云今日照原方进（昨方按云脉微滑，势渐轻，药比前方加减，仍用厚朴为君也）。

十月二十九日

《清宫医案集成》

十月二十九日，庄守和请得皇上脉息和缓。急躁口渴俱减，诸症痊愈，惟胃气稍欠调和。今用和胃代茶饮一贴调理。

---

① 原为十月二十八日记录。《翁同龢日记》十月二十八日所记内容既有十月二十七日方案，亦有十月二十八日方案。
② 原为十月二十九日记录。

薏苡仁三钱　　茯苓二钱　　橘皮一钱五分　　麦冬二钱，去心　　谷芽二钱，炒
甘草七分

水煎随时代茶。

《翁同龢日记》①

寅正入请安，见昨方已愈，进代茶饮，传明日书房即退。

十一月初二日

《翁同龢日记》

与惇王等及内务府大臣、御前大臣于阳曜门请安。读不甚奋，窃见圣体虽平，而清瘦殊甚。气力不足，因未上生书，熟书亦减半。未初三退，极勉强也（四日中仍写字读书，进药五剂），告范总管以今日光景。

十二月十一日

《翁同龢日记》

午正一来，尚顺，《论语》又滞，二三刻间始开口，鼻流清涕，似受寒矣。

光绪六年（1880）

正月初九日

《翁同龢日记》

晨入知子腾有起，比至日精门，内侍传今日一日无书房，乃偕燮臣同诣戈什爱班屋候子腾下（一刻许）。知上因脾湿停水，无他也。并询功课，子腾以实对，谕云近日宫内读书亦有半晌不开口者，年内起两足发软。闻传太医，未请安即退。

---

①　原为十一月初一日记录。

十二月初三日

《翁同龢日记》

上读满书即不甚奋发，余等入知昨夜呕吐二次，腹痛足冷恶心，面时时发青，乃稍讲书以发兴，竟啼不已。两次告首领王姓令启奏，已而总管李双喜来请下座活动，再来仍不能读，又令启奏。先首领来传师傅们暂退，方退间又云不必，旋总管来传懿旨云下书房，甫到前殿，又云若无他，仍在书房，师傅们仍看读书也（传御医庄守和来诊，云无它，用平胃消积散，只须略吃数口）。中官必不肯承受寒停食，故巧为蒙蔽，可恨。

十二月初四日

《翁同龢日记》

进膳如常，气尚弱，未上生书，熟书减半，敷衍尚顺。

十二月初五日

《翁同龢日记》

因尚未全愈，未上生书，熟书仍减半读，大致尚好，心不能定也。

光绪七年（1881）

三月初五日

《翁同龢日记》

上微感冒，一来即不佳，满书未读，生书屡次对付，云头痛（右边）。气不畅，腿软。

三月初六日

《翁同龢日记》

敬问上体昨日如何，奏事处中官云闻传医进药。

三月初七日

《翁同龢日记》

上前、昨两日皆进药，方亦交看，系荆芥、防风、杏仁等，云感凉停水也。

盖上体虽平而热尚未净，眼框微红，气尚弱，云膳进一碗，不香也，午正三退（总管传言昨日饭一碗，诸疾已愈，其实不然）。

三月初八日

《翁同龢日记》

上仍倦，生书勉强读一半，余皆未办，颇用力鼓荡，不能起。闻早膳进粥一盃半也，中人总谓已愈，吾辈则云未全平耳，午正三退。

三月初九日

《翁同龢日记》

上咳嗽鼻塞，的系伤风。生书勉强上，写字无精神，熟书则一句不肯读，徙①倚倦卧。余等告中人，中人则谓用膳一碗粥一碗，并不咳也，传总管来告之，午膳毕，总管来言如前。

三月初十日

《翁同龢日记》

上伤风渐愈，功课稍复旧，未初一退。

光绪八年（1882）

六月二十四日

《翁同龢日记》

上感冒微凉，鼻流清涕，读少懈。

---

① 徙：疑为"徒"。

七月十七日

《翁同龢日记》

文宗忌辰，上诣两殿行礼，还宫后良久不来，直至巳初始来，来二刻始升座，减去生书，余亦勉强敷衍，未初二退，盖与内监争闲气，故迟迟耳。然倦气惰容，恐有感冒，此语告总管，令其留神也。

七月二十五日

《翁同龢日记》

是日寿皇殿行礼，到书房稍晚，读即倦，膳前犹可，膳后忽不怿，百端陈说，竟不过略读数号而已，未初三勉强退，盖半月来总觉不适，必有由也。

八月十六日

《翁同龢日记》

来时晚，仅读生书，畏雷气慑不畅。

八月二十日

《翁同龢日记》

膳后气仍弱，未解何故，可畏哉。

八月二十二日

《翁同龢日记》

满书后忽大怒。

九月十三日

《清宫医案集成》①

九月十三日，杨安贵请得皇上脉息左部稍浮，右关滑数。系胃气不和，蓄停水饮，微感寒凉闭伏之症。以致身肢觉热，早晨呕吐涎水，腹脘

---

① 《清宫医案集成》九月十三、十四日方案，原属"年份不详医案"，经对照确定属于光绪八年医案。

作痛。今用清解和胃化饮汤一贴调理。

苏叶一钱　藿梗一钱　陈皮一钱五分　法半夏二钱　姜连五分，研　焦曲三钱　茯苓三钱，研　砂仁八分，研　炙厚朴一钱　竹茹二钱

引用生姜三片

《翁同龢日记》

照常入，少坐，太监来，云今日上起呕酸水，未进膳，又云传医请脉，用和胃化饮汤，遂偕勘贝勒同到案上敬问起居。内官传今日无书房，遂出。

九月十四日

《清宫医案集成》

九月十四日，杨安贵请得皇上脉息右关稍滑，余部和平。肤热呕恶俱减，身肢倦怠亦好，夜寐安适。惟胃经余湿未净，以致偶有腹痛口干作渴。今用和中化饮汤一贴调理。

陈皮一钱　炙厚朴一钱　谷芽二钱，炒　焦曲二钱　麦冬二钱，去心　赤苓二钱　煨木香四分　甘草八分

引用灯心一子

九月十四日午刻，杨安贵请得皇上脉息和缓，右关稍滑。诸症俱好，惟余湿稍有未净，胃气欠和，以致腹脘微觉作痛。今用和胃代茶饮调理。

陈皮一钱　焦三仙各二钱　麦冬二钱，去心　茯苓二钱

水煎代茶。

《翁同龢日记》

先到报房，入闻御前大臣，云已请安，遂偕同人诣奏事处，未看方，到书房敬俟，辰正传今日无书房，遂出。

九月十五日

《翁同龢日记》

已报大安。

九月十六日

《翁同龢日记》

是日起有书房，上前日呕吐七次，十三，又呕四次，今虽愈而面色极青瘦，气弱不能读，讲书而已。

九月十七日

《翁同龢日记》

到书房不晚，然仍气弱不能振，只讲明史十余事，而熟书亦未开口。

九月十八日

《翁同龢日记》

来稍晚，气稍振，勉上生书，尚未如常，熟书亦多减。

十一月十三日

《翁同龢日记》

上告臣今日曾呕一次，既而读甚不振，且云四肢酸疼。

十一月十四日

《翁同龢日记》

已复原，昨日请脉，并代茶饮亦未进也。

光绪九年 （1883）

四月初八日

《翁同龢日记》

上微感冒头疼，膳进一碗，早间嗽口吐水，倦不可当，恐要发热，勉强敷衍，减去不少，膳后同。

四月初九日

《翁同龢日记》

上仍头疼，手凉热，精神不振。余到书房已辰正矣，先着人告减工课。余语首领何不启知，答云不甚要紧，大人们斟酌。比入，只讲书而未读，膳后写字勉强，不欲再看书矣。

四月初十日

《翁同龢日记》

到书房早，气体已平，读甚奋。

四月二十九日

《翁同龢日记》

到书房早，感冒头痛，功课微减。

五月初一日

《翁同龢日记》

到书房，上体已安，读尚好。

五月初二日

《翁同龢日记》

读尚好，惟口疮，故不愿多读。

五月初三日

《翁同龢日记》

因口疮未平，稍减功课。

六月十三日

《翁同龢日记》

到书房，讲书好，生书勉强，写字不顺。余退至西屋，方倚窗而息，忽传上腹疾，将还宫，未及站班而退。

六月十七日

《翁同龢日记》

辰初二到书房，遇礼王，云今日传腹泄，欲减功课也。

六月十八日

《翁同龢日记》

午正到书房，二刻上至，总管太监来言，昨夜泄四次，今晨未用膳，气甚，不欲启知，恐上烦慈念，功课须减。余告以功课必减，终宜启知。比入未读书，讲经史，写字，精神尚好，但告臣等腹痛不思食（不思食已十余日）。

六月十九日

《翁同龢日记》

已初到书房，汉书犹未上也，上腹疾已止，仍讲史事，未读书也。

六月二十日

《翁同龢日记》

辰正三刻到书房，满书毕，方读熟书，云今日咳嗽，不读生书矣。

七月二十日

《翁同龢日记》

是日上感冒暑热，腹泻呕水，见起时在坐有倦容，发下药方，系清暑消水饮。

七月二十一日

《翁同龢日记》

是日仍无书房，发下药方，上暑疾已愈，惟腹泄稍多，药用厚朴、茯苓辈。

七月二十二日

《翁同龢日记》

上体已平。

九月二十日

《翁同龢日记》

已正入，上头痛，胃气上逆，呕吐食滞，一盂，下坐息良久，再入坐再吐，于是早晨功课全撤，膳后敷衍，写大字，讲书数叶，未读也。

九月二十一日

《翁同龢日记》

上体已平，未编史论，讲书而已，余亦略减。

十月十二日

《翁同龢日记》

未读生书，未编史论，上云感冒伤风也，竟日未读，只讲论古事而已。

十一月初二日

《翁同龢日记》

上咳嗽未平，鼻下红，似受热又受风也。

光绪十年 （1884）

正月十一日

《翁同龢日记》

昨日见时，知上感寒，今日又呕吐，书房听传也。西苑地敞，殿受风最多，圣躬不免劳顿。

正月十二日

《翁同龢日记》

上体已平，今日仍无书房也。

四月初二日

《翁同龢日记》

上微感寒，手凉，未正一退。

四月初八日

《翁同龢日记》

照常入，与谟公、文相坐谈，两公皆请安者也。俄传今日无书房，昨日功课大减，因上头痛气滞也，闻有药方。

四月初九日

《翁同龢日记》

而传今日无书房，偕同人至月华门，遇王侉兰达，即问起居，云昨头痛，今日觉浑身酸软，放大夫开方也。御前大臣亦在彼，未请安也。

四月初十日

《翁同龢日记》

照常入，是日起有书房，上体已平而气弱殊甚，面犹青减，昨头痛，今日愈矣。

四月十二日

《翁同龢日记》

巳初二传今日书房撤，上头晕也。

四月十三日

《翁同龢日记》

上云尚头晕饮药，问近侍，则云饮食照常矣。

闰五月十八日

《翁同龢日记》

无起来早，以头痛未能作论，仅拟汉诏数语，余尚顺，而熟书不肯读，膳后却照旧，至未正二刻多始散。

六月初七日

《翁同龢日记》

回宫见起如昨，上云腹痛，且气串作痛，再来只写字，未温书，不及午初退。

六月初八日

《翁同龢日记》

晨入，少坐，传今日一日无书房，仍有四起，未放大夫也（放大夫，即传太医也）。

六月初十日

《翁同龢日记》

坐待事下敬问（不请安）。一时许方下，知昨晚即未进药也，遂出。

七月初五日

《翁同龢日记》

满书毕，伯王云上头疼，传旨稍减功课。余等入，仅讲书一段。还宫见起，已初来，二刻入坐，仍讲书，未读。膳后略讲已坐不佳，头热手亦热，因告随侍当启知，即退，时未初也。

九月十六日

《翁同龢日记》

上受热，颌下起核，甚不适也。

九月十八日

《翁同龢日记》

上微感寒头痛，喉亦疼也。

九月十九日

《翁同龢日记》

上感冒未愈也。

九月二十四日

《翁同龢日记》

内监传昨今共三方，昨方发散，今方清解，云（感凉之证，头晕，呕吐，发热），今日已进膳一碗矣，即散归。

九月二十七日

《翁同龢日记》

上面目殊瘦。

十月初二日

《翁同龢日记》

连日宫内会亲，上云久立腿酸楚也。

十月十七日

《翁同龢日记》

上云连日暄聒颇倦，初八日最疲烦，头疼也，每日只在后殿抽闲弄笔墨，不欲听钟鼓之音。

十月二十六日

《翁同龢日记》

早晨燮臣来，知上体感冒头痛，今日无书房也。

十月二十七日

《翁同龢日记》

燮臣信来。廿八九皆无书房。

十月二十八日

《翁同龢日记》

到月华门看方请安，上体大安，饮食调理，遂退。

十一月初五日

《申报》

勿药有喜

昨晚八下二刻本馆派驻京师访事人发来专电云，敬闻皇上因皇太后万寿圣□过于劳顿，圣躬因之不豫，刻已喜占勿药矣。

十一月十九日

《翁同龢日记》

上以耳后颔下有筋聚不适，未作论，仅讲书而已，余亦勉强。

光绪十一年（1885）

四月二十日

《翁同龢日记》

上头疼而面白，余奏言水风太凉，纱窗尽敞，必受凉，况上衣单衣二、亮纱一，如何可当？急进夹半臂犹未已，下坐入南室，呕吐手冷，更进棉衣始稍可，未初三命退。早间刘总管传须未正退。余呼总管等告之，不能如所传也。

四月二十一日

《翁同龢日记》

上体已平矣。

六月十四日

《翁同龢日记》

晨入，传今日一日无书房，遂偕戈什爱班到月华门坐待，有顷，奏事太监云，昨日上进晚膳即吐，今日尚未进膳。腹痛，医用清暑化积饮，未看方，未请安也。

六月十五日

《翁同龢日记》

晨入，先到书房，闻书房听传，遂至内左门小坐，同诸王诣诗本处起居，见三方，云肌热已解，外邪已退，惟伤饮未化，腹时作痛耳，药用辛温。今日有起，想明后日必报大安，遂出。

六月十六日

《翁同龢日记》

入至月华门事下，请安，见昨方，即加减早晨方也（朴、苓、术、草），尚未传何日书房。

六月十七日

《翁同龢日记》

早入，至月华门待良久事下，云代茶饮（未请安）。明日传书房，遂退。

八月初一日

《翁同龢日记》

遇松寿泉，知今日上感冒，撤书房。至月华门遇孙、张两公，至戈什爱班处坐候，闻传医生，未见方。

八月初二日

《翁同龢日记》

晨入，至诗本处请安，见昨方二，皆云头疼表热，系感凉停水，虽有汗，尚非正汗云云，药用荆芥、薄荷等。第二方有山栀，今日方犹未下也。

八月初三日

《翁同龢日记》

晨入起居（昨方来，热渐清，未大解，药照前加酒军五分。二方）。至月华门与戈什爱班坐谈一时许，始传明日北海无书房，初六日南海有书房。甫入，又留看方（今日方言一切皆平，饮食觉香，惟饮热未净，代茶饮）。

八月初五日

《翁同龢日记》

圣体初平，晓凉可虑。

十一月十一日

《翁同龢日记》

晨入，传今日无书房，偕伯、克二邸及孙、松两公同诣月华门，先到奏事处，知上昨日未得眠，发热，胸中搅扰，尚未放医，复至月华门坐待。辰正事下，见发下药方，云感温热，又冒寒，肌热，咽微痛，用薄荷、防风、葛根、荆芥等清解利咽。

十一月十二日

《翁同龢日记》

黎明入，至月华门，与御前大臣同起居，知昨日未刻方，上渐愈，进片儿汤矣。

十一月十三日

《翁同龢日记》

至诗本处起居，见作①方，知今日已进代茶饮矣。

十一月十六日

《翁同龢日记》

薄暮内传书房听传，心窃讶，问来人云，今日仍进药。

十一月十七日

《翁同龢日记》

卯初三刻到月华门，戈什爱班已看方矣。余到诗本处，见昨两方相同，脉按云弦数，头痛咳嗽，右颈胀疼，药用清解（并饮食少香）。

---

① 作：疑为"昨"。

十一月十八日

《翁同龢日记》

先到诗本处看方，又于月华门看本日方，昨两次脉按云咳嗽，头痛，舌有苔，喉咽津微痛，饮食不香，大便三四日未下，今日脉按诸症势皆减，惟肺胃热未净，大便尚未下，药用元参、麦冬、三仙、瓜篓①等。

十一月十九日

《翁同龢日记》

晨入看脉按，昨晚见大便，诸症皆退，唯口鼻微干耳，谷食渐香，进膳半碗，用和胃饮，有厚朴。

十一月二十日

《翁同龢日记》

入内请安，脉按清肺代茶饮，今日尤好，只开陈皮等四味代茶。传廿二书房。

十一月二十二日

《翁同龢日记》

是日上到书房。奏事处王总管传懿旨，圣体犹未全愈，咳嗽食少，工课宜减。

上气甚弱，且甚黄瘦，脉左数而弦，右甚数也，仍畏热，仅戴小帽。

十一月二十三日

《翁同龢日记》

上体如昨，已正仍头疼一次（一起带），不能讲功课也。

十一月二十四日

《翁同龢日记》

上诣大高殿祈雪，已初二见起后始到书房，仍未办功课，未初退。昨

---

① 篓：疑为"蒌"。

日得微汗，稍佳，惟项仍肿（右面），手特凉耳。力劝穿皮紧身，午后如所请。

十一月二十五日

《翁同龢日记》

圣躬大愈，昨日如臣言，曝背得汗也。

十一月二十七日

《翁同龢日记》

晨入与伯邸语，至卯正三刻始知圣躬又有违和，传今日一日无书房……旋见脉按，两关浮滑，感受风邪，头疼，右颈痰核微肿，药用祛风化食清肺，有荆、防、蝉退、三仙等，另用敷药止疼散结。

十一月二十八日

《翁同龢日记》

同戈什爱班到奉①事处，见昨方，用柴胡、薄荷，脖上瘰疬肿胀……看今日方如昨。

十一月二十九日

《翁同龢日记》

晨入看昨方（未刻，照前加减。一起）。事下仅传清肺代茶饮，未见方也。

十一月三十日

《翁同龢日记》

晨入看方请安。

十二月初十日

《翁同龢日记》

功课如常，颇气怯。

---

① 奉：疑为"奏"。

光绪十二年 （1886）

二月十二日

《翁同龢日记》

上微咳嗽。

二月十三日

《翁同龢日记》

上咳犹未止，痰多也。

二月十八日

《翁同龢日记》

上仍咳嗽，总管佟福启知，未放医生也。午后只讲，诗未作，甚倦。

二月十九日

《翁同龢日记》

上仍未愈，再启奏，仍未放医也。

二月二十日

《翁同龢日记》

上仍咳嗽，先著人告知减功课，是日未作论，仅作诗，亦不顺。

二月二十一日

《翁同龢日记》

一切如昨，仍作诗。

二月二十二日

《翁同龢日记》

一切如昨，未能复旧也，上微发热，午后未作诗，敷演而退。

三月初九日

《清宫医案集成》①

三月初九日，庄守和、李德昌请得皇上脉息左关见缓，右寸关沉滑，余部和平。咳嗽见轻、呕吐见止。惟肺气不清，脾胃欠调，湿热痰饮未净，以致有时咳嗽痰涎，偶作呕哕，食后口干，微渴。今议用理嗽调脾饮一贴调理。

前胡二钱　苏子霜一钱　陈皮一钱　法半夏二钱　茯苓二钱　生于术一钱五分　煨木香六分　广砂六分，研　瓜蒌仁二钱　金石斛二钱　枳壳一钱五分，炒　冬花二钱

引用生姜汁一茶匙，兑

本日未刻，照原方去陈皮加橘红八分，一贴。

《翁同龢日记》

坐待良久，知请脉未开方，遂未请安而出。

三月初十日

《清宫医案集成》

三月初十日，庄守和、李德昌请得皇上脉息左关稍弦，右寸关滑缓。症势见好，惟肺胃湿热，痰饮尚有未净，脾欠调和，以致有时咳嗽，喉有痰涎，早晨偶作干哕。今议用调脾清嗽饮一贴调理。

生于术一钱五分　茯苓二钱　煨木香六分　广砂六分，研　苏子霜一钱　前胡二钱　橘红八分　法半夏二钱　瓜蒌仁二钱　冬花二钱　枳壳一钱五分，炒　甘草六分

引用生姜汁一茶匙，兑

本日未刻，照原方去瓜蒌仁、甘草，加紫厚朴一钱，炒三仙各二钱，一贴。

---

① 《清宫医案集成》三月初九日至四月初六日方案，原属"年份不详医案"，经对照确定属于光绪十二年医案。

《翁同龢日记》

先遣首领告余功课稍减。比入，上精神甚好，气象开展，迥胜行时，但咳嗽未止，仍请脉进药耳。

《翁同龢日记》①

上昨日进膳后辄吐，今日未进膳也，脉微弦……今日无庸请安。

三月十一日

《清宫医案集成》

三月十一日，庄守和、李德昌请得皇上脉息左关见弦，右寸关沉滑而缓。原系水湿侵脾，饮热蒸肺，感受风凉，咳嗽呕吐之症。服药以来，呛嗽面赤，咳逆呕哕，俱见轻减。惟饮食不和，蓄湿生痰，以致有时咳嗽，复作胸嘈，呕哕痰饮涎沫。今议用理嗽平胃饮佐调脾化饮之味一贴调理。

苏子霜八分　前胡一钱五分　桔梗二钱　杏仁一钱五分，研　炙桑皮二钱　冬花二钱　法半夏二钱　茯苓二钱　天花粉二钱　麦冬二钱，去心　粉葛一钱　竹茹一钱

引用平安丸半丸，化服

本日未刻，照原方一贴。

《翁同龢日记》②

黎明入，诣诗本处起居，首领祁姓去云无药方，又遇庆邸，则云王总管云须请安也。至懋勤殿，与南斋诸公谈，至月华门待，方下同看（昨日方用前、桔、款冬、粉葛之类），请安即退。

三月十二日

《清宫医案集成》

三月十二日，庄守和、李德昌请得皇上脉息左关见弦，右寸关沉滑。胸嘈呕哕，痰水见止，咳嗽较轻，眠食见好。惟肺气未和，胃经湿饮不

---

① 原为三月十一日记录。
② 原为三月十二日记录。

净，易生痰涎，以致有时咳嗽，胸中微嘈，偶作呕哕，饮沫口干作渴。今议用理嗽平胃饮，佐调脾生津之法调理。

苏子霜八分　前胡一钱五分　桔梗二钱　杏仁一钱五分，研　炙桑皮二钱　冬花二钱　法半夏二钱　元参二钱　天花粉二钱　麦冬三钱，去心　粉葛一钱　竹茹一钱五分

引用平安丸半丸，化服

本日未刻，照原方一贴。

《翁同龢日记》①

晨入请安，在月华门坐，同人皆集，燮臣未到。事下看方，大略如前，加竹茹，脉按云诸证皆轻矣，遂出。

三月十三日

《清宫医案集成》

三月十三日，庄守和、李德昌请得皇上脉息左关见弦，右寸关滑缓。咳嗽轻减，呕哕见止。惟肺经痰饮不净，脾胃欠调，饮水消化不快，以致有时咳嗽咯痰不爽，稍作呕饮痰涎，口干微渴。今议用理嗽调脾和胃饮一贴调理。

苏子霜八分　前胡一钱五分　桔梗二钱　杏仁二钱，研　炙桑皮二钱　冬花二钱　橘红八分　半夏曲二钱　白芍一钱五分，炒　花粉二钱　川郁金一钱五分，研　麦冬二钱，去心

引用平安丸半丸，化服

本日未刻，照原方减去白芍加旋覆花二钱包煎，一贴。

《翁同龢日记》②

晨入请安，见昨方，云吐水咳嗽皆减，惟停饮痰多，仍用理饮调胃和脾法。

---

① 原为三月十三日记录。
② 原为三月十四日记录。

三月十五日

《清宫医案集成》

三月十五日，庄守和、李德昌请得皇上脉息左关见弦，右寸关沉滑而缓。夜间咳嗽已减，眠食见佳。惟早晨作嗽，咳呕水饮，痰不易出，唇燥口渴。总缘平素好饮，脾不化湿，水气侵肺所致。今议用理嗽调脾饮一贴调理。

陈皮一钱　法半夏二钱　杏仁二钱，研　桔梗二钱　紫菀二钱　白前一钱五分　川贝母二钱　炙桑皮二钱　冬花二钱　知母二钱，炒　藿香一钱　茯苓三钱

引用生姜三片　红枣肉三个

本日未刻，照原方减藿香加炒栀一钱五分，一贴。

《翁同龢日记》①

晨入请安，见昨方，仍是理嗽调脾，以二陈为主。

三月十七日

《清宫医案集成》

三月十七日，庄守和、李德昌请得皇上脉息左部见平，右寸关弦滑，症势见好，寝食俱佳。惟肺经痰饮未清，脾胃欠和，以致有时咳嗽痰涎，唇干微渴。今议用理嗽调脾饮加减一贴调理。

款冬花二钱　川贝二钱，研　紫菀二钱　桔梗一钱五分　法半夏二钱　茯苓三钱　陈皮八分　白前一钱五分　知母二钱，炒　甘草六分

引用生薏苡仁三钱

《翁同龢日记》

事下看方，一切轻减，惟口燥痰未净。

三月十八日

《清宫医案集成》

三月十八日，庄守和、李德昌请得皇上脉息右寸关滑缓，余部见平。

---

① 原为三月十六日记录。

起居精神俱好。惟肺气稍有浮热未清，脾胃欠和，余湿不净，以致早晨偶作咳嗽，痰涎，唇干微渴。今议用理嗽和胃饮一贴调理。

款冬花二钱　紫菀二钱　川贝二钱, 研　知母二钱, 炒　法半夏一钱五分　栀子一钱五分, 炒　丹皮一钱五分　橘皮六分　竹茹一钱　甘草五分

引用元参二钱

《翁同龢日记》

照常入，无方，传二十日书房，遂出。

三月二十日

《清宫医案集成》

三月二十日，庄守和、李德昌请得皇上脉息右寸关滑缓，余部和平，诸症俱好。惟每遇饮食稍有不和，运化不快，偶作咳呕。总缘余湿未净，肺胃欠和所致。今议用理肺和胃饮一贴调理。

冬花二钱　紫菀二钱　橘红八分　炙半夏一钱五分　茯苓三钱　茅术一钱五分, 炒　炙厚朴一钱　缩砂四分, 研　麦芽二钱, 炒　甘草六分

引用生姜三片

《翁同龢日记》

上到书房，诸王等请安，总管佟禄传功课未能照常（无起）。满书毕，入讲《公羊传》，上告（臣）咳渐愈，惟呕吐间作，似有余热也。

三月二十二日

《清宫医案集成》

三月二十二日，庄守和、李德昌请得皇上脉息右寸关和缓，稍见滑象，余部均平。咳嗽作呕俱减，惟脾胃欠和，水饮消化稍慢，相宜止服汤药。今议用香砂养胃丸早晚各服一钱五分，引用冬花、紫菀各一钱，煎汤化服调理。

《翁同龢日记》

仍进香砂和胃丸也。

三月二十三日

《清宫医案集成》

三月二十三日，庄守和、李德昌请得皇上脉息右寸关和缓，稍见滑象，余部均平。精神寝食如常。诸症俱好。惟脾胃欠和，每饮水稍多，运化较慢。今议仍用香砂养胃丸，每早晚各服一钱五分，引用冬花、紫菀各一钱，煎汤蒸化，常服调理。

《翁同龢日记》

辰初二刻到书房，总管佟禄来告，上仍吐水二口，并膳亦吐，余勖其左右谨侍。

三月二十四日

《申报》

帝里近闻

敬闻皇上谒陵回跸后圣躬稍形不豫，遂传御前太医进药四五剂，现已就痊矣。

三月二十五日、三月二十六日

《清宫医案集成》

三月二十五日戌刻，庄守和、李德昌请得皇上脉息右寸关弦滑而数，余部尚平。原系平素好饮，湿伤脾胃，饮热侵肺，呛咳呕哕痰饮之症。服药以来，诸症见好，精神寝食俱佳。咳嗽呕逆亦减。惟脾胃尚未调和，复夹水饮停蓄，以致呕吐，复作痰饮，清水强哕，少带血点。今议用平胃化湿饮一贴调理。

陈皮一钱　法半夏二钱，研　云苓二钱　桔梗二钱　栀子一钱五分，炒　酒芩一钱五分　木香五分，研　广砂四分，研　次生地三钱　丹皮二钱　茅根二钱甘草五分

引用竹茹一钱五分

三月二十六日未刻，庄守和、李德昌请得皇上脉息右寸关弦滑，余部均平。肺经浮热见轻，咳呕未作，嗽痰见爽，血点已减。谷食精神亦佳。

惟平素过饮，湿气侵脾，是以胃强脾弱，偶或饮食不和，则作呕哕痰水，致生湿热。今议用照原方加减一贴调理。

陈皮一钱　法半夏二钱，研　云苓二钱　白前一钱五分　桔梗二钱　酒芩一钱五分　炙桑皮二钱　茅根二钱　次生地三钱　丹皮一钱五分　栀子一钱五分，炒　甘草五分

引用白蔻仁五分，研

《翁同龢日记》①

晨入晤松公，知今日传书房听传。有顷内监来言，昨五点钟上呕吐，痰中带血三点，皇太后于亥初过宫看视。亟入至月华门，同戈什爱班诣诗本处看方，脉按右寸关弦数，余平，系积饮不化，方凉而止血，芩、栀、生地、丹皮、茅根、竹茹，亦用香砂等。总管传懿旨，命臣等审度，余至月华门，创论宜请旨饬薛福辰、汪守正来京，会同太医处方，庆、克二邸皆以为然，偕同人至书房起草，蹩臣写之。再看今日方，仍如昨，去香砂、加白前。写摺毕（晋祺领衔，余等后衔，大意未说太医，只云此二员诊脉详，读书广耳）。交戈什爱班，即令奏事总管递上，时军机已入，顷传懿旨，甚好，本有此意，即日令该二员来京矣。军机退，所言亦同（发印封）。

三月二十七日

《清宫医案集成》

三月二十七日，薛福辰、庄守和、李德昌请得皇上脉息右寸关微浮带滑，余部平和。迩来咳嗽稍平，偶见血点，有时呕哕。自系湿饮伤脾，兼感风热所致。今议用清降肺胃，佐以泄湿之品一贴调理。

制半夏三钱　橘皮一钱　苦桔梗一钱五分　桑白皮一钱五分，蜜炙　茅根一钱五分　侧柏叶二钱，炒　生地炭三钱　生甘草五分　地骨皮三钱　云苓三钱　前胡一钱五分　川贝母三钱，去心

引用白蔻仁四分，研冲

三月二十七日未刻，薛福辰、庄守和、李德昌请得皇上脉息右寸关略

---

① 原为三月二十六日记录。

带浮滑，余俱平和。服药后尚未作嗽，亦未见血点。今不必另拟汤方，议用代茶饮调理。

菊花炭一钱五分　苦桔梗八分　陈皮七分　青竹茹一钱　杏仁二钱，去皮尖研细

水煎，随时代茶。

《翁同龢日记》

薛福辰请安，即在毓庆宫请脉（师曾带）。辰正薛偕庄守和、李德昌二太医同至月华门，有旨令与吾辈斟酌也。薛云浮热无妨，须臾由药房拟方，云脉弦滑，系停饮伤脾，兼感风热，方用甘凉（菊花、生地炭、半夏、陈皮、川贝、桑日皮①、桔梗、前胡、竹茹）。

三月二十八日

《清宫医案集成》

三月二十八日，薛福辰、庄守和、李德昌请得皇上脉息右寸关已见和缓，余亦至数调匀。昨申刻偶作微嗽，吐痰爽利，夜亦安眠，并未咳嗽。拟仍用清降肺胃之剂调理。

制半夏三钱　陈皮一钱　桑白皮二钱，蜜炙透　地骨皮一钱五分　生地炭三钱　白前二钱　苦桔梗八分　杏仁三钱，去皮尖研

引用菊花炭二钱

二十八日未刻代茶饮照原方。

《翁同龢日记》

辰正薛与太医至月华门，云昨卧甚安，血点已净云云。王总管仍传懿旨，云如药不平妥，尽可商酌。旋方云甘凉调养，大致如昨（去生地炭，用菊花炭，白前）。昨日未刻薛等按云不必汤剂，用代茶饮（菊花、陈皮、竹茹，尚有二味）。今日却又开药味也。

---

① 桑日皮：疑为"桑白皮"。

三月二十九日

《翁同龢日记》

请安看方，与医生讲论，一切如昨，昨未①仍照前日代茶饮，今晨之方则照昨晨方加减，大约似六君子，按内则云一切皆好，即日大安之象。余等与南斋剧谈，惇邸亦在彼。退时与薛京兆同行，据云上体无病，闻之欣慰，亦致疑也。

三月三十日

《清宫医案集成》

三月三十日，薛福辰、庄守和、李德昌请得皇上脉息至数调匀。虽清早偶作嗽一二声，而吐痰不多，亦颇爽利，余无别证。今议用清肺和胃饮加减调理。

制半夏三钱　陈皮一钱　焦白术一钱五分　鸡内金一钱五分，炒研　沙参二钱　云茯苓三钱，研　焦谷芽三钱　白前一钱五分　菊花炭一钱五分　炙甘草五分

引用生薏苡仁三钱，研

《翁同龢日记》

震入看方，仍在懋勤殿闲话。医来议论如前，仍再看方请安，而退已初矣……在后左门阶下跪请圣安。毕，本欲入看方，遇戈什爱班，云汪守正已到，而令即归，不必入诊，似可无庸入内看方矣，遂退。

四月初一日

《清宫医案集成》

四月初一日，薛福辰、庄守和、李德昌请得皇上脉息右关微浮。昨晚口吐痰水，似带血色，须臾即化稀涎。自系胃中偶有微热，挟湿饮上逆而然。仍当清胃降逆，佐以止红之品调理。

侧柏叶三钱，炒　茅根一钱五分　川贝母二钱，去心　川续断一钱五分，醋炒透　沙参二钱　生地炭三钱　地骨皮一钱五分　云苓三钱，研　麦冬一钱五分，

---

① 未：即"未刻"。

去心

引用荷叶炭一钱五分

四月初一日未刻，薛福辰、庄守和、李德昌请得皇上脉息右寸稍大，拟用代茶饮以清浮热而资调理。

藕节七个　菊花炭一钱五分　牡丹皮一钱五分　山栀子一钱，炒透　焦白芍一钱五分

水煎随便代茶。

《翁同龢日记》

早晨入，到懋勤殿，至月华门，太监传昨方，并示唾壶内有黄丝，云昨九点钟吐，当时红，今化黄矣。辰正一医薛、尹、庄、李到月华门，薛云决非红，不得以吐血诊，仍用茅根、白术、二陈等。书房则听传也，再看方，已初散。

四月初二日

《清宫医案集成》

四月初二日，薛福辰、庄守和、李德昌请得皇上脉息左右关微浮，自系肝胃二经浮热未净。但当清胃和肝以资调燮①。今议用逍遥散加减主之。

生白芍二钱　当归二钱　醋柴胡一钱，炒透　云苓二钱　生地炭二钱　丹皮一钱五分　山栀子一钱，炒透　炙甘草五分

引用荷叶一钱

《翁同龢日记》

晨看昨方，代茶饮（藕节、菊炭、丹皮、黑栀）。医至月华门，薛云和解，庄、李云脉稍浮，今日方却用逍遥散，似与薛所言不类也。

四月初三日

《清宫医案集成》

四月初三日，薛福辰、庄守和、李德昌请得皇上脉息至数和平。精神

---

① 调燮：调养，调理。

眠食俱好，二便调匀，惟胃经稍有微热。仍宜用逍遥散加减调理。

生白芍二钱　当归二钱　醋柴胡八分，炒透　云苓二钱　丹皮一钱五分　地骨皮一钱五分　炙甘草五分　生地炭二钱

引用焦谷芽二钱

《翁同龢日记》

晨入商量看方，一切如昨，按云脉和平，眠食皆好，二便均调，惟胃中微有积热，仍用逍遥散云云。

四月初四日

《清宫医案集成》

四月初四日，薛福辰、庄守和、李德昌请得皇上脉息平和，诸证俱愈，精神眠食如常，尽可止服汤剂。今议用代茶饮随时调理。

粉葛二钱　石斛三钱　青竹茹一钱五分　谷芽二钱，炒

水煎代茶。

《翁同龢日记》

医请脉云皆好，可停药，拟代茶饮矣。

四月初五日

《清宫医案集成》

初五日照原方加粉葛一钱。

《翁同龢日记》

辰初一方下，照昨代茶饮（粉葛三钱、石斛、竹茹、谷芽）。仍未传书房也。

四月初六日

《清宫医案集成》

四月初六日，薛福辰、庄守和、李德昌请得皇上脉息平和，眠食俱善，精神如常。止服汤剂，相应起居将息，饮食调理为宜。

《翁同龢日记》

惇邸晤医下，云如昨代茶饮，遂未看方，亦未请安而退。

四月初七日

《翁同龢日记》

太后告枢臣云，薛某可令回任算交代，又云书房似可不必去。

四月十一日

《申报》

邸驾莅津述事

皇上圣躬已占勿药。

五月初七日

《翁同龢日记》

上受热，头晕作恶，讲如故，午初三退。总管来告请减书，余等请膳后不必再读。

五月初八日

《翁同龢日记》

上体已愈。

五月十三日

《申报》

析津耳食

天津府汪子常太守守正，夙精医理，前因圣躬弗豫，于三月二十八日奉旨促召入都，嗣随醇邸到津，复随赴旅顺阅操，现差事已毕，奉饬回任。

六月十二日

《翁同龢日记》

上微感凉，停食头疼，佟监先来请减工课，带起回，不过听讲数刻，午初即退直。

六月十三日

《翁同龢日记》

上仍头疼而倦，手凉，余请启知。满书退，讲一刻还宫（本传巳正还宫进药）。旋传今日无书房，遂退。

九月初六日

《清宫医案集成》①

光绪□年九月初六日酉刻，庄守和、钟龄请得皇上脉息左部浮弦，右关见滑。肝胃有热，停蓄湿饮，微感风凉，以致头晕身热，饮食欠香。今议用清解平胃饮一贴调理。

苏叶八分　葛根一钱五分　防风二钱　甘菊花一钱五分　炙厚朴一钱五分
陈皮一钱五分　茅术二钱，炒　建曲三钱　竹茹一钱五分　甘草八分

引用生姜三片

《翁同龢日记》

晨入始知上昨日至北海悦心殿感凉，偃卧呕吐，未进膳，申正还宫，催速行也。今日中官先问何时下书房，余曰午初可。比见起还，懿旨亦传午初退。是日仅看《尔雅图》，云头眩未进膳，吃萝卜汤少许。请脉，右数左细，定是感冒新凉也，恐须作热。② 巳正退。

九月初七日

《清宫医案集成》

九月初七日，庄守和、钟龄请得皇上脉息左部见弦，右关滑缓。表感风凉已解，身热亦减。惟胃阳饮热稍有未清，以致有时头眩。今议用和胃化湿饮一贴调理。

---

① 《清宫医案集成》九月初六、初七、初八日方案，原属"年份不详医案"，经对照确定属于光绪十二年医案。

② 此方案当为九月初六日首方的记录。

甘菊花一钱五分　陈皮一钱　桔梗一钱五分　赤苓二钱　建曲二钱　谷芽三钱，炒　竹茹一钱　薄荷五分

引用灯心一子

九月初七日未刻，庄守和、钟龄请得皇上脉息左部见平，右关滑缓。诸症俱减，头眩亦清。惟胃气欠和，稍有饮热未清。今议用和胃代茶饮一贴调理。

橘皮一钱　竹茹一钱　建曲二钱　谷芽二钱，炒　菊花一钱　灯心一子

水煎代茶。

《翁同龢日记》①

晨入，传今日无书房，伯邸待予久矣。偕同人诣月华门请安，看昨日方（发热，脉浮数），用连翘、葛根等（平胃清解饮）。退至南斋与诸公谈（闻今日方系和胃清解饮）。

九月初八日

《清宫医案集成》

九月初八日，庄守和、钟龄请得皇上脉息和平。精神起居如常，诸证痊愈。止服汤剂，相宜饮食调理。

《翁同龢日记》

知上已到书房（燮臣偕戈什爱班入，在明殿请安）。遂至直庐。圣躬已愈，今日请脉，饮食调理（二起），未办功课。

九月初九日

《翁同龢日记》

上体已全愈，稍有功课。

---

①　此日既记录有九月初六日脉案，也记录有九月初七日脉案，所记九月初六日脉案应包含首方和酉刻方。

九月十六日

《翁同龢日记》

晨入，待至辰初上始（到）书房，满书入即下，云正在呕吐也。

十一月二十二日

《翁同龢日记》

上于召对语音太微。

十一月二十八日

《翁同龢日记》

功课甚少，上云起跪登降尚不觉乏。

光绪十三年（1887）

二月初十日

《翁同龢日记》

今日寅正社稷坛行礼（是日行礼正值大雪，上于拜殿望祭，王公在后檐，百官在二层拜殿前檐）。上体微倦也。

八月初四日

《翁同龢日记》

是日祭社稷，上亲诣行礼……辰正多入殿，先传语今日呕吐，仅能讲书，比入，两次下坐，午后颇倦也。

八月初五日

《翁同龢日记》

上体已愈。

十一月初二日

《翁同龢日记》

上微感冒鼻塞。

十二月二十七日

《翁同龢日记》

松寿泉云上今日微发热，喉略疼，未读满书。须臾内监出，传无书房，偕孙兄诣月华门（未请安，云方未下也）。

十二月二十八日

《翁同龢日记》

上体谅已大安。

光绪十四年 （1888）

四月初一日

《翁同龢日记》

上以孟夏时享，亲诣太庙前殿行礼……是日功课不拘，因圣体过劳也。

五月初六日

《翁同龢日记》

上呕水，意不甚适，功课大减。

五月二十一日

《翁同龢日记》

上早间呕水，昨日受暑也。

八月初三日

《翁同龢日记》

松寿泉出告，今日满书撤，偕燮臣入，伯王候于池濒，云上偶感冒微热，胸气不舒。比入，首领王某语亦同，仍进膳，仍见军机也。

八月初四日

《翁同龢日记》

卯正前到戈什爱班坐处，则已请安矣，两方皆凉散，今日仍进膳见起。

八月初五日

《翁同龢日记》

偕孙兄诣戈什爱班处待良久，始见昨日方，仍凉散，按云诸恙已平，惟头晕，口黏，胸闷，饮食不香。

十一月十三日

《翁同龢日记》

行至成均朝房，孙兄遣人告知今日无书房（一起），上感寒，喉疼，发寒噤也，遂归。

十一月十四日

《翁同龢日记》

卯正登车，入东华门王公所，偕孙兄至戈什爱班直庐，候奏事太监下请安。看昨日脉按，喉微疼，发热，饮食不香，舌尖红，药用荆芥、防风、姜连等（两方同）。

十一月十五日

《翁同龢日记》

偕孙兄诣戈什爱班处坐，待至巳初事下请安。昨今方略同，有"时温"字，大便未下，方用酒军一钱也。

十一月十六日

《翁同龢日记》

是日上体大安，用代茶饮，医生归班。

十二月初三日

《申报》

北□详□

上月初，皇上圣躬偶有不豫，经御前太医进以良剂，外感尽去，圣体已安，即于十七日照常办事。

光绪十五年（1889）

二月初五日

《翁同龢日记》

是日太和殿宴后父及后族……驰入问状，见戈什爱班及奏事太监，知上早间吐水头晕，因饮药避风不能诣前殿，无它疾也。

六月二十三日

《翁同龢日记》

闻上连日感冒无书房，此两日已照常矣。

光绪十六年（1890）

二月初十日

《翁同龢日记》

昨传今日起三日无书房……知圣躬安和①，大抵为目疾耳。

---

① 此处疑有脱漏或讹误。似当作"圣躬有欠安和"或"圣躬违和"等语。

闰二月二十七日

《翁同龢日记》

是日吏部等有引见，辰正撤，趋入问内侍，知上昨晚遍身发热，未进膳，倦甚，御医杨姓请脉、药用银花、连翘、大青、焦三鲜等，云湿热停滞，略带风温也。

闰二月二十八日

《翁同龢日记》

寅正到西苑门，同戈什爱班入请安（松君阅卷未入）。知昨日请脉，进药三次，荆、防、葛用至三钱，大解二次，热退，未进膳也。带班刘姓出传旨，召见于涵元殿，五人皆跪请安，上云热渐止，尚倦，头仍晕，右边微疼，臣等请避风少饮水，数语出。

闰二月二十九日

晨入戈什爱班处看方请安，闻寅正三请驾，仍请脉。

六月十八日

《翁同龢日记》

上左目肿，盖脾湿也。

六月二十三日

《翁同龢日记》

上头面有湿瘰十余日矣，用药敷之。

七月初八日

《翁同龢日记》

上头面患处渐平。

八月三十日

《翁同龢日记》

内侍传至奏事处看上调理方并长春丸方，携至直庐细酌之。近日上左目处起椒疮，俗所谓偷针也，丸方改用二冬二地，将前所定燥烈之品全去。

十月二十八日

《翁同龢日记》

闻上体欠安，入至直庐，知昨腹痛作泻，今日书房撤。

十月二十九日

《翁同龢日记》

未入即传无书房。

十一月初一日

《翁同龢日记》

是日上到书房，圣体已平（跪安）。

十一月十六日

《申报》

神京载笔

前纪，圣躬感受风寒，偶形不豫，兹闻经御医连进表散良剂，已大安矣。

十一月二十七日

《翁同龢日记》

上体小有不适，气不舒，饮食少，有医方，却仍至邸第也。

十一月二十八日

《翁同龢日记》

午正入，至戈什坐处请安（奏事处人来告之，未看方）。上感寒呕水，辰初见枢廷一起，医请脉，方未下。

十一月二十九日

《翁同龢日记》

照常入，至戈什爱班屋请安。是日避风仍未诣邸，派克王代三奠。

十二月十三日

《翁同龢日记》

入内，俄传无书房，上微感冒，引见拉弓者皆免，却未放大夫也（大夫，医生也）。

十二月十四日

《翁同龢日记》

传今日无书房（因感冒）。

十二月十五日

《翁同龢日记》

到书房，上因感冒气闷，匆匆退。

十二月十九日

《申报》

瀛台寒眺

圣躬偶尔违和，经御医进以良剂，渐就痊愈。皇太后以上暂居画舫斋，逼近北海，水气甚寒，于睿体甚属不宜，且偶有感冒，亦应暂避风寒，勉资调理，不如仍回瀛台。谆谕冉①三，上始遵行。十一月二十九日特派御前大臣克勤郡王晋祺往醇贤亲王金棺前恭代奠酒行礼。

十二月二十二日

《申报》

都门腊鼓

圣躬前因感冒，稍有不豫，经御医进以表散良剂，已于初一日获报大

---

① 冉：疑为"再"。

安，是日前诣醇贤亲王金棺前奠。

光绪十七年（1891）

五月十一日

《翁同龢日记》

上以右目肿进药，巳初即退。

七月初五日

《翁同龢日记》

上感冒头晕，传医生。

七月初六日

《翁同龢日记》

晨入，传今日书房撤，上体不适也。

七月初八日

《翁同龢日记》

入内问戈什爱班，云昨日未放大夫（即医生）。

光绪十八年（1892）

六月十七日

《翁同龢日记》

照常入，因无药方，先问戈什爱班不请安，未至巳初即退，颇念念也。

七月十四日

《翁同龢日记》

是日上微欠安，传医，内监先传今日无书房。入，寻戈什爱班，云方未发，不必请安。

九月十五日

《翁同龢日记》

良久传撤书房，内侍云上微有感冒也。

十二月十一日

《翁同龢日记》

上额及颊有小疖，停服丸方，今日传御医。

光绪十九年（1893）

二月初七日

《翁同龢日记》

到公所，内侍出传今日无书房，至戈什爱班处，须臾传看药方，遂偕往军机坐处，脉按上肝气上升，恶心风粟，用疏解法，荆芥、防风等轻剂。

光绪二十年（1894）

六月初八日

《翁同龢日记》

上感冒作呕，腹泄数次，进藿香等清暑之剂，舌苔白，疑受凉也。

六月十一日

《翁同龢日记》

照常入，圣体大安。

九月十八日

《清宫医案集成》①

光绪□年九月十八日，杨际和请得皇上脉息左关弦数，右寸关滑数。表邪稍解，湿热尚盛，恶寒已退，发热稍轻，头仍疼晕，呕吐水饮，胸膈不畅。舌之左边起有紫泡，口干作渴，身肢软倦。今用清解平胃代茶饮调理。

薄荷一钱　川芎二钱　白芷三钱　蔓荆子三钱，炒　茅术二钱，炒　炙厚朴二钱　姜连一钱，研　天花粉三钱　竹茹二钱　槟榔三钱，炒　生甘草五分焦三仙九钱

水煎代茶。

九月十八日辰刻，杨际和请得皇上脉息左寸关弦数而浮，右寸关沉滑。肝热未清，湿饮尚盛，复感风寒，以致头疼眩晕，呕吐频仍，胸膈懊恼，恶寒发热，口黏作渴，身肢酸倦。今用疏风平胃化湿饮调理。

苏叶子共三钱　荆芥二钱　防风二钱　川芎一钱五分　蔓荆子三钱，炒　炙厚朴三钱　茅术二钱，炒　陈皮二钱　小枳实二钱，炒　木香一钱，研　槟榔三钱，炒　焦三仙九钱

引用壳砂一钱，研

《翁同龢日记》

是日无书房，上感寒呕吐也。

九月十九日

《清宫医案集成》

九月十九日，杨际和请得皇上脉息左关弦而近数，右寸关滑数。风邪

---

① 《清宫医案集成》九月十八日至三十日方案，原属"年份不详医案"，经对照确定属于光绪二十年医案。

未净，湿热不清，寒热均退，头尚微疼，口黏作渴，谷食不香，身肢懒倦，小水欠畅。今用调肝清化汤调理。

次生地四钱　元参三钱　薄荷一钱　川芎二钱　甘菊花三钱　炙香附二钱青皮二钱，炒　栀子三钱，炒　花粉三钱　陈皮二钱　木通二钱　生甘草八分

引用焦三仙九钱

九月十九日未刻，杨际和请得皇上脉息左寸关弦浮，右寸关沉滑。湿滞未净，连日复感风寒，以致头疼眩晕，身肢寒战，胸膈不畅，诚恐转成疟疾。今用疏风化滞汤送服清麟丸一钱调理。

羌活三钱　苏梗叶三钱　柴胡二钱　桂枝一钱五分　防风三钱　蔓荆子三钱，研　炙厚朴三钱　槟榔三钱，炒　煨木香一钱五分　杭白芍三钱，炒　广砂一钱五分，研　甘草八分

引用生姜三片

外用清麟丸一钱用药汁送下。

九月十九日酉刻，范绍相请得皇上脉息左寸关弦数，右寸关浮滑。系肝胃蕴热，感受风凉之症，以致头痛恶心，寒战烧热，自汗身肢，骨节酸疼，此由时疫使然。今用清解化湿饮即服一贴调理。

葛根二钱　银柴一钱五分　黄连一钱五分，研　郁金三钱，研　青皮二钱，研桑叶三钱　甘菊花三钱　薄荷一钱　蔓荆子三钱，炒　藁本一钱五分　草果仁一钱五分　木香一钱，研

引用荷叶一角，撕碎

《翁同龢日记》①

上昨寒战发热，一日两方，早间脉按寒热已止，酉间脉按云感时疫，用葛（二钱）、柴（钱半）、草果等，似治疟②疟也。

九月二十日

《清宫医案集成》

九月二十日，李德昌、范绍相请得皇上脉息左寸关弦数而浮，右寸关

---

① 原为九月二十日记录。
② 疟：即"疟"。

沉滑。原系肝胃蕴热夹湿，感受风凉疟疾之症。昨服酉刻之方，头痛较轻，夜间大便下行。今早寒热未作，惟湿饮未清，营卫余邪尚未化净，身肢倦懒，口中作渴，胸膈膨闷，谷食欠香。今议用和解化湿饮一贴调理，相宜谨避风凉为要。

　　葛根二钱　银柴一钱五分　黄连一钱五分，研　槟榔三钱　草果仁二钱，研　郁金三钱，研　青皮二钱，炒　厚朴二钱，炙　藿香二钱　陈皮二钱　花粉三钱　独活二钱

　　引用蔓荆子三钱　甘菊花三钱，炒

　　九月二十日申刻，李德昌、范绍相请得皇上脉息左寸关弦数而浮，右寸关沉滑。营卫余邪尚未化净，肝胃饮热未清，心经火郁，以致目睑红赤，唇焦而紫，舌生口疮。胸膈膨闷，谷食不香，肌肤发热，身肢懒倦，有时头闷、晕痛。今议暂用清上化湿代茶饮一贴调理。

　　生蔓荆子三钱　甘菊花三钱　桑叶二钱　羚羊二钱　金沸草三钱，包煎　栀子二钱，炒　葛根二钱　银柴一钱五分　天花粉三钱　竹茹二钱

《翁同龢日记》①

　　至戈什坐处，待至辰正，未见脉按……晚访燮臣、颂阁，闻上体渐和。

九月二十二日

《清宫医案集成》

　　九月二十二日，李德昌、范绍相请得皇上脉息左寸关弦数稍浮，右寸关沉滑。原系劳碌郁闷，饮滞停蓄，感受风凉，夹以时疫疟疾之症。今日烧冷时作，各症俱见减，惟头闷眩晕，唇燥口黏，胸膈膨闷，谷纳欠香，皮肤潮热，身肢懒倦。今议用加味达原饮一贴调理。

　　葛根二钱　银柴一钱五分　槟榔三钱　草果仁一钱五分，研　炙厚朴一钱五分　藿香二钱　生白芍三钱　知母三钱，炒　条芩三钱　苍术一钱五分，炒　花粉三钱　薄荷一钱

　　引用生蔓荆子三钱　焦三仙九钱

---

　　①　原为九月二十一日记录。

九月二十二日，李德昌、范绍相谨拟正气化疟丸。

藿香二钱　苏叶二钱　葛根二钱　银柴二钱　炙厚朴二钱　槟榔块三钱 萸连一钱五分　草果仁三钱　条芩三钱　栀子三钱,炒　骨皮三钱　青蒿三钱 元明粉四钱

共研极细面，神曲糊为丸，如绿豆粒大，明日晨服三钱，白开水送下。

《翁同龢日记》

闻昨晚上体发热，疑是疟疾，寸衷悬仰。

九月二十三日

《清宫医案集成》

九月二十三日申刻，李德昌、范绍相、张仲元、忠勋请得皇上脉息左寸关弦数稍浮，右寸关沉滑仍数。余邪未净，肝胃饮滞，郁热不清，气道不舒，以致头闷晕疼，胸膈堵痛，懊㤁烦急，目赤唇燥，口干作渴。舌苔黄腻，肌肤潮热，身肢酸倦，大便未行。惟寒热渐减，疟发之时较早，此乃欲解之象。今议用清上化滞代茶饮调理。

蔓荆子三钱,生　云黄连二钱,研　炒栀三钱　条芩三钱　东楂肉四钱 溏瓜蒌五钱　麻仁三钱　延胡索二钱　郁李仁三钱　皂角子二钱,研　槟榔三钱,焦

水煎温服。

《翁同龢日记》

礼邸传旨看药方，并令御前、军机及余具奏片请改武殿试日期……是日见巳刻方，云上脉息弦数，寒战减而烧热增，头痛肢酸，谷食不香，大便未解，药用葛根（三钱）、银柴（钱五）、草果（二钱）、三鲜（九钱），皆嫌太重也。

《翁同龢日记》①

诣德昌门看方，昨申刻药不用柴、葛，稍和平。庆邸入见，云上体

────────────

① 原为九月二十四日记录。

倦，面色滞，腿疼唇焦，早间热止，劝勿服葛根、草果，上以为然（早间以交件付随侍，因问起居，云昨已初热起，子刻方退，未进饮食）。闻戈什云，昨见用元明粉四钱为丸方，此则大谬，如何如何。

九月二十五日

《翁同龢日记》

卯初至六项茶房，奏事处将药方送看（此向来所无）。按云上体渐和，得大解未畅，头微疼，药用蔓荆子等，无羚羊角、元明粉矣。以愚意揣之，昨日系间日疟之空日，故不发热，当看今日何如。

九月二十六日

《清宫医案集成》

九月二十六日，李德昌、范绍相、张仲元、忠勋请得皇上脉息左寸关弦数而浮，右寸关沉滑稍数。证势渐减，惟头闷眩晕，口干作渴，目赤唇燥，谷食欠香，身肢懒倦，腿膝酸沉，大便下行先燥后润而不畅。此由营卫未和，余邪不清，肝胃郁热，里滞不净所致。今议用照昨方加减一贴调理。

中生地四钱　元参三钱　骨皮三钱　花粉四钱　生鳖甲三钱　青蒿三钱粉葛二钱　柴胡一钱五分　溏瓜蒌四钱　桃仁三钱　条芩三钱　栀子三钱，炒

引用焦三仙六钱　郁李仁三钱

九月二十六日，代班李进仓传上交朱笔药方一贴。

生首乌三钱　陈皮　柴胡　白茯苓　黄芩各八分　白术一钱，炒　当归一钱　威灵仙一钱　知母二钱　鳖甲二钱，醋炙酥后研粉　炙甘草三分

生姜三片、井水河水各一杯，煎八分，无灰酒五分再煎，一开，空心服，渣再煎再服，此系第二方。

《翁同龢日记》

上坐西间，请安讫未磕头。先传勿磕头（以臣服不冠也）。上云今日热退，颇清楚。余因论元明粉不可服，即葛根、草果、槟榔、枳实亦伤气。上云热退时无汗，腰酸软。因请孟冬典礼或遣王恭代……孙兄请脉，云不数稍软。

九月二十七日

《翁同龢日记》

卯初入，至戈什处看方，案云轻减，仍潮热，用青蒿、鳖甲，却有生军钱五，不可解。

九月二十八日

《翁同龢日记》

卯初入，看方，上昨日仍寒热，寒略减，热两时许，药则青蒿、鳖甲、柴葛、羚羊、大黄，一派凉药，而云代茶饮，可怪可怪。

九月二十九日

《翁同龢日记》

气色较前为佳，前日寒五刻，热两时，较前势轻，舌苔中有边红。余以大黄不宜再用，以大解溏也。

九月三十日

《清宫医案集成》

九月三十日，李德昌、范绍相、张仲元、忠勋请得皇上脉息左寸关弦数，右寸关沉滑而数。精神见爽，夜寐安适。惟营卫未和，余邪尚有不净，肝胃饮滞未清，脾不化湿，以致微觉头闷，口中不和，谷食欠香。今议用滋阴理脾化湿汤一贴调理。

大生地二钱　元参二钱　知母二钱，盐炒　黄柏一钱五分，盐炒　炙首乌二钱　玉竹二钱　白芍二钱　骨皮一钱五分　金石斛二钱　茯苓二钱　陈皮一钱五分　甘草五分

引用炒薏苡仁三钱

《翁同龢日记》

上云昨发冷四刻，发热六七刻，稍轻。臣又言凉药勿再服。孙云脉稍数。

十月初一日

《翁同龢日记》

上体渐安，容色亦润，惟清瘦耳，昨未服药。

十月初三日

《翁同龢日记》

上体大安，前日即无寒热也，入门跪安。

十月初九日

《申报》

神京珥笔

侧闻皇上日理万机，励精图治，近因倭奴犯顺，兴师致讨，宵旰勤劳。圣躬偶有不豫，立传太医院诊治，云是疟疾，想不日即占勿药也。

十月二十二日

《申报》

圣躬已豫

皇上前染疟疾，欠安数日，经御前太医连进良剂，已报大安。刻下茶膳如常进用，特录之以慰薄海臣民之仰望。

光绪二十一年（1895）

二月二十七日

《翁同龢日记》

上微感冒，头疼。

闰五月二十七日

《翁同龢日记》

是日早事与内摺同下，上因感冒寒热也。

闰五月二十八日

《翁同龢日记》

上已愈，仍进发散之剂。

闰五月二十九日

《翁同龢日记》

上昨午发寒热……上体类疟也。

六月初一日

《翁同龢日记》

上至勤政见起，谕云头疼发热，甚倦（方用柴胡、羌活等，又加桂枝二钱，窃所未喻）。

六月初二日

《翁同龢日记》

上体渐平，昨但热而未寒，外感当清矣。

六月初四日

《翁同龢日记》

每日皆看方，圣躬已愈，惟头痛未平。

六月初五日

《翁同龢日记》

上体渐安，仍看方（皆凉润，如元参、生地、知、柏之类）。

光绪二十二年 （1896）

五月初六日

《翁同龢日记》

上感冒头痛，起上时奏事处内监言之。

五月初七日

《翁同龢日记》

上体已平。

五月初八日

《翁同龢日记》

上体虽安，而气色尚滞。

五月十七日

《翁同龢日记》

上云腹痛触暑。

五月二十六日

《翁同龢日记》

上腹疾未平，每晨两三次，甚瘦，药用党参、于术等。

五月二十七日

《翁同龢日记》

上体稍平，发廿四、五、六三方看，皆党参、于术、破故纸等药，云尚对，今晨犹泄一次，胸中懊憹也（看方毕即请安，见面未跪安）。

五月二十八日

《翁同龢日记》

上体稍平，仍看方。

五月三十日

《翁同龢日记》

上仍腹泻，仍看方。

六月初一日

《翁同龢日记》

仍看方，上今日腹泄三遍，总觉力乏，食不香。

六月初二日

《翁同龢日记》

上体如昨，看方，用二术（两次请脉）。见起一刻，似倦。

六月初三日

《翁同龢日记》

上体仍未全愈也。

六月初四日

《翁同龢日记》

仍看方，方用茅术、厚朴，而车前三钱，此十日皆如是，嫌其利水过甚，于上前论及之。

六月初五日

《翁同龢日记》

上仍泄泻两次，云不疲倦。方如昨，用四神丸汤，药仍党参、二术也。

六月初六日

《翁同龢日记》

上今日未尝腹泄，惟云不舒畅。

六月初七日

《翁同龢日记》

上仍如昨，天容憔悴。

六月十二日

《翁同龢日记》

上昨受暑，又泄一次，今已平（看昨方）。

六月十三日

《翁同龢日记》

圣躬已大安，不进汤药。

七月二十三日

《翁同龢日记》

上头疼恶寒呕水，内侍先传知不耐久坐。

七月二十四日

《翁同龢日记》

上体已平，惟右边头疼尚未止。

十一月十七日

《翁同龢日记》

上体甚安。

光绪二十三年（1897）

三月十四日

《翁同龢日记》

上感冒头痛寒噤。

九月十八日

《翁同龢日记》

晨入重棉犹冷，而上犹夹袍袿也。

十一月二十四日

《翁同龢日记》

上感寒头痛，谕此后每日引见不得过八十人。

十二月初七日

《翁同龢日记》

上感热，舌边炮①破（寸许）。肿烂，饮食不便。

十二月初八日

《翁同龢日记》

舌疮渐愈，犹不能进膳。

光绪二十四年 （1898）

四月初二日

《翁同龢日记》

见起刻余，上云感冒未愈。

八月初十日

《申报》

京畿要语

昨日西字报接北京来电云，中国皇上迩日猝然不豫，以致京师中甚为淆乱。

八月二十三日

《申报》

京友三述国事要闻

又闻皇上圣躬时有不豫，皇太后命居南海瀛台静养休息，禁垣外每处增设兵丁二十名往来巡查，日夜不息，门禁亦较常严紧。

---

① 炮：即"泡"。

九月初一日

《申报》

保荐名医

粤东访事友来函云，迩因圣躬不豫，电谕各省大□，保荐名医来京诊视。粤督谭宫保接到电音，查有前任惠州府某太守缘事落职，留滞省垣，颇能精通医理，特为保荐，给咨进京。日前太守已到督辕禀辞，由香港附轮船起程北上。

九月初二日

《申报》

逮臣问答

虽则圣躬孱弱，然尚精神。皇上额鼎鼻直，眉清目秀，面色青黄，一望而知为聪明之主。

九月初三日

《清宫医案集成》

光绪二十四年九月初三日，卢秉政、朱焜、陈秉钧、庄守和、李德昌、范绍相请得皇上脉息左右寸细软，左关微弦而数，右关虚数，左尺细数，右尺数而无力。症属肝肾久亏，脾胃均弱。昨夜前半夜未眠，后半夜眠不甚沉。昨晚大便一次溏条，今早大便二次稀溏，色白兼有糟粕未化。少腹气坠，有时头晕眼涩，耳鸣而塞，口渴咽干，时或作痒，咳嗽少痰，腰疼，腿膝无力，麻木空疼。神倦喜卧，小便频数，色白而少。气怯懒言，语多则牵引少腹作抽。时或牙疼口疮，手指作胀。时常恶寒，有时胸满嘈杂作呕。面色㿠白，左颧色青而滞，右颧淡白。下部潮湿寒凉，夜梦闻金声则遗精或滑精，有时似滑未滑，躺卧难于转侧，不能久坐久立，不耐劳累。总由心肾不交，肝气郁结，阴不潜阳，虚热上蒸于肺，中气不足，升降失宜。至于梦闻金声遗精，此心不藏神，肾不藏精，肺不藏魄所致。治拟中培脾胃，下固肾真，上清肺气，滋养肝阴之方，以图缓效。今议用八珍麦味地黄汤加减调理。

潞党参四钱　焦于术三钱　茯苓神三钱　杭白芍三钱，炒　淮山药三钱

干地黄三钱　川杜仲二钱　麦冬三钱，米炒　山萸肉二钱　补骨脂一钱五分，盐炒　菟丝子二钱，酒炒　炙甘草一钱

　　引用金石斛三钱　芡实三钱　莲子肉三钱

《光绪帝被囚瀛台医案》①

　　光绪二十四年九月初三日，卢秉政、庄守和、朱焜、李德昌、陈秉钧、范绍相请得皇上脉息左右寸细软，左关微弦而数，右关虚数，左尺细数，右尺数而无力。症属肝肾久亏，脾胃均弱。昨夜前半夜未眠，后半夜眠不甚沉。昨晚大便一次溏条，今早大便二次稀溏，色白兼有糟粕未化。少腹气坠，有时头晕眼涩，耳鸣而塞，口渴咽干，时或作痒，咳嗽少痰，腰疼，腿膝无力，麻木空疼。神倦喜卧，小便频数，色白而少。气怯懒言，语多则牵引少腹作抽。时或牙疼口疮，手指作胀。常常恶寒，有时胸满嘈杂作呕。面色㿠白，左颧色青而滞，右颧淡白。下部潮湿寒凉，夜梦闻金声则遗精或滑精，有时似滑未滑，躺卧难于转侧，不能久坐久立，不耐劳累。总由心肾不交，肝气郁结，阴不潜阳，虚热上蒸于肺，中气不足，升降失司。至于梦闻金声遗精，此心不藏神，肾不藏精，肺不藏魄所致。治拟中培脾胃，下固肾真，上清肺气，滋养肝阴之方，以图缓效。今议用八珍麦味地黄汤加减调理。

　　潞党参四钱　焦于术三钱　茯苓神三钱　杭白芍三钱，炒　淮山药三钱干地黄三钱　川杜仲二钱　麦冬三钱，米炒　山萸肉二钱　补骨脂一钱五分，盐炒　菟丝子二钱，酒炒　炙甘草一钱

　　引用金石斛三钱　芡实三钱　莲子肉三钱

---

　　①　《光绪帝被囚瀛台医案》中医案与《清宫医案集成》大致相同，但有些文字似乎是誊抄过程中故意进行的修改。如，炙甘草一药，《清宫医案集成》均写作"炙甘草"，而《光绪帝被囚瀛台医案》大多写作"炙草"；甘菊花一药，《清宫医案集成》均写作"甘菊花"，而《光绪帝被囚瀛台医案》大多写作"甘菊"；"䀢"字，《清宫医案集成》均写作"䀢"，而《光绪帝被囚瀛台医案》均写作"延"。再如，《清宫医案集成》中药物炮制方法通常写在药名之后，《光绪帝被囚瀛台医案》则不定。由于资料欠缺，造成这种文字差异的原因尚不清楚。

九月初四日

《清宫医案集成》

九月初四日，卢秉政、朱焜、陈秉钧、庄守和、李德昌、范绍相请得皇上脉息左右寸细而数，左关微弦，右关虚数，左右尺数而无力。症属阴虚生热，阳虚生寒，以致上热下寒。昨夜前半夜眠不甚安，后半夜眠较少稳。昨午后大便一次溏条，今早大便二次溏稀，便后气坠不禁。少腹两肋肠鸣作濡，腿膝无力，腰间空疼，每遇天阴或稍多劳累则空疼尤甚。咳嗽少痰，喘促气怯，口渴咽干。小便频数，色白，下部潮湿寒凉。中焦运化失职，升降不能如常。面色㿠白，眼皮色青，左颧青暗而滞，右颧淡白。气馁懒言，偶语稍多则牵引少腹小便作抽。时或牙疼口疮，手指作胀，胸满嘈杂作呕。不能久立久坐，睡卧难于转侧。久有夜梦金声则遗精或滑精，有时似滑未滑，此神有感动，心肾两亏，肝经气郁不舒，脾胃两受其克，是以上火下寒所致。治拟中培脾土，下固肾真，加以养心清肺滋肝之方，以图缓效。今议用归脾麦味地黄汤加减调理。

潞党参四钱　生黄芪二钱　焦于术三钱　枣仁二钱，炒　茯神苓三钱　远志肉二钱　麦冬三钱，米炒　广木香八分，研　生地黄三钱　杜仲二钱，炒　盐枸杞二钱　山萸肉二钱

引用金石斛三钱　陈皮一钱　龙眼肉四个

《光绪帝被囚瀛台医案》

九月初四日，卢秉政、庄守和、朱焜、李德昌、陈秉钧、范绍相请得皇上脉息左右寸细而数，左关微弦，右关虚数，左右尺数而无力。症属阴虚生热，阳虚生寒，以致上热下寒。昨夜前半夜眠不甚安，后半夜眠较少稳。昨午后大便一次溏条，今早大便二次溏稀，便后气坠不禁。少腹两肋肠鸣作濡，腿膝无力，腰间空疼，每遇天阴或稍多劳累则空疼尤甚。咳嗽少痰，喘促气怯，口渴咽干。小便频数，色白，下部潮湿寒凉。中焦运化失职，升降不能如常。面色㿠白，眼皮色青，左颧青暗而滞，右颧淡白。气馁懒言，偶语稍多则牵引少腹小便作抽。时或牙疼口疮，手指作胀，胸满嘈杂作呕。不能久立久坐，睡卧难于转侧。久有夜梦金声则遗精或滑精，有时似滑未滑，此神有感动，心肾两亏，肝经气郁不舒，脾胃两受其

剋，是以上火下寒所致。治拟中培脾土，下固肾真，加以养心清肺滋肝之方，以图缓效。今议用归脾麦味地黄汤加减调理。

潞党参四钱　远志肉二钱，米炒　麦冬三钱①　广木香八分，研　生地黄三钱　杜仲二钱，盐水炒　生黄芪二钱　焦于术三钱　炒枣仁二钱　盐枸杞二钱　山萸肉二钱　茯神苓三钱

引用金石斛三钱　陈皮一钱　龙眼肉四个

光绪二十四年九月初四日，法国驻京使署医官多德福，蒙约诊视大皇帝，并恭悉亲交病原说略，熟思面答之语。现得悉身体虚弱，颇瘦，劳累，头面皮白，饮食尚健，消化滞缓，大便微泄色白，内有未能全化之物，呕吐无常，气喘不调，胸间堵闷，气怯时止时作。当日蒙允听诊，肺中气音尚无异常。现症而运血较乱，脉息数而无力。头痛，胸间虚火，耳鸣头晕，似脚无根，加以恶寒，而腿膝尤甚，自觉指木，腿亦酸痛，体有作痒处，耳亦微聋，目视之力较减，腰疼。至于生行小水之功，其乱独重。一看小水，其色淡白而少，迨用化学将小水分化，内中尚无蛋青一质，而分量减轻时，常小便频数而少，一日之内于小便相宜，似乎不足。在说略注意遗精为要，系夜间所遗，感动情欲，昼间则无，而且白日似不能随意兴举。详细察悉皇帝圣恙，定知由于腰败矣。按西医名曰：腰火长症。若问腰之功用②，则平人饮食之物，入内致化，其有毒之质作为渣滓，由血运送至腰，留合小水而出，以免精神受毒。设若腰败，则渣滓不能合水而出，血复运渣滓，散达四肢百体，日渐增积，以致四肢百体有如以上所开之乱。至于施治之法，总宜不令腰过劳累，而能令渣滓合小水同出之一。养身善法，总之莫善于惟日食人乳或牛乳矣，他物均不宜入口。每日约食乳六斤左右，而食牛乳时应加入辣格多思约一两五钱，此物系化取牛乳之精洁者，译名曰乳糖，如此食乳须数日矣。若以药而论，则用外洋地黄末，实属有功腰疼，干擦可安痛楚。西洋有吸气罐，用之成效亦然。照此养身之法行之，小便调和，喘气闷堵可除，以致病身大愈。其遗

────────────

① 远志肉二钱，米炒　麦冬三钱：疑为"远志肉二钱　米炒麦冬三钱"。
② "腰之功用""由血运送至腰""腰败""治腰"等用语中的"腰"，所对应的当是解剖学上的"肾"。

精之症，软弱而少腹皮肉既亦虚而无力，不克阻精之妄遗，宜先设法治腰，然后止遗精益易也。敝医官情殷效力，管见若此，详开以闻。①

九月初五日

《光绪帝被囚瀛台医案》

九月初五日，卢秉政、庄守和、朱焜、李德昌、陈秉钧、范绍相请得皇上脉息左右寸细数，左关弦而数，右关虚数，左右尺数而无力，症属阴阳两虚，热则上升，寒则下降。昨夜前半夜眠不甚安，后半夜眠尚好。昨午后未大便，今早大便一次溏稀，便后气坠。少腹两肋肠鸣作潺，腿膝无力，腰间空疼，劳累空疼尤甚。心②渴咽干，喜饮热水，胸气堵满，嘈杂呕吐，两肩膀气沉坠，颈项筋脉牵疼。小便频数色白，下部潮湿寒凉，饮食尚好，脾胃运化失宜，升降不能如常。左目白睛微红，左颧色青而滞，右颧淡白。气怯懒于言语，中气不舒，时有太息，偶语稍多，则少腹牵引小便作抽，不能久坐久立，睡卧难于转侧，形肉消瘦，爪甲色白。时或牙疼口疮，手指作胀。时有夜梦金声，心喜则遗精或滑精，有时似滑未滑。此心肾不交，阴不潜阳，脾胃两受其剋所致。治拟中培肺胃，下固肾真，兼以养心清肺滋肝之方，以图缓效。今议用归脾麦味地黄汤加减，更宜以节劳静养调理。

潞党参四钱　生黄芪二钱　焦于术三钱　炒枣仁二钱　茯神苓三钱　麦冬三钱，米炒　生地黄三钱　杜仲二钱，盐水炒　山萸肉二钱　金石斛四钱　芡实四钱　菟丝子二钱，酒炒

引用桑寄生三钱　陈皮二钱　煨木香八分

九月初六日

《申报》

宣召西医

昨日法字报登北京初四日来电云，迩因皇上圣躬不豫，谕令各直省督

---

① 多德福所言"分量减轻"，应指尿比重降低，临床常对应尿毒症、休克、肝肾综合征、尿崩症、神经性多尿、肾小管损伤、慢性肾小球肾炎、肾盂肾炎、肾衰竭等。

② 心：疑为"口"。

抚保荐名医来京视疾。驻京法钦使闻信后，即请总署代奏，略称使馆中有本国医生戴特末，医理精通，堪以应召。皇上特允所奏，戴医遂于本月初三日入宫诊视，并由法钦使遣头等翻译费西曷同往，以便传语，时皇太后亦同在宫中。窃思皇上万几劳瘁，微恙偶沾，薄海臣民忧怀莫释，倘一经西医诊视就痊，是诚四百兆人民如天之福也。

九月初七日

《光绪帝被囚瀛台医案》

闻又九月初七日，卢秉政、庄守和、朱焜、李德昌、陈秉钧、范绍相请得皇上脉息左右寸细数，左关数而稍缓，右关虚数，左右尺数而无力。症属心肾不交，肾气尤弱，肝气不调，脾胃均弱，升降失司，胸膈堵满。昨夜眠不甚安，昨午后大便一次，今早大便一次条涩，小便色白不甚利，下部潮湿寒凉。目睛微有红，左右颧色白无华，口渴咽干，腮颊泡已退。腰间空疼，劳累尤甚，不能久坐久立，气怯呛咳，时有太息。睡卧难于转侧，形色消瘦，指甲色白，近日遗精未发，舌胎①中黄边白，中脘时有嘈杂欲呕，两肩膊气沉坠，颈项筋脉牵疼。总由先天不足，后天久亏，真元不摄，阴阳两虚所致。治拟健中固下，兼以养心清肺滋肝，至腰为肾之府，肾为精之藏，腰疼亟以补肾为要。今议用异功散六味汤加减，更宜节劳静养，以期心肾交固，可图缓效。

潞党参四钱　生地黄三钱　焦于术二钱　陈皮一钱五分　茯神苓三钱　麦冬三钱　炙甘草一钱　炒枸杞二钱　杜仲三钱　山萸肉二钱　淮山药三钱　补骨脂一钱五分，胡桃肉同蒸去胡桃肉

引用金石斛二钱　金毛狗脊二钱，去净毛　川贝母三钱，去心

九月初八日

《清宫医案集成》

九月初八日，卢秉政、朱焜、陈秉钧、庄守和、李德昌、范绍相请得皇上脉息左右寸细而数，左关数而微涩，右关濡数，左右尺数而无力。症

---

① 舌胎：即"舌苔"。

属心肾不交，肾气尤虚，脾胃运化不健，升降失宜，肝气不和。胸膈胀满，饮食尚好，食后作堵。目睛微红，左目视物不爽，眉棱牵痛，左右颧色白无华，口渴咽干。舌中黄边白，有细红粒。腰间空疼，连及两胯，劳累尤甚，不耐久立久坐。咳嗽气怯，痰不爽利。时有太息，睡卧难于转侧，中脘时作嘈杂欲呕。两肩膊气沉坠，颈项筋脉牵疼。昨夜眠不甚安，喜于俯卧。今早大便一次溏稀，小便频数不甚利，色白，下部潮湿寒凉。总由先天不足，后天久亏，真元不摄，阴阳两虚，以致虚热浮上，虚寒起下。治拟健中固下，兼以养心清肺镇肝，至腰为肾之府，肾为精之藏，腰疼亟以补肾为要义。今议合用六神散养荣汤加减，更宜节劳静养，可图缓效。

潞党参四钱　生地黄四钱　淮山药三钱　茯神苓各二钱　山萸肉三钱　枸杞子二钱　扁豆衣三钱　菟丝子二钱　杜仲三钱　生白芍三钱　补骨脂一钱五分，胡桃肉同蒸，去胡桃肉　炙甘草一钱

引用陈皮二钱　金毛狗脊三钱，去净毛　谷芽各二钱，生炒　川贝母三钱，去心

《申报》①

初八日，卢秉政、朱琨②、陈秉钧、庄守和、李德昌、范绍相等诸医请得皇上脉息左右寸细而数，左关数而微涩，右关濡数，左右尺数而无力。症属心肾不交，肾气尤虚，脾胃运化不健，升降失宜，肝气不和。胸膈胀满，饮食尚好，食后作堵。目睛微有红，左目视物不爽，眉棱牵痛，左右颧色白无华，口渴咽干。舌中黄边白，有细红粒。腰间空疼，连及两胯，劳累尤甚，不耐久立久坐。咳嗽气怯，痰不爽利。时有太息，睡卧难于转侧，中脘时作嘈杂欲呕。两肩膊气沉坠，颈项筋脉牵疼。昨夜眠不甚安，喜于俯卧。今早大便一次溏稀，小便频数不甚利，色白，下部潮湿寒凉。总由先天不足，后天久亏，真元不摄，阴阳两虚，以致虚热浮上，虚寒时起。治拟健中固下，并以养心清肺镇肝者，腰为肾之府，肾为精之藏，腰疼亟以补肾为要。今议合用六神散养荣汤加减，更宜节劳静养，可

---

① 此为九月初八日脉案，原刊于九月十八日《申报》。

② 琨：当作"焜"。

图缓效。方为：

潞党参四钱　生地黄四钱　淮山药三钱　茯苓神各二钱　山萸肉三钱　枸杞二钱　扁豆衣三钱　菟丝子二钱　杜仲三钱　生白芍三钱　补骨脂一钱五分，胡桃肉同蒸，去胡桃肉　炙甘草一钱

引用陈皮二钱　生炒谷芽二钱　金毛狗脊三钱，去净毛　川贝母三钱，去心

初九日仍传六医同诊，药方脉案与前略同，方拟用三才养荣汤加减，依旧由军机处抄交六部九卿参阅。

《光绪帝被囚瀛台医案》

九月初八日，卢秉政、庄守和、朱□①、李德昌、陈秉钧、范绍相请得皇上脉息左右寸细而数，左关数而微涩，右关濡数，左右尺数无力。症属心肾不交，肾气尤虚，脾胃运化不健，升降失宜，肝气不和。胸膈胀满，饮食尚好，食后作堵。目睛微红，左目视物不爽，眉凌②牵痛，左右颧色白无华。口渴咽干，舌中黄边白，有细红粒。腰间空疼，连及两胯，劳累尤甚，不耐久立久坐。咳嗽气怯，痰不爽利，时有太息，睡卧难于转侧，中脘时作嘈杂欲呕。两肩膊气沉坠，颈项筋脉牵疼。昨夜眠不甚安，喜于俯卧。今早大便一次溏稀，小便频数不甚利，色白，下部潮湿寒凉。总由先天不足，后天久亏，真元不摄，阴阳两虚，以致虚热浮上，虚寒起下。治拟健中固下，兼以养心清肺镇肝。至腰为肾之府，肾为精之藏，腰疼亟以补肾为要义。今议合用六神散养荣汤加减，更宜节劳静养，可图缓效。

潞党参四钱　生地黄四钱　淮山药三钱　茯神苓各二钱　山萸肉三钱　枸杞二钱　扁豆衣三钱　兔丝子③二钱　杜仲三钱　生白芍三钱　补骨脂一钱五分，胡桃肉同蒸去胡桃肉　炙甘草一钱

引用陈皮二钱　金毛狗脊三钱，去净毛　生炒谷芽各二钱　川贝母三钱，去心

---

① 朱□：《光绪帝被囚瀛台医案》九月初八日至十月十八日医案均作"朱□"，应为"朱焜"，后不赘述。

② 凌：疑为"棱"。

③ 兔丝子：即"菟丝子"。后《光绪帝被囚瀛台医案》十月十七日同。不赘述。

九月初九日

《清宫医案集成》

九月初九日，卢秉政、朱焜、陈秉钧、庄守和、李德昌、范绍相请得皇上脉息左右寸细而数，左关数而微弦，右关数软，左右尺沉细无力。证属心肾不交，肾气尤虚，脾胃运化不健，升降失宜，肝尚不和。胸膈阻滞，饮食尚好，食后作堵。中脘时作嘈杂欲呕，左目角白睛微红，视物不爽。口渴咽干，舌上红粒已退。腰间空疼，连及两胯，劳累尤甚，不耐久坐久立。咳嗽气怯，痰不甚利。时有太息，睡卧难于转侧，夜眠不甚安，喜于俯卧。两肩膊气沉坠，颈项筋脉牵疼。今早大便一次，条少稀多。小腹有时牵引作疼，肠鸣气坠，大便似觉不禁，小便频数，下部常发凉气，有时作痒。总由上热未除，下寒仍起，阴阳造偏，气血两亏所致。治拟培健中气，固摄真元，以图心肾交固，肝舒肺清，脾胃速运有机。至腰为肾府，腰疼以补肾为要，脾主四肢，体寒以健脾为宗。今议合用三才养荣汤加减，更宜节劳静养，可期缓效。

潞党参五钱　生地黄四钱　麦冬三钱　茯神苓各二钱　金石斛四钱　沙苑蒺藜四钱　山萸肉三钱　川杜仲三钱　生白芍四钱　枸杞一钱五分，生炒　淮山药三钱　炙甘草一钱

引用橘络三钱　川贝母三钱，去心生炒　生扁豆二钱　谷芽各二钱

《光绪帝被囚瀛台医案》

九月初九日，卢秉政、朱□、陈秉钧、庄守和、李德昌、范绍相请得皇上脉息左右寸细而数，左关数而微弦，右关数软，左右尺沉细无力。症属心肾不交，肾气尤虚，脾胃运化不健，升降失司，肝尚不和。胸膈阻滞，饮食尚好，食后作堵。中脘时作嘈杂欲呕，左目角白睛①微红，视物不爽。口渴咽干，舌上红粒已退。腰间空疼，连及两胯，劳累尤甚，不耐久坐久立。咳嗽气怯，痰不甚立。时有太息，睡卧难于转侧，夜眠喜于俯卧。两肩膊气沉坠，颈项筋脉牵疼。近日遗精未发，今早大便一次，条少

———————————

① 睛：《光绪帝被囚瀛台医案》九月初九日至十月十八日医案，除九月十三日、九月二十九日外，其余日期均作"目晴""白晴""角晴"等，其中"晴"，疑为"睛"。后不赘述。

稀多。小腹有时牵引作疼，肠鸣气坠，大便似觉不禁，小便频数，下部常发凉气，有时作痒。总由上热未除，下寒仍起，阴阳造偏，气血两亏所致。治拟培健中气，固摄真元，以图心肾交固，肝舒肺清，脾胃速运有机。至腰为肾府，腰疼以补肾为要，脾主四肢，体寒以健脾为宗。今议合用三才养荣汤加减，更宜节劳静养，可图缓效。

潞党参五钱　生地黄四钱　麦冬三钱　茯神苓各二钱　金石斛四钱　沙苑蒺藜四钱　山萸肉三钱　川杜仲三钱　生白芍四钱　炒枸杞一钱五分　淮山药三钱　炙甘草一钱

引用橘络三钱　川贝母三钱，去心　炒于术三钱　生炒谷芽各二钱

九月初十日

《光绪帝被囚瀛台医案》

九月初十日，卢秉政、朱□、陈秉钧、李德昌、范绍相请得皇上脉息左右寸细而数，左关数而弦，右关细软，左右尺沉数无力。症属心肾水火未济，肝气不和，肺有虚热，左右升降失司，脾胃均弱。饮食较好，运化不速，中脘窒塞，左目角白晴红尚未退净，时蒙流泪。舌泡已愈，口渴咽干，耳时作鸣。两肩膊气沉坠无力，颈项牵疼，腰间空疼，腿胯酸软，劳累尤甚，不耐久坐久立。微有咳嗽，痰不甚爽，气怯不和。睡卧略好，喜于俯卧，眠不甚酣。近数日遗精未发，今早大便一次，条少稀多。小便频数，下部久发凉气，有时作痒。总由气血不足，阴阳久亏，以致热浮于上，寒起于下。治拟扶健中气，固摄下真，以图心肾交固，清肺舒肝，脾胃速运有机。今议合用二至养荣汤加减，更宜节劳静养，可期缓效。

潞党参四钱　生地黄三钱　焦于术三钱　麦冬三钱　金石斛四钱　炒女贞子三钱　沙苑蒺藜三钱　茯神苓各二钱　生白芍四钱　淮山药三钱　山萸肉二钱　川杜仲三钱，盐水炒

引用川贝母三钱，去心　生炒谷芽各二钱　橘络二钱　炙甘草八分

九月十一日

《光绪帝被囚瀛台医案》

光绪二十四年九月十一日，卢秉政、朱□、陈秉钧、李德昌、范绍相

请得皇上脉息左右寸细而微数，左关弦数，右关虚软，左右尺沉数无力。症属心肾水火未济，肺热未清，肝营不足，肝气有余，阴不潜阳，脾胃清浊相□，升降失司。谷食早晚食少无味，中餐尚好，消化不易，食后作堵。左目角晴红已退，口舌泡已愈，口渴仍作，耳有时鸣。两肩膊气沉无力，颈项牵疼，腰间空疼，胯膝酸软，劳累尤甚，不耐久立久坐。气怯懒言，睡卧不实，喜于俯卧，转侧不利。面色晄白，形肉消瘦，时常恶寒，手指作胀。仍有呛咳，痰不甚利。近数日遗精未发。昨午后大便一次溏条，今早大便一次溏少稀多，兼有糟粕未化，小便频数，下部发凉。按肾为先天之本，脾胃为后天之源，治拟健脾调味①为亟，兼以固肾柔肝，养心清肺，俾中焦水谷输化，津液自生，诸部亦可渐复。兹议用参苓白术散加减，更宜节劳静养，可期缓效。

潞党参四钱　茯神苓三钱　生于术三钱　金石斛五钱　沙苑蒺藜三钱　生白芍四钱　炒神曲三钱　生炒谷芽各二钱　川杜仲三钱　淮山药三钱　麦冬三钱　炒女贞子三钱

引用川贝母三钱，去心　橘络二钱　大腹皮一钱五分　炙甘草五分

九月十二日

《光绪帝被囚瀛台医案》

九月十二日，卢秉政、朱□、陈秉钧、李德昌、范绍相请得皇上脉息左右寸细而微数，左关弦数，右关虚软，左右尺沉数无力。症属心肾水火未济，虚热浮上，虚寒起下，脾藏久寒，运化不健，胃府宣通有滞，升降失司，肝肾不调。纳谷午餐尚好，早晚食少无味，食后作满。左目角白晴尚有红丝红点，口舌泡已愈，口仍作渴，耳鸣之声不一，面色晄白，形肉消瘦，手指麻木作胀发凉，天凉更甚，胸膈窒堵。两肩膊牵沉坠无力，颈项牵疼，腰间空疼，胯膝疲软，劳累尤甚，不耐久坐久立。夜眠不甚安稳，喜于俯卧，转侧无力，仍有呛咳，痰不易出，顿引少腹下部作抽。近数日遗精未发。今早大便二次，条少稀多，兼有糟粕未化，小便频数，下部时时有凉气。按脉症脾胃虚寒，肝肺虚热，心经阴阳两亏，肾经水火均

---

① 味：疑为"胃"。

弱，总由先天素虚，后天失调，上有虚热，不受湿①补，下有虚寒，未可凉泻。治拟扶培健中气，俾脾藏运化，胃府宣通，输精于肾，水火得以既济，诸部渐可复原。兹议用戊己汤加减，更宜节劳静养，可期缓效。

潞党参四钱　淮山药三钱　土炒归身二钱　生炒谷芽各二钱　金石斛三钱　麦冬三钱　米炒于术三钱　生白芍三钱　炙首乌二钱　云苓神各二钱　炒神曲二钱　女贞子二钱，炒　川贝母三钱，去心　桑寄生二钱

引用橘络三钱　红枣三枚　荷叶蒂一枚　炙草五分

九月十三日

《光绪帝被囚瀛台医案》

九月十三日，卢秉政、朱囗、陈秉钧、李德昌、忠勋请得皇上脉息左右寸细，左关弦数，右关沉细而软，左右尺沉数无力。原属心肾不交，肾经水火未济，上有虚热，下有虚寒，肝菀②不调，脾藏久寒，运化不健，胃府宣通不速，升降失司。早晚纳食少味，胸膈堵室，左目角白睛尚有红丝血点，口舌泡已愈，口仍作渴。耳鸣之声不一，面色晃白，形肉消瘦，手心指背发凉，麻木作胀。两肩膊牵坠而无力，颈项牵疼，腰间空疼，胯膝酸软，劳累尤甚，不耐久坐久立。夜眠不甚安稳，喜于俯卧，转侧无力，时有呛咳，疼③不甚利，牵引小腹下部作抽。前夜梦闻金声，遗精复发。昨午后大便一次溏条，今早大便二次溏稀，兼有未化。小便频数，下部时时潮湿凉气。按脉症脾肾虚寒，真元不固，虚热上浮，虚寒下起。治拟培养中气，俾脾能运化，胃能宣通，饮食健而津液滋，肾经水火得以既济，诸部徐可复原。兹议用酸枣仁汤加减，更宜节劳静养，以图缓效。

潞党参三钱　淮山药三钱　炒酸枣仁二钱　土炒归身二钱　米炒于术三钱　金石斛三钱　沙苑蒺藜三钱　云茯神二钱　炒女贞子二钱　生白芍三钱　麦冬三钱　炙甘草八分　谷芽各二钱，生炒　芡实二钱

引用莲须二钱　缩砂仁七分　红枣三枚

---

① 湿：疑为"温"。

② 菀：通"郁"。

③ 疼：疑为"痰"。

九月十六日

《清宫医案集成》

九月十六日，卢秉政、朱焜、陈秉钧、李德昌、忠勋请得皇上脉息左右寸细，左关数而微弦，右关沉细，左右尺沉数无力。症原属脾肾虚寒，肝肺虚热，胃气未能宣通，升降失司。饮食尚好，胸膈堵塞。左目角白睛尚有微红，口仍作渴，耳鸣之声不一，面色㿠白，手指、手心背有时发凉，麻木作胀。两肩膊气沉坠无力，颈项牵疼，腰间空疼，腹鸣胯膝酸软，坐久劳累尤甚。夜眠不甚安稳，后半夜较好，喜于俯卧，转侧无力，时作呛咳，遗精未发，小便频数不甚利，下部时有凉气。今早大便一次，先干后溏。按脉症心肾久虚，肝木侵土，胃少宣和，脾少运化，以致清浊相混之象。治拟滋胃阴，和脾阳，清肺浮热，养肝燥气，脾心肾水火既济。兹议用麦冬汤加减，更宜节劳静养。

麦冬三钱　北沙参三钱　金石斛四钱　生白芍三钱　云茯神二钱　扁豆衣二钱　川贝母二钱，去心　神曲二钱，炒　广橘皮一钱　白菊花三钱　谷麦芽各二钱，炒　淮山药三钱

引用生黑豆皮三钱　红枣三枚　莲须二钱

《光绪帝被囚瀛台医案》

九月十六日，卢秉政、朱□、陈秉钧、李德昌、忠勋请得皇上脉息左右寸细，左关数而微弦，右关沉细，左右尺沉数无力。症原属脾肾虚寒，肝肺虚热，胃气未能宣通，升降失司。饮食尚好，胸膈堵塞。左目角白晴尚有微红，口仍作渴，耳鸣之声不一，面色晃白，手指、手心背有时发凉，麻木作胀。两肩膊气沉坠无力，颈项牵疼，腰间空疼，腹鸣胯膝酸软，坐久劳累尤甚。夜眠不甚安稳，后半夜较好，喜于俯卧，转侧无力，时作呛咳，遗精未发，小便频数不甚利，下部时有凉气。今早大便一次，先干后溏。按脉症心肾久虚，肝木侵土，胃少宣和，脾少运化，以致清浊相混之象。治拟滋胃阴，和脾阳，清肺浮热，养肝燥气，俾心肾水火既济。兹议用麦门冬汤加减，更宜节劳静养。

麦门冬三钱　北沙参三钱　金石斛四钱　生白芍三钱　云茯神二钱　扁豆衣二钱　川贝母二钱，去心　炒神曲二钱　广橘皮一钱　白菊花三钱　炒谷麦

芽各二钱　淮山药三钱

　　引用生黑豆皮三钱　红枣三枚　莲须二钱

九月十七日

《光绪帝被囚瀛台医案》

　　九月十七日，卢秉政、朱□、陈秉钧、李德昌、忠勋请得皇上脉息左右寸细，左关数而微弦，右关沉细，左右尺沉数无力。症原属气血两虚，肺有虚热，肝气未舒，阴不潜阳，清浊生①降失宜。饮食尚好，胸膈作堵。眼干涩，左目角白晴有微红，视物不甚爽。口仍作渴，时有呛咳。耳鸣之声不一，面色晃白，手指、手心背有时发凉，麻木作胀。两肩膊沉坠无力，颈项牵疼，腰间空疼，腹鸣，胯膝酸软，坐久劳累尤甚，气怯懒言。夜眠前半夜不甚安，后半夜较好，喜于俯卧，转侧无力，遗精未发。小便频数不甚利，下部时凉。今早大便一次，先干后溏，结不甚快。综按脉症，心肾水火未济，肝木仍然侵土，脾气运化不速，胃少宣通，热浮于肺。治拟滋养胃阴，和健脾阳，清肺以制肝，养心交肾。兹议仍用麦门冬汤加减，更宜节劳静养。

　　麦门冬三钱　北沙参四钱　金石斛三钱　生白芍三钱　炒枣仁一钱　云茯神二钱　川贝母二钱，去心　淮山药三钱　炒谷麦芽各二钱　炒夏曲一钱　炒于术二钱　沙苑蒺藜盐炒，二钱

　　引用白菊花二钱　红枣三枚　炒黑豆二钱　橘皮八分

九月十八日

《清宫医案集成》

　　九月十八日，朱焜、陈秉钧、李德昌、忠勋请得皇上脉息左右寸细，两关右濡左弦兼数，右尺沉弱无力，左尺尤甚。症属气血久亏，虚不受补，肺有虚热，肝气不调，阴不潜阳，中气不振，升降失司，清浊相干。脘宇胀满，得食更甚。耳鸣之声不一，口干喜饮。面皝少华，手指发胀，且凉且麻。肩胛重坠少力。肾俞酸疼，久坐不支，连及两胯。两膝软弱。

―――――――――

①　生：疑为"升"。——原整理者注。

气怯懒言，夜寐仍然不实，后半夜较好，喜于俯卧，转①不便。遗滑未发，下部畏凉。大便两次先条后溏。左目干涩红丝尚未退净，视物不爽。时作呛咳。总核病机，心肾坎离失济，肝肺旋转无拮，脾胃未能健化。拟用养心理脾汤调理。

茯神三钱，朱拌　焦枣仁三钱　麦冬三钱　北沙参四钱　川贝母三钱，去心　于术二钱，炒　淮山药三钱　夏曲二钱，炒　炙丹参二钱　金石斛三钱　杭芍药二钱，炒　菊花二钱

引用黑稆豆三钱，炒　陈皮一钱　红枣肉五个

《申报》

龙体未安

京师采访人云，前者皇上圣体违和，降旨命进良医疗治，迨至九月初五日，庆邸进法国某医生诊视。连日军机大臣面奉皇太后懿旨，著将诸医按日所请脉案医方抄交六部九卿各堂官传观参酌。初八日复传进中外臣工所举精通医学之三人，会同太医院院使院判敬谨请脉拟方。②

《光绪帝被囚瀛台医案》

九月十八日，朱□、陈秉钧、李德昌、忠勋请得皇上脉息左右寸细，两关右濡左弦兼数，右尺沉弱无力，左尺尤甚。症属气血久亏，虚不受补，肺有虚热，肝气不调，阴不潜阳，中气不振，升降失司，清浊相干。脘宇胀满，得食更甚。耳鸣之声不一，口干喜饮。面晄少华，手指发胀，且凉且麻。肩胛重坠少力。肾俞酸疼，久坐不支，连及两胯、两膝软弱。气怯懒言，夜寐仍然不实，后半夜较好，喜于俯卧，转③不便。遗滑尚未见发。小便频数，下部畏凉。大便两次先条后溏。左目干涩红丝血点尚未退净，视物不爽。时作呛咳。综核病机，心肾坎离失济，肝肺旋转无拮，脾胃未能健化。拟用养心理脾汤调理。

茯神三钱，朱拌　枣仁三钱，焦　麦冬三钱　北沙参四钱　川贝母三钱，去

---

①　此处疑脱"侧"字。……原整理者注。
②　详细脉案见前九月初八日。
③　此处疑脱"侧"字。……原整理者注。

心　于术二钱，炒　淮山药三钱　炒夏曲二钱　炙丹参二钱　金石斛三钱　杭芍药二钱，炒　菊花二钱

引用黑稆豆三钱，炒　陈皮一钱　红枣五个，肉

九月十九日

《光绪帝被囚瀛台医案》

九月十九日，朱□、陈秉钧、李德昌、忠勋请得皇上脉息左右寸细而兼数，左关见弦，数象尤甚，右关濡，右尺左尺仍沉弱无力。症属水亏木旺，肝木生火，所以上盛下虚，脾元又少输运，清升浊降不利。耳鸣之声时发不一，口渴喜饮，气怯呛咳，掣引少腹下部作抽，面色晃白。昨午后大便一次，干而不多，小便艰涩。今晨大便溏稀两次，小便转为频数。遂至气不调畅，真阴未复，浑身机关不利，肩胛沉坠酸软，坐久则屈伸转动作痛，腰俞酸疼，不耐劳累，牵引胯膝，下部畏虚①。夜寐不实，转侧不便。饮食不多，运化不易，中脘胀满。目睛干涩，视物不爽，左眼角红丝血点仍未退净。总之心肾阴虚，脾肺气弱，综中②肝火又炽，所以虚不受补，补不得益，转为助热。拟用养心理脾、滋阴抑火之方调理。

茯神三钱　枣仁二钱，焦　左牡蛎三钱　麦冬三钱　北沙参三钱　川贝母三钱，去心　炒夏曲一钱五分　炒于术二钱　淮山药三钱　制丹参二钱　金石斛四钱　生白芍三钱

引用桑药③一钱五分　陈皮八分　菊花二钱　沙苑蒺藜二钱，盐炒

九月二十日

《光绪帝被囚瀛台医案》

九月二十日，朱□、李德昌、陈秉钧、忠勋请得皇上脉息左寸细，右寸亦软弱，关部左弦右濡，皆见虚数，两尺重按无力。以脉论症，数而无力，属心肾阴虚，弦出寸口，系肝木乘土，胃阳虚火易升，以致上腭起

---

① 虚：疑为"寒"。

② 综中：疑原文有错讹。

③ 桑药：疑为"桑叶"。后《光绪帝被囚瀛台医案》九月二十日、九月二十一日同，不赘述。

泡，耳鸣之声不一，口渴引饮，呛咳无痰，食后胀满，少腹气坠。今晨大便溏稀一次，小水仍然频数，时或艰涩。气阴偏胜，上下不摄统体，节骱酸软，颈项牵引连及肩胛重坠，久坐尤甚，屈伸动转酸痛，腰俞空疼，胯膝无力。夜寐不实，四肢转侧不利，手指络脉发胀。目晴干涩，视物不爽，左眼角红丝血点未退。不胜劳累，时作太息。近日遗滑未发，气怯懒言，面色晄白，上部畏热，下部畏凉，中宫升降不和。总之龙雷之火不能潜伏，游行无定，久虚不能骤补，用药只图缓效。今议用照原方养心理脾、滋阴抑火之方加减调理。

制元参三钱　抱茯神三钱　炒枣仁二钱　左牡蛎三钱　北沙参三钱　川贝母三钱，去心　炒夏曲一钱五分　炒于术二钱　淮山药三钱　制丹参二钱　金石斛四钱　生白芍一钱五分

引用桑药一钱五分　陈皮一钱　杭菊一钱五分，炒　麦冬三钱

九月二十一日

《光绪帝被囚瀛台医案》

九月二十一日，朱□、陈秉钧、李德昌、忠勋请得皇上脉息左右寸细，右寸亦软弱，关部左弦右濡，仍皆见数象，两尺重按无力。症属水亏于下，火越于上，上实下虚，中焦遂失砥柱。纳谷不旺，胸脘仍然胀满，腹鸣气坠，大便今朝溏泄一次。耳鸣之声不一，口渴喜饮，咳呛无痰，上腭起泡已退，眼角尚带红色，目晴觉干，视物不爽，气怯太息。肩胛发酸重坠，手指发胀且麻，腰部空虚，疼痛连及胯膝。寐少安神，不能酣眠，醒后软倦，转侧未能自如，小便频数。以上诸症总缘胃失其司，脾失其使，不能生津增液，以致上焦浮阳不潜，下部畏寒不减，所善遗滑未发。兹仍和中理气，未便升温，养阴抑火，未便滋腻。今拟用照原方加减调理。

制元参三钱　抱茯神三钱　炒枣仁二钱　左牡蛎三钱　北沙参三钱　川贝母三钱，去心　川续断三钱　炒于术二钱　淮山药三钱　女贞子二钱　金石斛四钱　生白芍一钱五分

引用桑药一钱五分　陈皮二钱　杭菊一钱五分　麦冬三钱

九月二十二日

《清宫医案集成》

九月二十二日，朱焜、陈秉钧、李德昌、忠勋请得皇上脉息右三部大于左部，右寸浮，右关数而不静，左寸涩，左关濡浮，两尺均细弱无力。以脉合证，证情又复丛集。口渴喜饮，咳嗽无痰，耳鸣之声不一，口泡牙疼时平时起。目①未退，干涩或疼，视物若蒙。颈项牵引肩胛酸重无力。手指作胀且麻，腰俞空虚，痛连胯膝，下部仍觉寒凉。小便频数，有时短涩欠利，寐少安神，眠不甚酣，醒来肢体软倦，甚至艰于转侧。纳谷不旺，食后胸次窒塞，脘间胀满，气怯太息，腹鸣气坠。今晨大便溏泄一次。总由胃之谷气不展，脾之少化精阴，以致三阴俱亏，百骸不利，身半以上似热，热非真热，身半以下为寒，乃是虚寒。现在有虚不能受补，无实岂可用攻，只可宗古法之和剂，既不偏凉，又不偏温，合上盛下虚，升降中焦，以冀遗滑少发，谷食渐输。今议用理气益中，滋阴抑火之方调理。

西洋参三钱　生杭芍三钱　陈皮一钱五分　淮山药三钱　于术二钱，炒　抱茯神三钱　焦枣仁三钱　女贞子三钱　桑寄生三钱　谷芽三钱，炒　萸连各五分，同炒研　金石斛三钱

引用砂仁五分，盐炒研　红枣肉五个　沉香五分，研细冲服　炙甘草八分

《光绪帝被囚瀛台医案》

九月二十二日，朱□、陈秉钧、李德昌、忠勋请得皇上脉息右三部大于左部，右寸浮，右关数而不静，左寸涩，左关濡浮，两尺均细弱无力。以脉合症，症情又复业②集。口渴喜饮，咳呛无痰，耳鸣之声不一，口泡牙疼时平时起。目红未退，干涩或疼，视物若蒙。颈项牵引肩胛酸重无力。手指作胀且麻，腰俞空虚，痛连胯膝，下部仍觉寒凉。小便频数，有时短涩欠利，寐少安神，眠不甚酣，醒来肢体软倦，甚至艰于转侧。纳谷不旺，食后胸次窒塞，脘间胀满，气怯太息，腹鸣气坠。今晨大便溏泄一

---

① 此处疑脱"红"字。……原整理者注。

② 业：疑为"丛"。

次。总由胃之谷气不展，脾之少化精阴，以致三阴俱亏，百骸不利，身半以上似热，热非真热，身半以下为寒，乃是虚寒。现在有虚不能受补，无实岂可用攻，只可宗古法之和剂，既不偏凉，又不偏温，合上盛下虚，升降中焦，以冀遗滑少发，谷食渐输。今议用理气益中，滋阴抑火之方调理。

西洋参三钱　生杭芍三钱　陈皮一钱五分　淮山药三钱　炒于术二钱　抱茯神三钱　枣仁三钱，焦　女贞子三钱　桑寄生三钱　炒谷芽三钱　黄连各五分，同炒研　金石斛三钱

引用盐炒砂仁五分，研　红枣肉五个　沉香五分，研细服　炙草八分

九月二十三日

《光绪帝被囚瀛台医案》

九月二十三日，朱□、陈秉钧、门定鳌、李德昌、忠勋请得皇上脉息左右两寸沉细而弱，左关虚浮微弦，右关濡而无力，两尺微细，沉数无力。症乃气血虚弱，阴阳不和，心肾不交，水火不济。是以脾元久伤，谷食不易运纳，胃失司谷，故劳而为热，时或上蒸，实有余之热，以致食后胸堵填满①胀塞，气怯懒言，呛咳无痰，时作太息。耳鸣之声不一，目睛红色，干涩或疼，视物不爽。心烦口渴，腰间空疼，不耐久坐久立，身体懒倦。大便溏稀，小便频数，欲寐少眠，转侧不便。肩胛酸沉无力，腿膝酸软，遗精不固，少腹弦急，肋下引痛，下部阴寒，目眩发落等症。盖人以阴阳和、水火济则元真通畅，自得安和。今诊脉症如此，皆宵肝②勤劳，励精图治，兢业之下未免扰动神思，因而元真不得通畅，此皆脉症之所肇端也。治法当以养心益气，理脾缓中益精之剂调理，务求中土健旺，津液归元，以图缓效。谨拟用加味保元汤调理，恭备采择。

西洋参三钱　生龙骨二钱　云茯苓二钱　黄耆二钱　生牡蛎二钱　淮山药三钱　炙甘草一钱　杭白菊三钱　官桂心三钱，后煎

引用大枣四枚

---

① 填满：意同"膜满"，《光绪帝被囚瀛台医案》常使用"填满""填胀"等词，后不赘述。

② 肝：疑为"旰"。

九月二十五日

《光绪帝被囚瀛台医案》

九月二十五日，朱□、门定鳌、李德昌、忠勋请得皇上脉息两寸沉细而弱，两关左部虚浮而弦，右部濡而无力，左尺细数，右尺力软。原系气血两亏，脾元久伤，胃气不和，湿饮易蓄，肺虚有热，心肾不交，以致前半夜未眠，后半夜较好。昨夜大便一次干条，小水塞滞。今早大便一次稀溏，小水频数。谷食欠香，食后胸堵填满胀闷。气怯懒言，呛咳无痰，心烦口渴，时作太息。目睛红色未退，干涩或疼，视物不爽。耳鸣之声不一，肩胛酸沉无力，身肢懒倦，时常恶寒，腰间空疼，不耐久坐久立，少腹弦急，胁下引痛，下部潮湿寒凉，腿膝酸软，势属疲缓。仍以养心缓肝，理肺清上，益中滋肾，调和营卫之剂，徐图缓效。今议用健脾和胃，滋阴抑火之法调理。

西洋参三钱　于术二钱，去炒①　白芍三钱，生　土炒当归二钱　云茯神三钱　枣仁三钱，焦　车前二钱，盐炒　炒谷芽三钱　淮山药三钱，炒　广皮一钱五分　女贞子三钱　炙甘草五钱

引用黑稆豆二钱，炒　红枣五枚

九月二十七日

《光绪帝被囚瀛台医案》

九月二十七日，朱□、门定鳌、李德昌、忠勋请得皇上脉息两寸沉细仍弱，左关虚浮而弦，右关濡而无力，左尺细数，右尺力软。脾元久伤，胃失司谷，湿气显蓄，病久气血两亏，肺虚有热，心肾不交。前半夜少眠，后半夜睡不解乏，醒后筋脉仍僵，转侧不便。今早大便一次，干而不多，行后自觉未能尽净。小水滞塞，时作频数。谷食欠香，运化过迟，食后胸堵填满胀闷，气怯懒言，呛咳无痰，口渴喜饮，时作太息。目睛红色未退，干涩或疼，视物不爽。耳仍作鸣，其声不一。肩胛酸沉，坐久较甚。肢体倦怠，善于嗜卧。腰间空疼，不耐久坐久立，少腹弦急，胁下引痛。下部潮湿寒凉，腿膝酸软少力。谨详斯症，系病久气血素亏，上有虚

---

① 去炒：疑为"土炒"。

火，实非真热，下有寒湿，实系真寒。胃易蓄湿，中州不纳，因寒不受温，虚不受补，是以症势延缠，难期骤效，只可清补缓中调和营卫之剂。今议用养心健脾，滋肾抑火之法调理。

西洋参三钱　于术二钱，炒　牡蛎二钱，生　黄精三钱，炙　云茯神三钱枣仁焦，三钱　金石斛三钱　谷芽三钱，炒　淮山药三钱，炒　广皮一钱五分车前子二钱，盐炒　沙苑蒺藜二钱，盐炒

引用核桃肉二钱　破故纸一钱五分　左金丹三钱，研煎

九月二十九日

《光绪帝被囚瀛台医案》

九月二十九日，朱□、陈秉钧、门定鳌、李德昌、忠勋请得皇上脉息两寸细软无力，左关弦细而数，右关细而浮，左右尺俱见细弱。系气血素亏，脾元久伤，胃失司谷，湿气易蓄，郁久生寒，肺虚有热，心肾不交，营卫失养。昨午后大便一次干条，便前腹痛，今早大便一次稀干兼溏。昨前半夜少眠，后半夜睡不解乏。就脉一切热象，所谓阴虚生内热；一切寒象，所谓阳虚生外寒。耳鸣声音巨细不一，目睛色红，视物若蒙。口泡时平时起，口渴喜饮，手指且凉且麻，肩项重坠，腰俞虚软，胯膝俱形酸痛，并畏寒无力，甚至寐不安神，未能酣眠，醒来四肢艰于举动，亦不便转侧。种种见症，无不关乎脾胃后天未克培补先天。经云：浊气在上则生膜胀，浊气在下则生飧泄。所以纳谷不旺，食后胀满，气怯太息，腹鸣气坠，即作溏稀，每晨如是。小便因之不分或频数无度，或难涩不利。现在即交入冬，须得阳秘阴平，庶几咳嗽不增，遗精少发，则元虚日见可复矣。今议用养心健脾，滋阴抑火之法加减调理。

西洋参三钱　于术二钱，炒　生牡蛎二钱　黄精三钱，炙　云茯神三钱枣仁三钱，焦　霜桑叶二钱　谷芽三钱，炒　淮山药三钱，炒　广皮一钱五分车前子二钱，盐炒　沙苑蒺藜三钱，盐炒

引用核桃肉二个　杭菊二钱　破故纸二钱　左金丸三钱，研煎

九月三十日

《清宫医案集成》

九月三十日，朱焜、陈秉钧、门定鳌、李德昌、忠勋请得皇上脉息左

寸细软无力，右寸沉弱，左关弦细而数，右关细而虚浮，左尺细数，右尺细弱。缘由气血素亏，脾元久弱，胃失司谷，湿气易蓄，郁久生寒。心肾不交，肾不纳气，火不归元，阴不潜阳，营卫失养。今早大便两次稀溏，后重坠痛。小便频数，或艰涩不利。前半夜少眠，后半夜睡不解乏，醒后筋脉觉僵，腰间作痛。谷食欠香，消化过慢，食后胸堵膜满胀闷。气怯懒言，呛咳无痰，口渴喜饮，时作太息。左目睛仍红，二目干涩，视物不明，左目较甚，①仍作鸣，其声不一。肩胛酸沉，劳累尤重，肢体倦怠，恶寒嗜卧，腰脊空痛，不耐久坐久立，少腹弦急，肋下引痛，下部潮湿寒凉，腿膝酸软少力，懒于步履。症仍疲缓，今议用养心健脾益肾汤调理。

西洋参三钱　于术二钱，炒　生牡蛎二钱　云茯神三钱　煅龙齿一钱五分　淮山药三钱，炒　广皮一钱五分　沙苑蒺藜三钱，盐炒　谷芽三钱，炒　车前子二钱，盐炒　炙黄精三钱　焦枣仁三钱

引用胡桃肉二个　破故纸盐二钱，盐炒　白芍二钱，炒　炙甘草五分

《光绪帝被囚瀛台医案》

九月三十日，朱□、陈秉钧、门定鳌、李德昌、忠勋请得皇上脉息。左寸细软无力，右寸沉弱，左关弦细而数，右关细而虚浮，左尺细数，右尺细弱。缘由气血素亏，脾元久弱，胃失司谷，湿气易蓄，日久生寒。心肾不交，肾不纳气，火不归元，阴不潜阳，营卫失养。今早大便两次稀溏，后重坠痛。小便频数，或艰涩不利。前半夜少眠，后半夜睡不解乏，醒后筋脉觉僵，腰间作痛。谷食欠香，消化过慢，食后胸堵填满闷。气怯懒言，呛咳无痰，口渴喜饮，时作太息。左目睛仍红，二目干涩，视物不明，左目较甚，耳仍作鸣，其声不一。肩胛酸沉，劳累尤重，肢体倦怠，恶寒嗜卧，腰脊空痛，不耐久坐久立，少腹弦急，肋下引痛，下部潮湿寒凉，腿膝酸软少力，懒于步履。症仍疲缓，今议用养心健脾益肾汤调理。

西洋参三钱　炒于术二钱　生牡蛎二钱　云茯神三钱　煅龙齿一钱五分　淮山药三钱，炒　广皮一钱五分　沙苑蒺藜三钱，盐炒　炒谷芽三钱　车前子二

---

①　此处疑脱"耳"字。——原整理者注。

钱，盐炒　黄精三钱，炙

引用胡桃肉二个　破故纸盐①二钱，盐炒　炒白芍二钱　炙草五分

十月初一日

《申报》

圣体渐安

京师访事人来函云，自九月初十日以后，每日依旧由内廷传出皇上脉案药单，交六部九卿各堂官阅看，主方者仍系前曾请脉之六医。据称月望以来，圣躬较前者少瘥，从兹诊摄得宜，再扶以药力，当可日见告痊矣。薄海臣民为之欣慰无已。

十月初二日

《申报》

医员入直

京友来简云，皇上圣躬弗豫，下诏征求各省名医送京诊视，青浦陈莲舫比部，每日卯正入直，申刻退直，皇太后日赏饭食、银五两，所拟方药仍发交六部九卿议定，大约圣躬可渐次安康矣。

《光绪帝被囚瀛台医案》

十月初二日，朱□、陈秉钧、门定鳌、庄守和、范绍相请得皇上脉息左寸细软无力，右寸细弱，左关弦细而数，右关细而虚浮，左尺细数，右尺细弱。缘由气血素亏，脾元久弱，胃失司谷，湿气易蓄，以至郁久生寒，心肾不交，肾不纳气，火不归元，阴不潜阳，虚阳浮越，营卫失养。今早大便一次溏稀，时见后重坠痛。小便频数，或艰涩不利。前半夜少眠，后半夜睡不解乏，醒后筋脉觉僵，腰间作痛，两肩沉坠。谷食欠香，消化过慢，食后胸堵填满胀闷。气怯懒言，呛咳无痰，牵引少腹抽痛，口渴喜饮，时作太息。左目睛仍红，二目干涩，视物若蒙，左目较甚。耳仍作鸣，其声不一。下部潮湿寒凉，有时滑精，不耐久坐久立，懒于步履，恶寒嗜卧，腿膝酸软少力。种种见症仍然如旧，当以先理脾土，调其阴

---

① 盐：疑为衍字。

阳，交其心肾，务求中土健旺，营卫自和，金水相生，则肝木向荣，而相火亦不上炽矣。今谨拟用健脾养心，益肾缓中，调营益气之剂调理。

西洋参三钱　于术二钱，炒　金石斛四钱　枣仁一钱五分，焦　云茯神三钱　淮山药三钱　车前子一钱五分，盐炒　黄精一钱五分　炒谷芽三钱　广皮一钱五分　炒白芍一钱五分　炙草四分

引用霜桑叶一钱五分　杭菊花一钱五分

十月初三日

《清宫医案集成》

光绪二十四年十月初三日，朱焜、门定鳌、庄守和、范绍相请得皇上脉息左寸细软无力，右寸沉弱，左关弦细而数，右关细而虚浮，左尺细数，右尺细弱。总由气血素亏，脾元久弱，胃失司谷，湿气易蓄，以至郁久生寒，心肾不交，肾不纳气，火不归元，阴不潜阳，虚阳浮越，营卫失养。昨晚大便一次，溏稀且多，腹中坠痛，小便频数或艰涩不利。前半夜少眠，后半夜睡不解乏，醒后筋脉觉僵，腰间作痛，两肩沉坠。谷食欠香，消化过慢，食后胸堵胀满。气怯懒言，呛咳无痰，牵引少腹作抽。口渴喜饮，时作太息。左目白睛红色少退，尚见干涩，视物若蒙，耳仍作鸣，其声不一。下部潮湿寒凉，时或滑精，不耐久坐久立，懒于步履，恶寒嗜卧，腿膝酸软少力。所见之症仍属延缓，法当先理脾土，和其阴阳，交其心肾，务求中土健旺，营卫自和，金水相生，则肝木向荣，而相火自不上炽矣。今谨拟用和阴阳而交水火、益气血而养精神之剂调理。

云茯神三钱　金石斛四钱　焦枣仁一钱五分　淮山药三钱　车前子一钱五分，盐炒　黄精一钱五分　谷芽三钱，炒　广皮一钱　制香附一钱五分，醋炒　白芍二钱，炒　霜桑叶一钱五分　炙甘草四分

引用杭菊花一钱五分　荷蒂五个

《光绪帝被囚瀛台医案》

光绪二十四年十月初三日，朱□、门定鳌、庄定和①、范绍相请得皇上脉息左寸细软无力，右寸沉弱，左关弦细而数，右关细而虚浮，左尺细

---

①　庄定和：应为"庄守和"。

数，右尺细弱。总由气血素亏，脾元久弱，胃失司谷，湿气易蓄，以至郁久生寒，心肾不交，肾不纳气，火不归元，阴不潜阳，虚阳浮越，营卫失养。昨晚大便一次，溏稀且多，腹中坠痛，小便频数或艰涩不利。前半夜少眠，后半夜睡不解乏，醒后筋脉觉僵，腰间作痛，两肩沉坠。谷食欠香，消化过慢，食后胸堵胀满。气怯懒言，呛咳无痰，牵引少腹作抽。口渴喜饮，时作太息。左目白晴红色少退，尚见干涩，视物若蒙，耳仍作鸣，其声不一。下部潮湿寒凉，时或滑精，不耐久坐久立，懒于步履，恶寒嗜卧，腿膝酸软少力。所见之症仍属延缓，法当先理脾土，和其阴阳，交其心肾，务求中土健旺，营卫自和，金水相生，则肝木向荣，而相火自不上炽矣。今谨拟用和阴阳而交水火、益气血而养精神之剂调理。

云茯神三钱　金石斛四钱　枣仁一钱五分，焦　淮山药三钱　车前子一钱五分，盐炒　黄精一钱五分　炒谷芽三钱　广皮一钱　制香附一钱五分，醋炒　炒白芍二钱　霜桑叶一钱五分　炙草四分

引用杭菊花一钱五分　荷蒂五个

十月初四日

《清宫医案集成》

十月初四日，朱焜、门定鳌、庄守和、范绍相请得皇上脉息左寸细软无力，右寸沉弱，左关弦细而数，右关细而虚浮，左尺细数，右尺细弱。症仍见身体懒倦，腰间作痛，口渴心烦，时作太息。谷食欠香，消化过慢，食后胸堵胀满。呛咳无痰，牵引少腹作抽，目晴红色，视物干涩若蒙。耳仍作鸣，其声不一。下部潮湿寒凉，时或滑精，不耐久坐久立，懒于步履，恶寒嗜卧，腿膝酸软。前半夜少眠，后半夜睡不解乏，醒后筋脉觉僵，两肩沉坠。今早大便一次溏稀，便前便后腹中作痛。小便频数，时或艰涩不利等症。总由气血素弱，脾胃久亏，心肾不交，肝木抑郁所致。经曰：心藏神，肾藏精与志，肝开窍于目，肝和则目能视五色矣，肾开窍于耳，肾和则耳能闻五音矣，脾开窍于口，脾和则口能知五味矣。据经详症，法当理其脾土，和其肝肾，养其心神，务求中土健旺，营卫相和，胃壮能食，阳生阴长，则气体渐渐可复矣。今谨拟照原方加减调理。

云茯神三钱　焦枣仁一钱五分　淮山药三钱　广皮一钱　金石斛四钱　南

桔梗一钱五分　　霜桑叶一钱五分　　甘菊花一钱五分　　炙香附一钱五分，醋炒　　杭芍二钱，炒　　谷芽三钱，炒　　炙甘草四分

引用荷叶三钱　　竹叶一钱五分，姜汁炙

《申报》
详纪医员入诊事

昨得京师友人手简云，青浦名医陈莲舫比部被召入都，自八月二十八日起每日进内廷请脉开方，惟朔望例不入直。圣躬系虚弱之症，颇不宜于滋补重剂。粤东卢太守秉政由枢臣保荐入都，用药偏于温，不合上意，钦奉朱笔斥退。粤西大吏所荐医士门君文①鹜系驻防汉军，初次召诊进以芪桂诸品，次日即降旨申斥，比部则以轻清灵三字为决，颇得旨。比来脉案方药出自比部者，多惟太医院，例须会衔点审，殊多掣肘耳。此外山右朱刺史焜素以医学鸣于时，入都最早，每日惟随班入内请脉而已。请脉时分为三班或二班，比部均列头班。皇太后必在座代述皇上病情。请脉毕照例赴御药房定方，方既定即奉懿旨赏饭。请脉之地，或在仪鸾殿或在勤政殿，皇上起居则仍在瀛台，遵懿旨也。

《光绪帝被囚瀛台医案》

十月初四日，朱□、门定鳌、庄守和、范绍相请得皇上脉息左寸细软无力，右寸沉弱，左关弦细而数，右关细而虚浮，左尺细数，右尺细弱。症仍见身体懒倦，腰间作痛，口渴心烦，时作太息。谷食欠香，消化过慢，食后胸堵胀满。呛咳无痰，牵引少腹作抽，目睛红色，视物干涩若蒙。耳仍作鸣，其声不一。下部潮湿寒凉，时或滑精，不耐久坐久立，懒于步履，恶寒嗜卧，腿膝酸软。前半夜少眠，后半夜睡不解乏，醒后筋脉觉僵，两肩沉坠。今早大便一次溏稀，便前便后腹中作痛。小便频数，时或艰涩不利等症。总由气血素弱，脾胃久亏，心肾不交，肝木抑郁所致。经曰：心藏神，肾藏精兴志，肝开窍于目，肝和则目能视五色矣，肾开窍于耳，肾和则耳能开五音矣，脾开窍于口，脾和则口能知五味矣。据经详症，法当理其脾土，和其肝肾，养其心神，务求中土健旺，营卫相和，胃

---

① 文：疑为"定"。

壮能食，阳生阴长，则气体渐渐可复矣。今谨拟照原方加减调理。

云茯神三钱　枣仁一钱五分，焦　淮山药三钱　广皮一钱　金石斛四钱　南桔梗一钱五分　霜桑叶一钱五分　甘菊一钱五分　制香附一钱五分，醋炒　炒谷芽三钱　炒杭芍二钱　炙草四分

引用荷叶三钱　竹叶一钱五分，姜汁炙

十月初五日

《清宫医案集成》

十月初五日，朱焜、门定鳌、庄守和、范绍相请得皇上脉息左寸细软无力，右寸沉弱，左关弦细而数，右关细而虚浮，左尺细数，右尺细弱。症仍见口渴心烦，时作太息，身体懒倦，腰间作痛。谷食欠香，消化不快，食后胸堵膜满胀闷，呛咳无痰，牵引少腹作抽。白睛红丝退而未净，视物尚觉干涩若蒙。耳仍作鸣，其声不一。下部潮湿寒凉，时或滑精。不耐久坐久立，懒于步履，恶寒嗜卧，腿膝酸软。前半夜少眠，后半夜睡不解乏，醒后筋脉觉僵，两肩沉坠。今早大便二次，便前腹中作痛，先稠后稀。小便频数，时或艰涩不利。总缘先天肾元不足，后天脾胃虚弱，心气久亏，肝气抑郁，肺金失养，不能制木而来侮脾，于是脾虚不能运化，则转枢失职，而湿气易蓄，则二便不调矣。今谨拟养心扶脾、益肾缓肝，佐以舒通营卫之法调理。

云茯神三钱　焦枣仁一钱五分　淮山药三钱　广皮一钱　金石斛四钱　南桔梗一钱五分　霜桑叶一钱五分　甘菊花一钱五分　制香附一钱五分，醋炒　白芍二钱，炒　谷芽三钱，炒　建曲一钱，炒

引用荷梗一尺　竹茹一钱五分，姜汁炙

《光绪帝被囚瀛台医案》

十月初五日，朱□、门定鳌、庄守和、范绍相请得皇上脉息左寸细软无力，右寸沉弱，左关弦细而数，右关细而虚浮，左尺细数，右尺细弱。症仍见口渴心烦，时作太息，身体懒倦，腰间作痛。谷食欠香，消化不快，食后胸堵填满胀闷，呛咳无痰，牵引少腹作抽。白睛红丝退而未净，视物尚觉干涩若蒙。耳仍作鸣，其声不一。下部潮湿寒凉，时或滑精。不

耐久坐久立，懒于步履，恶寒嗜卧，腿膝酸软。前半夜少眠，后半夜睡不解乏，醒后筋脉觉僵，两肩沉坠。今早大便二次，便前腹中作痛，先稠后稀。小便频数，时或艰涩不利。总缘先天肾元不足，后天脾胃虚弱，心气久亏，肝气抑郁，肺金失养，不能制木而来侮脾，于是脾虚不能运化，则转枢失职，而湿气易蓄，则二便不调矣。今谨拟养心扶脾、益肾缓肝，佐以舒通营卫之法调理。

云茯神三钱　枣仁一钱五分，焦　淮山药三钱　广皮一钱　金石斛四钱　南桔梗一钱五分　霜桑叶一钱五分　甘菊一钱五分　制香附一钱五分，醋炒　炒谷芽三钱　炒白芍二钱　建曲一钱，炒

引用荷梗一尺　竹茹一钱五分，姜汁炙

十月初六日

《清宫医案集成》

十月初六日，朱焜、门定鳌、庄守和、范绍相请得皇上脉息左寸细软无力，右寸浮弱，左关弦细而数，右关细而虚浮，左尺细数，右尺细弱。今日偏右头有微痛，鼻或气塞，少流清涕，喉间发咸，两肩酸疼，项筋作痛。盖由营卫素虚，风寒易袭。仍见呛咳无痰，牵引少腹作抽。白睛红丝退而未净，视物尚觉干涩若蒙。耳尚作鸣，其声不一。时作太息，口渴心烦，身体懒倦，腰间作痛。谷食欠食①，消化不快，食后胸堵膜满胀闷，下部潮湿寒凉，时或滑精，不耐久坐久立，懒于步履。恶寒嗜卧，腿膝酸软。前半夜少眠，后半夜睡不解乏，醒后筋脉觉僵。便前腹痛，今早大便一次溏稀。小便频数，时或艰涩不利。是乃先天肾元不足，后天脾胃虚弱，腠理不密，风寒最易感冒，客于肺经，肺开窍于鼻，故见鼻塞流涕，太阳之经输上头，故见头痛。今谨议用养心扶脾，益肾缓肝，而佐以舒通营卫之法，加以解散风寒之剂调理。

云茯神三钱　淮山药三钱　广皮一钱　炒谷芽三钱　苏梗叶各八分　防风一钱五分　南桔梗一钱五分　霜桑叶一钱五分　制香附一钱五分，醋炒　枇杷叶一钱五分，炙　甘菊花一钱五分　建曲一钱，炒

---

① 食：疑为"香"。——原整理者注。

引用薄荷四分　生姜三片

《光绪帝被囚瀛台医案》

十月初六日，朱□、门定鳌、庄守和、范绍相请得皇上脉息左寸细软无力，右寸浮弱，左关弦细而数，右关细而虚浮，左尺细数，右尺细弱。今日偏右头有微痛，鼻或气塞，少流清涕，喉间发咸，两肩酸疼，项筋作痛。盖由营卫素虚，风寒易袭。仍见呛咳无痰，牵引少腹作抽。白晴红丝退而未净，视物尚觉干涩若蒙。耳尚作鸣，其声不一。时作太息，口渴心烦，身体懒倦，腰间作痛。谷食欠香，消化不快，食后胸堵填满胀闷，下部潮湿寒凉，时或滑精，不耐久坐久立，懒于步履。恶寒嗜卧，腿膝酸软。前半夜少眠，后半夜睡不解乏，醒后筋脉觉僵。便前腹痛，今早大便一次溏稀。小便频数，时或艰涩不利。是乃先天肾元不足，后天脾胃虚弱，腠理不密，风寒最易感昌①，客于肺经，肺开窍于鼻，故见鼻塞流涕，太阳之经输上头，故见头痛。今谨议用养心扶脾，益肾缓肝，佐以舒通营卫之法，加以解散风寒之剂调理。

云茯神三钱　淮山药三钱　广皮一钱　炒谷芽三钱　苏梗叶各八分　防风一钱五分　南桔梗一钱五分　霜桑叶一钱五分　制香附一钱五分，醋炒　枇杷叶一钱五分　甘菊一钱五分　建曲一钱，炒

引用薄荷四分　生姜三片

十月初七日

《清宫医案集成》

十月初七日，朱焜、门定鳌、庄守和、范绍相请得皇上脉息左寸关浮弦，重按无力，右寸关弦细而数，左尺细数，右尺细弱。表感未解，偏右头痛，鼻塞声重，少流清涕，喉间发咸，项筋作痛，呛咳无痰。目睛发眍②，红丝尚未退净，偶觉干涩，视物若蒙。耳仍作鸣，其声不一。时作太息，口渴心烦。身体懒倦，腰间作痛，牵引少腹作抽。谷食欠香，消化不快，食后胸堵膨满胀闷。前半夜少眠，后半夜睡不解乏，醒后筋脉觉

---

① 昌：疑为"冒"。

② 眍：音 yán。更视貌。——《广韵》。

僵，两肩酸沉。便前腹痛，今早大便一次见溏。小便频数，时或艰涩不利。下部潮湿寒凉，时或滑精。不耐久坐久立，懒于步履，恶寒嗜卧，腿膝酸软。良由风寒未解，营卫不和，心虚肝旺，脾肾两亏使然。今谨议用疏解风寒，养心扶脾，益肾缓肝，佐以舒通营卫之法调整。

荆芥穗一钱五分　防风二钱　白芷一钱五分　甘菊花二钱　霜桑叶二钱川芎一钱　南桔梗二钱　云茯神三钱　广皮一钱五分　制香附一钱五分　建神曲二钱，炒　生甘草八分

引用生姜三片　大枣三枚

《光绪帝被囚瀛台医案》

十月初七日，朱□、门定鳌、庄守和、范绍相请得皇上脉息左寸关浮弦，重按无力，右寸关弦细而数，左尺细数，右尺细弱。表感未解，偏右头痛，鼻塞声重，少流清涕，喉间发咸，项筋作痛，呛咳无痰。目睛发延①，红丝尚未退净，偶觉干涩，视物若蒙。耳仍作鸣，其声不一。时作太息，口渴心烦。身体懒倦，腰间作痛，牵引少腹作抽。谷食欠香，消化不快，食后胸堵膨满胀闷。前半夜少眠，后半夜睡不解乏，醒后筋脉觉僵，两肩酸沉。便前腹痛，今早大便一次见溏。小便频数，时或艰涩不利。下部潮湿寒凉，时或滑精。不耐久坐久立，懒于步履，恶寒嗜卧，腿膝酸软。良由风寒未解，营卫不和，心虚肝旺，脾肾两亏使然。今谨议用疏解风寒，养心扶脾，益肾缓肝，佐以舒通营卫之法调整。

荆芥穗一钱五分　防风二钱　白芷一钱五分　甘菊二钱　霜桑叶二钱　川芎一钱　南桔梗二钱　云茯神三钱　广皮一钱五分　制香附一钱五分　建神曲二钱，炒　生甘草八分

引用生姜三片　大枣三枚

十月初十日

《申报》

法医脉案

香港循环日报译捷报云，谨案大清国皇帝，圣躬初见之时体气瘦弱，

---

① 延：疑为"睖"。后《光绪帝被囚瀛台医案》十月十三日至十月十八日同，不赘述。

精神短少，口味尚好，脾胃消化迟缓，大便带泻，有不能克化饮食之症。呕吐气喘，肺家亦弱，血行迟缓，脉细速。头痛、胸热、耳鸣，眩晕如欲坠，畏寒，下焦尤甚。手指因冷无知觉，大腿似缩而胀，遍身发痒，腰间多痛。小便清淡而短，无蛋白质，共二十四点钟内较壮人小便略少。细按各症系内肾火旺，平常壮实之人，血经过肾家则放出毒物，然后化溺，若不然则毒入血分，全体受伤，查与此症相符。应养息肾家方能毒由溺出，宜饮牛乳和糖，服之数月之久，另服药粉。以上诸痛因体弱故，凡养血之物皆从溺出也。

十月十二日

《清宫医案集成》

十月十二日，朱焜、门定鳌、范绍相请得皇上脉息左寸关浮弦，重按无力，右寸关弦细而数，左尺细软，右尺细弱。外感头痛之症已除，惟鼻塞清涕尚未尽净，此乃风寒渐解之象。昨夜滑精旧症如前。谨按脉症之因，推详五行之理，缘由气血素弱，更兼调摄失宜，以致伤脾，中土不能健运，以交心肾，则夜间虚烦少眠，睡不解乏，醒后筋脉觉僵之症见矣。心火不下交，则上炎而灼肺金，故呛咳无痰，牵引少腹作抽，心烦口渴，身体懒倦，时作太息，食后胸堵胀闷，恶寒嗜卧之症生矣。水不上济则下流而伤阴液，乃有小便频数，时或艰涩不利，梦遗滑精，耳鸣腰痛，腿膝酸软之症出矣。金虚则木盛生火，故目赤干涩，视物若蒙之症作矣。肝木既盛则侮脾土，故四肢沉坠，酸软无力，不耐久坐久立，懒于步履，谷食欠香，消化不快，大便溏稀之症作矣。调摄妙用之法，总宜扶养脾土，务求脾土健旺，胃气化行，则枢机旋运，于是心肾自交，水火可济，肺金清肃，肝木向荣，津液可还，元真可畅，所见之症自可日渐安和矣，此为执中央以溉四旁法也。议用和解扶脾，健胃益肾之法调理。

粉葛根二钱　银柴八分　冬桑叶一钱五分　菊花二钱　云茯神三钱，朱拌桔梗二钱　沙苑蒺藜三钱　广皮一钱五分　破故纸一钱五分　建曲一钱五分，炒淮山药三钱，炒　甘草五分

引用竹茹一钱五分，姜汁炙　红枣三枚

《申报》

医员乞假

京师访事友来电云，青浦名医陈莲舫比部奉召入都，自八月二十八日起每日进内廷请脉开方，颇合上意。迩来圣躬渐见康强，比部以太夫人年逾八旬，未能常违侍奉，爰于日前乞假省亲，奉旨允准。已于昨日启程南下，屈计明月圆时当可锦旋珂里，色笑亲承矣。

《光绪帝被囚瀛台医案》

十月十二日，朱□、门定鳌、范绍相请得皇上脉息左寸关浮弦，重按无力，右寸关弦细而数，左尺细软，右尺细弱。外感头痛之症已除，惟鼻塞清涕尚未尽净，此乃风寒渐解之象。昨夜滑精旧症如前。谨按脉症之因，推详五行之理，缘由气血素弱，更兼调摄失宜，以致伤脾，中土不能健运，以交心肾，则夜间虚烦少眠，睡不解乏，醒后筋脉觉僵之症见矣。心火不下交，则上炎而灼肺金，故呛咳无痰，牵引少腹作抽，心烦口渴，身体懒倦，时作太息，食后胸堵胀闷，恶寒嗜卧之症生矣。水不上济则下流而伤阴液，乃有小便频数，时或艰涩不利，梦遗滑精，耳鸣腰痛，腿膝酸软之症出矣。金虚则木盛生火，故目赤干涩，视物若蒙之症作矣。肝木既盛则侮脾土，故四肢沉坠，酸软无力，不耐久坐久立，懒于步履，谷食欠香，消化不快，大便溏稀之症作矣。调摄妙用之法，总宜扶养脾土，务求脾土健旺，胃气化行，则枢机旋运，于是心肾自交，水火可济，肺金清肃，肝木向荣，津液可还，元真可畅，所见之症自可日渐安和矣，此为执中央以溉四旁法也。议用和解扶脾，健胃益肾之法调理。

粉葛根二钱　银柴八分　冬桑叶一钱五分　菊花二钱　云茯神三钱，朱拌桔梗二钱　沙苑蒺藜三钱　广皮一钱五分　破故纸一钱五分　建曲一钱，炒　淮山药三钱，炒　甘草五分

引用竹茹一钱五分，姜汁炙　红枣三枚

十月十三日

《清宫医案集成》

十月十三日，朱焜、门定鳌、庄守和、范绍相请得皇上脉息左寸关浮

弦，重按无力，右寸关弦细而数，左尺细软，右尺细弱。所见外感头痛、鼻塞清涕之证已解，惟上焦伏火未清。肝肾不足，心脾虚弱，水不济火，以致口角起有小泡。心烦渴饮，目睛发瞤，红丝少有未退，视物干涩，有时若蒙。耳仍作鸣，其声不一。呛咳无痰，喉中或见发咸。食后胸堵胀满膨闷，太息觉宽。身体懒倦，恶寒嗜卧，腰间酸痛，牵引少腹作抽。昨夜又见滑精。今早大便一次见溏，便前便后腹中作痛。小便频数，下部潮湿寒凉，不耐久坐久立，懒于步履，筋脉觉僵，两肩酸沉。前夜睡卧虚空，后夜睡不解乏。谷食欠香，消化仍觉不快。今谨议用交通心肾，扶脾养胃，缓肝固本之法调理。

朱茯神三钱　焦枣仁三钱　远志一钱五分　淮山药四钱　金樱子三钱　芡实米三钱　莲须三钱　扁豆三钱，炒　霜桑叶二钱　甘菊花一钱五分　麦冬三钱，去心米炒　炙甘草八分

引用分心木三钱　红枣三枚

《光绪帝被囚瀛台医案》

十月十三日，朱□、门定鳌、庄守和、范绍相请得皇上脉息左寸关浮弦，重按无力，右寸关弦细而数，左尺细软，右尺细弱。所见外感头痛、鼻塞清涕之症已解，惟上焦伏火未清。肝肾不足，心脾虚弱，水不济火，以致口角起有小泡。心烦渴饮，目睛发延，红丝少有未退，视物干涩，有时若蒙。耳仍作鸣，其声不一。呛咳无痰，喉中或见发咸。食后胸堵胀满膨闷，太息觉宽。身体懒倦，恶寒嗜卧，腰间酸痛，牵引少腹作抽。昨夜又见滑精。今早太①便一次见溏，便前便后腹中作痛。小便频数，下部潮湿寒凉，不耐久坐久立，懒于步履，筋脉觉僵，两肩酸沉。前夜睡卧虚空，后夜睡不解乏。谷食欠香，消化仍觉不快。今谨议用交通心肾，扶脾养胃，缓肝固本之法调理。

朱茯神三钱　焦枣仁三钱　远志一钱五分　淮山药四钱　金樱子三钱　芡实米三钱　莲须三钱　炒扁豆三钱　霜桑叶二钱　甘菊一钱五分　麦冬三钱，去心米炒　炙草八分

---

① 太：疑为"大"。

引用分心木三钱　红枣三枚

十月十四日

《清宫医案集成》

十月十四日，脉案记载同前，原方去桑叶、麦冬、红枣，加石斛三钱，杭白芍三钱炒，荷蒂五个。

《光绪帝被囚瀛台医案》

十月十四日，朱□、门定鳌、庄守和、范绍相请得皇上脉息，左寸关浮弦，重按无力，右寸关弦细而数，左尺细软，右尺细弱。昨夜又见滑精，早晨大便一次见溏，腹中作痛，腰间仍觉酸疼，牵引少腹作抽身体懒倦，恶寒嗜卧。食后胸堵胀满膨闷，呛咳无痰，喉中或见发咸，口角起有小泡未消。心烦渴饮，目睛发延，红丝尚未退净，有时干涩，视物若蒙。耳仍作鸣，其声不一。夜卧虚空，睡不解乏。谷食欠香，消化较慢。两肩酸沉，不耐久坐久立，懒于步履，筋脉觉僵。小便频数，下部潮湿，每遇冬令天寒则滑精较勤。总缘心肾不交，肾冷精塞。经曰：随神往来谓之魂，并精出入谓之魄。盖由肾水不足，相火易动，神魂不摄，宜其夜卧易于梦遗滑精。今谨议用照昨方加减调理。

朱茯神三钱　焦枣仁三钱　远志一钱五分,肉　淮山药四钱,炒　金樱子三钱　芡实米三钱,炒　莲须三钱　炒扁豆三钱　金石斛三钱　杭白芍三钱,炒甘菊一钱五分　炙甘草八分

引用分心木三钱　荷蒂五个

十月十五日

《清宫医案集成》

十月十五日，朱焜、庄守和请得皇上脉息左寸关仍浮弦，重按无力，右寸关弦细兼数，左尺细软，右尺细弱。早晨大便一次溏稀，腹中作痛，腰间尤觉酸疼，牵引少腹作抽。身体懒倦，恶寒嗜卧。食后胸堵，腹满膨闷，呛咳无痰，喉中发咸，口角起有小泡未消，心烦渴饮。目睛发眩，尚有红丝，视物干涩，时或若蒙。耳仍作鸣，其声不一。夜卧虚空，睡不解乏。谷食欠香，消化不快，两肩酸疼，更觉较甚，不耐久坐久立，懒于步

履，筋脉觉僵。小便频数，下部潮湿，天时寒凉常犯滑精。总由禀赋不足、心肾久亏、肝旺阴虚、肾不藏精所致，今谨议用交通心肾、缓肝扶脾、秘精固本之法调理。

朱茯神四钱　焦枣仁三钱　远志一钱五分，肉　淮山药四钱，炒　金樱子三钱　芡实米三钱，炒　莲须三钱　煅牡蛎三钱　杭芍三钱，炒　石莲子三钱　甘菊花一钱五分　炙甘草八分

引用分心木三钱　荷叶一角

《光绪帝被囚瀛台医案》

十月十五日，朱□、庄守和请得皇上脉息左寸关仍浮弦，重按无力，右寸关弦细兼数，左尺细软，右尺细弱。早晨大便一次溏稀，腹中作痛，腰间尤觉酸疼，牵引少腹作抽。身体懒倦，恶寒嗜卧。食后胸堵，腹满膨闷，呛咳无痰，喉中发咸，口角起有小泡未消，心烦渴饮。目睛发延，尚有红丝，视物干涩，时或若蒙。耳仍作鸣，其声不一。夜卧虚空，睡不解乏。谷食欠香，消化不快，两肩酸疼，更觉较甚，不耐久坐久立，懒于步履，筋脉觉僵。小便频数，下部潮湿，天时寒凉常犯滑精。总由禀赋不足、心肾久亏、肝旺阴虚、肾不藏精所致。今谨议用交通心肾、缓肝扶脾、秘精固本之法调理。

朱茯神四钱　焦枣仁三钱　远志肉一钱五分，肉　淮山药四钱，炒　金樱子三钱　芡实米三钱，炒　莲须三钱　煅牡蛎三钱　炒杭芍三钱　石莲子三钱　甘菊一钱五分　炙甘草八分

引用分心木三钱　荷叶一角

十月十七日

《光绪帝被囚瀛台医案》

十月十七日，朱□、门定鳌、庄守和、范绍相请得皇上脉息左寸关浮弦，重按无力，右寸关弦细而数，左尺细软，右尺细弱。症见身体懒倦，两肩更见酸沉，腰间坠痛，睡卧难以转侧，心神有时迷惑，食后胸堵胀满膨闷。呛咳无痰，口角小泡未消，心烦渴饮。目睛发延，时或干涩，视物若蒙，白睛红丝尚未退。右颧下起有小疡，少有作痛。耳内蝉鸣。夜卧虚

空，睡不解乏。谷食略香，消化过慢。久坐久立腰腿尤觉疼痛，懒于步履，筋脉觉僵。小便频数，下部潮湿寒凉，牵引少腹作抽，昨夜滑精未见。今早大便一次见溏。总缘先天肾元不足，后天脾胃太弱，肝虚血少，水亏火旺，不受补剂，用药掣肘。今谨议用壮水制火、固肾养肝、扶脾健胃之剂缓为调理。

朱茯神二钱　焦枣仁三钱　远志一钱五分，肉　淮山药四钱，炒　金樱子三钱　金石斛三钱　炒扁豆三钱　杭白芍三钱，炒　冬桑叶三钱　干地黄三钱，砂仁拌　甘菊一钱五分　炙甘草八分

引用兔丝子三钱　建神曲二钱，炒

十月十八日

《申报》

医员回沪

青浦名医陈莲舫比部自八月下旬奉召入都，每日进内廷请脉开方，颇合上意，迩来圣躬日见康强，比部以太夫人年逾八旬，久违侍奉，爰特乞假省亲，奉旨允准。兹附招商局新济轮船南下，于昨日抵沪，小作勾留，即须锦旋珂里，从此庭关爱日，色笑亲承，而远近之抱恙求诊者，亦无不欣喜欲狂，冀得一试回春手段也。

《光绪帝被囚瀛台医案》

十月十八日，朱□、门定鳌、庄守和、范绍相请得皇上脉息左寸关浮弦，重按无力，右寸关弦细而数，左尺细软，右尺细弱。症见劳乏，逾时则心神迷惑，久坐久立腰腿酸疼，下部觉空，两肩酸坠，痛之较甚。目睛发延，红丝尚未退净，时或干涩，视物眯蒙。气滞不畅，呛咳无痰，牵引少腹作抽。口角小泡未消，唇干口渴，时作太息。右颧下颏起有小疡，少有作痛。耳鸣烘烘。夜卧不实，醒不解乏。谷食略香，消化不快，食后胸堵胀满胀闷。恶寒嗜卧，懒于步履，筋脉觉僵。小便频数，时或艰涩不利。今早大便一次条干。以上所见之症，皆由禀赋素弱，脾元久亏，肝肾不足，心虚血少，营卫不和使然，法宜以扶脾健胃、滋肾养肝之中仍寓清心节劳之剂调理。

朱茯神三钱　焦枣仁三钱　远志肉一钱五分　淮山药四钱，炒　金樱子三钱　芡实米三钱　金石斛三钱　干地黄三钱，砂仁拌　杭白芍三钱，炒　炒扁豆三钱　甘菊一钱五分　炙甘草八分

引用建神曲三钱，炒　霜桑叶二钱

十月十九日

《申报》

医员去沪

青浦名医陈莲舫比部，前因圣躬不豫，由本省督抚及盛杏荪京察先后奏保，入都请脉以来，已逾匝月，圣恙虽未报大安，幸已奏功过半。比部方拟从容报效，累接家书，悉其太夫人年迈，抱□□阁念□，不得已陈情乞归。皇上以调摄有效、正资倚畀，初未准行，嗣经□请再三，始邀俞允并赏赉有加。前日附招商局新济轮船南下，本馆已纪诸昨日报端。兹悉比部以急于省亲，昨晨即返珠溪珂里，如太夫人清恙渐瘳，尚当至苏垣一行，然后再来沪□也。

光绪二十五年（1899）

二月初一日

《申报》

恩赏医官

广州博闻报云，自去年十一月十五日起，每日由内务府大臣带同太医院杨际和、忠勋及医官朱焜、门定鳌等人进内请脉，圣躬较前康健。至晦日诸医请脉毕，钦奉懿旨带领朱、门两医官，至春藕斋跪看御笔书大虎字，随即各赏一帧。十二月初三日又进内请脉，在五间房用膳，赏济东胶枣、白云仙募各一匣。随由怀大臣带进春藕斋谢恩，适遇皇太后御书大寿字，又各赏一帧。初四至十八等日请脉如前。十九日，钦奉懿旨赏朱、门两医官红绢福字一帧，银四十两，袍褂一套，压岁钱一串，由世大臣带至慈驾前谢恩。奉慈训曰，尔等来医皇上甚好，须耐些性子，缓缓医治，皇

上之病乃先天不足，立谕议方实非容易，照嗣等现在之方论调理便是。此后仍连日进诊。二十六日请脉毕，正在御药房拟方，随由世大臣来传皇太后懿旨，特赐门定鳌湖蟒一袭，赏为八品监生，挂珠在内廷行走。门医官即诣慈驾前谢恩。

二月初八日

《申报》

龙体渐安

京师访事人珥笔恭纪云，皇上圣躬不豫，历经医官请脉调治，近日闻诸内廷执事人言及龙体已渐次安康，然每日仍有医员数人入内诊视，恭呈脉案，俾各署传观，大约暮春天气可占勿药有喜之爻矣。

三月十二日

《申报》

圣躬康健

天津国闻报馆得京友来信云，近日皇上之病渐次就痊，皇太后每日必同席用膳，调护圣躬无微不至，从此各西报飞短流长之说当可息矣。

五月二十二日

《申报》

惓念圣躬

天津国闻报云，上月十六日两江总督刘岘帅具折恭叩皇上起居，旋即钦奉朱笔批回。今录其奏折云：奏为谨陈下悃恭折仰祈圣鉴事，窃臣于光绪二十五年正月三十日及二月初一日奉到直隶督臣，咨正月初八日奉上谕，上年夏秋之交朕躬违和，至今尚未痊愈，著将太医院脉案五日一次，由军机处发裕禄阅看，并着裕禄随时转咨各省督抚一体阅看，钦此。并抄粘正月初七日及十二日两次脉案。恭阅之余，莫名冀念。钦惟我皇上敬天法祖，勤政爱民，惟日孜孜以求治臻上理，乃以时艰孔亟，疆场多虞，臣等无术修攘，以至上烦□虑，宵旰焦劳太过，□致圣躬违和。详审两次脉案，诚如太医院臣所言，必须静养调理。恭逢皇太后垂帘训政，宏济艰难，臣伏愿皇上稍释忧勤，珍卫眠食，以期勿药有喜。仰慰慈怀，率土臣民同深祷祝。所有微臣敬念下忱，理合恭折具陈，伏乞皇太后皇上圣鉴。谨奏。朱批：览奏具见悃忱，朕躬仍日进汤剂，总未大安，且身软气弱，有时眩晕，不耐久于坐立，每日召见臣工尚觉勉强，朕心亦不胜焦急，知卿企念，特谕及之，钦此。

五月三十日

《申报》

本馆接奉电音

昨日午刻，京师飞电传来上谕四道、朱笔一道、旨一道，敬谨译登。

五月二十七日奉上谕，总管内务府大臣奏，监生门定鳌禀请回旗，据情代奏一摺。门定鳌经前护理广州将军兴廉保荐来京，随同太医院请脉半年有余。现在朕躬尚待调理，该监生何得遽请回旗。所请著不准行。总管内务府大臣率行代奏，殊属冒昧，著传旨申饬。钦此。

六月二十六日

《申报》

光绪二十五年六月十六日京报全录

总管内务府谨奏为据情代奏事，据广州驻防正红旗汉军监生门定鳌呈称，定鳌于去年经护理广州将军兴存保荐来京，自九月二十三日到京起随同太医院恭请皇上脉息，屡荷天恩高厚，感激难名，惟冀皇上圣躬服药合宜，庶可稍伸犬马报效之忱。无如请脉以来，迄今半年有余，尚无少效，定鳌惭报殊深，自审才力不及，学有未逮，诚恐日久旷延，负恩綦重。恳请代奏恩准回旗等情，前来理合据情代奏，伏乞皇太后皇上圣鉴。谨奏。

七月初五日

《申报》

圣躬康健

天津采访人珥笔恭纪曰，迩来皇上龙体渐安，六月十九日饬传医员门定鳌、杨际和、姚宝生入内请脉。所开脉案大略谓三焦火盛，左眼内白珠有红丝，中气郁闷，脾弱肾虚，遗精，四肢无力，饮食减少，药方则为：

云茯苓三钱　焦枣仁二钱　干地黄三钱　甘菊花一钱五分　竹茹二钱　黄实①三钱　杭白芍二钱　淮山药三钱　霜桑叶二钱　朱麦冬三钱　金石斛三钱　炙甘草一钱

引用鲜荷叶一角　扁豆衣二钱

七月十三日

《申报》

望慰臣民

南洋新加坡叻报云，某日得京师西友手函，大略谓中国大皇帝自去年八月皇太后训政以来，圣躬得以安心调养，刻已日臻康健，一切政务靡不禀命深宫，尤能先意承志，古称大孝，何以加兹。用能上博皇太后欢心慈爱，逾恒调护维持，不遗余力。皇太后殷勤求治，每遇召对臣工及外省来京述职各员，必命皇上略询一二语，以觇其精神果否复旧。皇上必勉遵懿训，徐吐玉音，草莽微臣下风遽听，不禁再三雀跃，鼓舞欢欣。爰录报端，以慰中外臣民之望。

八月初二日

《申报》

本馆接奉电音

昨日午前，京师飞电传来上谕二道②，敬谨译登。

同日奉上谕，山西汾州府同知朱焜、广东驻防汉军监生门定鳌，前因通晓医学，保荐来京，随同太医院请脉。惟朕躬服药日久，未见大效，朱焜、门定鳌，均著饬回原省。钦此。

---

① 黄实：疑为"黄精"或"黄芪"。
② 当日第一道上谕与医案无关，略。

九月二十六日

《申报》

天医过沪

岭南门桂珊供奉，世业儒医卅余年，全活无算。去秋由当道保荐入京，召见请脉，天颜悦怿，中外腾欢。钦奉特旨供奉内廷，每日入觐，赏赉稠叠，一切饮馔服御，诏由内府供给，外复优给月俸，较李青莲之宠遇弥觉过之。今夏假许南旋，路出申江，拟为十日之游，同人勉留逾月。今寓泰安栈，惟延请者纷至沓来，应酬不暇。因予以限制，俾稍助旅费云。

凡例

一、晨早至午门诊一元；

一、午后延请笔金四元轿资一元；

一、早晚特请笔金十两轿资四元；

一、请入内室及上海城内或至四乡，笔金轿资加倍，逾夜以两日计，每日笔金五十两，轿资八元，主家供给概宜从丰；

一、外诊不带膏丹丸散，即必需用，单开自购；

一、救命乃阴骘事，故遇贫寒孤苦，志切拯援，即赠医赠药，义所弗辞。

日前在粤在京已屡为之，然沪上有力之家幸勿伪托。

鸳水葛慕川谨白

光绪二十六年 （1900）

二月十一日

《申报》

圣躬无恙

广州博闻报登日本来电云，驻京各国使臣于上月某日觐见中国皇上，仰见精神焕发，并无病容，然则外间所谓圣躬抱恙云云，殊属谣传不确也。

光绪二十八年（1902）

四月二十三日

《申报》

详述主教觐见两宫事

圣躬似颇安舒，毫无病态，双眸炯炯，瞻视非常，真英主也。

光绪三十二年（1906）

闰四月初三日

《清宫医案集成》①

闰四月初三日，臣陆润庠、力钧请得皇上脉象左三部均细，关部稍弦，右寸关沉而滑。病由里积外热，干呕头晕，不思饮食，得食即微觉胀满。舌干口渴，夜卧不安，腰酸腿软，精神疲倦。后天不足，脾不健运。谨拟和中消积祛热之法，尽心调理。

北沙参二钱　云茯苓三钱　瓜蒌皮三钱　橘络一钱　枳壳一钱五分　川贝母二钱　竹茹一钱五分　麦芽三钱　薏苡仁三钱

引用鲜荷叶一小片

《崇陵病案》（首图本）

闰四月初三日，陆润庠、力钧请得皇上脉象左三部均细，关部稍弦，右寸关沉而滑。病由里积外热，干呕头晕，不思饮食，得食即微觉胀满。舌干口渴，夜卧不安，腰酸腿软，精神疲倦。系肠胃不健。谨拟和中销积祛热之法，尽心调治。

---

① 《清宫医案集成》闰四月初三、初四日方案，原属"年份不详医案"，经对照确定属于光绪三十二年医案。

北沙参二钱　云茯苓三钱　瓜蒌皮三钱　橘络一钱　枳壳一钱五分　川贝母二钱　竹茹一钱五分　麦芽三钱　薏仁米三钱

引用荷叶一小片，鲜

闰四月初四日

《崇陵病案》（首图本）

闰四月初四日陆润庠、力钧请得皇上脉象弦细略觉有力。里积渐消，外热渐解，惟头晕口渴、胸满诸症尚未全除，胃纳尚少。谨再拟平胃消积之法，以期向愈。

北沙参二钱　川贝母二钱　川厚朴七分　广陈皮八分　瓜蒌皮三钱　枳壳一钱　扁豆壳二钱　竹茹二钱

引用荷梗七寸

百沸水煎二沸服。

闰四月初五日

《崇陵病案》（首图本）

闰四月初五日陆润庠、力钧请得皇上脉象右部弦滑有力，左关弦微涩。头晕口渴轻减，大便通畅，里积外热均解。谨拟和胃平肝，再加饮食调养之法，自可复原。

云茯苓三钱　扁豆壳二钱　竹茹一钱　北沙参二钱　生麦芽二钱　薏仁米三钱

引用玫瑰花二朵

闰四月初八日①

《申报》

两宫圣躬现已康复（京师）

昨据内廷人云，日前皇太后稍受感冒，皇上亦得便血之症，故圣躬均小有不豫，散朝较早。传太医诊视，日内均已喜占勿药矣。（上）

---

① 闰四月初八日、十二日两条系光绪皇帝与慈禧太后二人医案，既辑录于光绪皇帝病案中，亦辑录于慈禧太后病案中。

闰四月十二日

《申报》

圣躬节劳，面谕晚朝暂停传见（北京）

两宫圣躬康复已志前报。昨据内廷人云，日前迭传太医请脉，已渐痊可，惟奏称尚须节劳静养，方能奏效。因之两宫面谕军机大臣，近日只见早起，即行退朝，所有晚起一概不必传见云。（下）

闰四月十六日

《申报》

西报纪圣躬康复

十四日北京电云，皇上圣躬康复如初，已在颐和园召见军机大臣，垂询南昌教案、税务新政、中俄议约各大事，历两句钟之久。闻庆王曾将中俄议约情形一一奏陈，谓中俄两国倘皆不稍退让，则此约不易议结。译字林报

闰四月二十二日

《申报》

圣躬康复述闻（京师）

闻内廷人传述，皇上圣体日强一日，早晚膳添用参粥一碗，仍复照常办事。皇太后以皇上圣体初愈，不令过劳。每日上书房讲求时务及看书功课均著暂行停止。（盈）

六月十九日①

《申报》

圣体告痊（北京）

日前两宫圣体偶尔违和，召陆尚书等请脉，现已告痊，特颁赏总办官医局大臣陆尚书润庠袍料绸缎，赏太医院医官张仲元、姚宝生食四品俸。闻陆尚书于初九日谢恩，张、姚二君于初十日谢恩。（闰）

---

① 此条系光绪皇帝与慈禧太后二人医案，既辑录于光绪皇帝病案中，亦辑录于慈禧太后病案中。

光绪三十三年（1907）

六月初九日

《申报》

日下近闻

各衙门引见人员暂由内阁验放，已见初三日明谕。顷据内廷消息，前因圣躬违和，服药较多，近日虽已痊愈，气力尚未复原。兼之痔疮复作，临朝未能久耐，故于每日召见大臣等事一律缩短时刻。呜呼！圣躬焦劳于上，诸臣嬉戏于下，君子是以知国事之不振也。

七月十九日

《崇陵病案》（首图本）①

七月十九日由奏事处发钞皇上病案：遗精之病，将二十年矣。前数年每月必发十数次，近数年每月不过二三次，且有不举、无梦即自遗泄之时，冬天较甚。近数年遗泄较少者，并非渐愈，乃系肾经亏损太甚，无力发泄之故。且前所遗者较稠，近则愈泄愈稀，下部久已虚冷痿弱。遗精之故，起初由于昼间一闻锣声即觉心动而自泄，夜间梦寐亦然。近来气体渐亏，昼间虽闻锣声亦不能动，夜间则时或仍犯此病。腿膝足踝，永远发凉。自去年来，甚觉恶风，稍感凉则必头疼体酸。夜间盖被须极严密，若微露肩臂即受风，次日便觉不爽，由于表虚、腠理不密、风寒易侵之故。耳鸣脑响，亦将近十年。前数年每月当有十数日见轻之时，近则每月不过三四日稍觉轻松。其耳鸣之声，如风雨金鼓杂沓之音，有觉远之时，有觉近之时，且近年来耳窍不灵，听话总不真切，盖亦由下元虚弱，以致虚热时常上溢也。腰腿、肩背酸沉，每日须令按捺。按捺之时稍觉舒畅，过一时仍复如旧，此病亦有十二三年矣。自去年服药以来，食物少而消化甚

① 《崇陵病案》（首图本）底稿经过删改，删改内容较多，本文统一按照删改后的内容整理。部分底稿内容尚可辨认，删改前的底稿与《清宫医案集成》或《皇上病案》多有相同之处。

慢，每日晚间卧时，腹中肠鸣数次，其食物方逐渐下行，且大便近来总觉结滞，不似前数年之通畅，小便遍数虽勤而不甚多，且便毕有余沥。语言稍多，辄觉气短。少腹及下部俱作抽搐，咳嗽亦然。夜间睡卧，常有气冲欲晕或遍身作抖，又有睡时不能闭口，醒后即觉口舌喉嗓干燥之时。近来眼皮时发青赤，白眼珠亦微有黄赤之色。天气稍寒，则四肢俱凉，两手尤甚，手指时作空胀。行路之时，步履欠实，若稍一旁视或手中持物，辄觉足下欹侧荡摇。

总论以上诸症，似非峻补不可。然禀赋本系上盛下虚，素有浮热。多服补剂，惟恐上焦虚火更盛，而下部之虚弱并不能愈。用药总宜于补益剂中稍佐以养阴泻火之品，俾虚热渐渐下引，兼实下焦，始为合宜。

七月十九日，臣力钧请得皇上脉息左郁右濡滑。病由运动少而消化缓。消化缓故行血不畅，行血不畅致气而亏，故头之右疼左晕，胸背串痛而咳嗽无痰即所致。谨拟和肝开胃之法调理。

川贝母三钱　天花粉二钱　生麦芽二钱　当归尾三钱

附：七月十九日草稿①

七月十九日，臣力钧请得皇上脉息左郁右濡滑。病由运动少而消化缓，消化缓故血虚，血虚则气脉阻滞，故头之右疼左晕，胸背串痛，咳嗽无痰亦因此所致。谨拟和肝开胃之法调理。

《皇上病案》②

七月十九日③由奏事处发钞皇上病案：遗精之病，将二十年矣。前数年每月必发十数次，近数年每月不过二三次，且有不举、无梦即自遗泄之时，冬天较甚。近数年遗泄较少者，并非渐愈，乃系肾经亏损太甚，无力发泄之故。且前所遗者较稠，近则愈泄愈稀，下部久已虚冷痿弱。遗精之故，起初由于昼间一闻锣声即觉心动而自泄，夜间梦寐亦然。近来气体渐

---

① 《崇陵病案》（首图本）中共有十日草稿，经对照发现，部分草稿与官方医药档案差异较大，草稿均不含药方。
② 《皇上病案》底稿经过删改，删改内容不多，本文统一按照删改后的内容整理。
③ 十九日，原为二十日，系笔误。——原整理者注。

亏，昼间虽闻锣声亦不能动，夜间则时或仍犯此病。腿膝足踝，永远发凉。自去年来，甚觉恶风，稍感凉气则头疼体酸。夜间盖被须极严密，若微露肩臂即受风，次日便觉不爽，由于表虚、腠理不密、风寒易侵之故。耳鸣脑响，亦将近十年。前数年每月当有十数日见轻之时，近则每月不过三四日稍觉轻松。其耳鸣之声，如风雨金鼓杂沓之音，有觉远之时，有觉近之时，且近年来耳窍不灵，听话总不真切，盖亦由下元虚弱，以致虚热时常上溢也。腰腿、肩背酸沉，每日须令人按捺。按捺之时稍觉舒畅，过一时仍复如旧，此病亦有十二三年矣。自去年服药以来，食物少而消化甚慢，必须每日晚间卧时，腹中肠鸣数次，其食物方逐渐下行，且大便近来总觉结滞，不似前数年之通畅，小便遍数虽勤而不甚多，且便毕有余沥。语言稍多，辄觉气短。少腹及下部俱作抽搐，咳嗽亦然。夜间睡卧，常有气冲欲晕或遍身作抖，又有睡时不能闭口，醒后即觉口舌喉嗓干燥之时。近来眼皮时发青赤，白眼珠亦微有黄赤之色。天气稍寒，则四肢俱凉，两手尤甚，手指时作空胀。行路之时，步履欠实，若稍一旁视或手中持物，辄觉足下敧侧荡摇。

总论以上诸症，似非峻补不可。然禀赋本系上盛下虚，素有浮热。多服补剂，惟恐上焦虚火更盛，而下部之虚弱并不能愈。用药总宜于补益剂中稍佐以养阴泻火之品，俾虚热渐渐下行，兼实下焦，始为合宜。

七月十九日，臣力钧请得皇上脉息左关弦郁，右关濡滑。肝虚胃弱，饮食消化之机缓。消化缓故血不足，血不足故胸背串痛而咳嗽无痰，即头之右疼左晕，亦血虚所致。谨拟和肝开胃之法调理。

川贝母三钱　天花粉二钱　生麦芽二钱　当归尾一钱　川芎五分　粉丹皮七分

引用沙参一钱

七月二十日

《清宫医案集成》①

光绪三十三年七月二十日，臣力钧请得皇上脉息左弦郁，右濡滑。病

---

① 光绪三十三年关于光绪皇帝的医案记录，《清宫医案集成》与《皇上病案》更为接近，有些日期的请脉记录完全相同。

在肝气不舒，胃气不健。谨按：周身血管由肝脉管出，汇总血管，出心右房，过肺入心左房。胃弱则肝虚，肝虚则血少，血少故心跳。且上身左右血管循左右胁而上，肩膊上血管虚，故肩胁牵掣作痛。而下身左右血管循左右少腹而下膝，下血管虚，故语言则少腹作抽，腿足酸软而懒于行动。疼在右边，晕在左边者，因心房之血右入左出，入时血行之力较旺，上激右脑筋，故右疼；出时血行之力渐减，不能上激脑筋，故左晕，此皆由于肝病而血不足之见症也。至大便干燥由胆汁少，有时糟粕不化，则大小肠吸核①功用不足。饮食消化迟缓则脾之运动不健，此胃受病之由。胃病则肝愈虚。至于脊背痛，身倦嗜卧，则脑虚所致。脑虚故督脉病，故梦遗自泄，耳鸣脑响诸症并见，甚至鼻涕亦激动脑部。总之，血虚气亦虚，药力但能行血益气，而补养仍藉饮食。谨拟行血益气之方，附以饮食补养之法，恭候圣裁。

当归三钱　杭芍一钱　川芎七分　人参七分　桂枝三分　附子三分

《崇陵病案》（首图本）

七月二十日由奏事处发钞皇上病案：头晕，腿足酸软无力，两胁胸旁及胁间脊背肩项俱牵掣作痛，呼吸咽唾时尤甚。气虚力弱，时作梦遗、自泄。耳鸣脑响。大便干燥、结滞，有时糟粕不化。晚间更觉气弱腿软，食物消化迟慢。近来时作咳嗽，无痰。下部虚冷，每遇语言，辄觉小腹作抽。时常恶风，稍感寒凉则偏右头疼，遍身骨节酸痛。若稍受热，则头晕觉重，食物稍多亦然。其头晕系左边，头疼系右边。平常身倦嗜卧，懒于行动，不耐劳累。若行动稍多，则头晕亦重，每遇鼻涕时亦然。又时常心间作跳。夜间眠睡前半夜稍可，后半夜不能安睡。

七月二十日，臣力钧请得皇上脉息左郁右濡。病在肝胃弱。谨按：滋补周身之液全藉胃肠，盖气弱则消化难，不能提滋补之液以供血，此一切衰弱之大原因也。又胃弱则肝郁，肝郁则气亏，故心跳，脊背痛，肩胁牵掣作痛，腹作抽，腿足酸软而懒行动，此皆肝郁而气亏之见症也。大便干燥由胆汁少，有时糟粕不化，则大小肠吸收功用不足。饮食消化迟缓则胃

---

①　核：疑为"收"。本日《清宫医案集成》《皇上病案》均作"吸核"，修改后作"吸收"。

之运动不健，此胃受病之由。胃病则肝愈郁，以致头疼晕，语言少，身倦嗜卧，梦遗自泄，耳鸣脑响，诸症并见，甚至鼻涕激动脑部。总之，肝郁而气亏，气亏而血亦滞，药力但能协助行血益气，而补养仍藉饮食。谨拟行血益气之方，附以饮食补养之法。恭候圣裁。

当归三钱　川芎一钱　杭芍二钱　人参一钱　桂枝一钱　附子一钱

附：七月二十日草稿

七月二十日，臣力钧请得皇上脉息左郁右濡。病在肝郁胃弱。谨按：滋补周身之质全藉胃以收纳，胃弱则消化难，不能提滋补之液以供消耗，此一切衰弱之大原因也。且胃弱则肝虚，肝虚则血虚，血虚则气脉不调，故心跳，头痛语言而少腹作抻①。且上身血液周而上肩膊，行血阻滞故肩胁牵掣作痛，而下身血液而下膝下，行血阻滞故腿足酸软而懒行动。此皆肝病血虚，影响及头部，气脉阻滞之见症也。大便干燥由胆汁少，有时糟粕不化，则大小肠吸收功用不足，饮食消化迟缓，则胃之运动不健，此胃受病之由，疏肝则胃金。至于脑响耳鸣，鼻涕，身倦嗜卧，脊背痛，则气脉阻滞所致，梦遗自泄则下元虚冷所致。总之血虚则气脉不调，药力但能行血益气，而补养仍藉饮食。谨拟行血益气之方，附以饮食补养之法，恭候圣裁。

《皇上病案》

七月二十日由奏事处发钞皇上病案：头晕，腿足酸软无力，两胁胸旁及胁间脊背肩项俱牵掣作痛，呼吸咽唾时尤甚。气虚力弱，时作梦遗、自泄。耳鸣脑响。大便干燥、结滞，又有时糟粕不化。晚间更觉气弱腿软，食物消化迟慢。近来时作咳嗽，无痰。下部虚冷，每遇语言，辄觉小腹作抽。时常恶风，稍感寒凉则偏右头疼，遍身骨节酸痛。若稍受热，则头晕觉重，食物稍多亦然。其头晕系左边，头疼系右边。平常身倦嗜卧，懒于行动，不耐劳累。若行动稍多，则头晕亦重，每遇鼻涕时亦然。又时常心间作跳。夜间眠睡前半夜稍可，后半夜不能安睡。

七月二十日，臣力钧请得皇上脉息左弦郁，右濡滑。病在肝气不舒，

---

① 抻：疑为"抽"。

胃气不健。谨按：周身血管由肝脉管汇总回血管，出心右房，过肺入心左房。胃弱则肝虚，肝虚则血少，血少故心跳。且上身左右血管循左右胁而上，肩膊上血管虚，故肩胁牵掣作痛。而下身左右血管循左右少腹而下膝，下血管虚，故语言则少腹作抽，腿足酸软而懒于行动。头疼在右边，晕在左边者，因心房之血右入左出，入时血行之力较旺，上激右脑筋，故右疼；出时血行之力渐减，不能上激左脑筋，故左晕，此皆肝病血不足之见症也。大便干燥由胆汁少，有时糟粕不化，则大小肠吸核功用不足。饮食消化迟缓则脾之运动不健，此胃受病之由。胃病则肝愈虚。至于脊背痛，身倦嗜卧，则脑虚所致。脑虚则督脉病，故梦遗自泄、耳鸣脑响，诸症并见，甚至鼻涕亦激动脑部。总之，血虚气亦虚，药力但能行血益气，而补养仍藉饮食。谨拟行血益气之方，附以饮食补养之法，恭候圣裁。

当归三钱　川芎七分　杭芍一钱　人参七分　桂枝三分　附子三分

七月二十一日

《清宫医案集成》

七月二十一日，臣力钧请得皇上脉息左弦郁，右濡滑。病在肝胃两经。时见心跳，因肝胃虚弱，不能生血所致。周身血管回血，由上房入，再落右下房出，过肺入左上房，再落左下房，由总血管散布周身。一出一入，心辄一跳，血足则不觉心跳也。生血全借饮食补养，昨已开单进呈。谨拟行血益气之品以佐之。

当归三钱　元参一钱　杭芍一钱　川芎七分　人参七分

引用附子三分

《崇陵病案》（首图本）

七月二十一日，臣力钧请得皇上脉息左郁右濡。病在肝胃两经，因肝胃虚弱，则气脉失调，气脉不调收纳滋养不足以养气，故觉心跳。行血全藉饮食补养，昨已开单进呈。谨拟行血益气之品以佐之。

当归三钱　元参一钱　杭芍一钱　川芎一钱　人参七分

引用附子三分

附：七月二十一日草稿

七月廿一日，臣力钧请得皇上脉息左郁右濡。病在肝胃两经，时见心跳，因肝胃虚弱，血运不畅所致。谨案周身血运由总血管散布周身，一出一入心辄一跳，血足则不觉心跳。生血全藉饮食补养，昨已开单进呈。谨拟行血益气之品以佐之。

《皇上病案》

七月二十一日，臣力钧请得皇上脉息左弦郁，右濡滑。病在肝胃两经。时见心跳，因肝胃虚弱，不能生血所致。谨按：周身血管回血，由右上房入，再落右下房出，过肺入左上房，再落左下房，由总血管散布周身。一出一入，心辄一跳，血足则不觉心跳。生血全藉饮食补养，昨已开单进呈。谨拟行血益气之品以佐之。

当归三钱　元参一钱　杭芍一钱　川芎七分　人参七分

引用附子三分

七月二十二日

《清宫医案集成》

七月二十二日，臣力钧请得皇上脉息左弦滑有神，右滑缓。此血管初畅之象。谨拟行血益气之法调理。

当归三钱　杭芍一钱　人参一钱　附子五分

《崇陵病案》（首图本）

七月二十二日，臣力钧请得皇上脉息左弦滑有神，右滑缓。此血行初畅之象。谨拟行血益气之法调理。

当归三钱　杭芍一钱　人参一钱　附子一钱

《皇上病案》

与本日《清宫医案集成》相同。

七月二十三日

《清宫医案集成》

七月二十三日，臣力钧请得皇上脉息左弦滑，右滑缓。心跳渐少，此系饮食补养之效。但血管初通，阳气未足，转觉虚热上浮。谨拟补中寓泻之法调理。

当归二钱　生地黄二钱　川芎七分　杭白芍一钱

引用锦文大黄一分

《崇陵病案》（首图本）

七月二十三日由奏事处发钞皇上病案：头晕仍系稍一劳动或行路稍多、食物稍多，即觉欲晕。每日晚间侧身向右卧时，亦觉气冲欲晕。至于头疼，则于感冒风凉时方作，平常则否。心跳昨日未作。口渴则天气愈凉愈渴，热则不渴。咳嗽昨日稍轻，但卧右时觉重。食物尚可而不多，总觉消化迟慢。昨夜眠睡，仍系前半夜安适，过子时后，不能安睡。遗精之病欲作未作，大便仍觉干滞不畅，小便平常，两点钟即出一次，颜色淡黄而不多。胸背串痛稍轻，肩项间仍觉酸疼。今早腰间又微作串痛，腿膝仍觉酸软少力，不能多步。行动稍多则头晕，足下无根。连日服补养之剂，似见功效，但恐复发，且平素气体虚不受补，连服热剂，口舌间似欲起泡。其药味尚宜斟酌，略加清凉之品，俾虚热不至上攻，方为妥善。再耳鸣脑响及下部虚冷痿弱、语言腹内作抽诸症，并未稍减。

臣力钧二十三日奉到奏事处发出单开皇上病案，遵即详细参考所开诸症，谨将受病之浅深、施治之先后、分别已效未效之故，缕析陈之。近日皇上心跳未作，因新血初生，行血舒畅所致。咳唾稍轻，由过肺血新生。至向右卧则咳唾觉重不舒，则因新血虽生，而右侧行血，肺受积血激动则咳唾，因咳唾激动脑部，则觉气冲头晕。惟心跳先见效，至胸背串痛见轻，而腰间又微作串痛，且腹内作抽未见减，则因新血未充。胸背属上部，任重力少，先见轻；而腰与腹内属下部，任重力多，故未见轻。至脑响头晕，下部虚冷萎弱，遗精自泄诸症，此皆心身过劳，而病非一日，徐俟养到血行全舒，气运益实，则自渐见效。向来气血病之症，均有相反关系，亦有愈而复发者，或缘食物之未得宜，或调摄之未周详。臣自宜小心斟酌，消息盈虚，不致偏胜。尤望皇上安心调摄。既觉食物消化迟慢，用膳之时择其质软而腴者、煮熟而嫩者，庶于卫生有益。举凡生冷油腻焦脆之品，一时暂且勿进。臣愚昧之见未必有当，谨举素所肄习者略陈一二，只候训示。

七月二十三日，臣力钧请得皇上脉息左弦滑，右滑缓。心跳渐少，此系饮食调养之效。但行血初通，阳气未足，转觉虚热上浮。谨拟补中寓泻之法调理。

当归二钱　生地黄二钱　川芎七分　杭白芍一钱　锦纹大黄五分

附：七月二十三日草稿

臣力钧二十三日奉到奏事处发出单开皇上病案，遵即详细参考所开诸症，谨将受病之浅深、施治之先后、分别已效未效之故，缕晰陈之。近日皇上心跳未作，则新血初生，而全身气脉和畅，故不觉心跳也。咳唾稍轻，由肺部行血舒畅，至向右卧则咳唾觉重，且觉气冲头晕，则因新血虽生而胸部行血尚不能流转自如，故咳嗽。全身气脉未调，故脑响头晕，腰间又微作串痛，腹内作抽未减，下部虚冷萎弱，遗精自泄，□下元虚冷未金所致。以上诸症均因血虚影响气脉之不和畅。□病已非一日，余①俟养血充足，气脉和畅，则自渐见效。向来血病之症亦有愈而复发者，或缘食物之未得宜，或新血不足以胜行血，因之停滞者。臣自宜小心斟酌，消息盈虚，不致偏胜，尤望皇上安心调摄。既觉食物消化迟慢，用膳之时择其质软而腴者，煮熟而嫩者，庶于卫生有益。举凡生冷油腻焦脆之品，一时暂且勿进。臣愚昧之见，未必有当，谨举素所肄习者略陈一二，只候训示。

《皇上病案》

七月二十三日由奏事处发钞皇上病案：头晕仍系稍一劳动或行路稍多、食物稍多，即欲作。每日晚间侧身向右卧时，亦频觉气冲欲晕。至于头疼，则于感冒风凉时方作，平常则否，心跳昨日未作。至于口渴则天气愈凉愈渴，热则反不觉渴。咳嗽昨日稍轻，但卧向右时觉重。食物尚可而不多，总觉消化迟慢。昨夜眠睡，仍系前半夜安适，过子时以后，不能安睡。遗精之病欲作未作，大便仍觉干滞不畅，小便平常，两点钟即出一次，颜色淡黄而不多。胸背串痛稍轻，肩项间仍觉酸疼。今早腰间又微作

---

① 此字左侧有破损。

串痛，腿膝仍觉酸软少力，不能多步。行动稍多则头晕，足下无根。连日服补养之剂，虽似暂见功效，总恐其复发，且平素气体虚不受补，连服热剂，口舌间似欲起泡。其药味尚宜斟酌，略加清凉之品，俾虚热不至上攻，方为妥善。再耳鸣脑响及下部虚冷萎弱、语言腹内作抽诸症，并未稍减。

臣力钧二十三日奉到奏事处发出单开皇上病案，遵即详细参考所开诸症，谨将受病之浅深、施治之先后、分别已效未效之故，缕析陈之。人身之血，由回血管经心右房出，而过肺脉管，吐炭气、吸养气，紫血变为赤血，复由肺运入心左房，出由总血脉管散布上下左右血管，而及周身。血行由右而左，故手足运动之力皆右强于左。卧亦向左为适。因顺血行之自然，而无所窒也。近日皇上心跳未作，则新血初生，左右心房出入气畅，故不觉心跳也。咳唾稍轻，由过肺血充而肺润。至向右卧则咳唾觉重，且觉气冲头晕，则因新血虽生，而未足以满回血管及血脉管，故向左顺行，血尚流转自如，诸症见轻；逆而向右，则血量不足，且势亦不顺，故肺虚则咳嗽，脑虚则头晕。惟心房较小，有一两五六钱之血，已足供其出入之用，所以心跳先见效。至胸背串痛见轻，而腰间又微作串痛，且腹内作抽未见减，则上部近心房，上部左右血管新血先到；下部左右血管新血未到，因去心房较远。故胸背属上部，先见轻；而腰与腹内属下部，未见轻。至脑响头晕，下部虚冷痿弱，遗精自泄诸症，此血不足以养脑，脑气筋受病已非一日，徐俟养到血足髓海充实，则自渐见效。向来血病之症，亦有愈而复发者，或缘食物之未得宜，或新血不足，瘀滞者未去。臣自宜小心斟酌，消息盈虚，不致偏胜。尤望皇上安心调摄。既觉食物消化迟慢，用膳之时择其质软而腴者、煮熟而嫩者，庶于卫生有益。举凡生冷油腻焦脆之品，一时暂且勿进。臣愚昧之见未必有当，谨举素所肄习者略陈一二，只候训示，不胜皇悚之至。

七月二十三日，臣力钧请得皇上脉息左弦滑，右滑缓。心跳渐少，此系饮食补养之效。但血管初通，阳气未足，转觉虚热上浮。谨拟补中寓泻之法调理。

当归二钱　生地黄二钱　川芎七分　杭白芍一钱　锦纹大黄五厘

七月二十四日

《清宫医案集成》

七月二十四日，臣力钧请得皇上脉息左弦右滑。血管初通，而微丝血管未通，故心跳未作，而身内作冷，肉皮发热。谨拟行血而兼和解之法调理。

当归二钱　杭芍一钱　柴胡五分　桂枝五分　甘草三分

引用生姜三分

《崇陵病案》（首图本）

七月二十四日由奏事处发钞皇上病案：昨日晚间似感风凉，通身发冷，肉皮发热，遍身酸麻，直至中夜方止。而肉皮仍觉发热，以致咳嗽觉重，夜间卧时尤甚。肩背、胸胁、腰间串痛亦觉稍重，口中觉渴。此身内作冷之症，近一月余常常如此。今早头内觉闷，其晕症如昨。心跳未作，食物仍觉消化迟慢。昨夜因有身冷之症，未能睡实，时睡时醒。夜间大便二次，微溏不甚畅，今早又出溏便一次。小便如昨。腿膝酸沉无力，懒于动转，其耳鸣脑响及虚弱诸症仍如旧。

七月二十四日，臣力钧请得皇上脉息左弦右滑。行血初通未周，而心跳未作，而身内觉冷，外皮发热。谨拟行血而兼和解之法调理。

当归三钱　杭芍一钱　柴胡一钱　桂枝一钱　甘草七分

引用生姜三分

《皇上病案》

本日奏事处发钞皇上病案与《崇陵病案》（首图本）相同。本日请脉记录与《清宫医案集成》相同。

七月二十五日

《清宫医案集成》

七月二十五日，臣力钧请得皇上脉息左弦滑右滑缓。咳嗽见轻，寒热亦解，心跳愈，食物香，夜寐尚可，此新血渐充，血管渐畅之象。昨日见似外感者，因微丝血管窒塞，故血脉总管与回血总管交通不利，所以身内作冷，而皮肤发热，一经和解汗出而诸症全愈，则微丝血管亦渐通也。谨拟行血益气之法调理。

当归二钱　川芎一钱　杭芍八分　桂枝四分　附子八分

《崇陵病案》（首图本）

七月二十五日由奏事处发钞皇上病案：昨日晚间卧时咳嗽见轻，外感渐解。睡时脊背出汗，夜寐尚可。丑正以后未睡，头晕如昨，偏右稍觉作疼，心跳未作。食物多而消化不快，大便未行，小便如常。胸胁、肩项、脊背腰膂间仍时作串痛，每遇侧身向左卧时，但一咽唾，则左胁及胸旁辄作隐痛，余症照旧。

七月二十五日，臣力钧请得皇上脉息左弦滑右滑缓。咳嗽见轻，寒热亦解，心跳愈，食物香，夜寐尚可，此新血渐充，行血渐畅之象。昨日见似外感者，因新染外邪而发热，一须和解汗出，邪气驱外，而诸症痊愈。谨拟行血益气之法调理。

当归二钱　川芎一钱　杭芍八分　桂枝四分　附子八分

《皇上病案》

七月二十五日由奏事处发钞皇上病案：昨日晚间卧时咳嗽见轻，外感渐解。睡时脊背出汗，夜寐尚可。丑正以后未睡，头晕如昨，偏右稍觉作疼，心跳未作。食物多而消化不快，大便未行，小便如旧。胸胁、肩项、脊背腰膂间仍时作串痛，每遇侧身向左卧时，但一咽唾，则左胁及胸旁辄作隐痛，余症如旧。

本日请脉记录与《清宫医案集成》相同。

七月二十六日

《清宫医案集成》

七月二十六日，臣力钧请得皇上脉息左弦滑，右滑缓。心跳愈，咳嗽少，食物香，夜寐安，大便润，遗精未作，小便如恒。此血管通畅，病机大愈之候。顷奉单开皇上连日服桂枝、附子等热剂，以致嗓间似起小泡，口唇亦觉起皮，显系药力过热。平素气体本上盛下虚，若多服补剂，徒助上热，于下元之虚弱毫无裨益。嗣后用①，总宜详细斟酌，勿使虚热上

① 此处疑脱"药"字。——原整理者注。

攻，仍须引火归元，俾下部渐暖，清气上升，滋养真阴等谕。臣自应钦遵旨意，斟酌立方，减去桂枝、附子，谨拟行血养阴之法调理。

当归三钱　川芎一钱　黄芪一钱　杭芍一钱　黄连二分

引用生姜三分

《崇陵病案》（首图本）

七月二十六日由奏事处发钞皇上病案：连日服桂枝、附子等热剂，嗓间似起小泡，口唇亦觉起皮发干。平素气体上盛下虚，若多服补剂，徒助上热，于下元之虚弱毫无裨益。嗣后用药，总宜详细斟酌，勿使虚热上攻，仍须引火归元，俾下部渐暖，清气上升，滋养真阴，方无流弊。头晕之症如旧，心跳未作，咳嗽渐少，口内稍渴。夜寐如昨，食物香而不甚多，小便如恒，肩项之筋酸疼觉重，其肋胁胸背串痛之病，腿足仍觉酸软无力，每日晚间愈甚。

七月二十六日，臣力钧请得皇上脉息左弦滑，右滑缓。心跳愈，咳嗽少，食物香，夜寐安，大便润，遗精未作，小便如恒。此行血通畅，病机向愈之候。谨拟行血和气之法调理。

当归三钱　川芎一钱　黄芪一钱　生姜一钱　黄连五分

《皇上病案》

七月二十六日由奏事处皇上病案：连日服桂枝、附子等剂，嗓间似起小泡，口唇亦觉起皮发干，是否药力过热。平素气体上盛下虚，若多服补剂，又恐徒助上热，于下元之虚弱毫无裨益。嗣后用药，仍宜详细斟酌，勿使虚热上攻，仍须引火归元，俾下部渐暖，清气上升，滋养真阴，方无流弊。头晕之症如旧，心跳未作，咳嗽渐少，口内稍渴。夜寐如昨，食物香而不甚多，小便如恒，肩项之筋酸疼觉重，其肋胁胸背串痛之病，腿足仍觉酸软无力，每日晚间愈甚。

七月二十六日，臣力钧请得皇上脉息左弦滑，右滑缓。心跳愈，咳嗽少，食物香，夜寐安，大便润，遗精未作，小便如恒。此血管通畅，病机向愈之候。顷由奏事处开发出皇上朱笔单开，连日服桂、附等剂，嗓间似起小泡，口唇亦觉起皮，是否药力过热。平素气体本上盛下虚，若多服补剂，又恐徒助上热，于下元之虚弱毫无裨益。嗣后用药，仍宜详细斟酌，勿使虚热上攻，仍须引火归元，俾下部渐暖，清气上升，滋养真阴等谕，钦此。臣自应钦遵旨意，斟酌立方，减去桂枝、附子，谨拟行血养阴之法调理。

当归三钱　川芎一钱　黄芪一钱　杭芍一钱　黄连二分

引用生姜三分

七月二十七日

《清宫医案集成》

七月二十七日，臣力钧请得皇上脉息左沉弦，右滑缓。血管虽通而血未充足，故心跳虽愈，咳嗽虽少，遗精虽未作，而头晕脑响、胸胁串痛、腿足酸软未愈，实系本原虚弱。徐俟血气调和，日渐强壮，自觉轻减。谨拟行血益气之剂调理。

当归三钱　川芎二钱　黄芪二钱　杭芍一钱　生姜一钱　甘草五分

《崇陵病案》（首图本）

七月二十七日由奏事处发钞皇上病案：昨据方内称"心跳愈，咳嗽少，食物香，夜寐安，大便润"。（下残）

《皇上病案》

七月二十七日由奏事处发钞皇上病案：昨据方内称"心跳愈，咳嗽少，食物香，夜寐安，大便润，遗精未作，小便如恒。此血管通畅，病机向愈之候"等语，兹特一一谕之：心跳虽愈而时或仍作。咳嗽少者，乃系近数日风寒初愈，故见稍轻，若再略感风凉，仍恐复作。食物虽香而不能多，且消化甚慢。夜寐虽安，亦不过每夜睡四五点钟，且时睡时醒，后半夜尤不能安眠。大便近二日虽尚滋润，而总觉不畅。遗精未作者，乃系天气尚暖，故不常泄，若天时寒冷，则频发此症。小便如恒者，乃系仍照前数日所泻之光景。总而言之，气体本虚，又不受补，故外感之症易治，内伤之病难治。自去年四月初所得之头晕、足软、消化慢、脊背痛等症，服药年余，并未有效，此次服药数剂遂能如此见功，朕意想所不到，但恐体虚，药力过而复发，不可不防也。今后立方，尤当专顾本原之病，详细推敲，务令身体渐渐强壮不致畏劳，而又不使虚热上浮，遍身和畅，能耐寒暑，是为至要。本日头内又觉略疼，心跳未作，咳嗽仍有时作，口内微渴，食物如昨。夜寐仍系前半夜安适，然亦时醒。大便丑正一次，干而少。小便如旧。肩项酸疼略轻，肋胁胸背串痛仍未见减，其余虚弱之病及耳鸣脑响等症如旧。

七月二十七日，臣力钧请得皇上脉息左沉弦，右滑缓。血管虽通而血未充足，故心跳虽愈，咳嗽虽少，遗精虽未作，而头晕脑响、胸胁串痛、腿足酸软未愈。实系本原虚弱，余俟血气调和，日渐强壮，自觉轻减。谨拟行血益气之剂调理。

当归三钱　川芎二钱　黄芪二钱　杭芍一钱　生姜一钱　甘草五分

七月二十八日

《清宫医案集成》

七月二十八日，臣力钧请得皇上脉息左弦滑，右滑缓，重按有神。日渐向愈。谨拟行血系①用泻心之法调理。

当归三钱　川芎二钱　杭芍二钱　生姜一钱　黄连三分

《皇上病案》

七月二十八日由奏事处发钞皇上病案：头晕仍系行路稍多或劳动稍久即欲发作，心跳未作，口渴稍好，胸胁、脊背、腰间等处仍觉发酸。食物香而不多，夜寐如昨，每夜睡醒后总不解乏。大便于丑初二刻、寅初各一次，润而不甚畅，小便照常，余症同前。近数日总觉上焦有热，其药味尚宜稍佐以清凉之品方为得宜。

七月二十八日，臣力钧请得皇上脉息左弦滑，右滑缓，重按有神。日渐向愈。谨拟行血参用泻心之法调理。

当归三钱　川芎二钱　杭芍二钱　生姜一钱　黄连三分

七月二十九日

《清宫医案集成》

七月二十九日，臣力钧请得皇上脉息左沉弦，右沉滑。口渴减，心跳

---

① 系：疑为"参"。

愈，肩项胸胁腰背各处串痛见轻，此上部血管渐通、气脉渐调、病机渐转之候。干嗽时作，食物香而不能多，大便溏而不甚畅，则肺与胃肠功用未健。消化缓故津液不充，至腿足仍觉少力，则下元虚冷所致。谨拟行血固本佐以运化之法调理。

　　当归三钱　　川芎二钱　　黄芪二钱　　生姜一钱　　牛膝一钱　　补骨脂一钱

　　引用川厚朴一钱，后入

《崇陵病案》（首图本）

（上残）其余各症如旧。

　　七月二十九日，臣力钧请得皇上脉息左沉弦，右沉滑。口渴减，心跳愈，肩项胸胁腰背各处串痛见轻，此行血渐通、气脉渐调、病机渐转之候。干嗽时作，食物香而不能多，大便溏而不甚畅，则肺与胃肠功用未健。至腿足仍觉少力，则下元虚冷所致。谨拟行血固本佐以运化之法调理。

　　当归三钱　　川芎二钱　　黄芪二钱　　生姜一钱　　牛膝一钱　　补骨脂一钱

《皇上病案》

　　七月二十九日由奏事处发钞皇上病案：近数日干嗽未作，食物虽香而不能多，若稍多则欲晕且消化仍慢，口渴觉轻。虽心跳未作，昨夜睡不甚实，每四刻内必醒一二次，大便于丑初一刻、寅初各一次，微溏，尚不甚畅，小便如旧。肩项胸胁腰背等处串痛略轻，仍觉发酸，今早腹内微作气串，稍有疼痛，腿足仍觉酸沉少力，其余各症如旧。

　　本日请脉记录与《清宫医案集成》相同。

七月三十日

《清宫医案集成》

　　七月三十日，臣力钧请得皇上脉息左弦滑，右滑缓。溯自进药以来，心跳愈矣，遗精尚未作。诸症虽有轻减，时而复发，即如胸胁腰背串痛一节，初时向右则见重者，由回血管在右，回血管虚故向右见重。现时向左则见重者，由血脉管在左，血脉管虚故向左见重。其忽重忽轻者，视新血之多少，新血多则血管实，实则气脉和畅，故不串痛。少则血管虚，虚则气脉阻滞，故串痛。然心跳不觉，则心房之血已满，因心房甚小，所需出入之血无多即见实。盖人身之血，由回血管入右心房，过肺，下左心房出，由血脉管散布上下左右血管。现心跳不作，则心房出入之血已足矣。初时串痛在右，近则串痛在左，是回血管稍实而血①管未实也。幸而食物虽不多而香，大便虽不畅而溏，肠胃未健而尚能运动自如。本日口渴咳嗽，则由天气新寒，阳气不足以御外寒所致。顷奉单开，圣躬欠安，病原则系脑气筋病与微丝血管病，当俟血足自可向愈。兹先开方进呈，余容按条详对，续呈御览。谨照昨开行血固本之法加减立方，伏候圣裁。

当归三钱　川芎一钱五分　黄芪二钱　生姜一钱　补骨脂一钱　杭芍一钱
引用黄连二分

《崇陵病案》（首图本）

七月三十日由奏事处发钞皇上病案：本日胸胁腹背等处较昨又略觉串痛，每侧身向左卧时，咽唾亦觉隐痛。此症时轻时重，总未大愈，头晕亦然。夜寐仍②睡时醒。于子正一刻、寅初一刻各大便一次，溏而不畅。小便如常，口内微渴，心跳未作，食物如昨，咳嗽仍未愈。

七月三十日，臣力钧请得皇上脉息左弦滑，右滑缓。溯自进药以来，心跳愈矣，遗精尚未作。诸症虽有轻减，时而复发者③，乃新血未充。新血充则行血舒畅，行血舒畅则气脉和畅，故不串痛。否则行血郁滞，则气脉阻滞，故串痛。然心跳不觉，则气脉渐调之征。初时串痛左右，近则串痛在左，是左之气脉尚未和畅也。幸而食物虽不多而香，大便虽不畅而溏，肠胃未健而尚能运动自如。本日口渴咳嗽，则天气新寒，体温不足以御气温所致。顷奉单开，圣躬欠安，病原则系气血之病，当俟血足自可向愈。兹先开方进呈，余容按条详对续呈。谨照昨开行血固本之法加减立方，伏候圣裁。

当归二钱　川芎一钱五分　黄芪二钱　生姜一钱　杭芍一钱　黄连二分

---

① 此处疑脱"脉"字。——原整理者注。
② 疑脱"时"字。
③ 者：疑为衍字。

《皇上病案》

七月三十日由奏事处发钞皇上病案：本日胸胁腹背等处串痛较昨又觉渐轻，每侧身向左卧时，咽唾觉有隐痛。夜寐仍时睡时醒。于子正一刻、寅初一刻各大便一次，溏而不畅。小便如常。病已多年，时轻时重，时愈时发。虽愈虑其复发，虽轻虑其复重。鉴此时事艰难，稍能勉强支持，何敢不振作精神，以慰海内臣民之望。自服药以来，觉所见效，心跳不作，遗精亦少，但口尚微渴，咳嗽时有年。

七月三十日，臣力钧请得皇上脉息左弦滑，右滑缓。溯自进药以来，心跳愈矣，遗精尚未作。诸症虽有轻减，时而复发，即如胸胁腰脊串痛一节，初时向右则见重者，由回血管在右，回血管虚故向右见重。现时向左则见重者，由血脉管在左，血脉管虚故向左见重。其忽重忽轻者，视新血之多少，新血多则血管实，实则气脉和畅，故不串痛。少则血管虚，虚则气脉阻滞，故串痛。然心跳不作，则心房之血已满，因心房甚小，所需出入之血无多而易实。盖人身之血，由回血管入右心房，过肺，下左心房出，由血脉管散布上下左右血管。现心跳愈则心房出入之血已足矣。初时串痛在右，近则串痛在左，是回血管稍实而血脉管未实也。幸而食物虽不多而香，大便虽不畅而溏，肠胃未健而尚能运动自如。本日口渴咳嗽，则天气新寒，阳气不足以御外寒所致。顷奉单开，圣躬欠安，病原则系脑气筋病与微丝血管病，当俟血足自可向愈。兹先开方进呈，余容按条详对续呈。谨照昨开行血固本之法加减立方，伏候圣裁。

当归二钱　川芎一钱五分　黄芪二钱　生姜一钱　杭芍一钱　黄连二分

八月初二日

《清宫医案集成》

八月初二日，臣力钧请得皇上脉息左浮弦，右浮濡。气血未充，肌腠虚，故外感易入。胸背串痛，身体酸倦，亦因本体素弱，偶受风邪，则经络俱室，所以汗出而诸症见轻。盖汗出则经络通也。现外感未解，谨拟和解肌表兼用通络之法调理。

橘络一钱　生姜络五分　生芪一钱五分　茅山术一钱　防风一钱

《崇陵病案》（首图本）

八月初二日由奏事处发钞皇上病案：前日昼间又似感受风凉，遍身发酸。晚间睡时心内觉冷，不能睡实。中夜发烧，丑刻身上微汗，方稍见愈。夜间胸背串痛觉甚，左右皆然，出汗后略轻。昨日头上偏右作疼，身体酸倦，懒于行动。夜间睡仍不实，时有汗出。昨日大便干而少，今早丑正三刻大便稍润，仍觉结滞。近二日每一低头，脊背上辄牵引作痛，比前数日觉重。口内微渴。前日咳嗽较重，出汗后略轻。心跳未作。食物仍不能多，消化尚慢。小便照旧。

八月初二日，臣力钧请得皇上脉息左浮弦，右浮濡。气血未充，肌腠虚，故外感易入。胸背串痛，身体酸倦，亦因本体素弱，偶受风邪，则经络俱窒，所以汗出而诸症见轻，盖汗出则风邪驱外也。现外感未解，谨拟和解肌表兼用通络之法调理。

橘络一钱　生姜络五分　生芪一钱五分　茅山术一钱　防风一钱

《皇上病案》

八月初二日由奏事处发钞皇上病案：前日昼间又似感受风凉，遍身发酸。因未服药，晚间睡时心内觉冷，不能睡实。中夜发烧，丑刻身上微汗，方稍见愈。夜间胸背串痛觉甚，左右皆然，出汗后略轻。昨日头上偏右作疼，身体酸倦，懒于行动。夜间睡仍不实，时有汗出。昨日大便干而少，今早丑正三刻大便稍润，仍觉结滞。近二日每一低头，脊背上辄牵引作痛，比前数日觉重。口内微渴。前日咳嗽较重，出汗后略轻。心跳未作。食物仍不能多，消化尚慢。小便照旧。其余虚弱诸症未减。

本日请脉记录与《清宫医案集成》相同。

八月初三日

《清宫医案集成》

八月初三日，臣力钧请得皇上脉息左弦滑，右滑濡。外感解，故咳嗽见轻，串痛略减。谨按，人身血脉管尽处即回血管起处，中隔微丝血管。盖微丝血管紧粘肌腠，故微丝血管血虚，往往遍身发抖。其有热气外侵，则皮肤发烧，所以夜间盖被须极严密，微露肩臂即能受风。举凡腠理不密，风寒易侵，皆微丝血管血虚之象。微丝血管之尤小者，上则脑，下则外肾，所以头晕及遗精诸症相因而起。至于手足四末，亦微丝血管之最小处，所以天气稍寒，四肢俱凉。特腿膝足踝则发凉，而手指作空胀者，因下体有衣服裹住，尚有热气自卫，而手指空无所护，血又不足以实之，徒有虚气旋转，故不免有空胀之象。总之，病原只在血虚。古方药物只取草木气味以为引经之用，故治外感甚验，而内伤或不必速效。病有虚实寒热之不同，实者、热者，一泻一清则可以全愈；若虚寒之体，必借饮食补养，以为生血之原。前拟牛羊蒸汁一方，原冀新血渐充，血管渐通，则诸病渐愈。如以牛羊蒸汁太浓，或代以鸡汁亦可。至饮食消化迟慢，此由胃弱，多饮蒸汁亦足以助消化。现外感初解，谨拟行血益气之法调理，而补养之法仍在饮食，盖血充则微丝血管实，通身气脉和畅，而脑气筋之病，如耳鸣、脑响、眼皮发青赤、肩背酸沉诸症，自可渐愈矣。

当归二钱　生芪一钱五分　杭芍一钱　生姜五分　川芎七分

《崇陵病案》（首图本）

八月初三日由奏事处发钞皇上病案：昨日外感已愈，咳嗽见轻，胸背串痛亦略减。惟晚间卧时，头内频作旋转欲晕之象，心中微觉摆布，身上仍有汗。夜间睡醒后，晕象方止，仍睡不甚实。大便于丑正三刻一次，干燥。小便如常。口内略渴，食物仍不多，多则恐晕，且消化迟滞。腿足仍觉少力，行路稍多，辄觉酸沉，头上便觉欲晕。其余诸症如旧。再据上月三十日方内称："奉到单开病原系脑气筋与血管病，当俟血充血足自可向愈。兹先开方进呈，余容按条详对，续行呈览"等语，何以未经呈上？应即逐条明晰具陈，仍将究应如何医治方能痊愈之法，妥速立方呈览。

八月初三日，臣力钧请得皇上脉息左弦滑，右滑濡。外感解，故咳嗽见轻，串痛略减。谨案：遍身发抖，其有热气外出，则皮肤血管弛张，所以夜间盖被须极严密，微露肩背即能受风。举凡腠理不密，风寒易侵，皆气血虚弱之象，所以头晕及遗精诸症相因而起。所以天气稍寒，四肢俱凉。特腿膝足踝则发凉，而手指作空胀者，因下体有衣服裹住，尚有热气自卫，而手指空无所护，血又不足以实之，徒有寒气旋转，故不免有空胀之象，总之，病原只在血虚气亏。古方药物只取草木气味以为引经之用，故治外感甚验，而内伤或不必速效。惟病有虚实寒热之不同，实者、热者，一泻一清即可以全愈；若虚亏之体，必藉饮食补养以为生血之原。前拟鸡露牛乳补养之法，原冀气血渐充，则诸病渐愈。至饮食消化迟缓，此由胃弱，多饮蒸汁亦足助消化。现外感初解，谨拟行血益气之法调理，而补养之法仍在饮食，盖血充则气脉和畅，脑部之病，如耳鸣、脑响、眼皮发青赤、肩背酸沉诸症，自可渐愈矣。

当归二钱　生芪一钱五分　杭芍一钱　生姜五分　川芎七分

《皇上病案》

八月初三日由奏事处发钞皇上病案：昨日服药后，外感已愈，咳嗽见轻，胸背串痛亦略减。惟晚间卧时，头内频作旋转欲晕之象，心中微觉摆布，身上仍有汗。夜间睡醒后，晕象方止，仍睡不甚实。大便于丑正三刻一次，干燥。小便如常。口内略渴，食物仍不能多，多则恐晕，且消化迟滞。腿足仍觉少力，行路稍多，辄觉酸沉，头上便觉欲晕，其余诸症仍旧。再据上月三十日方内称"奉到单开病原系脑气筋病与微丝血管病，当俟血足自可向愈。兹先开方进呈，余容按条详对，续行呈览"等语，何以未经呈上？应即逐条明晰，开单具陈，仍将究应如何医治方能痊愈之法，妥速立方呈览。

八月初三日，臣力钧请得皇上脉息左弦滑，右滑濡。外感解，故咳嗽见轻，串痛略减。谨案：人身血脉管尽处即回血管起处，中隔微丝血管。改微丝血管紧黏肌腠，故微丝血管血虚，遍身发抖。其有热气外出，则皮肤发烧，所以夜间盖被需极严密，微露肩背即能受风。举凡腠理不密，风寒易侵，皆微丝血管血虚之象。微丝血管尤小者，上则脑，下则外肾，所以头晕及遗精诸症相因而起。至于手足四末，亦微丝血管之最小处。所以天气稍寒，四肢俱凉。特腿膝足踝则发凉，而手指作空胀者，因下体有衣服裹住，尚有热气自卫，而手指空无所护，血又不足以实之，徒有虚气旋转，故不免有空胀之象。总之，病原只在血虚。古方药物只取草木气味以为引经之用，故治外感甚验，而内伤或不必速效。惟病有虚实寒热之不同，实者、热者，一泻一清即可以全愈；若虚寒之体，必藉饮食补养以为生血之原。前拟牛羊蒸汁一方，原冀心血渐充，血管渐通，则诸病渐愈。

如以牛羊蒸汁太浓，或代以鸡汁亦可。至饮食消化迟缓，此由胃弱，多饮蒸汁亦足助消化。现外感初解，谨拟行血益气之法调理，而补养之法仍在饮食，盖血充则微丝血管实，通身气脉和畅，而脑气筋之病，如耳鸣、脑响、眼皮发青赤、肩背酸沉诸症，自可渐愈矣。

当归二钱　生芪一钱五分　杭芍一钱　生姜五分　川芎七分

八月初四日

《清宫医案集成》

八月初四日，臣力钧请得皇上脉息左浮弦，右浮濡。体气本虚，稍感风寒觉有燥象。谨拟清燥解表之法调理。

竹茹二钱　川贝二钱　苦杏一钱五分　杭白菊七分　桑叶一钱　天花粉一钱

开水煎一沸。

《崇陵病案》（首图本）

八月初四日由奏事处发钞皇上病案：昨日晚间又稍感风凉，身上发酸。卧时脊背、胸腰间串痛觉重，左臂根及左胁间甚觉酸疼，向左卧时咽唾亦疼。咳嗽又觉重。夜间未能睡实，醒后遍身发板。丑正一刻见溏大便一次，小便如旧。今早头内发闷，皮肤觉热，腿愈酸沉，口中觉渴，外感似尚未解。食物不甚香。耳鸣近数日觉甚，余症同前。

本日请脉记录与《清宫医案集成》相同。

《皇上病案》

八月初四日由奏事处发钞皇上病案：昨日晚间又稍感风凉，身上发酸。卧时脊背、胸腰间串痛觉重，左臂根及左胁间甚觉酸疼，向左卧时咽唾亦疼。咳嗽又觉重。夜间未能睡实，醒后遍身发板。丑正一刻见溏大便一次，小便如旧。今早头内发闷，皮肤觉热，腿愈酸沉，口中觉渴，外感似尚未解。食物不甚香。余症同前。

本日请脉记录与《清宫医案集成》相同。

八月初五日

《皇上病案》

八月初五日皇上奉皇太后还海，是日奉旨停药。

八月初六日

《清宫医案集成》

八月初六日，臣力钧请得皇上脉息左浮弦，右浮滑。外感尚未全解。谨拟醒脾润肺兼解表之法调理。

　　竹茹二钱　　川贝一钱　　麦芽二钱　　花粉一钱　　连翘一钱　　蜜枇杷叶一钱

　　引用丝瓜络三寸

《崇陵病案》（首图本）

八月初六日由奏事处发钞皇上病案：昨日因乘轿劳顿，以致胸间酸疼，腹内亦微觉串痛。肩项、脊背、腰膂等处倍觉发酸，有时仍作干嗽。行路腿足无根，酸沉觉重。近数日喉间偏右有时咽唾发撑，总似上焦浮热不清之故。头晕之症如旧，心跳未作，口内觉渴，外感见解，小便如常。食物香而不甚多，消化仍缓。夜寐前半夜尚可，后半夜不能睡熟。于丑初一刻见大便一次，虽润而少，且不畅，其余诸症未减。

八月初六日，臣力钧请得皇上脉息左浮弦，右浮滑。外感尚未全解。谨拟醒脾润肺兼解表之法调理。

　　竹茹二钱　　川贝一钱　　麦芽二钱　　花粉一钱　　苦杏二钱　　蜜枇杷叶一钱

　　引用丝瓜络二寸

《皇上病案》

八月初六日由奏事处发钞皇上病案：昨日因还宫乘轿劳顿，以致胸间酸疼，腹内亦微觉串痛。肩项、脊背、腰膂等处倍觉发酸。有时仍作干嗽。行路腿足无根，酸沉觉重。近数日喉间偏右有时咽唾发撑，总似上焦浮热不清之故。头晕之症如旧，心跳未作，口内觉渴，外感见解。小便如常。食物香而不甚多，消化仍缓。夜寐前半夜尚可，后半夜不能睡熟。于丑初一刻见大便一次，虽润而少，且不畅，其余诸症未减。

八月初六日，臣力钧请得皇上脉息左浮弦，右浮滑。外感尚未全解。

谨拟醒脾润肺兼解表之法调理。

竹茹二钱　川贝一钱　麦芽二钱　花粉一钱　连翘一钱　蜜枇杷叶一钱
引用丝瓜络二寸

八月初七日

《清宫医案集成》

八月初七日，臣力钧请得皇上脉息左濡右缓。身冷两点钟之久，后即发烧，大似疟疾。实因血管甚虚，外感寒气，内热不足以御。初起先觉周身酸麻思卧，此即内热为外寒所胜。血管窒滞，脑筋之运动不灵，胸胁腰背血管虚，故串痛，肺血管虚，故咳嗽。至于头疼口渴，此由内热与外寒交战，寒解而热出之候。臣恭请圣脉半月有余，详考先后所见诸症，皆由血虚。现时外感初解，食物不香，口渴无味，谨拟和中益气之法调理。

结茯苓三钱　薏苡仁三钱，土炒　生谷芽二钱　桑寄生一钱　广橘络一钱
引用黄芪一钱

《崇陵病案》（首图本）

八月初七日由奏事处发钞皇上病案：昨日于申初一刻，忽觉周身酸麻思卧，乃甫就枕，片刻间身内发冷，胸胁、腰背串痛甚重，咳嗽亦重，身冷有两点钟之久，后即发烧。头疼、口渴亦有两点钟工夫，大似疟疾。近一月余常发此症，有轻有重，此次较重。夜间不能睡熟，频发汗，总算一夜睡熟只有两点钟。早今丑正一刻大便一次，干而少，小便频数。今早口中无味，仍觉干渴，食物不香。烧冷虽止，仍恐复发。究竟是否疟疾，用药时详细斟酌。

八月初七日，臣力钧请得皇上脉息左濡右缓。身冷有两点钟之久，后即发烧，大似疟疾。实因外感寒气激动内热，初起先觉周身酸麻思卧，此即内热为外寒所胜。气亏激动脑筋，故胸胁腰背串痛。肺部气脉阻滞，故咳嗽。至于头疼口渴，由内热与外寒交迫，俟内热清解，经络和畅，则外寒自解，头疼口渴自愈。臣恭请圣脉半月有余，详考先后所见诸症，皆由血虚气亏。现时外感初解，食物不香，口渴无味，谨拟和中益气之法调理。

结茯苓三钱　薏苡仁三钱，土炒　生谷芽二钱　桑寄生一钱　广橘络一钱
引用黄芪一钱

《皇上病案》

奏事处发钞皇上病案与本日《崇陵病案》（首图本）同。

八月初七日，臣力钧请得皇上脉息左濡右缓。身冷有两点钟之久，后即发烧，大似疟疾。实因血管甚虚，外感寒气，内热不足以御。初起先觉周身酸麻思卧，此即内热为外寒所胜。血管窒滞，脑筋之运动不灵，胸胁腰背血管虚，故串痛，肺血管虚，故咳嗽。至于头疼口渴，此由内热与外寒交战，寒解而热出之候。臣恭请圣脉半月有余，详考先后所见诸症，皆由血虚。现时外感初解，食物不香，口渴无味，谨拟和中益气之法调理。

结茯苓三钱　薏苡仁三钱，土炒　生谷芽二钱　桑寄生一钱　广橘络一钱
引用黄芪一钱

八月初八日

《申报》

江督苏抚①选举名医入京（南京）

皇上近日圣躬不豫，服药少效，由枢廷传电江苏督抚，慎选良医来京请诊。午帅、筱帅现已举定分部郎中曹元恒及陈莲舫二人会同前往，并派吴丞琪即日伴送进京云。（其）

《崇陵病案》（首图本）

八月初八日由奏事处发钞皇上病案：昨日烧冷未作，串痛咳嗽亦轻，惟仍觉恶风，头微觉闷，气弱身软，不能多步。食物无味，口内仍渴。心跳未作，夜寐前半夜尚可。于丑正见大便一次，尚润，仍不甚畅。小便复旧。

《皇上病案》

八月初八日由奏事处发钞皇上病案：昨日烧冷未作，串痛咳嗽亦轻，

_____

① 江督苏抚：江苏都督、苏州巡抚的简称。后同，不赘述。

惟仍觉恶风，头微觉闷，气弱身软，不能多步。上焦似有浮热，口内似欲起泡。食物无味，口内仍渴。心跳未作，夜寐前半夜尚可。于丑正见大便一次，尚润，仍不甚畅。小便复旧，其余诸症同前。

八月初九日

《清宫医案集成》

八月初九日，臣力钧请得皇上脉息左弦右濡。咳嗽、串痛见轻，烧冷未作，则前日之寒热，实因内热不足以御外寒，似疟非疟，为血虚之见症。顷奉单开，圣躬"上焦有浮热，口内似欲起泡，左腮颊内起有小泡，右鼻孔内亦微作疼"。臣谨案：上开各症，与前日烧冷之症当是一理。盖人身之强弱，验诸热力之盛衰，血不足不能生气，气不足不能行血。腮颊起泡，口内似欲作泡，鼻孔微疼，因热气在血管鼓动，故能起泡作疼，此病机向愈之象。惜在血管尚虚，气到而血未到。欲使热气之不浮，当以养血为要。药物只能助饮食消化，而补养专在饮食。伏望皇上饮食卫生随时珍重。前进补养之方，如或不甚适口，有应当增改之处，亦望训示，以便遵循。现表证初解，中气未充，谨拟固表和中之法调理。

党参一钱　当归一钱五分　黄芪一钱　杭芍七分　甘草五分
引用鸡内金二个

《崇陵病案》（首图本）

八月初九日由奏事处发钞皇上病案：昨日咳嗽、串痛俱见轻，亦未烧冷，惟上焦总有浮热。左腮颊内起有小泡，右鼻孔内亦微作疼。仍觉口渴，夜寐前半夜尚可，子正三刻以后未睡。于丑初一刻见大便一次，润而欠畅，小便照常。食物仍系口中无味。心跳未作。每遇动转，仍觉头晕。余症如旧。

八月初九日，臣力钧请得皇上脉息左弦右濡。咳嗽、串痛见轻，烧冷未作，则前日之热，实因内热不足以御外寒，似疟非疟，为气血虚亏之见症。顷奉单开，圣躬"上焦有浮热，口内似欲起泡，左腮颊内起有小泡，右鼻孔内亦微作疼"。臣谨案：上开各症，与前日烧冷之症当是一理。盖人身之健否，关于热之调和适宜与否为准。如热调和不均，则血分气分变化，乃影响消化，故腮颊内起泡，口内似欲作泡。又因热激动鼻孔之血液，血液被热激动而干燥，故鼻孔微疼，此病机发泄向愈之象。欲使热气之不浮，当以养血益气为要。药物只能助饮食消化，而补养专在饮食。伏望皇上饮食卫生随时珍重。前进补养之方，如或不甚适口，有应当增改之处，亦望训示，以便遵循。现表证初解，中气未充，谨拟固表和中之法调理。

党参一钱　当归一钱五分　黄芪一钱　杭芍七分　甘草五分
引用鸡内金二个，微炒

附：八月初九日草稿

八月初九日，臣力钧请得皇上脉息左弦右濡。咳嗽、串痛见轻，烧冷未作，则前日之寒热实因内热不足以御外寒，似疟非疟，为气血虚亏之见症。顷奉单开，圣躬"上焦有浮热，口内似欲起泡，左腮颊内起小泡，右鼻孔内亦微作疼"。臣谨案：上开各症与前日烧冷之症当是一理，盖人身之健否，关于热之调和适宜与否。如热调和不均，则气分血分变化，乃影响消化，故腮颊起泡，口内似欲作泡。又因热激动鼻孔之血液，血液被热激动而干燥，故鼻孔微痒。此病机发泄向愈之象。欲使热气之不浮者，以养血益气为要，药物只能助饮食消化，而补养专在饮食。伏望皇上饮食卫生随时珍重。前进补养之方，如或不甚适口，有应当增改之处，亦望训示，以便遵循。现表证初解，中气未充，谨拟固表和中之法调理。

《皇上病案》

八月初九日由奏事处发钞皇上病案：昨日咳嗽、串痛俱见轻，亦未发烧，惟上焦总有浮热。左腮颊内起有小泡，右鼻孔内亦微作疼。仍觉口渴，夜寐前半夜尚可，子正三刻以后未睡。于丑初一刻见大便一次，润而欠畅，小便照常。食物仍系口中无味。心跳未作。每遇动转，仍觉头晕。余症如旧。

八月初九日，臣力钧请得皇上脉息左弦右濡。咳嗽、串痛见轻，烧冷未作，则前日之寒热，实因内热不足以御外寒，似疟非疟，为血虚之见症。顷奉单开，圣躬"上焦有浮热，口内似欲起泡，左腮颊内起有小泡，右鼻孔内亦微作疼"。臣谨案：上开各症，与前日烧冷之症当是一理。盖人身之强弱，关诸热力之盛衰，血不足不能生气，气不足不能行血。腮颊起泡，口内似欲作泡，鼻孔微疼，因热气在血管鼓动，故能起泡作疼，此病机向愈之象。只因血管尚虚，气到而血未到。欲使热气之不浮，当以养血为要。药物只能助饮食消化，而补养专在饮食。伏望皇上饮食卫生随时珍重。前进补养之方，如或不甚适口，有应当增改之处，亦望训示，以便遵谕进呈。现表证初解，中气未充，谨拟固表和中之法调理。

党参一钱　当归一钱五分　黄芪一钱　杭芍七分　甘草五分

引用鸡内金二个，微炒

八月初十日

《清宫医案集成》

八月初十日，臣力钧请得皇上脉息左弦右滑。心跳愈，遗精愈。君火相火皆得其平，则根本可望其渐固矣。至于各症或作或辍，或轻或重，此由血之盈虚、消长无定，故所见之症亦无定。根本固则枝叶自渐茂盛，所以前后所呈脉案皆以养血为要务。谨照前方加减，以收固表和中之效。微臣之见是否有当，只候圣裁。

党参一钱　当归二钱　黄芪一钱五分　杭芍一钱　川芎一钱

《申报》

陈、曹二御医起程入都

江督苏抚因皇上圣躬不豫，保荐青浦陈莲舫、苏州曹沧洲入京请脉，昨由沪道将陈曹二君起程日期电告江督，已志本报。兹悉午帅特于前日委江苏候补道孙词臣观察到申，促令二君克日入都，故二君即偕孙观察于昨晚乘招商局江裕轮船，起椗赴汉乘车入京。（庄）

《崇陵病案》（首图本）

八月初十由奏事处发钞皇上病案：前所拟饮食补养之法，其牛乳每日于寅刻用膳前服，鸡露每日于酉刻服，每次均服中碗之多半碗鸡露。前数日方加葡萄酒一小杯，饮之不甚适口，后即渐次减去。近数日未加葡萄酒，只略加盐少许，方觉合式。用膳每次不过中碗之半碗或多半碗，但须蒸到极烂。所食菜蔬亦多清淡，并无肥腻之物，面食更不能多，如此尚觉消化迟慢，大便总欠通畅。必须斟酌妥法，令饮食能多进而消化不致迟缓，方为得宜。昨日腿足酸沉略重，头晕亦略增。串痛尚轻，咳嗽未愈，心跳未作，食物仍觉无味。大便于申初一刻见一次，略溏而颜色发白，似未尽化，小便照常。口内觉渴，因天气乍寒也。其腮颊内之泡及鼻孔作疼未愈，牵连目旁耳边之肤皮俱微作刺痛，此亦因天凉，外寒与内热相逼之故，每年秋冬间常常如此。夜寐尚可。于丑正见大便一次，润而欠畅。总之气体素虚，不受补剂。补恐徒助上热，清则又伤下元。其详细斟酌，务令下元实而上热退，方可向愈矣。

八月初十日，臣力钧请得皇上脉息左弦右滑。心跳愈，遗精愈。君火相火皆得其平，则根本可望其渐固矣。至于各症或作或辍，或轻或重，此由血之盈虚、消长无定，故所见之症亦无定。心君泰则百体从令，所以前后所呈脉案皆以养血益气为要务。谨照前方加减，以收固表和中之效。微臣之见是否有当，只候圣裁。

党参一钱　当归二钱　黄芪一钱五分　杭芍一钱　川芎一钱

《皇上病案》

八月初十由奏事处发钞皇上病案：前所拟饮食补养之法，其牛羊肉汁每日于寅刻用膳前服，其羊肚汁每日于酉刻服，每次均服中碗之多半碗牛羊肉汁，尚觉适口。至于羊肚汁，总嫌其有秽气，微有臭味，盖因不去黑皮之故。近二日未服羊肚汁。此二种蒸汁前数日均照方加葡萄酒一小杯，饮之不甚适口，后即渐次减去。近数日未加葡萄酒，只略加盐少许，方觉合宜。至于牛羊肉汁内加生姜，恐动胃热而出汗，前已撤去。至于用膳每次不过中碗之半碗或多半碗，并须煎之极熟。所食菜蔬亦多清淡，并无肥腻之物，面食更不能多，即此尚觉消化迟慢。大便总欠通畅。必须斟酌妥法，令饮食能多进而消化不致迟缓，方为得宜。昨日腿足酸沉略重，头晕亦略增。串痛尚轻，咳嗽未愈，心跳未作，食物仍觉无味。大便于申初一刻见一次，略溏而颜色发白，似未尽化，小便照常。口内觉渴，因天气乍寒也。其腮颊内之泡及鼻孔作疼未愈，牵连目旁耳边之肤皮俱微作刺痛，此亦因天凉，外寒与内热相逼之故，每年秋冬间常常如此。夜寐尚可。于丑正见大便一次，润而欠畅。总之气体素虚，补之徒助上热，清之又碍下元。其详细斟酌，务令下元实而上热退，方可向愈也。

本日请脉记录与《清宫医案集成》相同。

八月十一日

《清宫医案集成》

八月十一日，臣力钧请得皇上脉息左浮弦，右浮滑。外感秋燥。谨拟清燥醒脾之法调理。

鲜竹茹二钱　杭白菊十朵　桑叶一钱　云茯苓三钱　薏苡仁三钱　川贝母二钱　谷芽一钱

《崇陵病案》（首图本）

八月十一日由奏事处发钞皇上病案：每日所呈脉案，皆照方服食，从无间断及更改之时。惟口内、喉间、鼻孔内屡有起泡，或作疼发撑等恙。意十四五年前，亦因服热剂，彼时气血尚盛，以致面上、口舌、喉间，俱起火泡，牙亦作疼。以后只用清凉之剂，此症始愈。今气体不如前之壮盛，所以偶用一二次尚无大碍。若常用热剂，一味峻补，恐前所发之恙复见于今，尚宜斟酌立方。如生地、元参、麦冬、菊花、桑叶、竹茹等清凉养阴之品，每日稍佐二三味，以清浮热，似亦未为不可。再牛乳鸡露固有补养之功，似亦有发热之弊。即近日串痛见轻，心跳未作，乃其补养之功；至若起泡作疼等症，亦未尝非其热力所致。似须立一妥法，总勿使虚热上炎，始无他患。昨日仍时作咳嗽，串痛见轻，烧冷未发，头晕如旧，心跳未作。食物尚可，消化仍慢。起泡、作疼等症未愈。小便照常，口仍觉渴，亦不敢多饮茶水，多则恐其助湿。夜寐尚可，于亥刻梦遗一次。后又因盖被未严，醒后喉中发咸，身上觉冷，直至寅刻方愈。于丑正三刻见大便一次，虽尚润而总觉结滞、吃力。今早左臂根及左胁间又觉酸痛，亦因受寒之故。余症同前。

八月十一日，臣力钧请得皇上脉息左浮弦，右浮滑。外感秋燥。谨拟清燥醒脾之法调理。

鲜竹茹二钱　杭白菊十朵　桑叶一钱　薏仁米三钱　川贝母二钱　谷芽一钱

《皇上病案》

八月十一日由奏事处发钞皇上病案：每日所呈脉案，皆照方服食，从无间断及更改之时。惟总似太热，所以口内、喉间、鼻孔内屡有起泡，或作疼发撑等恙。意十四五年前，亦因服热剂，彼时气血尚盛，以致面上、口舌、喉间，俱起火泡，牙亦作疼。后即不敢复用温药，只用清凉之剂，此症始愈。现今气体不如前之壮盛，所以偶用一二次尚无大碍。若常用热剂，一味峻补，恐前所发之恙复见于今。尚宜斟酌立方，如生地、元参、麦冬、菊花、桑叶、竹茹等清凉养阴之品，每日稍佐二三味，以防浮热时常上溢，似亦未为不可。再牛羊肉汁固有补养之功，亦恐有发热之弊。即近日串痛见轻，心跳未作，乃其补养之功；至若起泡作疼等症，亦未尝非其热力所致。似须立一妥法，总勿使虚热上炎，始无他患。昨日仍时有咳嗽，串痛见轻，烧冷未发，头晕稍愈，心跳未作。食物尚可，消化仍慢。起泡、作疼等症未愈。小便照常，口仍觉渴，亦不敢多饮茶水，多则恐助湿。而作疼、头晕之症亦恐加重。夜寐尚可，于亥刻梦遗一次。后又因盖被未严，醒后喉中发咸，身上觉冷，直至寅刻方渐愈。于丑正三刻见大便一次，虽尚润而总觉结滞、吃力。今早左臂根及左胁间又觉酸痛，亦因受寒之故。余症同前。

八月十一日，臣力钧请得皇上脉息左浮弦，右浮滑。外感秋燥。谨拟清燥醒脾之法调理。

鲜竹茹二钱　杭白菊十朵　桑叶一钱　云茯苓三钱　薏仁米三钱　川贝母二钱　谷芽一钱

八月十二日

《清宫医案集成》

八月十二日，臣力钧请得皇上脉息左弦右缓。先冷后烧，此外寒与内热相拒，由微丝血管之血不足。头疼咳嗽，此由停饮在鬲①上，熏蒸胃弱可知。肩胁腰胸各处串痛，外寒未解，内热未达，故血管气脉阻窒。吐出

---

① 鬲：通"膈"。后同，不赘述。

涎沫，心仍糟杂，渴不思食，则停饮未净，清阳不能上升。谨拟化精①解表之法调理。

竹茹一钱　枳壳一钱　青皮七分　缩砂五分　柿蒂二个　丁香一个
引用生姜一小片

《崇陵病案》（首图本）

八月十二日由奏事处发钞皇上病案：昨日于午初一刻，身内作冷、酸麻，直至未初二刻方止。后即发烧，至申初二刻后始渐止。头痛咳嗽，肩胁腰胸各处串痛之症一时并集。口内黏渴，思饮，不思食物。腿足酸沉觉重，小便觉数。于烧冷时，时睡时醒，晚间仍头痛。夜寐不好，几分一醒。今早寅初大便一次，仍不畅。早间头痛作呕出涎沫。心仍糟杂，不思食，仍渴。

八月十二日，臣力钧请得皇上脉息左弦右缓。先冷后烧，此外寒与内热相拒，由外寒胜内热则冷，内热胜外寒则烧。头疼咳嗽，肩胁腰胸各处串痛，此内热未解。吐出涎沫，心仍嘈杂，渴不思食，此停饮未净。谨拟化积解热之法调理。

竹茹一钱　枳壳一钱　炊荷叶三钱　缩砂五分　柿蒂二分　丁香一分

附：八月十二日草稿

八月十二日，臣力钧请得皇上脉息左弦右缓。先冷后烧，此外寒与内热相拒，外寒胜内热则冷，内热胜外寒则烧。头痛咳嗽，肩胁腰胸各处串痛，此外寒未解，内热未达，故血管气脉阻窒。吐出涎沫，心仍糟杂，不思食，此停饮未净。谨拟化积解表之法调理。

《皇上病案》

奏事处发钞皇上病案与本日《崇陵病案》（首图本）同。

八月十二日，臣力钧请得皇上脉息左弦右缓。先冷后烧，此外寒与内热相拒，由微丝血管之血不足。头疼咳嗽，此由停饮在膈上，熏蒸胃弱可知。肩胁腰胸各处串痛，外寒未解，内热未达，故血管气脉阻窒。吐出涎

---

① 精：疑为"积"。

沫，心仍糟杂，渴不思食，则停饮未净，清阳不上升。谨拟化积解表之法调理。

竹茹一钱　枳壳一钱　青皮七分　缩砂五分　柿蒂二分　丁香一分

引用生姜一小片

八月十三日

《清宫医案集成》

八月十三日，臣力钧请得皇上脉息左滑右缓。头疼见减，咳嗽见轻，小便复常，烧冷未作，则外感已解也。口内仍渴，食物无味，是表症虽愈，而中气尚弱。谨拟和中通络之法调理。

杭芍二钱　云苓三钱　川芎一钱　生姜一钱　甘草五分

引用橘络一钱

《崇陵病案》（首图本）

八月十三日由奏事处发钞皇上病案：昨自呕后心中渐清。午后头疼见减，作嚏数次，惟口仍渴，食物无味。身肢软倦串痛、咳嗽见轻，仍觉头晕，小便复常。夜寐时睡时醒，烧冷未作。于丑初一刻见大便一次，少而不畅，总觉吃力。今早脊背偏右呼吸时微作疼痛，口内仍渴。其余诸症仍旧。

八月十三日，臣力钧请得皇上脉息左滑右缓。头疼见减，小便复常，烧冷未作，则外感已解也。口内仍渴，食物无味，是表症虽愈，而内热熏蒸，肠胃尚弱。谨拟和中之法调理。

杭芍二钱　茯苓三钱　川芎一钱　生姜一钱　甘草五分

引用橘络一钱

《皇上病案》

奏事处发抄皇上病案与本日《崇陵病案》（首图本）相同。

八月十三日，臣力钧请得皇上脉息左滑右缓。头疼见减，小便复常，烧冷未作，则外感已解也。口内仍渴，食物无味，是表症虽愈，而中气尚弱。谨拟和中之法调理。

杭芍二钱　茯苓三钱　川芎一钱　生姜一钱　甘草五分

引用橘络一钱

八月十四日

《清宫医案集成》

八月十四日，臣力钧请得皇上脉息左滑右弦。烧冷未作，食物尚可，串痛咳嗽亦轻，心跳未作，此外感初解血脉渐和之象。至向来心中懊恼，重即欲呕，此由胃火不足，食物消化迟滞，熏蒸化热。现时中气未充。谨拟和中通络兼清浮热之法。

云茯苓三钱　淮山药二钱　谷芽二钱，炒　薏苡仁三钱，土炒　炊荷叶三钱　橘络二钱

引用鸡内金一个

《崇陵病案》（首图本）

八月十四日由奏事处发钞皇上病案：昨日烧冷未作，食物尚可，串痛、咳嗽亦轻，心跳未作。惟动转总觉头晕，此症服药年余，究未大愈，时轻时重。轻时尚可支持，若稍重则便觉心中懊恼欲呕。如以为虚弱所致，何以重时即欲作呕？如以为湿热所致，何以节饮年余，并无大效？究竟应如何调治方可就痊，即当妥立一方备用。近数日，上焦似有风热，以致左鬓边皮肤时作刺痛，口内舌边亦有小泡未愈，右鼻孔内干痛。腿足酸软懒步，甚觉恶风，稍一见风便觉身内作麻。夜寐比近数日略好，惟于亥刻又梦遗一次。因日久未泄故，于初十日夜间泄后，至今夜又泄也。从前亦往如此，甚至有终夜泄二次之时，天寒时愈甚。大便于丑正三刻见一次，尚不甚干，总欠通畅。小便照常，口内仍渴。余症未减。

八月十四日，臣力钧请得皇上脉息左滑右缓。烧冷未作，食物尚可，串痛咳嗽亦轻，心跳未作，此外感初解血脉渐和之象。至向来心中懊恼，重即欲呕，此内热熏蒸、中气未充。谨拟和中通络兼清浮热之法。

云茯苓三钱　淮山二钱　谷芽二钱，炒　薏仁米三钱，土炒　炊荷叶三钱　橘络二钱

引用鸡内金一分

《皇上病案》

八月十四日由奏事处发钞皇上病案：昨日烧冷未作，食物尚可，串

痛、咳嗽亦轻，心跳未作。惟动转总觉头晕，此症服药年余，究未大愈，时轻时重。其轻之时尚可无碍，若稍重则便觉心中懊恼欲呕。如以为虚弱所致，则何以重时即欲作呕？如以为湿热所致，则又何以节饮年余，并无大效？究竟应如何调治方可就痊，即当妥立一方备用。近数日，上焦似有风热，以致左鬓边皮肤时作刺痛，口内舌边亦有小泡未愈，右鼻孔内干痛。腿足酸软懒步，甚觉恶风，稍一见风便觉身内作麻。夜寐比近数日略好，惟于亥刻又梦遗一次。因日久未泄故，于初十日夜间泄后，至今夜又泄也。从前亦往往如此，甚至有终夜泄二次之时，天寒时愈甚。大便于丑正三刻见一次，尚不甚干，总欠通畅。小便照常，口内仍渴。余症未减。

八月十四日，臣力钧请得皇上脉息左滑右缓。烧冷未作，食物尚可，串痛咳嗽亦轻，心跳未作，此外感初解血脉渐和之象。至向来心中懊恼，重即欲呕，此由胃火不足，食物消化迟滞，熏蒸化热。现时中气未充，谨拟和中通络兼清浮热之法。

云茯苓三钱　怀山二钱　谷芽二钱，炒　薏仁米三钱，土炒　炊荷叶三钱
橘络二钱

引用鸡内金一分

八月十六日

《清宫医案集成》

八月十六日，臣力钧请得皇上脉息左弦右滑。酸麻欲呕，此由膈上有停积，故不思食。寒热往来，原为疟疾现象，但疟疾有定期，或一日一发，或二日一发，或三日一发。其因皆由内热与外寒相拒，或瘴气由口鼻入，或饮食停积不化，一起便有欲呕之象。若外感寒气仅在肌腠，血管之热足，得汗便解，血管之热不足，则寒气深入，故先时发战，直至内热能出以御外寒，而寒始解。此症比疟疾更重，盖疟疾尚是外因，可用表破，内伤之体只宜和解。血气稍调，即须补固。此次心烦欲呕，则有停积可知。现时寒热初罢，谨拟和解消导之法调理。

柴胡三分　桂枝二分　杭芍一钱　枳壳一钱　生姜三分　粉草五分

引用砂仁五分，研后入

《崇陵病案》（首图本）

八月十六日由奏事处发钞皇上病案：十四日晚间临睡时串痛略重，身内微作酸麻。至中夜即遍身作冷，数刻后即发烧，其咳嗽串痛等症亦复加重。十五日寅刻后发烧略轻，仍酸麻，腿足肩背俱酸沉。不思食仍思饮，且频觉心烦欲①。此症自六月至今，频频发作。屡问是否疟疾，总以非疟对。若真疟疾，又当现何病象？应即明白具陈。酸麻欲呕之症，直至午刻后始渐愈，食物后半天尚可。小便频数，大便近二日虽溏而仍不畅。心跳亦有时作，然作时即咳嗽，比前心跳之症似乎不同。脊背胁胸等处咽唾时仍串痛，夜寐尚好。丑正见大便一次，少而尚润。近来耳鸣脑响有时觉甚。余症同前。

八月十六日，臣力钧请得皇上脉息左弦右滑。酸麻，心烦欲呕，此由鬲上有停积之故。寒热往来，有似疟疾现象，但疟疾有定期，或一日一发，或二日一发，或三日一发。其因皆由于外感。至于往来之寒热，乃中气虚亏，因之内热熏蒸，又热不足以御外寒，故先时发战，直至内热能御外寒，而寒始解，则觉热。此症比疟疾更重。盖疟疾尚是外因，可由表解，内虚之体只宜和解。血气稍调，即须补固。现时寒热初罢，谨拟和解消导之法调理。

柴胡三分　桂枝二分　杭芍一钱　枳壳一钱　生姜三分　粉草五分

附：八月十六日草稿

八月十六日，臣力钧请得皇上脉息左弦右滑。酸麻，心烦欲呕，此由鬲上有停积之故。寒热往来有似疟疾现象，但疟有定期，或一日一发，或二日一发，或三日一发，其因皆由于疟疾病原所在。至于往来之寒热，乃在中气虚亏，□风剧寒，因之为感外寒，蒸蒸其热不足以御外寒，故发时发战，直至内热能御外寒，而寒始解，则觉热矣。此症比疟疾更重。盖疟疾尚是外因而解，内虚之体只宜和解，俟血气和畅，即须补固。现在寒热初罢，谨拟和解消导之法调理。

---

① 此处疑脱"呕"字，本日《皇上病案》奏事处发钞皇上病案同，不赘述。

《皇上病案》

八月十六日由奏事处发钞皇上病案：十四日晚间临睡时串痛略重，身内微作酸麻。至中夜即遍身作冷，数刻后即发烧。其咳嗽串痛等症亦复加重。十五日寅刻后发烧略轻，仍酸麻。腿足肩臂俱酸沉。不思食仍思饮，且频觉心烦欲。此症自六月至今，频频发作。屡问是否疟疾，总以非疟对。若真疟疾，又当现何病象？应即明白具陈。酸麻欲呕之症，直至午刻后始渐愈，食物后半天尚可。小便频数，大便近二日虽溏而仍不畅。心跳亦有时作，然作时即咳嗽，比前心跳之症似乎不同。脊背胁胸等处咽唾时仍串痛。夜寐尚好。丑正见大便一次，少而尚润。近来耳鸣脑响有时觉甚。余症同前。

八月十六日，臣力钧请得皇上脉息左弦右滑。酸麻欲呕，此由鬲上有停积，故不思食。寒热往来，原为疟疾现象，但疟疾有定期，或一日一发，或二日一发，或三日一发。其因皆由内热与外寒相拒，或瘴气由口鼻入，或饮食停积不化，一起便有欲呕之象。若外感寒气仅在肌腠，血管之热足，则得汗解，血管之热不足，则寒气深入，故先时发战，直至内热能出以御外寒，而寒始解。此症比疟疾更重，盖疟疾尚是外因，可用表破，内伤之体只宜和解。血气稍调，即须补固。此次心烦欲呕，则有停积可知。现时寒热初罢。谨拟和解消导之法调理。

柴胡三分　桂枝二分　杭芍一钱　枳壳一钱　生姜三分　粉草五分

引用砂仁五分，研后入

八月十八日

《申报》①

脉案

请得皇上脉左细弦带数，右濡细无力。属阴分有亏，亏则生热，热则食气，气分遂弱。所以营卫不和，营争为寒，卫争为热，微寒微热，由此而来。心肾交差，有时遗泄，有时少寐，病情纷至沓来。扰于肺则咳嗽口干，及于肝则头眩耳鸣，因之机关少利，筋骨酸疼，更衣润燥不定，未能

---

① 此为八月十八日脉案，原刊于八月二十九日《申报》。脉案为陈秉钧所开。

得畅。惟不受补，为从中挟湿停饮，用药之义偏温纳则碍阴，偏滋腻则滞气。谨拟摄上下、和表里，藉以标本兼顾。

药方

米炒北沙参二钱　霍石斛三钱　白芍钱五　茯神三钱　沙蒺藜一钱　法半夏钱五　怀山药二钱　莲须一钱　土炒归身五钱　炒杜仲三钱　白蒺藜三钱橘白一钱

引用红枣三枚

八月十九日

《崇陵病案》（首图本）

八月十九日由奏事处发钞皇上病案：十六夜间又微作烧冷，片刻即止。十七日晚间咳嗽稍重，似觉伤风，频流鼻涕，昨日稍好。近数日食物尚可，消化仍慢。心跳亦未作，口仍作渴，小便如常。大便干润不定，总觉迟滞。胁脊背仍觉串痛，卧时咽唾亦然。夜寐不甚实，时睡时醒。近来甚觉恶风，稍见风即觉不爽。又上焦有风热，以致项间偏右微痛，鼻孔内干疼未愈。腿足酸软。饮水虽不甚多，而鬲间似有停饮，一起一卧，腹内汨汨作响。今夜睡仍不实，醒后肉皮发烧，心内微作冷，左胁及脊背偏左串痛略甚，余症仍旧。

八月二十一日

《崇陵病案》（首图本）

八月二十一日由奏事处发钞皇上病案：溯自去年四月间，初得头晕之症，系服清热祛痰化饮之药，如菊花、桑叶、茅术、半夏、天麻等，总不甚效。以致四月杪①大发晕症，目眩、作呕、出汗。嗣服猪苓、泽泻、大黄、元明粉等药，虽暂见微效，而又因克伐攻泻过甚，伤耗精液，所以消化迟慢、大便结滞、胸胁脊背酸痛、恶风、咳嗽、寒热往来等症，相继而起。其中亦曾服乳香、没药、秦艽、僵蚕、木香、香附等疏通经络、调气散滞等剂，亦复无效。以至于今，头晕之症，总未大愈，时轻时重。前日

———————————————

① 杪：指年月或四季的末尾。

方内称"阴分有亏，亏则生热，温纳则碍阴，滋腻则滞气"等语，所言甚是，所立之方亦甚稳妥，惟半夏、天麻二味不宜用。因去年四月间屡服此药，非但无效，而且转重也。特谕知之。

昨日仍时作咳嗽，食物尚可，消化仍慢，串痛略轻，动转步履仍觉欲晕，寒热未作，口仍作渴，心跳未作，腿足酸软，不能多步。小便如常，大便于午正见一次，干而少。夜寐前半夜尚可，因盖被未严，致醒后左臂发凉，左臂根及胁间、脊背偏左，俱牵掣酸痛。于丑正见大便仍干。余症如前。

八月二十一日，臣力钧请得皇上脉息左微弦，右滑，重按数象。有血虚则气亏，气亏故生热。咳嗽时作，由肺部行血阻滞。大便结燥二次，不能通畅，由大小肠停积。头晕由气脉不足以养脑。谨拟行血益气和表里之法调理。

归身二钱　杭白芍一钱五分　杜仲一钱五分　茯苓三钱　橘络一钱　桑寄生一钱五分

引用鸡内金二个，炒

八月二十二日

《清宫医案集成》

八月二十二日，臣力钧请得皇上脉息左软右弦。血管虚，内热不足以御外寒，故觉遍身拘紧。肢体酸软，胸胁脊背串痛。谨拟行血益气之法调理。

当归二钱　生芪一钱　杭芍一钱　生姜络三分

《申报》

圣躬康复纪闻（北京）

据内廷消息，皇上前以忧虑国事，兼之筹划新政，宵旰勤劳以致触动旧疾，较前更重。虽经屡次医药，总未告痊，近因张相国、袁尚书匡辅，一切逐日详陈利弊，颇有可听，圣怀稍宽，病势已经渐减。日来饮食亦已略增，想不日即可喜占勿药矣。又闻某近侍言皇上实有腹心之疾，非但表面感受风寒，故太医院所投各药未能急切奏效，然近日渐已康复矣。（武）

《崇陵病案》(首图本)

八月二十二日由奏事处发钞皇上病案：昨日天气乍凉，觉遍身拘紧，肢体酸软，胸胁脊背仍作串痛。口内愈渴，寒热未作，头晕如旧，食物尚可。小便照常。大便仍觉结滞，每欲卧时，即似欲下，及一起身，气即提上，不能畅解。夜寐尚可，惟醒后胁胸脊背等处串痛比昨加重，呼吸唾咽时亦觉疼痛。此症时轻时重，迄未大愈。每遇药方轻少之时，其串痛亦觉减轻，屡试不爽。即如近一月来，服力钧之药，其方皆系五六味，服之串痛甚见轻减。近二日方剂稍重，此症亦复加增，盖因服药日久，脏腑不能胜药力也。嗣后立方，宜详细斟酌，总须少而专，始无流弊。大便于丑正一刻见一次，虽尚润而总觉吃力。咳嗽亦略增，余症同前。

八月二十二日，臣力钧请得皇上脉息左软右弦。血虚气亏，抵制力不足，故气脉阻滞，遍身觉拘紧。肢体酸软，胸胁脊背串痛。谨拟行血益气之法调理。

当归二钱　生芪一钱　杭芍一钱　生姜络三分

八月二十三日

《清宫医案集成》

八月二十三日，臣力钧请得皇上脉息左弦右滑，重按稍软。寒热未作，心跳未作，食物尚好，大便尚润，夜寐尚好，则归芪行血、益气之剂，诚为对症之药。但身上微麻，手指发凉，时觉恶寒，以及酸痛咳嗽等症，则皆血虚寒盛之象。谨拟行血益气，稍加辛温之品调理。

当归一钱　黄芪一钱　杭芍一钱　生姜三分

《崇陵病案》(首图本)

八月二十三日由奏事处发钞皇上病案：昨日寒热未作，食物尚好，惟总觉恶寒。晚间身上微麻，手指发凉。咳嗽未愈，串痛仍旧。午后大便欲行未行，小便如常。夜寐尚好，醒后胸旁胁间脊背酸痛仍重，咽唾时亦痛。大便于丑正二刻见一次，尚润。心跳未作，口仍觉渴。余症如旧。

八月二十三日，臣力钧请得皇上脉息左弦右滑，重按稍软。寒热未作，心跳未作，食物尚好，大便尚润，夜寐尚好，则归芪行血、益气之剂，诚为对症之药。但身上微麻，手指发凉，时觉恶寒，以及酸痛咳嗽等症，则皆血虚之象。谨拟行血益气，稍加辛温之品调理。

　　当归一钱　黄芪一钱　杭芍一钱　生姜三分

八月二十四日

《清宫医案集成》

　　八月二十四日，臣力钧请得皇上脉息沉濡而细。身麻手凉腹疼，穿三件棉衣不觉暖，发冷而不热，此皆血虚寒胜之症。心烦欲呕，因停积鬲上，滞而不化故。溏泻二次而觉畅，所以下多糟粕。咳嗽由肺虚，耳鸣由脑虚，串痛由血管虚，头闷口渴由阳虚不能上升。但停积初下，中气未复，谨拟和中化积之法调理。

　　吴茱萸三分　生姜络三分，水洗　茯苓二钱　半夏曲一钱，炒　生杭芍八分
　　引用焦麦芽一钱五分

《崇陵病案》（首图本）

　　八月二十四日由奏事处发钞皇上病案：昨日于午刻微觉腹疼，心烦，稍欲作呕，大便欲行未行。至未初三刻，见大便一次，溏而色白，兼有糟粕，便后心中觉畅。未正三刻又见一次，稀泄仍兼糟粕。寒热未作，惟每至晚间，身上总觉发麻、畏寒、手凉。近数日，早间穿三件棉衣，犹不觉暖。胸背串痛未减。食物尚好，消化仍慢，心跳未作，仍时作干嗽。晚间临睡时，身内麻冷，寒战，从戌初至亥正二刻始止，后未作烧。咳嗽、串痛较重，左胁尤甚。夜不成寐，屡发微汗，小便频数。此次作冷较重而并未发烧，不知何故。今早头微觉闷，口渴略甚，食物尚可，耳鸣较甚，大便未行，余症如前。

　　八月二十四日，臣力钧请得皇上脉息沉濡而细。身麻手凉腹疼，穿三件棉衣不觉暖，发冷而不热，此皆气亏之症。心烦口渴欲呕，因停积鬲上，滞而不化故。溏泻二次而觉畅，所以下多糟粕。咳嗽由肺部行血尚未流转，头闷、耳鸣、串痛由气脉阻滞，口渴由虚热上浮。但停积初下，中气未复，谨拟和中化积之法调理。

　　生姜络三分，水洗　茯苓二钱　半夏曲一钱，炒　生杭芍八分

引用焦麦芽一钱

八月二十五日

《清宫医案集成》

八月二十五日，臣力钧请得皇上脉息左软右弦滑。食物好，头晕轻，心跳未作，小便照常，大便稍润，此由昨日稀泻后停积稍净也。至于头疼手凉恶寒，以及酸软串痛等症，则皆虚寒之象。口渴不喜饮，且天热则不渴，亦因真阳不足所致。谨拟和中通络之法调理。

当归一钱　生杭芍一钱　桂枝二分　生姜络三分　甘草二分
引用红枣一枚

《崇陵病案》（首图本）

八月二十五日由奏事处发钞皇上病案：串痛之症，起初由于去年九月间，先觉左胁微痛，数日后左胁稍愈而串至脊间，后又串至尾闾骨偏上处，皆觉酸痛。直至本年三月初，尾闾骨偏上处之痛稍愈，而项间偏左之筋作痛。二十余日后，项筋之痛虽愈，然遂从此胸旁左右、左胁间及脊背两旁并脊骨以次，皆作疼痛，以至于今，其中忽重忽轻，迄未见愈，甚至呼吸、咽唾时，胸间、脊背亦觉作痛。咳嗽系于本年六月杪初发寒热时所起，每遇发寒热之时，其咳嗽必重。不发之时则稍轻。串痛亦然。其故似蓄于自去年四月起，服药过多，其中温寒补泄，方剂杂投，致病情纷至沓来。气血不能生复，所以无论服何项药味，总难见效也。

昨日食物尚好，咳嗽仍旧，午后大便欲行未行，小便复常，仍觉恶寒，心跳未作。头晕比前数日略轻，腿足酸软，懒步，口仍作渴，晚间手凉。夜寐尚好，醒后串痛未减。于丑正三刻见大便一次，润而少，尚觉吃力。今早头偏右稍疼，余症如前。

八月二十五日，臣力钧请得皇上脉息左软右弦滑。食物好，头晕轻，心跳未作，小便照常，大便稍润，此由昨日稀泻后停积稍净也。至于头疼手凉恶寒，以及酸软串痛等症，则皆气亏之象。口渴不喜饮，且天热则不渴，亦因胃寒积水所致。谨拟和中通络之法调理。

当归一钱　生杭芍一钱　桂枝五分　生姜络三分　甘草二分

引用红枣一枚

八月二十六日

《崇陵病案》（首图本）

八月二十六日，臣力钧请得皇上脉息左右均静而软。诸症见减，由天气和暖，亦由药力之温通。前后叠奉谕旨，皆谓上焦有浮热，臣不敢不缕晰陈之：体有寒热虚实，药有温清补泻。寒宜温，热宜清，虚宜补，实宜泻，此一定之理也。人之一身，上下一体，其有上热下寒，则热非真热；上实下虚，则实非真实。此次稀泻后连日饮食较好，则停积去而渐能运化，可见实非真实；口渴略轻，恶寒较减，则气血渐调，可见热非真热也。惟鼻梁微疼，似欲起泡，此虚热上浮，反为外寒所逼。法宜平虚热以祛外寒，而气脉和畅，则串痛、酸软诸病自愈。谨拟温中和荣之法调理。

党参一钱　当归二钱　杭芍一钱　桂枝五分
引用生姜二分

八月二十七日

《崇陵病案》（首图本）

八月二十七日由奏事处发钞皇上病案：头晕之症，虽发于去年四月，然实际系由于二十九年冬间直至去年春，未戴小帽所致。从前天气微凉，于八月末即戴小帽。此数年未戴者，因上焦时有浮热，口舌、喉间时常起泡，故不戴之，所以清头火也。乃自不戴以后，浮热虽暂时觉退，而严寒之时，寒气凉风深入脑髓，以致频作头疼。而眩晕之症，自去年发后，至今总未医治痊可也。至于大便结滞，食物消化迟慢，由于不能多步。不能多步由于多步即欲作晕，腿足酸软亦由于不多运动所致。每遇头晕较轻之时，偶然行路稍多，其酸软亦便觉轻减。故头晕为诸症之最有关系者，必须先将此症除却净尽，然后他恙可期渐愈。且凡坐卧行立，及观书写字，皆不能久，若稍久亦便觉气冲欲晕也。昨日食物尚好，心跳未作。耳鸣脑响仍甚，胸背仍觉串痛，口渴略减，小便照常，咳嗽未愈，向晚胸旁左胁脊臂串痛较重，身内复觉酸麻、发凉。酉正二刻见大便一次，润而不多。从戌初至亥初二刻，麻冷方止，后未作烧。此次作冷虽稍轻，而咳嗽甚重，胸旁、脊膂串痛亦重，甚至呼吸间，胸项俱作疼，发闷、气郁不舒。夜寐不好，统计一夜睡熟不过三点钟。于丑正见大便溏泄。今早头微觉闷，串痛、咳嗽仍重。食物尚可，口渴觉增，余症如旧。

八月二十七日，臣力钧请得皇上脉息左弦右浮滑。溯头晕之始，因不戴小帽，脑直接遇外寒之故，为脑头疼、脑响、耳鸣，由脑弱神经兴奋也。多步则头晕，观书写字久则头晕，由脑弱神经抵制力不坚也。至胸背、胁膂串痛，呼吸亦牵掣作痛，由脑部神经振动也。腿足酸软，由血行郁滞，支末无力也。凡血管所经之处，皆有神经附丽而行，血行舒畅则上足以养脑，头不晕，而头疼、脑响耳鸣诸症自愈。血行郁滞则不但脑虚，而神经经行之处皆病。病之最要在头晕，而根本则在于饮食消化迟慢与大便结燥。盖迟慢由主宰胃之神经衰弱，结燥由主宰肠之神经衰弱，肠胃病则收纳滋补之来源少，血气均亏，血气亏，脑及神经亦亏，欲治头晕之病，必须先治脑。中国补脑之药尚少，惟有行血以养脑。俟到血舒则脑充。庶头晕愈，而诸病俱愈。现大便溏润，饮食尚可，口渴、咳嗽未愈，谨拟行血健中之法调理。

杭芍一钱　当归一钱　黄芪一钱　茯神二钱　橘红五分

附：八月二十七日草稿

八月二十七日，臣力钧请得皇上脉息左弦右浮滑。溯头晕之始，因不戴小帽，脑部遇外寒之故，为脑弱无疑也。至头疼脑响耳鸣，由脑弱部气脉未调也。多步则头晕，观书写字久则头晕，由中气未充，抵制力不坚也。至胸背胁膂串痛，呼吸亦牵掣作痛，由脑部气亏所致也。腿足酸软则由气脉未调也。凡行血所经之□□□气脉附丽而行，行血之能舒畅，则上足以养脑部气脉，则头不晕而脑响耳鸣诸症自愈。行血郁滞，则不但脑部气脉阻滞，而气脉经行之处皆病。病之最要在头晕，而根本则在于饮食消化迟慢与大便结燥。盖迟慢由主宰胃腑之气衰弱，结燥由主宰肠之脏气衰弱，肠胃病则收纳滋补之来源少，行血益气均不舒畅矣。欲治头晕之病，必须先治脑，中国补脑之药尚少，惟有行血以养脑，俟到血舒则脑强，庶头晕愈而诸病俱愈。现大便溏润，饮食尚可，口渴咳嗽未愈，谨拟行血健中之法调理。

八月二十八日

《崇陵病案》（首图本）

八月二十八日由奏事处发钞皇上病案：昨日食物尚好，口渴略减，心跳未作，仍时作干嗽。动转仍觉头晕，小便照常，串痛仍旧。腿足酸软较重，气弱身倦，寒热未发，耳鸣脑响犹甚。消化食饮迟慢，胸次仍觉郁而不畅，晚间软懒较甚。夜寐前半夜时睡时醒，后半夜未睡。于亥刻梦遗而不多，系醒后方泄出。前半夜醒时，又觉身内作冷，片刻即止。夜间咳嗽仍重，串痛亦重，睡醒后遍身发板，大便未行。近来叠次作冷，咳嗽总未大愈，似有风寒在内，若疏解之，可否？

八月二十八日，臣力钧请得皇上脉息左右均弦数。鬲上似有停积，益以外感风寒，郁而化热。盖胃弱则饮食消化迟慢，故胸次仍觉不畅。晚间咳嗽较重，串痛较重，软懒较甚，遍身发板，头晕气弱，身倦梦遗诸症，均因气脉不调，下元虚冷，中气未充。大便未行，则有停饮可知。现时心跳未作，寒热未作，口渴略减，饮食尚好，谨拟疏肺运脾之法调理。

苦杏仁一钱　川贝母二钱　杭白菊八分　蜜枇叶一钱　半夏曲一钱　福橘络一钱

引用麦芽二钱

八月二十九日

《申报》

御医陈征君请脉详纪（北京）

十八日两宫驻跸颐和园，十九日御医陈征君召入大内请脉，惟是日早晨陈征君入内，并不会同太医院公拟脉案，亦不会同太医院商酌药方。此次请脉故与旧例不同，兹将脉案药方照录于后。[①]

《崇陵病案》（首图本）

八月二十九日由奏事处发钞皇上病案：昨日食物尚好，消化迟慢。大便未行，小便如旧。午睡醒后软懒略轻。寒热未发，心跳未作，咳嗽时作

---

① 详细脉案见前八月十八日。

时止。串痛稍减，肩项微觉酸沉，头仍稍晕，夜寐尚好，惟初睡时频发微汗，身上觉燥。今夜未作咳嗽。于丑正二刻见大便，尚润。早晨食物尚好，耳鸣脑响仍甚，他症如旧。

八月二十九日，臣力钧请得皇上脉息左右弦数有减。心跳未作，寒热未作。软弱稍轻，串痛稍减，食物尚好，夜寐尚好。小便如旧，大便稍润。此行血渐舒之象。咳嗽时作时止，而入夜渐少，睡时频发微汗而身上觉燥，虚热外散，见疏解之有效。肩项微觉发沉，头仍稍晕，则因气血尚亏所致，所以耳鸣脑响之症仍甚也。现消化尚是迟缓，谨拟通络疏气之法调理。

茯苓二钱　蜜枇杷叶一钱　橘络一钱　苦杏仁二钱，杵

引用鸡内金一枚，炒

九月初二日

《崇陵病案》（首图本）

九月初二日由奏事处发钞皇上病案：二十九日食物尚好，心跳未作，口渴略轻。小便如常，午正三刻见大便，干而费力。傍晚串痛稍增，临睡时身内麻冷，盖五层棉被始稍和暖。夜寐惟总觉发凉，后半夜醒后方愈。丑正二刻见大便，尚润而不多。

初一日早起，左臂根及脊背两傍串痛觉重。食物尚可。寅正二刻见大便，微溏。卯正又见一次，仍溏。午睡醒后串痛仍未减。恶风畏凉，耳鸣脑响犹甚。未正一刻见大便，润而吃力，兼有糟粕。晚间按捺后，串痛稍轻，心跳未作，口不甚渴，小便如常。近二日咳嗽时作时止，腿足酸软略轻，头晕亦稍减。夜寐较好，亦未作冷。醒后头偏右微疼。大便未行，今早食物尚好，余症如前。

诸症时轻时重，迄未就痊。推原其故，岂因服药过多，方剂杂投，致脏腑受其偏胜之气，所以病势缠绵反复，日久无效耶？抑实系气体本虚，药力不能培补也？务必细心参酌，明白具陈，毋得敷衍迁就。

九月初二日，臣力钧请得皇上脉息左弦右濡。诸症时作时止，时轻时重，由于气血之未能和畅。惟身内麻冷，总觉恶风、畏凉，此则气亏之象。谨按：常人体温以华氏九十八度零六为准，度低则热不足而麻冷。盖

五层棉被而始和暖，则非五层棉被必不和暖。按捺后串痛稍轻，则不按捺而串痛必不轻。串痛由气脉阻滞，麻冷由行血阻滞，则治病当从行血益气着手。中国治疗始于庖牺，本草始于神农。游牧时代肉食者多，耕稼时代始有谷食。然禹时五谷尚为艰食，则上古食谷之艰更可知。肉食者收纳滋养富足，行血必足，所以本草所录药物多实验之品，其有久服轻身延年等语，则皆后世方术家言，断非神农之说。无论气血虚者，非只药力所能力致，即实者亦非药力所能力去。惟病所藉药力之助以佐功用，气亏者益气，血虚者行血，佐其所固有之功用，非能增其所本无。顷奉单开，圣躬诸症时轻时重，迄未就痊，推原其故，岂因服药过多，方剂杂投，致经络俱窒，所以病势缠绵，反复日久，药力不能力致也？务必细心参酌，明白具陈，毋得敷衍迁就等谕，钦此。仰见圣明洞察，钦佩莫名。臣学浅识陋，恭请圣脉以来，已四十余日。所见效者，仅心跳未作一症耳。余则旋作旋止，旋轻旋重。虽见症之消长无定，究竟总属肺气运化不舒。拟先疏肺益气，表证稍见和解，专注饮食、卫生。隔数日进药一次，且可以验病机之进退。方剂杂投，诚有偏胜之虞。钦遵谕旨明白具陈，是否有当，伏候圣裁。现时气血虚弱而饮食尚好，谨拟行血益气之品调理。

　　党参一钱　　当归一钱五分　　杭芍一钱　　橘络七分

九月初三日

《崇陵病案》（首图本）

　　九月初三日由奏事处发钞皇上病案：昨日食物尚好，心跳未作，咳嗽亦轻，寒症未作，小便照常，头仍稍晕，口微觉渴，大便未行。串痛稍减，惟消化迟慢。晚间胸次微觉发闷，气道欠舒。夜寐前半夜安适，自丑刻后未睡。丑初三刻见大便，溏泄兼糟粕。今早食物尚好，耳鸣脑响仍甚，余症未减。

九月初四日

《崇陵病案》（首图本）

　　九月初四日由奏事处发钞皇上病案：前日曾以"服药过多，恐脏腑受偏胜之气及药力能否培补"为问，力钧方案内则云"隔一二日服药一次，以验病机之进退"，并以"草木多治外感之品，补血之药甚少。无论气体虚实，皆不能培补。专在著意饮食卫生"等语，而陈秉钧、曹元恒方内，何以并无一言及之？意者或有奇方秘剂，不敢轻试，所以迟回未对？应即从速开列备用。如不然，则当将服药过多，究竟有无流弊，及药力能否培补，并应如何医治方能全愈之处，剀①切具陈，以免病势愈久愈深。再每日所交病原，皆当详细阅看。凡有所问，皆当直言无隐，按条详对，毋得徒问不答，有涉搪塞。昨日于丑刻见大便后，寅刻、卯刻又见大便三次，前后共四次，皆溏泄。腹内并不痛，微觉下坠，身上微作麻耳。早、午用膳均好。午刻咳嗽稍轻，串痛如前。口渴略减。身内亦不觉凉，因天气尚暖之故。未刻大便欲行未行，微觉头疼，向晚腿足酸软稍重，食物消化迟慢。酉刻身内觉麻，肢体酸沉。戌刻睡时，遍身麻冷，至亥初二刻第二次醒后始解。后又发热，频出微汗，未能睡。咳嗽甚重，胸胁为咳嗽所顿，殊觉酸痛。子正以后，热渐退，始睡熟。寅初二刻见大便，润而不多。今早头偏右觉疼，耳鸣更甚，他症如前。

九月初五日

《崇陵病案》（首图本）

九月初五日由奏事处发钞皇上病案：昨日早间食物不香，头疼所致，午睡醒后略轻。食物尚可，仍时作咳嗽，口亦微渴。小便如常，大便未行。腿足酸软懒步，胸背仍觉串痛。寒热未作，惟恶风过甚。夜寐尚可，惟屡出微汗，后半夜寐欠实。丑正见大便，干而少。今早头仍微疼，食物尚可，耳鸣仍甚，余恙未减。

九月初六日

《崇陵病案》（首图本）

九月初六日由奏事处发钞皇上病案：昨日食物尚好，咳嗽见轻，左胁胸背等处仍觉串痛，口渴略轻，寒热未作。小便照常，大便未行。腿足酸软，消化迟慢，耳鸣仍甚。酉正见大便，干而费力。便后身酸心烦，睡时

---

① 剀：音 kǎi，切实。

亦然，直至亥正一刻。醒后见大便，仍干而费力。便后再睡，复觉身内麻冷，过子正方解。后亦未烧，未出汗。此次身酸时长，麻冷较轻，咳嗽亦不甚重。后半夜仍未睡，今早头微闷，食物尚可，他症如前。

九月初六日，臣力钧请得皇上脉息左右均小而静。谨案：食物尚好，胃气复也。咳嗽不重，肺气舒也。小便如常，肾行血畅也。麻冷较轻，串痛较轻，寒热未作，则中气、肺、营卫和也。然而便后身酸，身酸时腿足酸软，则气脉犹滞，耳鸣头闷，则行血益气未健。究其病根，则在消化迟慢，胸次闷则心烦，肠液伤则大便干而费力。谨拟和中固表以益气之法调理。

西绵芪二钱　生姜八分　于潜术一钱，只壳[1]五分，同炒　生白芍一钱　当归一钱

引用麦芽一钱

九月初七日

《清宫医案集成》

九月初七日，臣陈秉钧、曹元恒请得皇上脉左三部静细，右重按仍弦滑数。虽诸恙见减，而中焦消化甚迟，清浊相干，脘宇满闷，腹响始通。大便干稀不定，干则不能降浊，稀则气陷不和，以致神倦色㿠，头愈发眩，足愈无力，必得坐立，移动肢骸，酸软稍和。仍少寐，口渴，咳嗽，恶寒，胁痛左右串作。以脉合证，仿《金匮》之法以饮食消息之，则药饵亦可间服，伏乞圣裁。

防风七分，西绵芪二钱，同炒　当归身一钱五分，酒炒　金石斛二钱　枳壳五分，天生于术一钱五分同炒　白芍一钱五分，生切　炒神曲二钱

引用煨姜两小片　红枣三枚

《申报》

圣躬大安纪闻（北京）

圣躬违和，经陈征君入京请脉后，曾将脉案探登前报。现闻月初以来，圣躬业已大愈，惟陈曹二医仍逐日由太医院带领进内请脉，并将脉案

---

① 只壳：为《崇陵病案》（首图本）稿本为原貌，疑为"枳壳"。

恭录，分咨京外各衙门谨敬阅看。慈宫亦遣内监前往问病，日必数次，今日闻陈征君告人云，圣躬感受时症，早已全愈。其心悸耳鸣、舌尖光红等症，实系本元亏损，非旦夕间所能奏效，如逐渐培补，亦易喜占勿药云。（山）

《申报》①

九月初七日请得皇上脉左三部静细，右重按仍弦滑数。虽诸恙见减，而中焦消化甚迟，清浊相干，脘②宇满闷，腹响始通。大便干稀不定，干则不能降浊，稀则气陷不和，以致神倦色㿠，头愈发眩，足愈无力，必得坐立，移动肢骸，酸软稍和。仍少寐，口浊，咳嗽，恶寒，胁痛左右串作。以脉合证，仿《金匮》之法以饮食消息之，则药饵可以间服。伏乞圣裁。

西绵芪二钱，防风七分同捣　　酒炒归身一钱五分　　金石斛二钱　　天生于术一钱五分，枳壳五分同炒　　生白芍一钱五分　　炒神曲二钱

引用煨姜二小片　　红枣三枚

《崇陵病案》（首图本）

九月初七日由奏事处发钞皇上病案：每日食物尚好，惟消化迟慢。行路仍觉酸软，不能多走。多则足下无根，即欲作晕。且气便提上，消化更不能快。但须坐卧行立频频更换，方觉合宜。每日所食之物，必待夜间睡时腹中作响，始逐渐下行。自去年服药以来，皆系如此。近数日耳鸣脑响仍甚，串痛忽轻忽重，总未大愈。寒热之症，常常发作，药饵日服，迄未奏效。大便亦干稀不定，总不调匀。咳嗽时增时减，每遇发寒热之时必重。气弱表虚，恶风过甚。夜寐欠实，醒不解乏。以上诸症，必须速筹善法，使之渐减，否则愈久愈凉，更难医治。昨日寒热未作，小便如常，大便未行，口渴略减，夜寐尚好。丑正见大便，干而少。便后又睡三刻，醒后口舌干燥。胸间筋觉痛，咳嗽呼吸亦然，牵连右胁，脊背偏右亦痛。今早食物尚可，余症如前。

————————

① 此为九月初七日脉案，原刊于十月初三日《申报》。脉案为陈秉钧、曹元恒所开。

② 脘：疑为"脘"。

九月初七日，臣力钧请得皇上脉息左细右弦滑。推究病原，总由血滞而热不足？热不足而气愈亏。曷言血虚而热不足，人身之血，经循周身，畅则热足，滞则热不足，血滞则热不足，故见手指作胀，麻冷耳鸣脑响，行路酸软，不能多走，走多则足下无根诸症。曷言热不足则气愈亏？饮食入胃，全藉胃热蒸化，胃热不足，则消化迟慢，甚至每日所食之物，夜间睡时腹中犹作响，始得逐渐下行，所以大便干稀不定，甚或下有糟粕。盖人身每日所耗之体力，全藉饮食弥补，胃热不足则消化迟慢，收纳滋补之质不足以供体力消耗，所以主宰脏腑五官之神经缺乏补质，则现气亏诸症，如，口舌干燥，咳嗽时胸间作痛，或呼吸牵连右胁及脊背。所以必须坐卧行立频频更换，方觉合宜等是。顷奉单开圣躬自去年服药以来，迄未奏效，必须速筹善法，使之渐减。臣维新血犹不充足，则非补血不可，补血全藉滋养，而消化又复迟慢。拟请饮食择其易消化者，如鸡露、牛乳之类，凡属粘质干燥，暂且停进。药物虽有行血益气之用，生血仍由饮食之原料。现时饭食尚好，果能消化则新血渐足，诸病渐愈，似不必日日进药，致有偏胜之处。谨拟行血益气消食之品，恭请圣裁。

当归一钱　杭芍一钱　黄芪一钱　煨姜七分

引用麦芽一钱五分

附：九月初七日草稿

九月初七日，臣力钧请得皇上脉息左细右弦滑。推究病原，总由气脉失调之故。人身之血，经行周身，畅则新血充足，滞则新血不足。血滞故见手指作胀，耳鸣脑响，行路酸软，不能多走，多则足下无根诸症。而气愈亏，饮食入胃，全藉胃之运用以蒸化，胃力不足则消化迟迟，甚至每日所食之物，夜间睡时腹中犹作响，始得逐渐下行。所以大便干稀不定，甚或下有糟粕。盖人身每日所耗之体力全藉饮食弥补，胃不足则消化迟慢，所收纳滋补质不足以供体力消耗，所以主宰脏腑五官之补质缺乏，则见虚亏诸症，如口舌干燥。至于咳嗽时胸间作痛，或呼吸牵连右胁及脊背偏右，则以胸部之气脉阻滞，所以必须坐卧行立频频更换，方觉合宜。顷奉单开（下残）

九月初八日

《清宫医案集成》

九月初八日，臣陈秉钧、曹元恒请得皇上脉左右静软，寸关尺三部一律平和。按证体虚药久，未见复原，叠奉圣躬病单，原委分明，始知药有偏弊，中气反困。照《金匮》饮食以消息之，似乎合宜。谨拟固表和中，以备圣裁。

西绵芪皮一钱五分　杭菊花一钱　建曲二钱，炒　防风七分　白芍一钱五分抱木茯神三钱，飞辰砂拌

引用红枣三枚　生姜一片

《申报》①

九月初八日请得皇上脉左右静软，寸关尺三部一律平和。按证体虚药久，未见复原，叠奉圣躬病单，原委分明，始知药有偏弊，中气反困。照《金匮》饮食消食②之义，似乎合宜。谨拟固表和中，以备圣裁。

西芪皮一钱五分　杭菊花一钱　炒建曲二钱　防风七分　辰茯神三钱　白芍一钱五分

引用红枣三枚　生姜一片

《崇陵病案》（首图本）

九月初八日由奏事处发钞皇上病案：昨日食物尚好，口渴亦减，大便未行，小便照常，咳嗽略轻。晚间未服药，寒热亦未作。夜寐前半夜好，丑刻后时睡时醒。惟醒时胸间筋及右胁脊背等处串痛仍重，盖卧时比坐时重，夜间比昼间重。丑正一刻见大便，润而费力。今早食物尚可，其余酸软、恶风、气弱虚冷、耳鸣脑响等症未减。

自服药以来，稍见功效者，惟有去年四月二十八日起，至闰四月初八日止，此十数剂耳。后因头晕，总未除根，时常发作，故亦未停。然自此后，温清补泻、丸散汤膏，方剂杂投，非但无效，而且他病丛生。如串痛、寒热、恶风、咳嗽等症皆由服药而得。直至今日，用药更难，且服药

---

① 此为九月初八日脉案，原刊于十月初三日《申报》。脉案为陈秉钧、曹元恒所开。
② 食：疑为"息"。

并不见减，不服药亦不增。似乎病自病，药自药，两不相干。若从此不服药，亦恐病势终不能全愈。惟有间数日服一次，以验病之进①。

九月初八日，臣力钧请得皇上脉息左右均静而和。昨日未进药，诸症见减，可见病机进退在血之消长，不在药也。谨拟行血消食之法进呈，应否服食，恭候圣裁。

当归一钱　杭芍一钱　糖姜一钱　黄芪一钱

引用麦芽一钱五分

九月初九日

《清宫医案集成》

九月初九日，臣陈秉钧、曹元恒请得皇上脉两手仍然细软，右关微见数象，大约天气阳不潜藏，背足俱为酸疼。惟咳嗽不平，更牵引胸胁为痛。两日停药，寝食尚好，寒热不发，诸恙有减无增。谨拟肝肺两和调理。

西绵芪皮一钱五分　川贝二钱，去心　杭菊花一钱　甜杏仁三钱，去尖皮勿研　归身一钱五分，酒炒　生白芍一钱五分

引用红枣三枚　枇杷叶两张，去毛，淡蜜水炙

九月九日，臣力钧请得皇上脉息左右均濡软。心跳已愈，食物尚可，口渴略减，夜寐尚好，小便照常，寒热未作，气血渐调而营卫渐和之候也。停药二日有此症候，从此调养自可向愈。惟咳嗽酸沉实由素体本亏，俟气血充则诸症渐减。谨拟行血通络之品，应否服食，恭谨圣裁。

当归一钱　杭芍一钱　黄芪一钱　橘络五分

引用甜杏仁二钱

《申报》②

九月初九日请得皇上脉两手仍然细软，右关微见数象。大约天气阳不潜藏，背足俱为酸痛。咳嗽不平，更牵引胸胁为痛。两日停药，寝食尚好，寒热不发，诸恙有减无增。谨拟肝肺两和调理。

黄芪皮一钱五分　川贝二钱，去心　杭菊花一钱　甜杏仁三钱，去没尖研

---

① 此处疑脱"退"字。

② 此为九月初九日脉案，原刊于十月初三日《申报》。脉案为陈秉钧、曹元恒所开。

酒炒归身一钱五分　生白芍一钱五分

引用红枣三枚　枇杷叶三片，去毛蜜炙

《崇陵病案》（首图本）

九月初九由奏事处发钞皇上病案：昨日食物好，口渴略减，小便照常，大便未行，寒热未作，未服药。晚间肢体酸沉稍重。夜寐尚好，醒时仍作咳嗽，胸间筋胁背仍觉酸痛。丑正二刻见大便，干而少，费力。今早食物尚可，余症如前。

九月九日，臣力钧请得皇上脉息左右均濡软。心跳已愈，食物尚可，口渴略减，夜寐尚可，小便照常，寒热未作，气血渐调而营卫渐和之候也。停药二日有此症候，从此调养自可向愈。惟咳嗽酸沉实由素体本亏，俟气血充则诸症渐减。谨拟行血益气通络之品，恭请圣裁。

当归一钱　杭芍一钱　黄芪一钱　橘络五分

引用甜杏仁二钱

九月初十日

《清宫医案集成》

九月初十日，臣陈秉钧、曹元恒请得皇上脉细而带数，左甚于右。按病虚火浮上即阳不潜藏，下焦虚而不固，遗泄复发，亦属阴亏所致，尚头眩耳鸣，脑蒙发响，咳嗽频仍，胸背串痛，行动费力，夜睡微汗。七日未发寒热，四日未曾服药，诸恙有减无增，可见多药确有偏胜，惟原虚不能不为调摄。仿徐洄溪服食颐养之法，恭呈圣裁。

杜芡实三十粒　甜杏仁三十粒，去尖衣

二味浸透捣烂，炖成浆酪，少加冰糖以适口为度。

《申报》①

九月初十日请得皇上脉细而带数，左甚于右。按病虚火浮上即阳不潜藏，下焦虚而不固，遗泄复发，亦属阴亏所致，尚头眩耳鸣，脑蒙发响，咳嗽频仍，胸背串痛，行动费力，夜睡微汗，七日未发寒热。四日未尝服

---

① 此为九月初十日脉案，原刊于十月初三日《申报》。脉案为陈秉钧、曹元恒所开。

药，诸恙有减无增，可见多药却有偏胜，惟原虚不能不为调摄。仿徐洄溪服食颐养之法，恭呈圣裁。

杜芡实三十粒　甜杏仁三十粒，去皮尖

二味浸透捣烂，炖成浆酪，少和冰糖以适口为度。

《崇陵病案》（首图本）

九月初十日由奏事处发钞皇上病案：昨日食物好，口渴轻，小便如常，大便未行，串痛亦略减。惟咳嗽顿作，肢体尚觉酸软，耳鸣脑响犹重。近数日因未多步，故头晕似轻，但运动少，则消化愈恐迟慢耳。恶风仍甚，晚间比早间总觉疲倦。昨未服药，寒热未作。夜寐前半夜每四刻醒一次。亥初一刻梦遗，不多。夜间觉燥，频发微汗，子正后睡始安适。丑正三刻见大便，干而少，费力。今早食物尚可，余症同前。

九月初十日，臣力钧请得皇上脉息，左右两手仍细软。停药以来，诸症渐减，昨日串痛亦略减，头晕似见轻，可见病机向愈，不藉药力。现咳嗽频作，谨拟润肺化痰之法，应否进服，恭请圣裁。

甜杏仁二钱，去皮尖　糖橘饼二钱　芡实三钱　大红枣三枚

九月十一日

《清宫医案集成》

九月十一日，臣陈秉钧、曹元恒请得皇上脉左右各部俱见静软，诸恙亦见向安。连日天气和暖，形寒恶风均得轻减，虚阳亦能潜藏，惟肝尚为升，肺少下降，咳嗽略为见紧，耳鸣头响，口渴，艰寐，胁痛肢酸，运食尚迟，以冀由渐而平。谨拟服食调理，亦能关涉诸痛，恭呈圣裁。

紫核桃肉两枚，去净衣　扁甜杏仁三十粒，去尖去皮　南芡实二十粒，洗

三味各捣烂，加开水并和，再研，以绢滤去渣滓，炖开，酌加冰糖，以适口为度。

《申报》①

九月十一日请得皇上脉左右各部俱见静软，诸恙亦见向安。连日天气

① 此为九月十一日脉案，原刊于十月初三日《申报》。脉案为陈秉钧、曹元恒所开。

和暖，形寒恶风均得减轻，虚阳亦能潜藏，惟肝尚为升，肺少下降，咳嗽略为见紧，耳鸣头响，口浊，艰寐，胁痛肢酸，运食尚迟，以冀由渐而平，谨拟服食调理，亦能关涉诸痛，恭呈圣裁。

核桃肉二枚，去净衣　甜杏仁三十粒，去皮尖　芡实三十粒

三味各捣烂，加开水并和，再研，以绢滤去渣滓，炖开，酌加冰糖以适口为度。

《崇陵病案》（首图本）

九月十一日由奏事处发钞皇上病案：昨日食物好，口渴略增，小便照常。未正三刻见大便，稍润，仍吃力。天气和暖，恶风稍好。肢体仍觉酸软，串痛如前，咳嗽略减。晚间服芡实杏仁浆一剂。耳鸣脑响仍甚，寒热未作。消化饮食迟慢。戌初见大便，干而少。夜寐前半夜尚可，后半夜未能睡实。每遇醒时，胸间偏右及脊背酸痛觉重，咳嗽频作。丑初三刻、寅初一刻见大便各一次，仍觉干燥、费力。今早食物尚好，余症未减。

九月十一日，臣力钧请得皇上脉息左右均静。停药多日，寒热未作，恶风稍好，则肌腠渐充。心跳已愈，头晕亦减，则血行渐舒。虽耳鸣脑响，口渴咳嗽、串痛诸症，尚有此气亏之象，然食物尚好，再加鸡汁、牛乳之类易于消化者，随时调养，自可向愈。谨拟润肺化痰之品代饮。

甜杏仁二钱，去皮尖　南芡实三钱　核桃肉二钱，去衣　糖橘饼二钱

引加饴糖一小匙

九月十二日

《清宫医案集成》

九月十二日，臣陈秉钧、曹元恒请得皇上脉左三部仍细软，右寸关弦浮，是脾失健运，肝肺又有薄感。昨午腹痛溏泄而兼糟粕，牵运①诸恙，肢体酸软，胁背串痛，足力软弱。惟咳嗽频频，即属肝肺升降失司，脾土不能生金。谨拟调中和表，预防天凉，寒热反复。

西芪皮一钱五分，去肉　云茯苓三钱　橘络七分　半夏曲一钱，炒　川贝一钱五分，去心　谷芽三钱，炒香

---

① 运：疑为"连"。

引用红枣三枚　生姜一小片

《申报》①

九月十二日请得皇上脉左三部仍细软，右寸关弦浮。是脾失健运，肝肺又有薄感。昨午腹痛溏泄而兼糟粕，牵连诸恙，肢体酸软，胁背串痛，足力软弱。惟咳嗽频频，即属肝肺升降失司，脾土不能生金。谨拟调中和表，预防天凉，寒热反复。

西芪皮一钱五分　虚②茯苓三钱　橘络七分　半夏曲一钱　川欠③一钱五分，去心　炒谷茅三钱

引用红枣三枚　生姜一小片

《崇陵病案》（首图本）

九月十二日由奏事处发钞皇上病案：昨日于巳正一刻将睡时，腹中觉微疼。至午初三刻睡醒，仍未愈。按捺移时，饮普洱茶一瓯，方稍解。午膳比每日略少。未初三刻见大便一次，溏泄兼糟粕，便后觉畅。小便如常，口不甚渴。腿足肢体仍觉酸软，胸胁脊背串痛仍旧。寒热未作，咳嗽未减。夜寐尚可，惟醒时胸间筋及胁背串痛觉甚，咳嗽亦频作，大便未行。今早食物尚可，余症如前。

九月十二日，臣力钧请得皇上脉息左软右弦。昨日午前腹疼，因饮食停滞，所以按捺后饮普洱茶而疼解。午膳略少，则疼虽解而停积未下，所以未初溏泄糟粕，便后觉畅。至夜寐尚可，早膳尚可，则停积下而胃气复矣；口不甚渴，津液调矣；小便照常，行血畅矣；寒热未作，肺热清矣。惟咳嗽、串痛、酸软诸症，则由于本虚，必须饮食调养。现消化既复，尚望多饮鸡汁、牛乳滋补之类食品，以资运化。谨拟温和运化之品，应否进服，恭请圣裁。

麦芽二钱　半夏二钱　煨姜一钱　红枣三枚

引用饴糖一匙调服

---

① 此为九月十二日脉案，原刊于十月初三日《申报》。脉案为陈秉钧、曹元恒所开。
② 虚：疑为"云"。
③ 欠：疑为"贝"。

九月十三日

《崇陵病案》（首图本）

九月十三日由奏事处发钞皇上病案：昨日午睡时，身上觉燥，发微汗。未刻用膳尚可，不甚香。口渴略减，串痛、咳嗽未愈，头晕略增。小便如常，大便未行。戌刻睡时身上仍觉燥，卧四刻余，屡次翻身后始睡熟。前半夜尚可，后半夜时醒，胸背串痛仍重。丑正二刻见大便，干燥而少，费力。今早食物尚可，他症如前，耳鸣脑响仍甚。连日未发寒症，因天气尚暖也。若稍凉亦不发，乃为其愈耳。

九月十三日，臣力钧请得皇上脉息左静右弦。初时忽寒忽热，非疟似疟，此血滞气亏之象，和则寒热不作，非似疟有定日定时也。凡人病当向愈，气先充而血自充，盖因气亏而新血不充，气充而新血调。串痛咳嗽诸症，气脉和畅，自可渐愈。谨拟行血益气之法调理。

当归一钱五分　黄芪一钱，生　杭芍一钱　甜杏仁二钱，去皮尖

引用广陈皮五分

九月十四日

《崇陵病案》（首图本）

九月十四日由奏事处发钞皇上病案：昨日午睡安适。巳正一刻睡，午初三刻醒，未燥亦未出汗。惟醒后串痛总重，须起来后片时始轻。咳嗽仍觉声重。未刻用膳尚可，惟将食毕时，头晕又稍增。口渴略减，小便照常，大便未行。消化迟慢，肢体酸软，按捺后略舒。寒热未作，亦未服药，申刻复觉倦，又睡片刻。夜寐尚好，初睡时翻身，未能睡熟，卧四刻余始睡熟。统计一夜睡熟有三个时辰。惟夜间醒时，串痛仍甚，时或作咳。今早食物尚可，余症同前。

九月十四日，臣力钧请得皇上脉息左右均静而有神。前日燥而微发汗，是气充也。昨日不燥而不发汗，是血舒也。串痛至起来始轻，酸软经按捺略舒，则血滞尚未舒，必得外力之助而始畅。然以视起来而仍串痛，按捺而仍酸软，则较好矣。醒时咳嗽或作，食毕头晕稍增，则肺胃血虚，而上焦之气滞。然以视随时咳嗽，无故头晕则较好矣。停药未服，寒热未作，口渴略减，食物尚可，夜睡亦熟，病机已转。惟消化迟慢，进膳再择

其易消化者，随时调养，则血渐舒而气渐充，不治病而病自愈。谨拟润肺运脾之品。应否服食，恭候圣裁。

川贝二钱　甜杏仁二钱　生麦芽一钱五分　茯苓二钱　苏橘络八分

九月十六日

《崇陵病案》（首图本）

九月十六日由奏事处发钞皇上病案：十四日早、午用膳均好，口渴略减。寅刻见大便干而少，小便照常。寒热未作。未服药。串痛稍轻，咳嗽时作。夜寐尚可，丑正二刻见大便，尚润。

十五日早膳尚可，寅刻见大便，微干，后溏。午睡醒后腹中微疼，未初见大便，先润后溏，兼糟粕。便后腹疼解，用膳尚好，口渴不甚。小便照常。串痛同前。仍时作咳嗽。头晕时增时减。肢体酸软，消化迟慢，大便总不调匀，未正又见一次，稀泄而少。寒热未作。夜寐前半夜好，自丑刻后未能睡实。寅初见大便，润而不多。今早食物尚好，余症如旧。

九月十六日，臣力钧请得皇上脉息左右均静而缓。停药以来，诸症见减，可见病之进退在气血之消长，不在药而在饮食。然饮食补助气血，全藉胃之消化。病已向愈，尤宜留意饮食调养。消化迟缓，由胃消化不健，所以时有腹疼之病，而腹疼必经溏泄糟粕而解，则未下之先，胃与大小肠必有积滞可知。有积滞在肠胃，则饮食之间举凡冷硬而易积者，屏勿进。且择荣养充足之品者以补气血，则不服药胜于服药多矣。日来用膳尚可，夜寐尚好，口渴略减，串痛略轻，寒热未作，心跳全愈，小便照常，大便亦润，则起居眠食较胜从前。惟头晕咳嗽，时增时减，俟到肺疏自可渐痊。

九月十七日

《崇陵病案》（首图本）

九月十七日由奏事处发钞皇上病案：昨日食物好，口渴减，小便如常，大便未行，咳嗽时作。腰腿酸软，串痛卧时仍旧。天气寒凉，头目畏风，时觉目辣。寒热未作，仍未服药。夜寐尚可，惟向外卧时，帐幔虽垂放甚严，总觉有凉风吹面。每年秋冬间常常如此，所以早间往往常作头疼，皆由于表虚，夜间受凉所致。今夜未作咳嗽，串痛仍未愈。早晨食物尚可，耳鸣仍甚，余症如前。

九月十七日，臣力钧请得皇上脉息左右均静。停药以来，诸症见减。现虽怯寒恶风，由于阳气未充，然寒热未作，则营卫自和，外邪无从而入。再加饮食调养，自可复原。谨拟和中固表之法，应否进服，恭请圣裁。

西绵芪一钱　当归一钱五分　杭白芍一钱　粉草三分

九月十八日

《崇陵病案》（首图本）

九月十八日由奏事处发钞皇上病案：昨日未刻用膳略少，因早间食物于午睡醒后仍未消化也。天气尚暖，口渴见轻。前日骤寒，上焦微有风热，口舌间时或欲起小泡，右颊筋略作酸疼。肩项间稍觉酸沉。胸胁脊背微作串痛，比前数日觉减。耳鸣脑响仍甚，腰腿仍觉酸软，咳嗽见轻，小便照常。大便于酉正一刻见一次，溏兼糟粕。寒热未作，未服药，夜寐尚可。今早食物照常，余恙如旧。

九月十八日，臣力钧请得皇上脉息左右仍静。昨日未刻用膳略少，因早间食物尚未消化，此胃弱也。酉刻大便溏兼糟粕，今早食物照常，则胃虽弱，一经节食而消化复矣。凡食料消化到胃，得胃酸消化蛋白质已成乳糜，下肠内得肝脏胆汁、胰脏甜肉汁之消化液，则油质及糖质均同化，补充体力消耗，不消化者成便排出。大便溏兼糟粕由肠吸收力弱，亦由以上各种之消化液不足以化食料，所以食物在能消化，不在多。譬如胃酸、甜肉汁、胆汁只足以化七分之食料，食物竟到十分，则必有三分之食料不能化。如消化未完，又复勉强进食，胃更弱矣。以后进膳，务望选择其易消化者，最好佐以酸辣之味，以助分泌消化液，食后略为运动，或腹部稍稍按摩，庶几消化渐速矣。连日停药，口渴见轻，咳嗽见轻，串痛见轻，夜寐尚可，寒热未作，可见病机向愈，不在药而在饮食。至口舌欲起小泡，颊筋略作酸疼，此由天气骤寒，口内抵抗力不足以御外邪，消化力恢复则无是病。外象似热，实则胃肠积滞。观于面部畏风，无幔亦觉凉风吹面，特手臂有衣袖御寒，故头面之热不足以御外寒，犹易见也。至耳鸣脑响、肩项酸沉，均气虚不足之故。然寒热未作而口渴、咳嗽、串痛见轻，则血行已舒矣。现在饮食尚可，谨拟通络化食之品，应否进服，恭候圣裁。

麦芽二钱　谷芽一钱五分　橘络一钱　姜络五分，水洗

附：九月十八日草稿

九月十八日，臣力钧请得皇上脉息左右仍静。昨日未刻用膳略少，因早间食物尚未消化，此胃弱也。酉刻大便溏兼糟粕，今早食物照常，则胃虽弱，一经节食而消化复矣。凡食料到胃，得胃消化已成乳糜，下肠内得肝脏胆汁、胰脏甜肉汁之消化液，则油质及糖质均同化，补充体力消耗。其不消化者，成便排出。大便溏及糟粕，由肠之吸收力弱，亦由以上三种之消化液不足以化食料，所以食物在能消化不在多。譬如胃酸、甜肉汁、胆汁只足以化七分之食料，食物竟到十分，则必有三分之食料不能化。如消化未完又复勉强进食，胃更弱矣。以后进膳，务望选择其易消化者，最好佐以酸辣之味，以助分泌消化液。食后略为运动，或腹部稍稍按摩，则消化渐速矣。连日停药，口渴见轻，咳嗽见轻，串痛见轻，夜昧①尚可，可见病机向愈不在药而在饮食。至于口舌欲起小泡，颊筋略作酸疼，此由天气，停积食物而生寒热，消化液足则无是病。外象似热，实则功用未健也。观于面部畏风，无幔亦觉凉风吹面，头面之气脉失调，不足以御外气，犹易见也。至耳鸣脑响，肩项酸沉，均气脉阻滞之故。然寒热未作而口渴咳嗽串痛亦轻，则行血已见流转矣。现在饮食尚可，谨拟通络化食之品，应否进服，恭候圣裁。

九月十九日

《崇陵病案》（首图本）

九月十九日由奏事处发钞皇上病案：昨日午膳仍少，消化总慢。口渴不甚，串痛见轻，咳嗽亦减。小便照常。申初一刻见大便，润而不多。天气寒暖不定，头微觉闷，仍恶风、畏寒。中午和暖，肢体稍觉舒适。至于早晚，总觉拘紧、手凉，卯、辰时尤甚。耳鸣仍重。因寒热未作，未服药。向晚串痛稍重。夜寐前半夜尚好，惟醒时觉凉，盖四层棉被始稍和

---

① 昧：疑为"寐"。

暖。自丑刻以后，未能睡实，今早食物尚可。至于腰腿酸软，下部寒凉，气怯腹抽等症仍未见减。

九月十九日，臣力钧请得皇上脉息左右仍静，重按有神。停药多日，口渴不甚。串痛见轻，咳嗽亦减，夜寐尚好，早膳尚可，小便照常，大便稍润，此气血渐和之象也。至于怯软抽痛寒凉诸症，由于天气新寒抵制力不足。然心跳不作，寒热不作，则气脉已渐和畅。俟到冬至阳生，自占勿药之喜。谨拟固表通阳之品，应否进服，恭请圣裁。

黄芪二钱　生姜一钱

引用饴糖三钱

九月二十四日

《清宫医案集成》

九月二十四日，臣陈秉钧、曹元恒请得皇上脉细而有神，上按中按下按均能一律和平，见证自有退机。虽串痛酸软，头蒙耳鸣，舌泡易起，表虚恶风亦有减无增。惟中枢未健，胃纳如常，脾运尚迟。因之大便有溏有结，未能调达自然。谨拟和养脾胃，借以鼓舞中州而调升降。

野于术一钱，饭上蒸透　生白芍一钱五分　原枝金石斛二钱　甘草三分，水炙

引用灯心二分，朱拌

《申报》①

二十四日请得皇上脉细而有神，上按中按下按均能一律和平，见证自有转机。虽串痛酸软，头蒙耳鸣，舌泡易起，表虚恶风，亦有减无增。惟中樻②未健，胃纳如常，脾运尚迟，因之大便有溏有结，未能调达自然。谨拟和养脾胃，藉以鼓舞中州而调升降。

野枳术　生白芍　原金斛　水炙甘草

引用辰灯蕊

---

① 此为九月二十四日脉案，原刊于十月十八日《申报》。脉案为陈秉钧、曹元恒所开。

② 樻：疑为"枢"。

九月二十五日

《清宫医案集成》

九月二十五日，臣陈秉钧、曹元恒请得皇上脉均静软，数日间并无更动。合之呼吸甚为调匀，咳嗽未作，寒热不发，似表气渐固。营阴未复，所以头晕不净，尚为耳鸣，肢腰酸软，串痛不定。惟用膳如常，运化仍迟，胃不和，脾少健，致夜寐易醒。谨拟固表和中，以杜天冷反复。

生绵芪一钱五分，盐水炙　生白芍一钱五分　橘络七分　抱木茯神三钱，飞辰砂拌　金石斛三钱

引用红枣三枚

《申报》①

二十五日请得皇上脉均静软，数日间并无更动。合之呼吸甚调匀，咳嗽未作，寒热不发，似表气渐固。营阴未复，所以头晕不净，尚为耳鸣，肢腰酸软，串痛不定。惟用膳如常，运化甚迟，胃不和，脾少健，致夜寐易醒。谨拟固表和中，以杜天冷反复。

生棉耆　生白芍　橘络　云茯神　金石斛

引用红枣三枚

十月初三日

《申报》

陈曹二御医逐日请脉详纪

御医陈莲舫、曹沧州入京后第一次请脉已纪前报，兹又得前月药方数则，抄录如下。②

十月十六日

《申报》

王御医请脉后之议论（北京）

黔抚庞鸿书遵旨奏保名医王宗濂，已于前日到京，初四日由太院带领

---

① 此为九月二十五日脉案，原刊于十月十八日《申报》。脉案为陈秉钧、曹元恒所开。
② 详细脉案见前九月初七日至九月十二日。

入内请脉。据王君云，圣躬并无大病，惟气体甚弱，系由本元不足，非旦夕所能奏效云。（响）

十月十八日

《申报》

陈曹两御医请脉三纪（北京）

皇上圣躬经陈、曹二御医请脉后，渐次复原。兹得前月二十四、五脉案两则敬录如下。①

光绪三十四年（1908）

二月初二日

《申报》

圣躬近又违和（北京）

京友函云，闻圣躬自前月十六日起稍有不适，经内务府御医进内诊脉两次，据云不过感冒所致，别无他病。至二十一日忽又特召陆凤石尚书进内请脉。惟是日本系吏部值日之期，或谓召陆并非治病，然左右堂均未叫起。大约仍以省躬②稍有违和故也。（按此则略见前报专电）

三月二十日

《申报》

圣躬违和近闻（北京）

圣躬入春以来不甚康强，迭经军机处寄谕江督，转饬陈御医来京，曾纪前报。兹悉圣躬近因春寒尚未康复，十四日先农坛行礼派遣恭亲王恭代正为此故。并闻十八日巡幸颐和之期亦已改为四月初四日，起跸或谓幸园之举，重又改定四月十四日。

---

① 详细脉案见前九月二十四日、九月二十五日。

② 省躬：疑为"圣躬"。

四月初十日

《清宫医案集成》

四月初十日，臣陈秉钧、曹元恒请得皇上脉仍然细小，从中兼弦带数。数属心肾两亏，虚火尚炽。弦属肝脾不调，至于细小，又属体虚本脉。自调理以来，证情未见轻减，意欲兼顾上下，用镇坠则耳响作堵相宜，恐与下焦不合，用固涩于遗泄足痛得益，又与上焦不符。既顾上下，又须中权运动，则饮食能运，大便能畅，不令湿热壅气。再三组织以求目的，谨拟济心肾而和肝脾。

台党参一钱五分　川黄柏一钱，盐水炒　潼关蒺藜三钱　大生地三钱　肥知母一钱，盐水炒　抱木茯神三钱，飞辰砂拌　川续断三钱　陈皮一钱

引用灯心十寸，用飞青黛拌　连心建莲子七粒

《御医请脉详志》①

初十日，请得皇上脉仍然细小，从中兼弦带数。属心肾两亏，虚火尚炽。弦，肝脾不调，至于细小，又属体虚本脉。自调理以来，证情未见轻减，意欲兼顾上热下②，用镇坠则耳响作堵相宜，恐与下焦不合，用兜涩与遗泄足痛得益，又与上焦不符。既顾上下，又须中权运动，则饮食能运，大便能畅，不令湿热壅气。再三组织以求目的，拟济心肾而和肝。

台党参一钱五分　川黄柏一钱，盐水炒　潼夕利③三钱　川续断三钱　大生地三钱　肥知母一钱，盐水炒　抱木茯神三钱　新会皮一钱

引用飞青黛拌灯心十寸　莲心莲子七粒

四月十二日

《清宫医案集成》

四月十二日，臣陈秉钧、曹元恒请得皇上脉弦数较减，尺部依然软弱。封藏久虚不复，腰痛减而又增。肾为先天根本，肾不涵肝，肝风挟湿蒙窍，耳响作堵。肾反克脾，脾湿鼓风入络，足跟尚痛。仍然食物运迟，

---

① 《御医请脉详志》所录医案，与官方医药档案内容大致相同，具体用词多有不同。

② 上热下：疑有脱字或衍字，即作"上热下寒"或"上下"。

③ 潼夕利：疑为"潼蒺藜"。后同，不赘述。

更衣不畅。以脉合证，以证合脉，必须标本兼顾。为向来虚不受补，而攻利亦非所宜，谨拟肝脾肾三阴同调。

台党参一钱五分　川黄柏一钱，盐水炒　金毛脊三钱，炙去毛　大生地二钱　肥知母一钱，水炒　川续断三钱　元武板三钱，酒炙

引用新会皮一钱　甘草三分，水炙

《御医请脉详志》

十二日请得皇上脉数较减，尺部依然软弱。卫久虚不复，腰痛减而又增。肾为先天根本，肾不函肝，肝风挟湿蒙窍，耳鸣响作堵。肾反克脾，脾湿鼓风入络，足跟尚痛。仍然食物运迟，更衣不畅。以脉合症，必须标本兼顾。为向来虚不受补，而攻利亦非所宜，谨拟肝脾肾三阴同调。

台党参一钱五分　元武板三钱，酒炙　肥知母一钱，水炒　川续断三钱，炒　大生地三钱　川黄柏一钱，盐水炒　金毛脊三钱，去毛尖　新会皮一钱

引用炙甘草三分

四月十七日

《清宫医案集成》

四月十七日，臣陈秉钧请得皇上脉弦数均减，重按轻按无力而软。以脉论证，头为诸阳之会，足为至阴之部。虚阳少潜，耳窍堵响未平，又为眩晕；真阴不充，足胫酸痛就轻，又移腰胯。先天之本虚，后天之气弱，胃之容物，脾之消滞，升降失度，则清浊每易混淆，所以脘宇膜胀作嗳，更衣溏泻不调。处方用药，谨拟阴不能不养，藉以解热息风；气不能不调，藉以运滞化湿。

生于术一钱　金石斛三钱　金毛脊一钱五分，炙去毛　半夏曲一钱，炒焦　杭菊花一钱五分　生白芍一钱五分　黑稆豆一钱

引用干荷叶边一角　嫩桑枝三钱，酒炒

《御医请脉详志》

御医陈秉钧四月十七日请得皇上脉弦数均减，重按轻按无力而软。以脉论证，头为诸阳之会，足为至阴之部。虚阳少潜，耳窍堵响未平，又为

眩晕；真阴不充，足胫酸痛就轻，又移腰跨①。先天之气弱，胃之容物，脾之消滞，升降失度，则清浊每易混淆，所以脘宇膜痕作嗳，更衣溏结不调。处方用药谨拟阴不能不养，藉以解热息风；气不能不调，藉以运滞化湿。

　　生于术一钱　　杭菊花一钱五分　　炒夏曲一钱　　金毛脊三钱，去毛　　金石斛三钱　　生白芍一钱五分　　黑穞豆②一钱　　嫩桑枝三钱，酒炒

　　引用干荷叶边一圈

四月十八日

《申报》

圣躬足疾已瘳

　　昨日大祀忽改派醇邸。据内廷人言，皇上近日稍患足疾，步履艰难，祀典大事恐有失礼，特遣醇邸代理。经太医院分班连日在内诊治，日来病已康复，故十三日赴湖之期因不更改。

四月二十日

《申报》

京师近信

　　皇上自拟脉案　御医陈莲舫征君连日入宫请脉，奏对稍拂上意，幸太后在旁和解，陈意稍安。并闻皇上自拟一脉案，中有诸医学术俱未通达，组织亦未完备二语。

四月二十二日

《清宫医案集成》

　　四月二十二日，臣陈秉钧得皇上脉细软如前，又起数象带弦。弦属阴虚火旺，数属阳不潜藏，所以诸恙纷叠而来。耳响作堵，骤为眩晕，足跟尚痛，亦觉酸软，种种上盛下虚，由于肾真亏乏，腰俞疼痛尤甚，咳嗽转动皆为牵引，应当填补相宜。惟以中虚气滞，纳食消运尚迟，大便溏稀勿

---

①　跨：疑为"胯"。后同，不赘述。
②　黑穞豆：即黑大豆。

定，向来虚不受补。斟酌于虚实之间，谨拟镇肝息热安中和络。

大生地三钱　抱茯神三钱，辰砂拌　川续断三钱　扁豆衣三钱，炒　煅苍龙齿一钱五分　半夏曲一钱五分，炒焦　白蒺藜三钱，去刺

引用丝瓜络一钱五分，切　桑枝四钱，酒炒

百效膏（东安门内大街，路北，万安堂药铺）贴于痛处，尚为平安

《御医请脉详志》

四月二十二日请得皇上脉细软如前，又起数象带弦。弦属阴虚火旺，数属阳不潜藏，所以诸恙纷叠而来。耳响作堵，骤为眩晕，足跟尚痛，又觉酸软，种种上盛下虚，由于肾真亏弱，腰愈疼痛尤甚，咳嗽动皆为牵引。应当填补斟酌于虚实之间，谨拟镇肝息热安中和络。

大生地三钱　煅龙齿一钱五分　扁豆衣三钱　炒夏曲一钱五分　抱木茯神三钱，辰砂拌　炒川断三钱　白蒺莉①三钱，炒去刺　炒桑梗三钱

引用丝瓜络一钱五分

四月二十七日

《清宫医案集成》

四月二十七日，臣陈秉钧请得皇上脉左三关均细软无力，右寸关独见濡浮，阴虚阳旺所致。经云：阴在内阳之守也，阳在外阴之使也。阴不敛阳，浮阳上越，阳不引阴，阴失下贯，遂至耳窍蒙听，鸣响不止，足跟酸痛，筋络时掣。阴阳本互为其根，其禀承悉由于肾，封藏内虚，精关因之不固，遗泄后腰痛胯酸，有增无减，诸恙亦未见平。头晕口渴，纳食泛酸，大便溏泻。按证调理，谨拟运水谷之精华，调气营之敷布，则合阳平阴秘②，精神乃复。

野于术一钱二分，饭蒸　潼蒺藜三钱　川续断三钱　西洋参一钱二分　黑料豆一钱五分　杭菊花一钱五分　双钩藤三钱　炙甘草四分

引用嫩桑梗六钱，酒炒

---

① 白蒺莉：疑为"白蒺藜"。

② 阳平阴秘：《清宫医案集成》与《御医请脉详志》同，疑为误写，《内经》原文为"阴平阳秘"。

《御医请脉详志》

四月二十七日请得皇上脉左三关均细软无力，右寸关独见濡浮，阴虚阳旺所致。经云：阴在内阳之守也，阳在外阴之使也。阴不敛阳，浮阳上越，阳不引阴，阴失下贯，遂至耳窍蒙听，鸣响不止，足跟酸痛，筋络时掣。阴阳本互为其根，其禀承悉由于肾，封藏内虚，精关因之不固，遗泄后腰痛跨酸，有增无减，诸恙亦未见平。头晕口渴，纳食泛酸，大便溏泄。按证调理，谨拟运水谷之精华，调气营之敷布，则合阳平阴秘，精神乃复。

野于术一钱二分，饭蒸　黑料豆一钱五分　西洋参一钱二分　炙甘草四分　双钩勾三钱　川续断三钱，炒　潼蒺藜三钱　杭菊花瓣一钱五分

引用酒炒嫩桑梗六钱

五月初二日

《清宫医案集成》

五月初二日，臣陈秉钧请得皇上脉左右皆静而和，关部不弦，寸尺平调。所见诸证无非虚发。耳响发堵，实者风与火，若虚主脑筋不得充盈也；腰酸足痛，实者湿与风，若虚主血管不得流贯也。补脑补血似乎相宜，惟现当长夏气候，脾胃司令，着重在清升浊降，所以滋腻重浊诸品在所不合，仍须调胃和脾。谨拟清煦汤饮，随时酌进。

杭菊花五分　红枣三枚　桑寄生三钱　鲜荷叶一角，去蒂

右味或煎或泡，用以代茶代药。

《御医请脉详志》

五月初二日陈秉钧请得皇上脉左右皆静而和，关部不弦，寸尺平调。所见诸证无非虚发。耳响发堵，实者风与火，若虚主脑筋不得充盈也；腰酸足痛，实者湿与风，若虚主血管不得流贯也。补脑补血似乎相宜，惟现在当长夏气候，脾胃司令，著重在清升浊降，所以滋腻重浊诸品在所不合，仍须调脾和胃，和脾司令，著重在清升浊降，所以滋腻重浊诸品在所不合，仍须调胃失脾①。谨拟清煦汤饮，随时酌进。

---

①　"和脾司令，着重在清升浊降，所以滋腻重浊诸品在所不合，仍须调胃失脾"，为《御医请脉详志》原文，但此段与前文重合，疑为衍文。《清宫医案集成》中无此二十九字。

杭菊花五分　桑寄生三钱　鲜荷叶一角，去蒂　红皮枣三枚

右味或煎或泡，用以代茶代药。

《御医方脉恭纪》

五月初二日陈秉钧请得皇上脉左右皆静而和，关部细软，寸尺平调。所见诸证无非虚发。耳响发堵，实者风与火，若虚主脑筋不得充盈也；腰酸足痛，实者湿与风，若虚主血管不得流贯也。补脑补血似乎相宜，惟现在当长夏气候，脾胃司令，著重在清升浊降，所以滋腻重浊诸品在所不合，仍须调胃和脾。谨拟清煦汤饮，随时酌进。

杭菊花五分　桑寄生三钱　鲜荷叶一角，去蒂　红皮枣三枚

右味或煎或泡，用以代茶代药。

五月初七日

《清宫医案集成》

五月初七日，臣陈秉钧请得皇上脉左三部细软，属阴虚于下；右部均浮弦数，属阳冒于上。以致上之耳蒙发鸣，下之足跟酸痛，近复阴不敛阳，阳旺内迫，关门失固。遗泄之后，腰胯坠胀疼痛更增，甚至口干心烦满闷交作，坐卧倦懒。现在脾胃当令，燥则生风，滞则酝湿，因之气与阴虚、风与湿极为用事。谨拟简括数味，伏乞圣裁。

西洋参一钱　抱茯神三钱，辰砂拌　黑芝麻三钱，炒熟去屑　川断三钱，酒炒

右味浓煎，用桑寄膏五钱冲调服。桑寄生四两，煎一二次去渣存汁，和白蜜六钱收膏听用。

《御医请脉详志》

五月初七日陈秉钧请得皇上脉左三部细软，属阴虚于下，右部均浮。属阳冒于上，以致耳蒙发堵，足跟酸痛，近复阴不敛阳，阳旺内迫，关门失固。遗泄之后，腰跨坠痛更增，甚至口干，心坎满闷交作，坐卧倦懒。现在脾胃当令，燥则生风，滞则酝湿，因之气与阴虚、风与湿极为用事。谨拟简括数味，伏乞圣裁。

西洋参一钱　炒川断三钱　黑芝麻三钱，炒热去皮　抱茯神三钱

右味浓煎，用桑寄膏五钱调冲服。桑寄生四两，煎一二次去渣存汁，

和白蜜六钱收膏听用。

《御医方脉恭纪》

五月初七日陈秉钧请得皇上脉左三部细软，属阴虚于下，右部均浮。属阳冒于上，以致耳蒙发堵，足跟酸痛，近复阴不敛阳，阳旺内迫，关门失固。遗泄之后，腰胯坠痛更增，甚至口干，心坎满闷交作，坐卧倦懒。现在脾胃当令，燥则生风，滞则酝湿，因之气与阴虚、风与湿极为用事。谨拟简括数味，伏乞圣裁。

西洋参一钱　炒川断三钱　黑芝麻三钱,炒热去屑　抱茯神三钱

右味浓煎，用桑寄膏五钱调冲服。桑寄生四两，煎一二次去渣存汁，和白蜜六钱收膏听用。

五月初九日

《清宫医案集成》

五月初九日，臣陈秉钧请得皇上脉左右皆软，两尺尤甚。由于夏季损气，气失运行。经云：百病生于气。表虚为气散，里滞为气阻，冲和之气致偏。气火上升则耳病，气痹不宣则足病。气之所以亏者，又归肾，肾关久不为固，所谓精生气、气化神之用有所不足。腰胯之痛有增少减，且神倦无力，心烦口渴，食物运迟，大便见溏。总合病机，按以时令，拟甘温中气，参以柔肝养心。

潞党参二钱　生白芍一钱五分　半夏曲一钱五分,炒焦　野于术一钱,饭蒸
炙甘草三分　白茯苓三钱

引用桑寄生三钱　橘络五分

《申报》①

初九日请得皇上脉左右皆软，两尺尤甚。由于夏季损气，气失运行。经云：百病生于气。表虚为气散，里滞为气阻，冲和之气致偏。气火上升则耳病，气痹不宣则足病。气之所以亏者，又归肾，肾关久不为固，所谓精生气、气化神之用有所不足，腰胯之痛，有增少减，且神倦无力，心烦

---

① 此为五月初九日脉案，原刊于五月二十七日《申报》。脉案为陈秉钧所开。

口渴，食物运迟，大便见溏。总核病机，按以时令，拟甘温其气，参以柔肝养心。

潞党参二钱　生白芍一钱五分　炒焦夏曲一钱五分　野于术一钱　炙甘草五分　白茯神三钱

引用桑寄生三钱　陈橘络五分

《御医请脉详志》

五月初九日陈秉钧请得皇上脉左右皆软，两尺尤甚。由于夏季损气，气失运行。经云：百病生于气。散里滞为气阻，冲和之气致偏。气火上升则耳病，气痹不宣则足病。气之所以亏者，又归肾，肾关久不为固，所谓精生气、气化神之用有所不足，腰跨之痛有增少减，且神倦无力，心烦口渴，食物运迟，大便见溏。总核病机，按以时令，拟甘温其气，参以柔肝养心。

党参二钱　生白芍一钱五分　炒焦夏曲一钱五分　野于术一钱　炙甘草五分　白茯神三钱

引用桑寄生三钱　陈橘络五分

《御医方脉恭纪》

五月初九日陈秉钧请得皇上脉左右皆软，两尺尤甚。由于夏季损气，气失运行。经云：百病生于气。表虚为气散，里滞为气阻，冲和之气致偏。气火上升则耳病，气痹不宣则足病。气之所以亏者，又归肾，肾关久不为固，所谓精生气、气化神之用有所不足，腰跨之痛有增少减，且神倦无力，心烦口渴，食物运迟，大便见溏。总核病机，按以时令，拟甘温其气，参以柔肝养心。

党参二钱　生白芍一钱五分　炒焦夏曲一钱五分　野于术一钱　炙甘草五分　白茯神三钱

引用桑寄生三钱　陈橘络五分

五月初十日

《清宫医案集成》

五月初十日，臣陈秉钧请得皇上脉右寸濡细，属肺气之虚，左寸细小，属心阴之弱。左关属肝，右属脾胃，见为细弦，系木邪侮中。两尺属肾，一主火，一主水，按之无力，当是水火两亏之象。三焦俱及，诸证欠舒，所以腰胯痛胀，大便溏稀，上起舌泡，下发遗泄，无非阳不潜藏，生风郁热。现在耳窍蒙堵，呜①响更甚。以各部脉情参观，似有可据。惟调理多时，全无寸效。必由处方用药未能切当，不胜惶悚之至。再谨拟和阳清阴之法，伏乞圣裁。

潞党参一钱五分　扁豆衣一钱五分，炒　抱茯神三钱，辰砂拌　寸麦冬一钱五分，去心　生白芍一钱五分　原金斛三钱　白蒺藜三钱，去刺　双钩藤三钱，迟入　阳春砂仁三分

引用莲子心七根　路路通三枚　桑寄生二钱

《申报》②

初十日请得皇上脉右寸濡细，属肺气之虚，左寸细小，属心阴之弱。左关属肝，右属脾胃，见为细弦，系木邪侮中。两尺属肾，一主火，一主水，按之无力，当是水火两亏之象。三焦俱及，诸体欠舒，所以腰胯痛胀，大便溏稀，上起舌泡，下发遗泄，无非阳不潜藏，生风郁热。现在耳窍蒙堵，鸣响更甚。再谨拟和阳清阴之法，伏乞圣裁。

潞党参一钱五分　白蒺藜三钱，去刺　抱茯神三钱，辰砂拌　原金石斛三钱　寸麦冬一钱五分，去心　生白芍一钱五分　扁豆衣一钱五分，炒　双钩藤一钱五分

引用路路通三枚　莲子心七根　桑寄生三钱　阳春砂仁三分

《御医请脉详志》

五月初十日陈秉钧请得皇上脉右寸濡细，属肺气之虚，左寸细小，属心阴之弱。左关属肝，右属脾胃，见为细弦，系木邪侮中。两尺属肾，一主火，一主水，按之无力，当是水火两亏之象。三焦俱及，诸体人③舒，所以腰胯痛胀，大便溏稀，上起舌泡，下发遗泄，无非阳不潜藏，生风郁热。现在耳窍蒙堵，鸣响更甚。再谨拟和阳清阴之法，伏乞圣裁。

---

① 呜：疑为"鸣"。
② 此为五月初十日脉案，原刊于五月二十七日《申报》。脉案为陈秉钧所开。
③ 人：疑为"欠"。

党参一钱五分　白蒺藜三钱,去刺　抱茯神三钱,辰砂拌　原金石斛三钱
寸麦冬一钱五分,去心　生白芍一钱五分　扁豆衣一钱五分,炒　双钩藤一钱五分
引用路路通三枚　莲子心七根　桑寄生三钱　阳春砂仁三分

《御医方脉恭纪》

五月初十日陈秉钧请得皇上脉右寸濡细,属肺气之虚,左寸细小,属心阴之弱。左关属肝,右属脾胃,见为细弦,系木邪侮中。两尺属肾,一主火,一主水,按之无力,当是水火两亏之象。三焦俱及,诸体失舒,所以腰跨痛胀,大便溏稀,上起舌泡,下发遗泄,无非阳不潜藏,生风郁热。现在耳窍蒙堵,鸣响更甚。再谨拟和阳清阴之法,伏乞圣裁。

党参一钱五分　白蒺藜三钱,去刺　抱茯神三钱,辰砂拌　原金石斛三钱
寸麦冬一钱五分,去心　生白芍一钱五分　扁豆衣一钱五分,炒　双钩藤一钱五分
引用路路通三枚　莲子心七根　桑寄生三钱　阳春砂仁三分

五月十一日

《清宫医案集成》

五月十一日,臣陈秉钧请得皇上脉左右六部如昨,两尺细软更甚。肾为先天之本,肾家之症,虚多实少。肾为胃关,少宣行则纳食运迟也。肾司二便,少蒸化,大便不调也,且腰为肾府,耳为肾窍,仍耳蒙腰楚。现在腰痛尚可支持,两耳堵日甚一日。古肾[①]论耳病实者在肝胆,虚者在肝肾,肝阳不潜由于肾水不足,所有胯酸筋跳,心烦口渴,亦关封藏为主。谨拟三才封髓丸,滋肾水息肝火。汪昂云:"合天地人之药饵,为上中下之调理。"其推重如是,录请圣裁。

潞党参三两　炙甘草四钱　寸麦冬一两,糯米炒　川黄柏六钱,盐水炒　大生地二两,炒　阳春砂仁七钱

右药先粗捣,再研细末,水泛为丸,每用三钱,早晚分服,亦可开水送下。

---

① 肾:疑为"贤"。

《申报》①

十一日请得皇上脉左右六部如昨，两尺细软更甚。肾为先天之本，肾家之症，虚多实少。肾为胃关，少宣行则纳食运迟也。肾司二便，少蒸化则大便不调也，且腰为肾府，耳为肾窍，仍耳蒙腰楚。现在腰痛尚可支持，而耳堵日甚一日。古贤论耳病实者在肝胆，虚者在肝肾，肝阳不潜由于肾水不足，所有跨酸筋跳，心烦口渴，亦关封藏为主。谨拟三才封髓丸，滋肾水息肝火。汪昂云："合天地人之药饵，为上中下之调理。"其推重如是，录请圣裁。

天门冬一两，糯米炒　潞党参三两　炒川黄柏六钱，盐水拌　大生地二两，炒　炙甘草四钱　阳春砂仁七钱

右药先粗捣，再研细末，水泛为丸，每用三钱，早晚分服，亦可开水送下。

《御医请脉详志》

五月十一日陈秉钧请得皇上脉左右六部如昨，两尺细软更甚。肾为先天之本，肾家之症，虚多实少。肾为胃关，少宣行则纳食运迟也。肾司二便，少蒸化则大便不调也，且腰为肾府，耳为肾窍，仍耳蒙腰痛，尚可支持，而耳蒙腰痛尚可，②耳蒙腰楚。现在腰痛尚可支持，而耳堵日甚一日。古贤论耳病实者在肝胆，虚者在肝肾，肝阳不潜由于肾水不足，所有跨酸筋跳，心烦口渴，亦关封藏为主，谨拟三才封髓丸，滋肾水息肝火。汪昂云："合天地人之药饵，为上中下之调理"。其推重如是。录请圣裁。

天门冬一两，糯米炒　潞党参三两　炒川黄柏六钱，盐水炒　大生地二两　炙甘草四钱　阳春砂仁七钱

右药先粗捣，再研细末，水泛为丸，每用三钱，早晚分服，亦可开水送吞③下。

---

①　此为五月十一日脉案，原刊于五月二十七日《申报》。脉案为陈秉钧所开。

②　"耳蒙腰痛，尚可支持，而耳蒙腰痛尚可"，为《御医请脉详志》原文，但此段与后文重合，疑为衍文。《清宫医案集成》中无此十五字，《申报》与《清宫医案集成》同。

③　送吞：疑有衍字。

五月十二日

《清宫医案集成》

五月十二日，臣陈秉钧请得皇上脉六部细软，今日略有数象。以脉论证，诸恙勿增勿减，吃紧者又在耳患。耳内由响而蒙，由蒙而堵，甚至听音不真。古贤以《内经》详，病精虚则为蒙，属肾，气逆则为堵，属胆。胆与肝为表里，肾与肝为乙癸，所以肝火化风，一时俱升。至于腰俞酸重，胯筋跳痛，脘满运迟，大便不调，神倦口渴，种种见证。谨拟煎丸分调，丸以补下，煎以清热宣窍调之。

茱萸肉一钱五分 细菖蒲四分 远志肉一钱，去心 煅石决明三钱 抱茯神三钱，辰砂拌 霍石斛三钱 霜桑叶一钱五分 钩藤钩三钱 麦谷芽各二钱，炒

引用荷叶边一角 路路通三枚 红枣三枚

丸药即昨录之三才封髓丸照服。

《申报》①

十二日请得皇上脉六部细软，今日略有数象。以脉论证，诸恙勿增勿减，吃紧者又在耳患。耳内由响而蒙，由蒙而堵，甚至听音不真。古贤以《内经》详，病精虚则为蒙，属肾，气逆则为堵，属胆。胆与肝为表里，肾与肝为乙癸，所以肝火化风，一时俱升。至于腰俞酸重，胯筋跳痛，腕②满运迟，大便不调，神倦口渴，种种见证。谨拟煎丸分调，丸以补下，煎以清热宣窍调之。

茱萸肉一钱五分，制 细菖蒲四分 远志肉一钱，去心 冬桑叶一钱五分 石决明三钱，煅 抱茯神三钱，辰砂拌 霍石斛三钱 钩藤勾三钱

引用荷边一圈 红枣五枚 路路通三枚 炒麦芽三钱 炒谷芽三钱

丸药即昨录之三才封髓丸照服。

《御医请脉详志》

五月十二日陈秉钧请得皇上脉六部细软，今日略有数象。以脉③证诸

---

① 此为五月十二日脉案，原刊于五月二十七日《申报》。脉案为陈秉钧所开。
② 腕：疑为"脘"。
③ 此处疑脱"论"字。

恙勿增勿减，①紧者又在耳患。耳内由响而蒙，由蒙而堵，甚至听音不真。古贤以《内经》详，病精虚则为蒙，属肾，气逆则为堵，属胆。胆与肝为表里，肾与肝为乙癸，所以肝火化风，一时俱升。至于腰俞酸重，胯筋跳痛，脘满运迟，大便不调，神倦口渴，种种见证。谨拟煎丸分调，丸以补下，煎以清热②窍调之。

茱萸肉一钱五分，制　冬桑叶一钱五分　霍石斛三钱　细菖蒲四分　石决明三钱，煅　钩藤勾三钱　远志肉一钱，去心　抱茯神三钱，辰砂拌

引用荷边一圈　红枣三枚　路路通三枚　炒麦芽三钱

丸药即昨录之三才封髓丸照服。

五月十三日

《清宫医案集成》

五月十三日，臣陈秉钧请得皇上脉左三部静软，右寸关微弦微数。仍属水亏木旺，心阴心神两为不足。耳堵发响，轻重不定，腰俞酸重，胯筋掣痛，头蒙觉痛，夜寐不实，心烦较甚，口亦作渴。大致阳浮于上，阴虚于下，郁热内风，有升少降，仍用丸以滋补，佐以煎方调理。谨拟清阴和阳之法。

杭菊花一钱五分　抱茯神三钱，辰砂拌　桑寄生三钱　制萸肉一钱五分　远志肉一钱，去心，盐水炒　合欢皮一钱五分　煅石决明三钱　川续断三钱，酒炒　橘络五分

引用麦芽二钱，炒　谷芽二钱　红枣五个　路路通三枚

三才封髓丹照服。

《申报》③

十三日请得皇上脉左三部静软，右寸关微弦微数。仍属水亏木旺，心阴心神两为不足。耳堵发响，轻重不定，腰俞酸重，胯筋掣痛，头蒙觉疼，夜寐不实，心烦较甚，口亦作渴。大致阳浮于上，阴虚于下，郁热内

---

① 此处疑脱"吃"字。
② 此处疑脱"宣"字。
③ 此为五月十三日脉案，原刊于五月二十七日《申报》。脉案为陈秉钧所开。

风，有升少降。仍用丸以滋补，佐以煎方调理。谨拟清阴和阳之法。

杭菊花一钱五分　抱茯神三钱，辰砂拌　炒川断三钱，酒拌　桑寄生三钱
制萸肉一钱五分　远志肉一钱去心，盐水炒　石决明三钱，煅　合欢皮一钱五分
引用炒麦芽二钱　炒谷芽二钱　红枣五枚　路路通三枚　橘络五分

《御医请脉详志》

五月十三日陈秉钧请得皇上脉左三部静软，右寸关微弦数，仍属水亏木旺，心阴心神两为不足。耳堵发响，轻重不定，腰俞酸重，跨筋掣痛，头蒙觉（下残）

五月十六日

《申报》

京师近信

圣上患足疾已将三月，忽愈忽发，旬日以来尤剧，行走殊觉不便，自初六日起未至慈宫请安。当奉慈谕，明日起停讲经史三天。

五月十七日

《申报》

圣躬违和近闻（北京）

昨报纪，皇上足疾，停讲经史三天，兹又得初九日京函，述及皇上足疾尚未全愈，时觉酸软作痛，耳鸣亦未平复，脘宇膜痞作嗳，更衣溏结不常，又时觉眩晕。连日由御医陈秉钧请脉，所定之方不外野于术、川续断、西洋参、杭菊花等品。盖因虚不受补，故斟酌于虚实之间，藉以镇肝息热也。

五月二十五日

《申报》

陈御医请脉近闻（北京）

十八日京函云，皇上违和，近日耳响发堵，腰酸足痛，诸证依然如旧，而口干心烦、大便溏稀、头蒙觉疼、夜寐不实等证亦未见增减。本月初九日起，御医陈莲舫每晨入内请脉，迄今并未间断。煎剂之外，复以三

才封髓丸录进请服。闻每日用三钱，早晚开水送下，颇觉见效。所有煎剂各方，仍不外乎潞党参、杭甘菊等类。

五月二十六日

《清宫医案集成》

五月二十六日，臣陈秉钧请得脉左右细滑，滑甚近数，尺部左软于右。属正气内亏，真阴失固，关键总在脾肾。大便不调，属脾不健化也。梦泄又发，属肾不坚守也。口渴心烦，头晕艰寐，气软体倦，归于脾肾之虚牵连所致。前年病由上而下，虚寒为多，此时之病由下而上，虚热为甚。所以上热下寒，耳响发堵，腰胯酸重，累月不平，且两日间食后恶心，微汗津津。谨将详审原委，推究虚实，拟清上摄下，系以和络调气。

大生地三钱，灵磁石一钱，同捣　川续断三钱，酒炒　制山萸肉一钱五分，去核　抱茯神三钱，辰砂拌　淮山药二钱，炒黄勿焦　煅苍龙齿一钱五分　金毛脊一钱五分，去毛炙　远志肉一钱，盐水炒　左牡蛎三钱

引用鲜荷叶边一角　淡菜三枚，酒洗　淮小麦一钱五分，炒　路路通三枚

《申报》①

五月二十六日请得脉左右细滑，滑甚近数，尺部左软于右。属正气内亏，真阴失固，关键总在脾肾。大便不调，属脾不健化也。梦泄又发，属肾不坚守也。口渴心烦，头晕艰寐，气软体倦，归于脾肾之虚牵连所致。前年病由上而下，虚寒为多，此时之病由下而上，虚热为甚。所以上热下寒，耳响发堵，腰胯酸重，累月不平，且两日间食后恶心，微汗津津。谨将详审原委，推究虚实，拟清上摄下，参以和络调气。

大生地三钱，灵磁石一钱，同捣　淮山药二钱，炒黄　炒川断三钱，酒拌　远志肉一钱五分，盐水炒　制萸肉一钱五分　抱茯神三钱，辰砂拌　苍龙齿一钱五分　左牡蛎三钱　金毛脊一钱五分

引用鲜荷叶边一角　炒淮小麦一钱五分　淡菜三枚　路路通三枚

---

① 此为五月二十六日脉案，原刊于六月十五日《申报》。脉案为陈秉钧所开。

五月二十七日

《清宫医案集成》

五月二十七日，臣陈秉钧请得皇上脉依然细软，想由天气湿闷，而滑数兼之，左寸左关为甚。按脉之部位论证之原委，仍以脾肾为纲领。关元易滑，肾不坚矣，更衣勿匀，脾不健矣，以致土不培木，肝化内风，水不制火，心生虚热。耳响发堵兼头晕者，即属于火，腰重胯痛兼筋掣者，即属于风。至于左胁与右不同，似觉膨大，当是左营右气，升降不利，络痹不宣所致。谨拟培养脾肾两经，系以柔肝息风、养心安神调理。

大生地三钱，砂仁末二分，拌捣　茯神三钱，辰砂拌　白蒺藜三钱，去刺　煅石决明三钱　酸枣仁一钱五分，炒　川青皮三分，醋炒　制萸肉一钱五分，去核淮山药二钱，炒黄　杭菊花一钱

引用麦谷芽各二钱，炒　鲜荷叶边一角

另煎潞党参三钱，临服时冲服。

《申报》

陈御医请脉视药详纪（北京）

据内务府人云，近数日来皇上病又加剧，夜间失寐，每至五更必起泻。陈莲舫征君连日丸药煎方两途并进，亦少效力。皇上恐药不对方，昨特谕令陈征君至内务府药料库监视取药，如有药料不符或陈年失性等品，一经面奏，准将该管药料太监惩办。所有初九以来开列丸药各方列下。①

《申报》②

五月二十七日请得脉依然细软，想由天气湿闷，而滑□兼之，左寸左关为甚。按脉之部位论证之原委，仍以脾肾为纲领。关元易滑，肾不坚矣，更衣勿匀，脾不健矣，以致土不培木，肝化内风，水不制火，心生虚热。耳响发堵兼头眩者，即属于火，腰重跨痛兼筋掣者，即属于风。至于左胁与右不同，似觉膨大，当是左营右气，升降不利，络痹不宣所致。谨拟培养脾肾两经，参以柔肝息风，养心安神调理。

---

①　详细脉案见前五月初九日至五月十三日。

②　此为五月二十七日脉案，原刊于六月十五日《申报》。脉案为陈秉钧所开。

大生地三钱，砂仁末二分，拌捣　　抱茯神三钱，辰砂拌　　淮山药二钱，炒黄
川青皮三分，醋炒　　石决明三钱　　酸枣仁一钱五分　　白夕利①三钱　　杭菊花一钱
制萸肉一钱五分

引用炒麦谷芽各二钱　　鲜荷叶边一角

另煎潞党参三钱，临服时冲服。

五月二十八日

《清宫医案集成》

五月二十八日，臣陈秉钧请得皇上脉左三部细涩，右三部俱见微浮带
数。以脉言证，数日之间梦泄两次，诸恙皆由此转移。下元愈虚，上窍愈
闷，耳内蒙响，殊形堵闷，不外乎心不济肾，肾不涵肝，肝炎上扰下迫，
复侮克中焦，所以食物运迟，大便不匀，脾不为胃而行津液，阴液就热，
口渴心烦与之俱作。现在调理，谨拟固摄肾真为至要，兼以平肝之热，养
心之神，而脾胃亦不能不顾，借以益气和阴。

大生地三钱　　淮山药二钱，炒黄　　抱茯神三钱，辰砂拌　　炙龟板三钱　　生白
芍一钱五分　　川续断三钱，酒炒　　半夏曲一钱五分，炒　　杭菊花一钱五分　　广橘
络五分

引用淡菜三枚，酒洗　　湘莲肉七枚，连心用　　灯心五寸，辰砂拌　　麦谷芽各
二钱，炒

另煎潞党参三钱冲服。

《申报》②

五月二十八日请得脉左三部细涩，右三部俱见微浮带数。以脉言证，
数日之间梦泄二次，诸阳皆由此转移。下元愈虚，上窍愈闭，耳内蒙响，
殊形堵闷，不外乎心不济肾，肾不涵肝，肝炎上扰下迫，复侮克中焦，所
以食物运迟，大便勿匀，脾不为胃而行津液，阴液就热，口渴心烦与之俱
作。现在调理，谨拟固摄肾真为至要，兼以平肝之热，养心之神，而脾胃
亦不能不顾，藉以益气和中。

---

①　白夕利：疑为"白蒺藜"。后同，不赘述。
②　此为五月二十八日脉案，原刊于六月十五日《申报》。脉案为陈秉钧所开。

大生地三钱　淮山药三钱，炒黄　抱木神三钱，辰砂拌　炒川断三钱　炙龟板三钱　生白芍一钱五分　杭菊花一钱五分　广橘络五分　炒夏曲一钱五分

引用辰砂拌灯心五寸　炒麦谷芽各二钱

另煎潞党参三钱冲服。

五月二十九日

《清宫医案集成》

五月二十九日，臣陈秉钧请得脉左三部均静软，右三部细濡带数，仍属阴虚于下，阳冒于上。遗泄后阴更受亏，气阳有升少降，挟心之热，挟肝之风，所以耳鸣发堵，孔窍被蒙，腰酸胯痛，机关不利。考后天主乎脾胃，可以补益先天，乃纳食运迟，大便勿实，次数稍多，因之气怯神倦，嗜卧头晕，种种见证，当潮湿天令未免中气不和。谨拟调心肾为主，柔肝运脾佐之。

大生地三钱　扁豆衣一钱五分，炒　抱茯神三钱，辰砂拌　半夏曲一钱五分，炒焦　生白芍一钱五分　金毛脊二钱，去毛炙　潞党参三钱　丹参一钱五分，炒　嫩桑梗四钱，酒炒

引用淡菜三枚，酒洗　红枣三枚　丝瓜络二钱，切　麦谷芽各三钱，炒

《申报》

鄂督奏保御医入京（北京）

前因皇上足疾久未痊愈，曾寄谕东南督抚选召名医来京。各督抚先后电覆，均谓骤难其选，容随际觅得，再行奏闻。昨日鄂督陈夔龙电奏，略云前奉寄谕，征召御医，因骤难觅得，业经电覆在案。兹查有江西玉山县知县吕用宾医道极精，堪以应选，已令即日束装入都，听候请脉云云。

奉旨，知道了。据闻吕大令任玉山县令已数年于兹，前年南皮张督以齿痛甚剧，曾电致赣抚，转饬吕令前往，并嘱暂不开缺。及吕令到鄂，张督之疾时愈时作，留鄂两年，每月赠以二白[1]金。去年张相内用，吕始回赣到任，今陈又保其来京，或出自张相之意，亦未可知。

---

[1]　白：疑为"百"。

《申报》①

五月二十九日请得脉左部均静软，右三部细濡带数。仍属阴虚于下，阳冒于上。遗泄后阴更受亏，气阳有升少降，挟心之热，挟肝之风，所以耳鸣发堵，孔窍被蒙，腰酸跨痛，机关不利。考后天主乎脾胃，可以补益先天，乃纳食运迟，大便勿实，次数稍多，因之气怯神倦，嗜卧头晕，种种见证，当潮湿天令未免中气不和。谨拟调心肾为主，柔肝运脾佐之。

大生地三钱　扁豆衣一钱五分　炒丹参一钱五分　金毛脊二钱　潞党参三钱　生白芍一钱五分　抱茯神三钱，辰砂拌　嫩桑梗四钱，酒炒　炒夏曲一钱五分

引用淡菜三枚　丝瓜络二钱　红枣三枚　炒麦谷芽各二钱

五月三十日

《清宫医案集成》

五月三十日，臣陈秉钧请得皇上脉左涩细，右濡带数，与昨相同。以脉言证，证情亦无增无减。惟天令溽闷，虚火虚风挟湿上升更盛，耳窍不清，且响且堵，上热愈炽，下虚益见，腰胯依然酸痛。种种上下一盛一虚，又关中焦运行不健，所以化食见缓，大便勿匀，诸恙纷沓，口渴头晕，神倦嗜卧。谨拟滋养封藏为第一义，兼息肝胆之火，并和心脾之气。

大生地三钱，西砂仁末四分，拌捣　扁豆衣一钱五分，炒　煅龙齿一钱五分　石决明三钱　半夏曲一钱五分，炒焦　白蒺藜三钱，去刺　制萸肉一钱五分，去核　抱茯神三钱，辰砂拌　川黄柏八分，盐水炒

引用炙甘草四分　薏苡仁三钱，炒　淡菜三枚，酒洗　鲜荷叶边一角

《申报》②

五月三十日请得脉左涩细，右濡带数，与昨相同。以脉言证，证情亦无增无减。惟天令溽闷，虚火虚风挟湿上升更盛，耳窍不清，且响且堵，上热愈炽，下虚益见，腰跨依然酸痛。种种上下一盛一虚，又关中焦运行不健，所以化食见缓，大便勿匀，诸恙纷沓，口渴头晕，神倦嗜卧。谨拟滋养封藏为第一义，兼息肝胆之火，并和心脾之气。

---

① 此为五月二十九日脉案，原刊于六月十五日《申报》。脉案为陈秉钧所开。
② 此为五月三十日脉案，原刊于六月十五日《申报》。脉案为陈秉钧所开。

大生地三钱，砂仁末四分，拌捣　炒夏曲一钱五分　煅龙齿一钱五分　抱木神三钱，辰砂拌　石决明三钱　扁豆衣一钱五分　白夕利三钱　川黄柏八分，盐水炒　制萸肉一钱五分

引用灵①甘草四分　鲜荷叶边一角　炒苡米三钱　淡菜三枚

六月初一日

《申报》

电饬大令赴京（江西）

江西玉山县吕大令用宾，医学精良，为张香帅所器重。前因圣躬违和，荐充御医，电经林方伯饬令星夜来省，所遗印务以河口同知童司马燕谋暂行兼理。现沈护院又奉电旨饬令吕用宾迅速赴京，护院接电后已转饬遵照矣。

六月初六日

《清宫医案集成》

六月初六日，臣陈秉钧请得皇上脉数弦颇减，重按轻按俱见少力。以脉论证，耳响复为堵闷，腰酸连及胯痛，总之少阴肾家为虚。肾之胜其所胜者肝也，肾之胜其不胜者脾也。所以土木两经亦为不协，转为上盛下虚。上而为热，下而为寒。头晕频仍，食后尤甚，纳食不运，大便为溏，并胫膝欠健，夜寐欠安。调理诸恙，谨拟固摄共②阴，通调其气。

生于术一钱五分　抱茯神三钱，辰砂拌　炒夏曲一钱五分　左牡蛎三钱　酸枣仁一钱五分　白扁豆一钱五分，炒　大生地三钱，捣松　川续断三钱，酒炒　新会络五分

引用淡菜三枚，酒洗　龙眼肉二个　包川连二分

《莲舫秘旨》

光绪三十三年③六月初六　光绪帝，脉数弦颇减，重按俱见少力。以

---

①　灵：疑为"炙"。
②　共：疑为"其"。
③　《莲舫秘旨》记录为光绪三十三年，《清宫医案集成》相关医案属光绪三十四年，据陈莲舫在京日期判断，《莲舫秘旨》记录有误，应以《清宫医案集成》为准。

脉论证，耳响复发，胸闷，腰酸连及胯痛，总之少阴肾家为虚。脾之胜其所胜者肝也，肾之胜其所胜者脾也。所以土木两经亦为不协，转为上盛下虚。上而为热，下而为寒。头晕频乘，食后尤甚，纳食少运，大便为溏，并肿及脚背，胫膝欠健，夜寐欠安。调理诸恙，谨拟固摄去①阴通调其气。

生于术4.5g 炒半夏曲4.5g 炒枣仁4.5g 抱茯神9g 左牡蛎9g 白扁豆4.5g 大生地9g 橘络1.5g 川续断9g 淡菜3枚 龙眼肉2个 包川连1.0g②

六月初九日

《清宫医案集成》

六月初九日，臣陈秉钧请得皇上脉数未减，尚兼细兼软，右甚于左。自遗泄连次后，肾阴更亏，脾阳亦弱。昨又腹内微痛，溏薄一次，糟粕甚多。大致少火不得蒸化，湿土不主运行，少阴亏不和机窍，仍耳孔被蒙，鸣响作堵，太阴弱不利肢体，仍腰俞发软，胯筋酸痛。本属上盛下虚，热升则清空眩晕，食后尤甚，气陷则步履维艰，倦卧频仍。种种见证，谨拟煎丸并调，上下分治。

北沙参二钱，元米炒 炒焦夏曲一钱五分 原金斛三钱 扁豆衣三钱，炒 抱茯神三钱，辰砂拌 熟枣仁一钱五分 嫩桑梗三钱，捣炒 杭菊花一钱 新会络五分

引用鲜荷叶一角 红枣三枚

金水固精丸照服。

《崇陵病案》（中医科学院本）

六月初九日，陈秉钧请得皇上脉数未减，尚兼细兼软，右甚于左。自遗泄连次后，肾阴更亏，脾阳亦弱。昨又腹内微痛，溏薄一次，糟粕甚多。大致少火不得蒸化，湿土不主运行，少阴亏不和机窍，仍耳孔被蒙，

---

① 去：疑为"其"。
② 药物剂量单位"g"为《莲舫秘旨》（上海科技出版社，1989年）书中原貌。后同，不赘述。

鸣响作堵，太阴弱不利肢体，仍腰俞发软，胯筋酸痛。气陷则步履维艰，倦卧频仍。种种见证，谨拟煎丸并调，上下分治。

北沙参二钱，元米炒　炒焦夏曲一钱五分　原金斛三钱　扁豆衣三钱，炒　抱茯神三钱，辰砂拌　熟枣仁一钱五分　嫩桑梗三钱，酒炒　杭菊花一钱　新会络五分

引用鲜荷叶一角　红枣三枚

金水固精丸照服。

六月初十日

《莲舫秘旨》

六月初十　得脉左部细数，右弦带数，两尺软弱。原属虚体，本脉惟数，二三必发遗精，且复有梦。五脏皆有梦，病梦纷纭，木火为多。种种见证，仍属水亏木旺，并关胃强脾弱。所以脾胃之气内亏，肝肾之阴不复。耳鸣未息，挟浮火以上攻清空，则兼头晕而眼花。腰痛且肿，挟内风而窜走筋络，则兼胯掣并足软。现在纳食之后运化不健，大便每无坚实，所谓胃中虽能市，而脾不得为使也。谨拟调气以运中，和阴而泄热之轻剂，调理为上策。

北沙参 9g　炒山药 9g　抱茯神 9g　粉丹皮 4.5g　扁豆衣 4.5g　煅龙骨 4.5g　制女贞 9g　山萸肉 4.5g　生白芍 4.5g　桑枝 12g　红枣 3 枚

《崇陵病案》（中医科学院本）

六月初十日陈秉钧请得皇上脉息细软，与体本和。惟数象时平时起，所以关元不固，更易频仍，显属少火不藏，而壮火转炽，证之见于脾肾者，纷叠不一。耳窍堵响，起于眩晕，腰胯掣痛，艰于步履，遂至精神疲倦，每为嗜卧。诸病未见轻减，关元气更为亏乏。将脉证同参，似宜滋水益火，峻剂调理。而再三审度，又多有不合之处。谨拟养心以济肾，柔肝以和脾。

潞党参二钱　抱茯神三钱，辰砂拌　大生地三钱，砂仁末炒　煅龙齿一钱五分　制萸肉一钱五分　淮山药三钱，炒勿焦　煨天麻七分　广陈皮一钱　生白芍一钱五分

引用莲肉七粒，去心　桑梗四钱，酒炒

六月十一日

《清宫医案集成》

六月十一日，臣张彭年请得皇上脉软而滑，中见数象。耳鸣作堵，腰胯掣痛，精关不固，纳谷运迟，便溏气怯，神倦嗜卧，阴阳两有不足。本病为阴虚阳冒，从中似挟湿热。恭拟阴阳两和，佐以运中。

生白术一钱　炙甘草三分　半夏曲一钱五分　生大白芍一钱五分　抱木茯神二钱　柴胡三分，醋炒　人参须五分　白蒺藜三钱，去刺　厚朴花七分

六月十一日，臣陈秉钧请得皇上脉又数而不平，右部亦带弦象。仍属阴虚于下，阳冒于上。每逢脉之数而不静时，必发遗泄为多。现在耳堵不清，挟湿火更为鸣响。腰痛不和，挟风阳更为胯掣。水亏则木旺，木旺则土虚，所以纳食运迟，大便溏泄，上盛下亏，头蒙发晕，足软气怯。谨拟清阴和里之法调理。

生白术一钱五分　半夏曲一钱五分，炒　北柴胡三分，醋炒　覆盆子一钱五分　淡鳖甲四钱，水炙　生白芍一钱五分　抱木茯神三钱　丹参三钱，炒

引用莲肉五粒，去心　灯心十寸，辰砂拌

《崇陵病案》（中医科学院本）

六月十一日，陈秉钧请得皇上脉又数而不平，右部亦带弦象。仍属阴虚于下，阳冒于上。每逢脉之数而不静时，必发遗泄为多。现在耳堵不清，挟湿火更为鸣响。腰痛不和，挟风阳更为胯掣。冰①亏则木旺，木旺则土虚，所以纳食运迟，大便溏泄，上盛下亏，头蒙发晕，足软气怯。谨拟清阴和里之法调理。

生白术一钱五分　炒夏曲一钱五分　北柴胡三分　覆盆子一钱五分　淡鳖甲四钱，水炙　抱木茯神□钱　生白炙②一钱五分　炒丹参三钱

引用莲肉五粒，去心　灯心十寸，辰砂拌

六月十一日，张彭年请得皇上脉软而滑，中见数象。耳鸣作堵，腰胯掣痛，精关不固，纳谷运迟，便溏气怯，神倦嗜卧，阴阳两有不足。本病

---

① 冰：疑为"水"。

② 炙：疑为"芍"。

为阴虚阳冒，从中似挟湿热。恭拟阴阳两和，佐以运中。

生白术一钱　炙甘草三分　半夏曲一钱五分　生大白芍一钱五分　抱木茯神二钱　人参须五分　柴胡三分，醋炒　白蒺藜三钱，去刺　厚朴花七分

六月十二日

《清宫医案集成》

六月十二日，臣张彭年请得皇上脉数较平，滑软如旧。耳鸣腰痛，纳食运迟，大便溏稀，头晕气弱，欲遗未遗。盖精食气，气食神，关元既虚，中气自怯。脾肾不健，则阳明腑气不能宣化承流，此湿热所以中阻而阴阳枢纽因之不和。恭拟运中摄下，阴阳两和之剂调理。

人参六分，另煎冲　橘红六分　生于术一钱　炙甘草三分　抱木茯神三钱　厚朴花七分　白蒺藜三钱，去刺　大白芍一钱五分　法半夏一钱五分

引用红枣二枚

六月十二日，臣陈秉钧请得皇上脉数象较减，仍濡软无力，尺部尤甚。气火稍平，尚真阴勿固。昨夜欲遗未遗，诸恙如前。耳蒙发响，头晕频起，腰胯掣痛，肢力更疲。肾之先天素虚，脾之后天亦弱。所以脘宇得食运迟，大便溏泄未固。以脉合证，谨拟固肾兼以养心，培脾兼以柔肝。

制丹参二钱　抱木茯神三钱，辰砂拌　潼蒺藜一钱五分　生白芍一钱五分　半夏曲一钱五分，炒　覆盆子二钱　炙甘草三分　淮山药二钱，炒　金石斛三钱

另煎人参七分冲服。

《崇陵病案》（中医科学院本）

六月十二日，陈秉钧请得皇上脉数象较减，仍濡软无力，尺部尤甚。气火稍平，尚真阴勿固。昨夜欲遗未遗，诸恙如前。耳蒙发响，头晕频起，腰胯掣痛，肢力更疲。肾之先天素虚，脾之后天亦弱。所以脘宇得食运迟，大便溏泄未固。以脉合证，谨拟固肾兼以养心，培脾兼以柔肝。

制丹参二钱　抱木茯神三钱，辰砂拌　潼蒺藜一钱五分　生白芍一钱五分　炒夏曲一钱五分　覆盆子二钱　炙甘草三分　淮山药二钱，炒　金石斛三钱

另煎人参七分冲服。

六月十二日，张彭年请得皇上脉数较平，滑软如旧。耳鸣腰痛，纳食

运迟，大便溏稀，头晕气弱，欲遗未遗。盖精食气，气食神，关元既虚，中虚自怯。脾肾不健，则阳明腑气不能宣化承流，此湿热所以中阻而阴阳枢纽因之不和。恭拟运中摄下，阴阳两和之剂调理。

人参六分，另煎冲　橘红六分　生于术一钱　抱木茯神三钱　炙甘草三分
厚朴花七分　法半夏一钱五分　白蒺藜三钱，去刺

引用红枣二枚

六月十三日

《清宫医案集成》

六月十三日，臣陈秉钧请得皇上脉左三部仍细软，右寸关又见浮弦带数。细按诸恙，耳堵内鸣未见轻减，腰胯掣痛转见加增。向有眩晕之根，因感受之，多脑海受亏，病情因之齐起。总核原委，不外乎上盛而为热，下虚而为寒。惟寒非真寒，热为假热，中焦亦少砥柱，纳食少运，大便多溏。谨拟和阴熄风，运中和络。

杭菊花一钱　抱木茯神三钱，辰砂拌　金毛脊一钱五分，去毛　生白芍一钱五分　左秦艽八分　淮山药二钱，炒勿焦　桑寄生二钱　川续断一钱五分，盐水炒　净归身二钱，土炒　制萸肉一钱

引用鲜荷叶一角　红枣三枚

六月十三日，臣张彭年请得皇上脉仍软滑，右部关中较大。恭阅发下病由单，诸症环生，起于眩晕，风寒入脑，不易发出。想脑为髓海，风善行而数变，乘脾则溏泄，入肾则遗泄，游行于经络则腰胯酸痛。牵延既久，中气自虚。谨拟建中为主，培养后天，参以疏风活络之品调理。

焦白术一钱五分　淮山药二钱　白芍二钱　秦艽一钱　桑寄生二钱　独活五分　抱木茯神三钱　白蒺藜三钱，去刺　炙甘草三分

引用橘络七分

《崇陵病案》（中医科学院本）

六月十三日，陈秉钧请得皇上脉左三部仍细软，右寸关又见浮弦带数。细按诸恙，耳堵内鸣未见轻减，腰胯掣痛转见加增。向有眩晕之根，因感受之，多脑海受亏，病情因之齐起。总核原委，不外乎上盛而为热，

下虚而为寒。惟寒非真寒，热为假热，中焦亦少砥柱，纳食少运，大便多溏。谨拟和阴熄风，运中和络。

杭菊花一钱　金毛脊一钱五分，去毛　左秦艽八分　抱木茯神三钱，辰砂拌生白芍一钱五分　桑寄生二钱　桂山药二钱，炒焦　川续断一钱五分，盐水炒净归身二钱，土炒　制萸肉一钱

引用鲜荷叶一个　红枣三枚

六月十三日，张彭年请得皇上脉仍软滑，右部关中较大。恭阅发下病由单，诸症环生，起于眩晕，风寒入脑，不易发出。想脑为髓海，风善行而数变，乘脾则溏泄，入肾则遗泄，游行于经络则腰胯酸痛。牵延既久，中气自虚。谨拟建中为主，培养后天，参以疏风活络之品调理。

焦白术一钱五分　怀山药二钱　白芍二钱　桑寄生二钱　秦艽一钱　独活五分　抱木茯神三钱　白蒺藜三钱，去刺　炙甘草三分

引用橘络七分

六月十四日

《清宫医案集成》

六月十四日，臣张彭年请得皇上脉软，数象平而未净，右部关中欠调。病本为气阴两虚，脾肾不足，但眩晕为风，便溏为湿，风湿合化，虚热自生，此皆标病所致。昨今腰胯尤觉跳痛，耳仍响而作堵。补则碍标，泻则碍本，恭拟标本双和法。

生白术一钱　云茯苓神各二钱　生大白芍一钱五分　厚朴花五分　秦艽八分　桑寄生一钱五分　白蒺藜二钱，去刺　扁豆皮一钱五分　炙甘草三分

引用荷叶边一圈　竹叶卷心七个

六月十四日，臣陈秉钧请得皇上脉左三部皆静软，右关向来不和，或滑或弦，今诊尚不失冲和之象。气分郁湿，阴虚生热，湿热逗遛，所以虚不受补，脘宇迟运，大便溏而不畅。中气不调，则真阴不复，耳响发堵不见增减，腰痛胯掣较甚。近因溽暑郁闷，机关益为不利，仍下虚转为上热，头晕时起，口发小泡。以脉合症，谨拟协肝脾而化湿火。

生白术一钱五分　抱木茯神三钱，辰砂拌　生白芍一钱五分　半夏曲一钱五分，炒　陈皮一钱　川续断三钱，炒　金石斛三钱　杭菊花一钱　厚朴花四分

引用丝瓜络三钱，切　红枣三个　桑寄生三钱

六月十四日，臣吕用宾请得皇上脉左部略缓，右部微数，舌苔淡。木乘土位，湿蕴中宫，上泛则耳鸣、气堵、头晕，中滞则饮食不运，下注则便溏、腰胯掣痛。宜清肝运脾兼滋下焦，清利湿热调理。按症拟方，谨呈圣鉴。

生白术二钱　云苓二钱　橘皮八分　金毛脊二钱，去毛炙　潼关蒺藜二钱
白芍二钱，生用　杭菊花一钱　桑寄生三钱　晚蚕砂一钱五分

引用谷芽三钱，炒

《申报》

御医入都两则

曹御医未克即日赴京。苏抚陈伯帅昨接枢府来电云，曹元恒已回南，上甚盼其来京，请无论如何设法催其速来。伯帅接电后当即将枢电传示曹部郎，催其迅速入都供职，并询其何日成行，以便电复枢垣代奏。闻曹部郎近日身体亦有不适，大约一时尚未克起行也。

吕御医业已赴京。江西玉山县吕用宾，昨已由浔附轮来鄂，小帅特添委试用通判宝益伴送该员，于初六日乘火车晋京，所有沿途一切费用均由善后局开支，日内谅已到京矣。

《申报》①

陈秉钧请得脉左三部皆静软，右关向来不和，或滑或弦，今诊脉象尚不失冲和之象。气分郁湿，阴虚生热，湿热逗遛，所以虚不受补，脘宇迟运，大便溏而不畅。中气不调，真阴不复，耳响发②不见增减，腰痛胯掣较甚。近因溽暑郁闷，机关更为不利，下虚转为上热，头晕时起，口发小泡。以脉合症，谨拟协肝脾而化湿火。

生白术一钱五分　抱茯神三钱　辰砂拌③白芍一钱五分　炒□□一钱五分
陈皮一钱　川续断三钱　金石斛三钱　杭菊一钱　厚朴花四分

---

①　此为六月十四日脉案，原刊于六月二十三日《申报》。
②　此处疑缺"堵"字。
③　辰砂拌：疑为排版错误，应在"抱茯神三钱"之后，为抱茯神的制法。

引用丝瓜络三钱　红枣三个　桑寄生三钱

张彭年请得脉软，数象平而未净，右部关中欠调。病本为气阴两虚，脾肾不足，但眩晕为风，便溏为湿，风湿合化，虚热自生，此皆标病所致。昨今腰胯尤觉跳痛，耳仍响而作堵。补则碍标，泻则碍本，恭拟标本双合法。

生白术一钱　云茯苓云茯神各二钱　生大白芍一钱五分　厚朴花五分　白蒺藜（去刺）二钱　秦艽八分　桑寄生一钱五分　扁豆皮一钱五分　炙甘草三分

引用荷叶边一圈　竹叶卷心七个

吕用宾请得脉左部略缓，右部微数，舌苔淡。木乘土位，湿蕴中宫，上泛则耳鸣、气堵、头晕，中滞则饮食不运，下注则便溏、腰胯掣痛。宜清肝运脾兼滋下焦，清利湿热，敬谨按症拟方。

生白术二钱　云苓二钱　橘皮八分　金毛脊（去毛炙）二钱　潼关蒺藜二钱　生白芍二钱　杭菊花一钱　桑寄生三钱　晚蚕砂一钱五分

引用炒谷芽三①

六月十四日

《崇陵病案》（中医科学院本）

六月十四日，陈秉钧请得皇上脉左三部皆静软，右关向来不和，或滑或弦，今诊尚不失冲和之象。气分郁湿，阴虚生热，湿热逗遛，所以虚不受补，脘宇迟运，大便溏而不畅。中气不调，则真阴不复，耳响发堵不见增减，腰痛胯掣较甚。近因溽暑郁闷，机关益为不利，仍下虚转为上热，头晕时起，口发小泡。以脉合症，谨拟协肝脾而化湿火。

生白术一钱五分　抱木茯神三钱，辰砂拌　陈皮一钱　生白芍一钱五分　炒夏曲一钱五分　川续断三钱　金石斛三钱　杭菊一钱　厚朴花四分

引用丝瓜络三钱，切　桑寄生三钱　红枣三个

六月十四日，张彭年请得皇上脉软，数象平而未净，右部关中欠调。病本为气阴两虚，脾肾不足，但眩晕为风，便溏为湿，风湿合化，虚热自生，此皆标病所致。昨今腰胯尤觉跳痛，耳仍响而作堵，补则碍标，泻则

---

①　此处疑脱"钱"字。

碍本。恭拟标本双和法。

生白术一钱　云茯苓神各二钱　生大白芍一钱五分　厚朴花五分　白蒺藜二钱，去刺　秦艽八分　桑寄生一钱五分　扁豆皮一钱五分　炙甘草三分

引用荷叶边一圈　竹叶卷心七个

六月十四日，吕用宾请得皇上脉左部略缓，右部微数，舌苔淡。木乘土位，湿蕴中宫，上泛则耳鸣、气堵、头晕，中滞则饮食不运，下注则便溏、腰胯掣痛。宜清肝运脾兼滋下焦，清利湿热调理。按症拟方，谨呈圣鉴。

生白术二钱　云苓二钱　橘皮八分　金毛脊二钱，去毛炙　潼蒺藜二钱　生白芍二钱　杭菊花一钱　桑寄生三钱　晚蚕砂一钱五分

引用炒谷芽三钱

六月十五日

《申报》

圣躬仍未大安（北京）

圣躬违和延时已久，由陈御医逐日进内请脉，仍未大安。政府一面电催曹御医进京（详见昨报），一面恭录脉案交京外各衙门阅看。兹将五月二十六日至二十九日①脉案恭录如下。②

六月十六日

《清宫医案集成》

六月十六日，臣吕用宾请得皇上脉左关微弦，右关较前渐缓，余部如旧。耳鸣、腿胯酸痛仍未减，食物运滞，头微晕。仍系肝阳上泛，水不涵木，中焦不运之故。谨按，肾气开窍于耳，又为藏精之脏，《素问·生气通天论》云：烦劳则精不固。耳堵不闻，宜肝肾合治。《灵枢·口问》篇云：耳中者，宗脉之所聚也。阳明主宗脉，胃中虚故耳鸣。脾不健运故饮食滞化，大便不调，肢体酸软亦脾虚之候，尤当以运脾为佐。腰为肾腑，肾俞病则腰胯酸痛。谨拟清肝扶脾滋肾法。

---

① 实际脉案为五月二十六日至五月三十日。
② 详细脉案见前五月二十六日至五月三十日。

淮山药三钱，炒　　潼关蒺藜二钱　　金毛脊二钱，去毛　　石决明三钱　　钟乳石二钱　　橘皮一钱　　生白芍三钱　　炙甘草五分　　金石斛二钱　　芡实三钱

引用加麦谷芽各三钱，炒

六月十六日，臣陈秉钧请得皇上脉弦象未平，两关尤甚，尺部较软。以脉合证，证情仍属水不涵木，木邪侮土，所以脾肾两虚。肝阳煽烁，扰于上，耳响发堵，眩晕频作，扰于下，腰酸胯痛，肢体少力。厥阴直行中焦，升降失和，清浊相干，用膳尚觉运迟，更衣未得调匀。谨拟清热和中。

生白术一钱五分　　半夏曲一钱五分，炒　　生白芍一钱五分　　金石斛三钱　　陈皮一钱　　冬桑叶一钱五分　　丹皮一钱五分，炒　　白蒺藜三钱，去刺　　抱茯神三钱，辰砂拌　　黑料豆一钱五分

引用红枣三个　　麦谷芽各二钱，炒

六月十六日，臣张彭年请得皇上脉左部关中微见弦大，右部较前略平。耳鸣头眩，腰痛便溏，纳食运迟，身肢酸软，晚来弥甚。病为脾肾两虚，气阴不复，虚风湿热乘间而来。更加暑热流行，最伤气分。症由眩晕而起，谨拟清理虚风，兼治湿热，运中固本，阴阳两和。

生白术一钱五分　　白蒺藜二钱，去刺　　黑豆皮一钱五分　　云茯苓一钱　　桑寄生一钱五分　　甘菊花一钱　　生白芍一钱五分　　秦艽七分　　炙甘草三分

引用厚朴花七分　　荷叶边一圈

《申报》①

十六日，陈秉钧请得御脉弦象未平，两关尤甚，尺部较软。以脉合症，仍属水不涵木，木邪侮土，所以脾肾两虚。肝阳煽燥，扰于上，耳响发堵，弦②晕频作，扰于下，腰酸胯痛，肢体少力。厥阴直行中焦，升降失和，清浊相干，用膳尚觉运迟，更衣未得调匀。谨拟清热和中之剂。

生白术一钱五分　　金石斛三钱　　炒夏曲一钱五分　　陈皮一钱　　生白芍一钱五分　　粉丹皮一钱五分　　白蒺藜（去刺）三钱　　抱茯神（辰砂拌）三钱　　冬桑叶一钱五分　　黑料豆一钱五分

---

①　此为六月十六日脉案，原刊于六月二十六日《申报》。

②　弦：疑为"眩"。

引用红枣五个　炒麦芽炒谷芽各一钱

十六日，张彭年请得御脉左部关中微见弦大，右部较前略平。耳鸣头眩，腰痛便溏，纳食运迟，身肢酸软，晚来弥甚。病为脾肾两虚，气阴不复，虚风湿热乘间而来。更加暑热流行气分。症由眩晕而起，谨拟清理虚风，兼治湿热，运中固本，阴阳两和之剂。

生白术一钱五分　白蒺藜（去刺）二钱　黑豆皮一钱五分　云茯苓二钱　桑寄生一钱五分　甘菊花一钱　生白芍一钱五分　秦艽七分　炙甘草三分

引用厚朴花七分　荷叶边一圈

十六日，吕用宾请得御脉左关微弦，右关较前渐缓，余部如旧。耳鸣、腿胯酸痛仍未减，食物运滞，头微晕。仍系肝阳上泛，水不涵木，中进①不运之故。谨按，肾气开窍于耳，又为藏精之脏，《素问·通天论》云：凡劳则精不固。耳堵不闻，宜肝肾合治。《灵枢·口问》篇云：耳中者，宗脉之所聚也。阳明主宗脉，胃中虚故耳鸣。脾不健运故饮食滞化，大便不调，肢体酸软亦脾虚之候，尤当以运脾为佐。腰为肾腑，肾愈病则腰胯酸痛。谨拟清肝扶脾滋肾之法。

怀山药三钱　潼关蒺藜二钱　金毛脊（去毛）二钱　石决明三钱　钟乳石二钱　橘皮一钱　生白芍三钱　炙甘草五分　金石斛二钱　芡实三钱

引用炒麦芽炒谷芽各三钱

六月十八日

《崇陵病案》（中医科学院本）

六月十八日，张彭年请得皇上脉尺部软，左关微弦见数象。症脉相应，弦属少阳，数为湿热，与虚迟之脉回②异，故温补绝非所宜。风阳上扰则耳鸣头眩，湿热中阻则运迟便溏。夜寐有梦、未遗有梦者宜治心，心阳下扰则肾气不安，腰胯酸痛，肾府空虚，未始非湿阻经络。然虚寒宜补，湿热宜运，仍从运中立法，参以熄风清阳之品。药方开后。

生白芍二钱　炒丹皮一钱　桑寄生一钱五分　抱木茯神三钱　半夏曲一钱

---

① 进：疑为"焦"。

② 回：疑为"迥"。

五分　白蒺藜二钱，去刺　橘络七分　焦远志七分　生白术一钱五分

引用莲心肉七个　竹叶卷心七片

六月十九日

《清宫医案集成》

六月十九日，臣陈秉钧请得皇上脉左细数，关上为弦，两尺依然细软无力，右关较大。以脉言证，尺属根蒂之脉，左主水，右主火。水火不藏，数日间有梦两次，尚得不泄。肾不济心，心气通肝，左关为肝之本位，弦数未除，郁热生风，风善行而数变，游窜三焦，耳鸣不息，头蒙时晕。腰俞酸软，胯痛无力，皆关肾不涵肝所致。命门少火，不得蒸腾，厥阴浮火，转为冲动。脾胃适当其要，能食欠运，虽运而大便不实，所以右部之脉仍不见静，则为上热而下寒也。谨拟清上摄下，宣化中州，仍从轻淡之剂调理。

生白术一钱五分　金石斛三钱　黑料豆一钱五分　粉丹皮一钱二分，炒　东白芍一钱五分　杭菊花一钱二分　宣木瓜三钱　北沙参一钱五分　制女贞二钱

引用麦谷芽各二钱，炒　莲肉心七根

六月十九日，臣张彭年请得皇上脉两尺软，左关微弦，数象平而未净。病由眩晕而起，则上病之虚实乃诸症之关键。谨按弦为厥阴、少阳之主脉。数为热象，厥阴为风，少阳为火。经云：厥阴之脉，动则耳鸣头眩。又云：少阳所至为耳鸣，此上盛也，与纯虚之耳鸣为液脱、为髓消、为胃中空而宗脉竭者迥异。凡上盛者下必虚，上有假热，下必有假寒。昔贤云：寒湿下注于足少阳之经脉，则腰胯酸痛，即上盛下虚之谓。盖腰为肾腑[①]，胯为少阳经脉之所过。所以风热相煽，心阳下走，木火来乘，脾湿中虚。总核病机，恭拟清上和阳以为君，运中和脾以为臣，交通心肾以为佐使。

杭白芍二钱　粉丹皮一钱五分　生于术一钱五分　川芎八分　抱木茯神三钱　半夏曲一钱五分　白潼蒺藜各二钱，白去刺　焦远志七分　炙甘草三分

引用竹叶卷心七片　莲肉心七个

---

① 腑：疑为"府"。——原整理者注。

六月十九日，臣吕用宾请得皇上脉左关微数，右关渐缓，左尺稍弱，左寸略大。仍系木旺土亏、上实下虚之象。肝不平，火仍不降，故耳鸣头晕。胃不和脾亦不运，故食滞便溏。肾不固则筋无所养，故腰疼腿痛。欲求治法，自当培土以制木，壮水以涵木。相火系于胆，泄相火即所以治耳鸣，固肾气。风火属于肝，息风火即所以养髓海，厚肠胃。泄火宜六味丸，培土宜异功散。按寅申之岁，少阳司天，六月之令，太阴主气，合以天时，征之脉症，佐以引经之品，拟为调理之剂，谨仿昨方增减。

淮山药四钱，炒　金毛脊二钱，去毛　石决明三钱　云茯神二钱　潼蒺藜二钱　生甘草四分　金石斛三钱　粉丹皮一钱五分　骨碎补一钱五分，去毛　冬瓜子三钱　黑大豆三钱，炒

引用橘皮八分

《申报》①

十九日陈秉钧请得脉左细数，右部数少弦多，两尺扁软，余部亦未见静。仍属阴虚阳炽。昨得有梦未遗，心阳虽属未潜，肾关犹能固守。细按诸恙，耳者宗脉之所聚也，气液不充，故耳窍鸣响，腰者督脉之所系也，血营内亏，故腰腿酸痛，胃为水谷之海，脾与胃为仓廪之官，内消化不健，又为纳食运迟，大便不调。尚上盛下虚，头有眩晕，肢体酸软，证虚而脉不尽虚，所以虚不受补。复当炎夏司令，峻补本不相宜，所谓必先岁气，毋伐天和，谨拟和阴清热安中调气。

北沙参二钱五分　桑叶一钱五分　炒丹皮一钱五分　生白术一钱五分　制黄肉一钱五分　制贞女②二钱　川续断二钱　生白芍一钱五分

引用炒麦芽谷芽各二钱　红枣三枚　橘皮四分

十九日张彭年请得脉左部弦数之象较昨日稍减，右部渐和。虚火未平，故耳鸣、腰腿酸痛未减，大便欠调，食物运慢，胃尚未和。欲遗，仍水火不济。谨按阳明主宗脉，胃中空，故耳鸣，胃为阳土，宜养胃阴，脾主运化，食物运迟，又当扶脾。腰痛有二，一为肾之外腑，湿气主之，宜肾齐汤，一为肾之内藏，水气主之，宜六味丸。腿间酸痛，阳明主宗筋，

———————————

① 此为六月十九日脉案，原刊于六月二十六日《申报》。

② 贞女：疑为"女贞"。

运化津液，灌溉肢体，津亏故腿痛。谨拟石决明丹皮以泻肝火，芍药黑豆以滋肝肾分之阴，淮山药石斛以扶脾清骨，复以骨碎补为耳鸣引经之用，蒺藜为腰痛引经之品，金毛脊为舒通腿之助，三焦合治，以冀阴阳两和。

黑豆四钱，炒　粉丹皮一钱五分　石决明二钱　淮山药三钱　金毛脊一钱五分，去毛　潼蒺藜二钱五分　金石斛三钱　生白芍三钱　骨碎补一钱五分，去毛

引用川贝母二钱

十九日吕用宾请得上脉尺部软，在关微弦，兼见数象。症脉相应，弦属少阳，数为湿热，□虚迟之脉迥异，故温补绝非所宜。风阳上扰则耳鸣头眩，湿热中阻则运迟便溏。夜寐有□，未遗有梦者，宜治心，心阳下扰则肾气不安。腰胯酸痛，肾腑空虚，未始非湿阻经络，然虚寒宜补，湿热宜运。仍从运中立法，参以息风清阳之品。

生白芍二钱　炒丹皮一钱　桑寄生一钱五分　半夏曲一钱五分　抱茯神三钱　白蒺藜二钱　橘皮七分　焦远志七分

引用生白术一钱五分　莲肉去心皮七粒　荷叶卷心七片

《崇陵病案》（中医科学院本）

六月十九日，陈秉钧请得皇上脉左细数，关上为弦，两尺依然细软无力，右关较大。以脉言证，尺属根蒂之脉，左主水，右主火。水火不藏，数日间有梦两次，尚得不泄。肾不济心，心气通肝，左关为肝之本位，弦数未除，郁热生风，风善行而数变，游窜三焦，耳鸣不息，头蒙时晕。腰俞酸软，胯痛无力，皆关肾不涵肝所致。命门少火，不得蒸腾，厥阴浮火，转为冲动。脾胃适当其要，能食欠运，虽运而大便不实，所以右部之脉仍不见静，则为上热而下寒也。谨将调上摄下，宣化中州，仍从轻淡之剂调理。

生白术一钱五分　金石斛三钱　黑料豆一钱五分　粉丹皮一钱二分，炒　东白芍一钱五分　杭菊花一钱二分　宣木瓜三钱　北沙参一钱五分，用制女贞二钱①

引用麦谷芽各二钱　莲心肉七个

①　此处疑脱"炒"字。

《御医吕用宾方案》①

皇上脉左关微数渐缓，左尺稍弱，右寸略大。仍系木旺土亏、上实下虚之象。肝不平，火仍不降，故耳鸣头眩。胃不和脾亦不运，故食滞便溏。肾不固则筋无所养，故腰疼胯痛。欲求治法，自当培土以制木，壮水以涵木。相火系于胆，泄相火即所以治耳鸣，固肾气。风火属于肝，息风火即所以养髓海，厚肠胃。泄火宜六味丸，培土宜异功散。按寅申之岁，少阳司天，六月之令，太阴主气，合以天时，征之脉证，佐以引经之品，拟为调理之剂。谨仍昨方增减。

淮山药四钱，炒　金狗脊二钱，毛去　粉丹皮钱半　云茯苓三钱　潼夕利三钱　冬瓜子一钱　金石斛三钱　石决明三钱，煅　骨碎补钱半　黑料豆三钱　生甘草四分　新会皮一钱

引用鲜荷叶一角　陈白米一撮

六月二十日

《崇陵病案》（中医科学院本）

六月二十日，张彭年请得皇上脉两尺软弱，略见数象，右关微弦不净②。水亏则木旺，木旺则土虚，故上见头弦耳鸣，中见运迟便溏，下为遗泄腰痛。在上者为虚火，在下者为假寒。虚阳上扰，脾胃适当其冲，阳明不能宣化承流，而湿热中阻。谨拟交心肾和肝脾之法治之。

杭白芍二钱　潼蒺藜二钱　炒丹参一钱五分　炙鳖甲二钱，炙透　抱木茯神三钱　炒丹皮一钱　半夏曲一钱　焦远志七分　归身一钱五分，炒

引用黑豆皮二钱

六月二十一日

《清宫医案集成》

六月二十一日，臣陈秉钧请得皇上脉左部尚细而带数，总系水亏火旺。右关弦仍未平，不外胃强脾弱。两尺细软如昨。根蒂为虚，虚不即

---

① 此则脉案原无日期，因与六月十九日《清宫医案集成》极接近，故置于此日下。
② 净：疑为"静"。

复。以脉论证，耳管鸣响，腰胯掣痛，属肝营肾液两亏，不克流贯机窍也。纳食运迟，大便不结，属脾升胃降失司，不克分化清浊也。考先身而生为先天，主肾；后身而生为后天，主脾。脾能散精，可培养肾家气血，所以脾肾为症之关键。至于头晕肢倦时重时轻，亦当兼调。谨拟运行其气，柔养其阴。

北沙参三钱　野于术一钱五分，饭蒸　生白芍一钱五分　炙甘草四分　桑寄生三钱　川续断二钱，炒　炙丹参二钱　抱茯神三钱，辰砂拌　丹皮一钱五分，炒

引用红枣三枚　丝瓜络三钱

六月二十一日，臣张彭年请得皇上脉两尺软弱，关中微弦，数象较减。谨按数无定象，为虚热往来。尺中软为肾气不足。关中弦为木土不和。水亏木旺，脾弱胃强，此耳鸣头眩，运迟便溏，腰胯酸痛之所以环生而叠起。总核病机，似以大便渐实，精气渐固为进步。恭拟妙香散封髓丹合法加减。

北沙参一钱五分　煅龙齿二钱　淮山药二钱，微炒　天冬二钱　云茯神苓各二钱，朱砂拌　生大白芍二钱　大生地三钱，炒透　焦远志七分，去心　炙甘草四分

引用砂仁五分，研后下　酸枣仁一钱五分

《崇陵病案》（中医科学院本）

六月二十一日，皇上脉两尺软弱，关中微弦，数象较减。按数无定象，如虚热往来。尺中软为肾气不足。关中弦为水土不和。水①水亏木旺，脾弱胃强，此耳鸣头眩，晕②迟便溏，腰胯酸痛之所以环生而迭起。总核病机，似以大便潮实，精气潮固为进步。恭拟妙香散封髓丹合法加减。

北沙参一钱五分　煅龙齿二钱　怀山药二钱　天冬二钱　云茯神苓各二钱，朱砂拌　生大白芍二钱　大生地三钱，炒透　焦远志七分，去心　炙甘草四分

引用砂仁五分，研后下　酸枣仁一钱五分

---

① 水：疑为衍字。
② 晕：疑为"运"。

《莲舫秘旨》

荷月廿一　诊得脉左细数，关上如弦，两尺依然细软无力，右关软大。以脉言证，尺属根蒂之脉，左主水右主火，水火之脏。数日间有梦两次，尚得不泄。肾不泻心之气，左关为肝之本位，弦数未除，郁气生风，风则善行而数变，游窜三焦。耳鸣不息，头蒙时晕，腰愈酸软，胯痛无力。皆关肾不涵肝，致以命门少火不得蒸腾。厥阴于①火转为冲动，脾胃适当其要。能食欠运而大便不实，所以右部之脉仍不见静，则为上热下寒也。谨拟固摄上下，宣化中州，仍从轻淡之剂以调理之。

生白术 4.5g　粉丹皮 4.5g　宣木瓜 4.5g　东白芍 4.5g　金石斛 9g　北沙参 4.5g　黑料豆 4.5g　杭菊花 4.5g　制女贞 4.5g　炒麦芽 9g　炒谷芽 9g

六月二十二日

《清宫医案集成》

六月二十二日，臣陈秉钧请得皇上脉两尺细软未和，左部细数，右部弦而亦数。其为真阴不足，气火有余，固不待言。肾失封藏，坎宫之火无从附；脾失传化，东方之木即为乘；火土又为合听②，肝肾又为同源。证之有相并而来者，有相因而至者，缠绵不已。耳鸣未减，食后头晕，随之腰酸加重，筋掣胯痛亦随之。总由关元勿固，虽有梦未泄，而真藏被火内迫，元神未免受亏。水不涵肝，肝木不得疏畅，水③能克土，脾土转成卑监。所以食物运迟，大便溏而少坚实也。就证调理，谨拟和脉数以固肾水，平脉弦以协肝脾。

野于术一钱五分，饭蒸　黑料豆一钱五分　归身二钱，土炒　生白芍一钱五分　制萸肉一钱五分　炙甘草四分　抱茯神三钱，辰砂拌　覆盆子一钱五分　川柏一钱，盐水炒

引用莲肉七粒，去心　桑梗四钱，酒炒

---

① 于：疑为"虚"。
② 听：疑为"德"。
③ 水：疑为"木"。——原整理者注。

《申报》
电二（北京）
孟秋大祀，皇上拟亲诣行礼，醇邸张中堂以圣躬未愈，请派亲贵恭代。

慈宫康健纪闻（北京）
近日慈躬异常康健，每日清早六点钟时必历游园内，至八点钟时始回玉兰宫办事，皇上未相随者已月余矣。实因圣躬违和，时愈时作，初起时原系足疾，近日来兼及内症，屡经陈部郎进内诊治，未见大效。据内监云近日更甚，不耐久坐，不能用心。故外省督抚奏到折件有迟至次日始行批下者，有全令枢堂拟批、由内监照缮者，即办事之时刻亦已渐渐迟至九钟十钟，每遇召见人员未能多语，故近来召见者寥寥无几焉。

《崇陵病案》（中医科学院本）
六月二十二日，陈秉钧请得皇上脉两尺细软未和，左部细数，右部弦而亦数。其为真阴不足，气火有余，固不待言。失封藏，坎宫之火无从附；脾失传化，东方之木即为乘；火土又为合德，肝肾又为同源。证之有相并而来者，有相因而至者，缠绵不已。耳鸣未减，食后头晕，随之腰酸加重，筋掣胯痛亦随之。总由关元勿固，虽有梦未泄，而真藏被火内迫，元神未免交亏。水不涵肝，肝木不得疏畅，水能克土，脾土转成卑监。所以食物运迟，大便溏而少坚实也。就脉调理，谨拟和脉数以固肾水，平脉弦以协肝脾之法。药方列后。

野于术一钱五分，饭蒸　黑料豆一钱五分　归身二钱，土炒　生白芍一钱五分　制萸肉一钱五分　炙甘草四分　抱茯神三钱　覆盆子一钱五分　川柏一钱，盐水炒

引用莲肉七粒，去心　桑梗四钱，酒炒

《莲舫秘旨》
荷月廿二　诊得脉两尺细软未和，左部细数，右部弦而亦数。其为真阴不足，气火有余，因不得其①，肾失封藏，坎宫之水无以附丽；脾失司

① 此处疑有脱漏。

运，东方之木即为戕贼。火土又为合德，心脾又为同源。证之有相并而来者，有相因而至者，缠绵不已。耳鸣未减，食后头晕，随之腰酸加重，筋掣胯痛亦随而至。总由关元失固，虽有梦未泄，而真脏被火内迫，原精未免受亏。水不涵木，肝木不得疏畅，水转克土，脾土渐成卑监。所以食物运迟，大便溏而少坚实也。就证调理，谨拟和脉数以固肾水，平脉弦以胁[1]肝脾。

野于术 4.5g　生白芍 4.5g　覆盆子 4.5g　黑料豆 4.5g　制萸肉 4.5g　川黄柏 4.5g　白归身 9g　抱茯神 9g　炙甘草 1.2g　酒桑枝 12g　莲子肉 7粒

六月二十三日

《清宫医案集成》

六月二十三日，臣陈秉钧请得皇上脉两尺软弱如前，左右部弦象有增无减，关较甚，且兼滑。阴分郁热未平，气分又不调达。胃属阳土主降，脾属湿土主升，升降不调则清浊混淆。或因停滞郁湿，阻遏气道，所以纳食少化，嗳酸并作，大便溏稀，次数较多，所以诸症未减。耳窍鸣响，且头晕艰寐；腰俞无力，且胯酸体倦。总之脾肾两亏，阴阳造偏。见于阴则关元不固，见于阳则中气不振。用药动多牵制，欲滋清则碍气，欲甘温则碍阴。调理于气阴之间，谨拟益气和阴，参以化湿运滞。

潞党参二钱，元米炒　野于术一钱五分，饭蒸　白茯苓三钱　生白芍一钱五分　炙甘草四分　焦神曲一钱五分　陈皮一钱　西砂仁四分　金石斛三钱

引用红枣三枚　桑椹三钱，炒

六月二十三日，臣吕用宾请得皇上脉左部弦数仍未大减，右关欠调。仍水不涵木，脾虚不能运化，食物阻滞之象。故午刻至半夜便溏三次。而腰胯酸痛，身体倦软，气弱下寒之候总未能除。脾虚肾亦虚，耳鸣头晕均不见减。合之脉症，嗳酸宜和胃，便溏宜扶脾。上病下取，宜滋肾以泻火，温肾以实脾。谨拟香砂六君子增减，佐以温固下焦。

西砂仁四分　上党参二钱，米炒　淮山药三钱，炒　云茯神三钱　橘皮八分　炙甘草五分　益智仁一钱五分，盐水炒　潼蒺藜二钱　覆盆子二钱

---

①　胁：疑为"协"。

引用神曲一钱五分，炒　麦芽三钱，炒

六月二十三日，臣张彭年请得皇上脉软弱，尺中尤甚，两关微弦而滑，数象似退。腰胯酸痛较重，睡起加剧。昨日便溏三次，兼见嗳酸。脉证相应，以肝脾肾三经为大纲，先天后天尤为要领。试观酸加痛甚，筋骨之病，实系脏真运迟便溏，水谷之精反成糟粕。肾水亏于下，以脾湿而难滋。肝阳盛于上，以肾虚而难泻。至于耳鸣头眩多属虚阳，肢软气虚半归脾倦，又其症之相因而至者也。随症用药，今日似以运中为急。谨拟健脾立法，权为调理。

野于术二钱　白芍二钱，炒　砂仁壳七分　法半夏二钱　厚朴花一钱　扁豆皮二钱　橘皮一钱　云茯苓三钱　炙甘草三分

引用红枣二枚　薏苡仁二钱，炒

《申报》

三御医请脉详纪（北京）

上月陈御医连日请得脉案，迭志前报，现悉本月十四日御医陈秉钧、张彭年、吕用宾陆续请脉，兹将三人所请脉案恭录如下。[1]

《崇陵病案》（中医科学院本）

六月二十三日，陈秉钧请得皇上脉两尺软弱如前，左右部弦象有增无减，关较甚，且里滑。阴分郁热未平，气分又不调达。胃属阳土主降，脾属湿土主升，升降不调则清浊混淆。或因停滞郁湿，阻过气道，所以纳食少化，嗳酸并作，大便溏稀，次数较多。所以诸症未减。耳窍鸣响，且头晕艰寐；腰俞无力，且胯痠体倦。总之脾肾两亏，阴阳过偏。见于阴则关元不固，见于阳则中气不振。用药动多牵制，欲滋清则碍气，欲甘温则碍阴。调理于气阴之间，谨拟益气和阴，参以化温运滞。

潞党参二钱，元米炒　西砂仁四分　白茯苓三钱　生白芍一钱五分　野于术一钱五分，饭蒸　陈皮二钱　焦神曲二钱　炙甘草四分　金石斛三钱

引用红枣三枚　桑梗二钱，炒

六月二十三日，张彭年请得皇上脉软弱，尺中太甚，两关微弦而滑，

---

[1] 详细脉案见前六月十四日。

数象似退。腰腿酸痛较重，始起加剧。昨日便溏三次，兼见噫。脉证相应，以肝脾肾三经为大纲，先天后天为要领。试观腰酸加痛，筋骨之病，实系脏真运迟便溏，水谷之精反成糟粕。肾水亏于下，以脾湿而难滋。肝阳盛于下[①]，以肾虚而难泻。至于耳鸣头眩多属虚阳，肢软气虚半归脾倦，又其症之相因而至者也。随症用药，今日似以运中为急。谨拟健脾土法，权为调理。

野于术二钱　炒白芍二钱　砂仁壳七分　法半夏二钱　厚朴花一钱　扁豆皮二钱　橘皮一钱　云茯苓三钱　炙甘草三分

引用红枣二枚　炒苡仁二钱

六月二十三日，吕用宾请得皇上脉左部弦数仍未大减，右关欠调。仍水不涵木，脾虚不能运化，食物阻滞之象。半夜便溏三次，而腰胯酸痛，身体倦软，气弱下寒之候总未经除。脾虚肾亦虚，耳鸣头晕均不见减。合之诸症潜滋，酸宜和胃，溏宜扶脾。上病下取，宜滋肾以泻火，温肾以实脾。谨拟香砂六君子增减，以固下焦。

云茯神三钱　橘皮八分　炙甘草五分　益智仁一钱五分，盐水炒　西砂仁四分　上党参二钱，生　怀山药三钱，炒　潼蒺藜二钱　覆盆子二钱

引用神曲一钱五分　麦芽三钱

《莲舫秘旨》

荷月廿三　诊得皇上脉两尺软弱如前，左右部位弦象有增无减，关尺软甚兼滑。阴分郁热未平，气分仍不调达。胃属阳土主降，脾属阴土主升，升降不调则清浊混淆。或因停滞郁湿，阻遏清道，所以不化。噫酸并作，大便溏稀，次数较多，所以诸症未减。头晕耳鸣，少寐，腰软无力，且胯酸体倦。总之脾肾两亏，阴阳偏迭。见于阴则关元不固，见于阳则中气不振。用药每多牵制，欲滋清则碍气，欲甘温则碍阴。调理于气劳之间，谨拟益气和阴，参以化食运滞。

炒潞党参9g　东白芍4.5g　野于术4.5g　白茯苓9g　金石斛9g　炒夏曲9g　橘皮3g　春砂仁1.2g　炙甘草1.2g　桑枝4.5g　红枣3枚

―――――――――

① 下：疑为"上"。

六月二十四日

《清宫医案集成》

六月二十四日，臣陈秉钧请得皇上脉左部细弦，右寸关两部弦而浮，仍带滑象。外受新凉，内郁痰湿，以致证情渐有更动。营卫两为不协，邪在清肃，鼻管欠利，且为涕嚏。头晕发闷，喉觉味咸，因之食物少味，寤寐少安，牵引诸恙，耳窍鸣响，腰胯酸痛，足跟之疼复作。最关系者，咳嗽无痰，本有旧根，恐其再损娇脏。诸脏腑病情已不为少，肺阴肺气必须早为调护，以免绵延。谨拟和表调中，借以肃降。

黄芪皮一钱五分，去内肉　黄防风八分　真川贝二钱，去心　连皮杏仁三钱，勿捣　杭菊花一钱　冬桑叶一钱五分，蜜炙　橘红一钱　白茯苓三钱　冬瓜子三钱

引用枇杷叶三张，去毛　红枣三枚

六月二十四日，臣昌用宾请得皇上脉左寸连日略大，今微浮，关弦数，尺弱。右寸虚，关仍未和，尺稍急。似有暑湿内蕴，风凉外侵之象。浮则为风，风先伤肺，故头闷、流清涕、作嚏、喉中咸味，此风伤于上也。体倦食少滞化，大便不调，湿蕴于中也。腿胯酸痛，牵引足跟，湿注于下也。惟腰痛耳鸣，脾肾两虚之本症俱在，外感乘虚而入，又不能过为表散，至于气坠者，中气不建也。夜寐不安者，本心肾不交，亦胃中不和。经云：胃不和则寐不安。谨拟清轻之剂以解外，渗利之品以胜湿，佐以和中固下法。

老苏梗一钱五分　厚朴花八分　薏苡仁三钱　云茯神二钱　橘皮五分　藿香梗一钱　扁豆衣二钱　白术一钱五分，米炒焦　潼蒺藜三钱　炙甘草五分

引用麦芽三钱，炒

六月二十四日，臣张彭年请得皇上脉右寸微浮，关中弦数，两尺软弱。脉证相应，小有感冒，鼻流清涕，作嚏，身体酸重而麻。喉咙觉咸，头闷而晕，咳嗽俯首，腰部皆牵掣而痛。天时暑热流行，朝暮之间，寒热异候，气虚之体，更易不调，此耳鸣腰痛，运迟便溏，之所以有增而无减。谨拟前法，参以轻透之品。

广藿梗一钱五分　半夏曲二钱　甘菊花一钱，炒　橘皮一钱　白蒺藜二钱，去刺　云茯苓三钱　冬瓜仁三钱　薄荷七分　炙甘草五分

引用荷叶边一圈　谷芽二钱，炒

《崇陵病案》（中医科学院本）

六月二十四日，陈秉钧请得皇上脉左部细弦，右关两部弦而浮，仍带滑象。外受新凉，内郁痰湿，以致证情激①有更动。营卫两为不协，邪在清肃，鼻管欠利，且为涕嚏。头晕发闷，喉觉味咸，因之食物少味，寤寐少安，牵引诸恙，耳窍鸣响，腰胯酸痛，足跟之痛复作。疾气本有旧根，恐其再损脏腑，病情又多。肺阴肺气必须平为调护，以免绵延。谨拟和表调中之剂治之。

黄芪皮一钱五分　防风八分　真川贝二钱，去心　连皮杏仁二钱，勿捣　杭菊花一钱　冬桑叶一钱五分，盐炙　白茯苓三钱　橘红一钱　冬瓜子三钱

引用枇霜叶三根，去毛　红枣三枚

六月二十四日，张彭年请得皇上脉右寸微浮，关中数，两尺软弱。脉证相应，小有感冒，鼻流清涕，作嚏，身体酸重而麻。喉咙觉咸，头闷而晕，咳嗽俯首，腰部皆牵掣而痛。天时暑热流行，朝暮之间，寒热异候，气虚之体，更易不调，此耳鸣腰痛，运迟便溏，之所以有增而无减。谨拟前法，参以轻透之品。

广藿一钱五分　半百糟②二钱　甘菊花一钱五分，炒　云茯苓三钱　橘红一钱　白蒺藜二钱，去刺　冬瓜仁三钱　薄荷七分　炙甘草五分

引用荷叶边一圈　炒谷芽二钱

六月二十四日，吕用宾请得皇上脉左寸连日略大，今微浮，关弦数，尺弱。右寸虚，关仍未和，尺稍急。似有暑湿内蕴，风泄外招之象。浮则为风，先伤肺，故头闷、流清涕作剧，准中咸味，此风伤于土③也。体倦食少滞化，大便不调，湿蕴于中也。腿胯酸痛，牵引足跟，湿注于下也。惟腰痛耳鸣，脾肾内虚之本症俱在，外感乘虚而入，不能过为表散，至于气坠者，中气不建也。夜寐不安者，本心肾不交，亦胃不和。经由云：胃不和则寐不安。谨拟清轻以解外，渗利之品以胜湿，佐以和中固下法。

---

① 激：疑为"渐"。
② 半百糟：疑为"半夏曲"。
③ 土：疑为"上"。

老苏梗一钱五分　厚朴花八分　苡仁一钱　云茯神二钱　橘皮五分　豆衣二钱　藿香梗一钱　潼蒺藜三钱　白术一钱五分，米炒焦　炙甘草五分

引用炒麦芽三钱

六月二十五日

《申报》

圣躬渐愈（北京）

内廷消息云，圣躬日来渐觉安豫，每日早晚进药后必扶行缓步，藉资活动。于诸大臣请安时犹必殷殷垂询各项要政。日昨复奉皇太后慈旨暂宜安心静养，不可劳神，以期早日痊愈。

六月二十六日

《申报》

三御医最近脉案（北京）

十四日，御医陈秉钧、张彭年、吕用宾各拟脉方，已录昨报。兹又得十六日、十九日三御医脉案，录左。

按：十七、十八日两日脉方与此无甚异，从略。①

六月二十八日

《申报》

电一（北京）

皇上疾稍加，各御医仍由陆润庠带领进内请脉。

圣躬不豫近闻（北京）

陈秉钧、张彭年、吕用宾三御医连日请脉拟方，迭志前报。兹悉陈莲舫御医再四研究，用上下分治之法，于煎剂之外并进丸药。调理上部则用真珠二钱研成细末，每于午后酌进二三分，开水冲服。调理下部则用芡实、莲子、莲须、山药、茯神、茯苓、藕节各二钱为末，以金樱膏酌量多少为丸，每晨服一钱五分，开水送下，盖即金锁固精丸方也。又闻三御医日诣颐和园请脉，由陆凤石尚书带领入内，并斟酌脉案药方，极为详审。

---

① 详细脉案见前六月十六日、六月十九日。

闻江督续保之施焕、周景涛两员，日内可以抵京，并电告曹智涵部郎亦将入都。本月二十日京师大雨，陈、张、吕三御医入宫时由总管内务府大臣继子寿冒雨带领入内，恭请圣脉，而陆尚书未与其列。计请脉时刻约二点半钟，所开方药与前报所载十九日之方药无甚差异。

七月初三日

《清宫医案集成》

七月初三日，臣陈秉钧请得皇上脉尺软未和，左关弦细，右均弦而带数。属气阴为虚，气不能流络脉，营不能贯注经隧。近日腰俞酸痛，较前更甚，且气亏于营，右部重于左部，甚至俯仰转侧皆为牵引，以致内风上扰。仍头晕不平，湿滞下行，胯筋不利。且厥阴胜克，脾胃当其要冲，食后运迟，满闷作嗳，大便匆调，溏泄不实。以脉合证，以证议药，《素问》云：形不足者温之以气。无如少火化成壮火，安敢重温。又云：精不足者补之以味。变胃不为胃变，安敢峻补。谨拟调理于气味之中，标本虚实均能照顾。

饭蒸于术一钱五分　制首乌一钱五分　当归三钱，土炒　金毛脊一钱五分，去毛　川续断三钱，炒　半夏曲一钱五分，炒　桑寄生三钱　宣本①瓜一钱　生白芍一钱五分

引用丝络七寸，切　红枣三枚

七月初三日，臣施焕请得皇上脉两尺无力，左关弦滞，右关弦滑，左寸细，右寸弱。症应腰胯酸痛，右更重，牵掣腰腿俱酸疼，耳响嗌酸便溏等症。查滞为郁，滑为痰，无力为虚，皆由思虑伤神，以致心气不足，脑为之不满，耳为之苦鸣，头为之苦晕。脾气不足，溲便为之变，运化为之迟，四肢为之倦。肾气不足，腰为之酸痛，胯腿为之牵掣，阴津为之不固。盖奇邪走空窍，津液少升，必多思饮，饮多恐有留饮在膈。现将秋令，肺金不肃，故发咳，肝郁故嗌酸。种种不足之象，若专以草木药品，恐难奏效。伏祈皇上怡情开爽，再加以血肉有情之品，量为调摄，或可徐见功效耳。谨拟药治并调摄品上呈。

---

① 本：疑为"木"。

桑寄生三钱　桑螵蛸四钱　石莲肉三钱　合欢皮四钱　萱草二钱　西洋参一钱，细　熟地炭二钱，用砂仁末以酒炒炭，略存性　郁金子五分，炒

清晨取仰荷叶内露水煎药为引

调摄之品，宜多进白木耳，肃肺金以益大肠，多用莲子羹并牛肉汁，培脾土以养胃气，多用溹溹①葡萄并鱼翅，补肾气以利膀胱，盖鱼翅补阳不燥，葡萄滋水不凝，莲子羹补脾固肾，牛肉汁崇土驱邪，白木耳益气最清，久服可以止泄。又古书云：久病宜食韭②。每膳略带此小菜些须尤佳，如葡萄酒多年者亦可服。

七月初三日，臣吕用宾请得皇上脉左部数象较减，弦象仍在，右部无力，尺尤甚。诸症未轻，故脉亦未复。腿胯酸痛，偏右较重，牵引满腰，咳嗽低俯更甚。右属胃土，胃主宗筋，筋不润故腿胯偏右酸痛，运滞、便溏、嗌酸，皆太阴脾土虚弱，不能健运所致。耳鸣、头晕、腰痛，仍髓海空，肾气不足故也。细绎脉症，乃真阴真阳之亏，谨拟草木之质佐以至灵之品，暂为试服。龟鹿二仙合异功散增减，党参怀药扶脾胃，鹿为阳，善通督脉，可治头耳，龟为阴，善通任脉，可治腰胯。且鹿得龟而阳潜，龟得鹿而阴化，参苓健运中气，以冀上下和而肢体畅适矣。

上党参二钱，米炒　云茯神二钱　制龟板一钱五分　淮山药二钱，炒　白蔻仁四分　金石斛二钱　酸枣仁一钱五分，炒　鹿角胶一钱五分，蛤粉炒　覆盆子二钱，盐水炒　潼关蒺藜二钱

引用橘皮五分　谷芽三钱，炒

七月初三日，臣张彭年请得皇上脉两尺软弱如前，左细弦，右部弦而微数，仍属气分不足，阴分亦亏。数日来腰部酸痛，较前更甚，重于右者，左属血右属气，则气虚为多，痛甚则筋掣而跳，又为血虚风象。气血虚者，中必馁，故脾胃运迟而便溏，至于头晕耳鸣，虚阳上冒，嗌酸体倦，湿土中虚，虚不受补，惟主运中。谨依前法，以肝脾肾为大纲，而以和平之剂调理。

制首乌二钱　生于术一钱五分　当归一钱五分，土炒　金毛脊二钱　桑寄生

---

① 溹：音 suǒ，古水名。
② 韭：疑为“佳”。

一钱五分　宣木瓜一钱　大白芍二钱　半夏曲一钱五分　橘络五分

引用焦薏苡仁三钱　红枣二枚

《申报》[1]

七月初三日陈秉钧请得皇上脉尺软未和，左关弦细，右均弦而带数。属气阴为虚，气不能流络脉，营不能贯注经隧。近日腰愈酸痛，较前更甚，且气亏于营，右部重于左部，甚至俯仰转侧皆为牵引，以致内风上扰。仍头晕不平，湿滞下行，腿筋不制。且厥阴克[2]，脾胃当其要冲，食后运迟，满闷作嗳，大便勿调，溏泄不实。以脉合证，以证议药，《素问》云：形不足者温之以气。无如少火化成壮火，安敢重温。又云：精不足者补之以味。变胃不为胃变，安敢峻补。谨拟调理于气味之中，标本虚实均能照顾。

饭蒸于术一钱五分　制首乌一钱五分　土炒当归三钱　金毛脊一钱五分，去毛　川续断三钱　炒夏曲一钱五分　桑寄生三钱　宣木瓜一钱　生白芍一钱五分

引用丝络七寸，切　红枣三个

初三日张彭年请脉，两尺软弱如前，左细弦，右部弦而微数，仍属气分不足，阴分亦亏。数日来腰部酸痛，较前更甚，重于右者，左属血右属气，则气虚为多，痛甚则筋掣而跳，又为血虚风象。气血虚者，中必馁，故脾胃运迟而便溏，至于头晕耳鸣，虚阳上冒，腰酸体倦，湿土中虚不受补，惟主运中。谨依前法，以肝脾肾为大纲，而以和平之剂调理。

制首乌二钱　生于术一钱五分　土炒当归一钱五分　金毛脊二钱　桑寄生一钱五分　宣木瓜一钱　大白芍二钱　半夏曲一钱五分　橘络五分

用焦苡米三钱　红枣二个

初三日吕用宾请脉，左部数象较减，弦仍在，右部无力，尺尤甚。诸症未轻，故脉亦未复。腿胯酸痛，偏右较重，牵引满腰，咳嗽、低俯腰更甚。右属胃土，胃主宗筋，筋不润故腿胯偏右痛，运迟、便溏、嗳酸，皆太阴脾土虚弱，不能健运所致。耳鸣、头晕、腰痛，仍髓海空肾气不足故也。细绎脉症，乃真阴真阳之亏，谨拟草木之质佐以至灵之品，暂为试

---

[1]　此为七月初三日脉案，原刊于七月十五日《申报》。

[2]　此处疑有脱漏。

服。龟鹿二仙合异功散增减。党参怀山药扶脾胃，鹿为阳，善通督脉，可治头，且龟为阴，善通任脉，可治腰胯。且鹿得龟而阳潜，龟得鹿而阴化，参苓健运中气，以冀上下和而肢体畅适。

上党参二钱，米炒　怀山药二钱，炒　酸枣仁一钱五分，炒　云茯神二钱　白蔻仁四分　鹿角胶一钱五分，蛤粉炒　制龟板一钱五分　金石斛二钱　覆盆子二钱，盐水炒　潼关蒺藜二钱

引用橘皮五分　炒谷芽三钱

初三日施焕请脉，两尺无力，左关滞，右关弦滑，左寸细，右寸弱。症应腰酸腿酸痛，右更重，牵掣腰腿俱酸疼，耳响嗌酸便溏等症。查滞为郁，滑为痰，无力为虚，皆由思虑伤神，以致心气不足，脑为之不满，耳为之苦鸣，头为之苦晕。脾气不足，溲便为之变，运化为之迟，四肢为之倦。肾气不足，腰为之酸痛，腿为之牵掣，阴津为之不固。盖奇邪走空窍，津液少升，必多思饮，饮多恐有留饮在膈。现将秋令，肺金不肃，故发咳，肝郁故嗌酸。种种不足之象，若专以草木药品，恐难奏效。伏祈皇上怡情开爽，再加以血肉有情之品，量为调摄，或可徐见功效耳。谨拟药治并调摄品上呈。

桑寄生三钱　桑螵蛸四钱　石莲肉三钱　合欢皮四钱　萱草①二钱　西洋参一钱　熟地炭二钱，用砂仁末以酒炒炭，略存性炒②　郁金子五分

清晨取仰荷叶内露水煎为引

调摄之品，宜多用白木耳肃肺金以益大肠，多用莲子羹并牛肉汁，培脾土以养胃气，多用葡萄并鱼翅补肾以利膀胱，盖鱼翅补阳不燥，葡萄滋水不凝，莲子羹美补脾固肾，牛肉汁补土驱邪，白木耳益气最清，服可以止泄。又古书云：久病宜食佳。每膳略带此小菜些须，尤如葡萄酒多年者亦可服。

《莲舫秘旨》

巧月初三　诊得上脉尺软未和，左关弦细，右细而数。属阴，为气虚不能流行筋络，营不能贯注经遂。近日腰愈酸痛，较前更甚。且气亏于

---

①　萱草：疑有误。

②　炒：疑为排版错误，应在"郁金子"前，为郁金子的制法。

劳，右部重于左部，甚至俯仰转侧皆为牵引，以致内风上扰，仍然头晕不痊。湿滞下行，胯筋不利，且厥克土，胃当其冲，食后运呆胀满，间作嗳，大便不调，溏泄不实。以脉合证，似当以《素问》之形不足者温之以气。无如少火化成壮火，安敢重温。又云精不足者补之以味，无如变胃不为胃变，安敢峻补，谨拟理于气味之中，标本虚实均能照顾。

饭蒸于术 4.5g 　土蒸当归 9g 　炒夏曲 4.5g 　金毛脊 3g 　九制首乌 4.5g
桑寄生 9g 　宣木瓜 3g 　炒川断 9g 　东白芍 4.5g 　丝瓜络 3 寸 　红枣 3 枚

七月初四日

《清宫医案集成》

七月初四日，臣陈秉钧请得皇上脉两尺软弱未复，关部左大于右，且弦且滑，而数象总未见平。以脉合证，肾藏为水火之本，水能制火，可梦少而勿遗。脾胃为仓廪之官，脾能运胃，可食强而便调。脾胃与肾诸恙如得向安，则耳之鸣响，头之眩晕，腰之沉软，胯之酸疼，可与之俱减。且艰寐神疲，上重下轻，种种虚象。昔贤云：静则生水，动则生火，胃阴喜润，脾阳喜健。卫身之道与用药之义，似相须而相合者也。谨拟济水火而运中焦为宗旨。

野于术一钱五分，饭蒸 　金石斛三钱 　生白芍一钱五分 　黑料豆一钱五分
制丹参二钱 　半夏曲一钱五分，炒 　新会白一钱 　净归身二钱，土炒 　杭菊花一钱五分

引用鲜莲肉七粒 　红枣三枚，去心

《莲舫秘旨》

巧月初四　诊得上脉两尺软弱未复，关脉部左大于右，且弦且滑，而数象总未见耳。以脉合证，肾脏为水火之本，水能制火，可梦少而勿遗。脾胃为仓廪之官，脾运胃可食强，而使调脾胃与肾。诸恙苟日渐而安，则耳之鸣响，头之眩晕，腰之沉软，胯之酸痛，可与之俱减。且艰寐神疲，上重下轻，种种虚象。先贤云：静则主水，动则主火，胃阴喜润，胃阳喜健。卫身与用药之义，似于书而合于御者也。谨拟济水火以运中焦为宗旨。

饭蒸于术 4.5g 　生白芍 4.5g 　金石斛 9g 　紫丹参 6g 　黑料豆 4.5g 　橘

白4.5g　　炒夏曲4.5g　　杭菊花4.5g　　白归身9g　　鲜莲肉7粒　　红枣3枚

七月初五日

《清宫医案集成》

七月初五日，臣陈秉钧请得皇上脉左右三部均见滑而带弦，数象尚未见平。仍水亏火旺，胃强脾弱所致。耳管鸣响，眩晕时生，腰胯酸痛，牵掣时作，总由脾肾两经为之进退。肾之封藏未必能坚，脾之健运又为不职。昨夜大便两次且复溏稀，关乎胃家运行不利，谷食不得尽化精华而变糟粕，遂至气怯神倦，上热下寒诸见证。谨拟芳香以醒胃，健化以和脾。

野于术一钱五分，饭蒸　　白茯苓三钱　　半夏曲一钱五分，炒　　厚朴花五分
生白芍一钱五分　　陈皮八分　　炙甘草三分　　金石斛三钱　　广藿梗八分

引用鲜荷叶一角　　薏苡仁三钱　　红枣三枚　　桑梗一钱，酒炒

七月初五日，臣施焕请得皇上脉，宗脉虚则下溜脉竭，故耳鸣仍重，脾肾湿故腰胯仍酸痛。拟扶脾而不燥，清湿而不寒为要。

玉竹三钱　　金石斛一钱五分　　萆薢二钱　　佩兰梗一钱五分　　薏苡仁六钱
桑寄生三钱　　合欢皮六钱　　淮山药二钱，炒

引用厚朴花五分

如无佩兰梗以藿香梗五分代之。

七月初五日，臣张彭年请得皇上脉尺弱，关弦而滑，微见数象。溏泄两次，耳鸣腰痛，体倦运迟，水亏木旺，脾弱胃强，病机互有出入。天时暑湿流行，长夏又属湿土，似宜以运中为首务。谨拟健脾益肾肝胃两和法。

于术一钱五分，土炒　　云茯苓三钱　　半夏曲一钱五分　　陈皮八分　　杭芍一钱
五分，炒　　广藿梗一钱　　生甘草三分　　薏苡仁三钱，炒　　厚朴花八分

引用荷梗一尺　　谷芽三钱，炒

七月初五日，臣吕用宾请得皇上脉左部弦细，雷龙之虚火上炎，右部濡弱，脾肾之精气不固。欲清上宜补脑潜阳，欲建中宜扶脾和胃，欲益下宜滋水涵木。然按法进方，而耳鸣腰痛腿酸未减，便溏夜间叠见。盖由肾虚不固，脾虚受湿所致。滋补调摄难得其平，温中则助火，滋阴则伤脾，填塞则上下之机不畅。斟酌损益，择善而从，谨选清利之上品以济阴阳之

偏，培水土之真元以固后先之本。

南沙参二钱　大豆黄卷二钱　云茯苓二钱　白扁豆二钱，炒　金石斛三钱　金毛脊二钱，去毛炙　女贞子三钱　干百合三钱　薏苡仁二钱，炒　谷芽三钱，炒

引用橘皮四分

《申报》①

七月初五日陈秉钧请得皇上脉左右三部均见滑而带弦，数象尚未见平。仍水亏火旺，胃强脾弱所致。耳管鸣响，眩晕时生，腰夸②酸痛，牵掣脾肾两经为之进退。肾之封藏未必能坚，脾之健运又为不职。昨夜大便两次且复稀，关乎胃家运行不利，谷食不得尽化精华而变糟粕，遂至气怯神倦，上③下寒诸见证。谨拟芳香以醒胃，健化以和脾。

野于术一钱五分，饭蒸　白茯苓三钱　炒夏曲一钱五分　厚朴花五分　生白芍一钱五分　陈皮八分　炙甘草三分　广藿梗八分　金石斛三钱

引用鲜荷叶一角　红枣三个　苡米三钱　桑梗一钱，酒炒

初五日张彭年请得脉尺弱，关弦而滑，微见数象。溏泄两次，耳鸣腰痛，体倦运迟，水亏木旺，脾弱胃强，病机互有出入。天时暑湿流行，长夏又属湿土，似宜以运中为首务。谨拟健脾益肾两和法。

土炒于术一钱五分　陈皮八分　云茯苓三钱　炒神曲一钱五分　半夏曲一钱五分　广藿梗一钱　生甘草三分　生苡米三钱　厚朴花八分

引用荷梗一尺　炒谷芽三钱

初五日吕用宾请得脉左部弦细，雷龙之虚火上炎，右部濡弱，脾肾之精气不固。欲清上宜补脑潜阳，建中宜扶脾和胃，欲益下宜滋水涵木。然按法进方，而耳鸣腰痛腿酸未减，便溏夜间叠见。盖由肾虚不固，脾虚受湿所致。滋补调摄难得其平，温中则助炎，滋阴则伤脾，填塞则上下之机不畅。斟酌损益，择善而从，谨选清利之上品以济阴阳之偏，培水土之真元以固后先之本。

---

① 此为七月初五日脉案，原刊于七月十五日《申报》。
② 夸：疑为"胯"。
③ 此处疑脱"热"字。

南沙参二钱　大豆黄卷二钱　云茯苓二钱　白扁豆二钱　金石斛三钱　金毛脊二钱，去毛炙　女贞子三钱　干百合三钱　薏苡仁二钱　炒谷芽三钱

引用橘皮四钱

初五日施焕请得宗脉虚，则下溜脉竭，故耳鸣仍重，脾肾湿故腰胯仍酸痛。拟扶脾而不燥，清湿而不寒为要。

玉竹三钱　金石斛一钱五分　卑薢①二钱　佩兰梗一钱五分　苡仁六钱　桑寄生三钱　合欢皮六钱　炒淮山药二钱

引用厚朴花五分

如无佩兰梗以藿香梗五分代之。

《莲舫秘旨》

巧月初五　诊得上脉左右各三部均见滑而带弦兼数，尚未见平。数象仍属水亏，牵掣时作。总之脾胃两经失健，肾主封藏，未必能坚。脾主健运，又为不藏。昨夜大便两次，且复溏稀。关乎胃家运行不利，谷食不能尽化精华而变糟粕。遂致气怯神倦，上热下寒。拟芳香以醒胃，健化以和脾。

饭蒸于术 4.5g　厚朴花 1.5g　炙甘草 1.0g　白茯苓 9g　生白芍 4.5g
金石斛 9g　炒夏曲 4.5g　橘白 2.4g　藿梗 2.4g　酒炒桑枝 3g　鲜荷叶一角
苡米仁 9g　红枣三枚

七月初六日

《清宫医案集成》

七月初六日，臣陈秉钧请得皇上脉数减而转沉细，细而兼滑，右关尚弦，两尺俱软。诸部脉情见为参差，属近日溽暑伤中，中者脾胃也，考脾胃属土，寄旺于四季，炎夏乃独主其权。阳在于外，阴在于内，受凉受热皆能阻遏气道，更易停滞，所以食物更少运行，大便更不调达。气不流行，则津液内亏，心肾之证层出叠见。耳鸣勿熄，腰俞酸软，胯筋掣痛，甚至寤寐欠安，眩晕频仍。上之虚热口泡时起，下之肢体疲困。数日闻不见遗滑者，为脉数得平也。现虽虚不受补，而攻伐分泄诸品亦不敢用，谨

―――――――――

① 卑薢：疑为"萆薢"。

拟清养。

北沙参一钱五分　法半夏一钱五分　陈秫米一钱五分　生白芍一钱五分　黑料豆一钱五分　广皮络八分　白薏苡仁三钱，盐水炒　生炙甘草各三分　抱茯神三钱，辰砂拌

引用桑寄生三钱　红枣三枚　扁豆花十朵　建曲一钱五分，炒

七月初六日，臣施焕请得皇上脉左部弦而带数，右部弱，中弦滑，尺更软。症应腰胯掣跳酸痛，耳鸣神倦，食物不多，大便不调。现值季夏将秋，为脾旺肺相之时，脾湿喜燥，因肾病阴虚，燥药不宜。按孙真人所论，肾病脾湿胃不和者，应腹大腰疼失精耳鸣等症，所以心肝脾肾相因不足矣。胯有阳维脉络，阴搏阳气而跳，阳郁于阴则酸，总之阴虚阳逆，脾胃不调。前从阴阳枢注，意欲升清以降浊，今在阴阳维用心，欲清火以济水，庶不碍及脾湿肾水也，谨拟药味上呈。

玉竹三钱　合欢皮四钱　白芍八分，酒炒　金石斛一钱五分，以牛乳同小于术炒，去术　桑螵蛸三钱　薏苡仁五钱　丝瓜络四钱　法半夏二钱　生甘草八分

真珍珠二分，研极细末为引

七月初六日，臣吕用宾请得皇上脉左寸略大，关弦数，尺稍迟，右部仍软。总属脾为湿困，水不济火之象。脾不健运，故食物滞化，便溏，肢体倦乏。肝不潜藏，故子丑时醒后即不能寐，缘子注于胆丑注于肝也。寐不安则阴气不足，胃热时见，故作事觉劳，行坐觉倦，口中起泡，以致火炎于上，耳鸣头晕，水亏于下，腰痛胯酸。唯体虚不能受补，故用药难适其宜，滋阴不宜滞腻，补土不宜温燥，盖滞则腻膈，燥则助火。谨拟清轻甘淡之品，和胃气以养脾阴，滋肾水以制相火。

怀山药二钱，炒　女贞子三钱　大豆黄卷二钱　白扁豆三钱，炒　金石斛三钱　生甘草三分　云茯神二钱　橘络八分　生白芍一钱五分

引用生熟谷芽各二钱　夜交藤三钱

七月初六日，臣张彭年请得皇上脉数象较减而转细滑，两关兼弦，尺部软弱。天时暑热流行，脾湿更甚，故大便尤易不调。脾倦则体软嗜卧，消化不灵，湿热上蒙，清窍为之鸣眩，湿流关节，腰胯因以酸疼，至于天热而精关稍固，下焦虚寒显然可见。上焦虚热，难进温补，况治脾碍肾，治肾碍脾，此所以未易调摄也。按证用药，惟随天时之燥湿为转移，脾肾

之进退为消息。谨依前法，仍以芳香醒脾，甘淡养胃，权为调理。

生于术一钱五分　抱茯神三钱　橘络六分　扁豆皮一钱五分　薏苡仁三钱，盐水炒　法半夏一钱五分　秫米一钱五分　夜交藤一钱五分　生甘草四分

引用竹叶卷心十四片　硃染灯心二尺

《申报》
施御医初次请脉（北京）

圣躬足疾已十愈八九，故六月二十二日传谕内务府，二十七日由湖还海，初三日仍赴颐和园。近数日来大雨如注，气候颇寒，圣躬旧恙复发，二十七日之行已收回成命，初一日时享太庙，亦已改遣醇亲王恭代。据内廷人云，江督所保御医施焕现已到京，当由陆凤石尚书带领进内请脉，恭拟一方，仍交太医院及陈、张、吕三御医参酌。据施君与人言，圣上诸病均渐平减，惟近日天寒，不过稍有腹疾耳。

《申报》①

七月初六日陈秉钧请得脉数减而转沉细，细而兼滑，右关尚弦，两尺俱软。诸部脉情见为参差，属近日溽暑伤中，中者脾胃也。考胃脾属土，寄旺于四季，炎夏乃独主其权，阳在于外，阴在于内，受热皆能阻遏气道，更易停滞，所以食物更少运行，大便不调达。气不流行，则津液内亏，心肾之证层出迭见。耳鸣勿息，腰愈酸软，腿筋掣痛，甚至寤寐欠安，眩晕频仍。上之虚热口泡时起，下之肢体疲困。数日间不见遗滑者，为脉数得平也。现虽虚不受补，而攻伐分清诸品亦不敢用，谨拟清养。

北沙参一钱五分　法半夏一钱五分　陈秫米一钱五分　生白芍一钱五分　黑料豆一钱五分　广皮络八分　白苡米三钱，盐水炒　生炙甘草各三分　抱茯神三钱，辰砂拌

引用桑寄生三钱　扁豆花十朵　红枣三个　炒建曲一钱五分

初六日张彭年请得脉数象较减而转细滑，而关弦尺部软弱。时暑热流行，脾湿更甚，故大便尤易不调。惟倦则体软嗜卧，消化不灵，湿热上蒙，清窍为之鸣。弦，湿流关节，腰胯因以酸痛，至于天热而精关稍固，

---

① 此为七月初六日脉案，原刊于七月十五日《申报》。

下焦虚寒显然可见。上焦热，难进温补，况治脾碍肾，治肾碍脾，此所以未易调摄也。按症用药，惟随天时之燥湿为转移，脾肾之进退为消息。谨依前法，仍以芳香醒脾，甘淡养胃，权为调理。

生于术一钱五分　抱茯神三钱　橘络六分　炒苡米三钱，盐水炒　法半夏一钱五分　秫米一钱五分　交藤一钱五分　生甘草四分

用竹叶卷心十四片　硃染灯心二尺

初六日吕用宾请得脉左尺略大，关分弦数迟，右部仍软。总属脾为湿困，水不济火之象。脾不健运，故食物滞化，便溏，肢体倦乏。肝不潜藏，故子丑时不能寐，因子注于胆丑注于肝也。寐不安则阴气不足，胃热时见，故作事觉滞，行坐觉倦，口中起泡，以致火炎于上，耳鸣头晕，水亏于下，腰痛腿酸。腿①体虚不能受补，故用药难适其宜，滋阴不宜滞腻，补土不宜温燥，盖滞则腻膈，燥则助火。谨拟清轻甘淡之品，和胃气以养脾阴，滋肾水以制相火。

怀山药二钱　炒女贞子三钱　大豆黄卷二钱　白扁豆三钱　炒金石斛三钱　生甘草三分　云茯神二钱　橘络八分　生白芍一钱五分

引用生熟谷芽各二钱　夜交藤三钱

初六日施焕请得脉左部弦而带数，右部弱，中弦滑，尺更软。症腰腿掣跳酸痛，耳鸣神倦，食物不多，大便不调。现值夏季将秋，为脾旺肺相之时，脾湿喜燥，因肾病阴虚，燥药不宜。按孙真人所论，肾病脾湿胃不和者，应腹大腰疼失精耳鸣等症，所以心肝脾肾相因不足矣。故有阳维脉络阴持阳，气跳阳郁于阴则酸，总之阴虚阳逆，脾胃不调。前从阴阳枢注，意欲升清以降浊，今在阴阳维用心，欲清火以济水，庶不碍及脾湿水也，谨拟药味上呈。

玉竹三钱　合欢皮四钱　白芍八分，酒炒　金石斛一钱五分，以牛乳同小于术炒去油　桑螵蛸三钱　苡仁米五钱　丝瓜络四钱　法半夏二钱　生甘草八分

真珍珠二分，研极细末为引。

---

① 腿：疑为错字或衍字。

七月初七日

《莲舫秘旨》

巧月初七 诊得上脉两尺虚软，属水火皆虚，左关属弦，右兼滑，是肝木侮中，郁滞不消，酝酿成湿。寸部尚迟缓无疾，大致肾家遗泄未发，脾家溏薄转增，脘宇懊恢并起嗳酸。胃与脾为表里，由胃及脾，腹部微痛，且发麻木。其为升降失司，清泄不分，显然当此炎夏褥暑，郁遏中州，以致运更不和，糟粕连下。至于耳鸣不息，腰胯酸痛，因之有增无减。近日肢倦神疲，头晕，胯痛，无非虚中挟实，实中挟虚。恭拟养胃以清邪，和脾而运滞。

炒于术 4.5g　金石斛 9g　炒建曲 4.5g　生白芍 4.5g　白茯苓 9g　厚朴花 1.2g　煨木香 2.4g　橘红 2.4g　焦苡仁 9g　炒麦芽 9g　扁豆衣十四朵　荷叶二方

七月十一日

《申报》

京师近事

四御医请脉纪略　陈、张、吕、施四御医，前以恭逢万寿圣节，自六月二十五日起七月初一止，并未入内请脉。兹悉初二日起，复由内务府传谕陈秉钧等四御医照常恭请圣脉，闻初四日最近之脉方仍不外乎饭蒸于术、制首乌、土炒当归、金毛脊、川续断、炒夏曲等药品云。

七月十三日

《清宫医案集成》

七月十三日，臣周景涛请得皇上脉，左寸数，左关弦数，左尺细数，右关弦滑，关下无力，右尺沉弱，诸症如前。日内腰腿愈挛痛，并及少腹，举动行走费力，梦遗一次。按相火寄于少阳，上炎则耳鸣，下逼则遗泄，厥阴之脉络腹，腰胯挛痛并及少腹，肝肾同源，肾衰而肝络亦不润也。右关弦滑无力，木侮土所致。法宜扶脾纳肾，疏畅肝络，列方伏侯圣裁。

结淮山三钱　云茯苓三钱　芡实三钱　建莲肉十四粒，去心　胡桃肉三钱，

留软皮　枸杞子二钱　忍冬藤六钱　干荷叶一钱五分，饭蒸透　木瓜一钱　丝瓜络二钱

外用

忍冬藤六两　干藕节三两　小桑枝一两　当归身八钱　芦根三两

浓煎，食后熏洗。

《申报》

圣躬违和近闻（北京）

内廷消息云，圣躬并无多病，惟身体太弱，头晕溏泻足肿等症一时未愈耳，刻下虽有多医请脉，然并不时常服药。上又自明医术，最恶用杜仲菟丝子两药，凡医生有用此二药者，必圈去不用。

现在陈、吕、张、施四御医均住于颐和园斜对过内务府档房内，每早十点钟进内请脉，每人至多不得逾五分钟，隔三日则必由陆尚书润庠陪同请脉一次。

自御筵进讲停止后，仅五日呈讲义一次，至今如是，每日召见军机亦不过十分钟即退下，因上不耐久坐之故。

《申报》①

七月十三日周景涛请脉，左寸数，左关弦数，左尺细数，右关弦滑，关下无力，右尺沉弱。诸症如前。日内腰腿愈掣痛，并及少腹，举动行走费力，梦遗一次。按相火寄于少阳，上炎则耳鸣，下达则遗泄，厥阴之脉络腹，腰腿掣痛并及少腹，肝肾同源，肾衰而肝络亦不润也。右关弦滑无力，木侮土所致。法宜扶脾纳肾，疏畅肝络，列方伏侯圣裁。

结淮山三钱　云茯苓三钱　芡实三钱　建莲肉十四粒，去心　胡桃肉三钱广陈皮二钱　忍冬藤六钱　干荷叶一钱五分　木瓜一钱　丝瓜络二钱

外用忍冬藤六两　干藕节三两　小桑枝一两　当归身八钱　芦根三两

浓煎，食后熏洗。

---

① 此为七月十三日脉案，原刊于七月二十六日《申报》。

七月十五日

《申报》

浙抚又保御医入京（杭州）

浙抚前遵奉政府电饬，奏保杜令钟骏晋京请脉，已令即日起程，惟此项人员京内使费颇巨，自应宽筹经费，一面函询各省有无成案可援，仿照办理，一面函谕颜方伯筹拨款项。现闻业由藩库筹洋三千元发给该令，作安家川资之用，以便刻日赴京恭请圣脉。

初三、初五、初六日四御医脉案。①

七月十八日

《申报》

电一（北京）

江督奏保御医周景涛已到京，由内务府陆润庠带领请脉两次，颇得上意。

京师近事

陈、曹二御医屡次请假，世中堂体贴入微，恐各省所保御医到京后旅费不敷，拟请旨，每员月给二白②金以资旅用。内务府各大臣均表同情，已于昨日面奏，奉旨允准。

七月十九日

《申报》

圣躬违和近闻

又云圣躬不豫情形，外间谣言不一，近闻已日见痊愈，御医数人仍按日请脉，均谓不日即可复原。数日前有某西人向外部推荐西医一人，经该部大臣婉辞谢绝。

---

① 详细脉案见前七月初三、七月初五、七月初六日。
② 白：疑为"百"。

七月二十六日

《申报》

周御医请脉纪闻（北京）

江督所保御医周景涛于月初到京，自持咨文赴枢垣投到，当由枢垣片交内务府知道。内务府即于初十、十一、十二等日会同吏部陆尚书带领进内请脉，所开药方与陈曹各医所开者不甚相同。据内监云，近两月来，各医所开药方，皇上辄不愿饮，十剂之中仅服一二剂，独周医之药，颇得圣上欢心，故四日之中已诊三次，兹将十三日脉案药方录后。①

八月初七日

《申报》

召荐御医汇纪

近日以来，圣躬饮食起居虽照常安好，然终苦不耐久坐。御医谓病出本元，总以少用心为修养之道。现因京外所保人才正须召见，圣躬又不能久坐，经枢臣面奏，暂派亲贵大员代为传见，藉以节劳。慈谕恐震动人心，未经照准。当日并谕枢臣通电各省督抚，续行保送良医。按陈、曹、张三御医之外，现又有吕用宾、施焕、杜骏钟②三员，计外省之保送来京者已有六人。太医院寿康殿住宿医官尹璜于七月二十九日奉皇太后懿旨传进宫内，恭请上派③。外务部日昨接到驻京英公使来函，保荐医生，恭医皇上御恙，请转贵大臣代奏等情。闻外部因前日德使荐医已经谢绝，今英公使之美意亦拟婉辞致谢。

八月十七日

《申报》

京师近事

圣躬自服周御医之药，虽有功效，然仍不耐久坐。日来天气渐寒，枢臣以上疾未愈，环请即日回宫颐养。慈谕此间较为清静，俟重阳节前后相

---

① 详细脉案见前七月十三日。
② 杜骏钟：应为"杜钟骏"。
③ 派：疑为"脉"。

度情形再行请旨。

九月初三日

《申报》

京师近事

皇上圣躬违和，王大臣进讲经史已停三期。兹闻中秋节后于十六日起复，由孙中堂、宝侍郎等照常进讲一次，每讲约二十分钟，因御恙初愈，课时未便延长也。

九月十五日

《申报》

京师近事

昨日军机大臣传谕各部院衙门，现因皇上圣躬将痊，必须安心静养，故达赖来京在园觐见即皇太后万寿亦恐有累，圣躬不能还宫受贺，所有各部院应递折件除正班之外，一律不准加班奏递，以节圣劳。

九月二十九日

《申报》

御医分班留京请脉（南京）

江督端午帅接内务府咨开：八月初八日总管内务府大臣继面奉懿旨，医官施焕等着分为三班在京预备请脉，两个月更换。施焕、张彭年作为头班，陈秉钧、周景涛作为二班，吕用宾、杜钟骏作为三班，钦此。又八月初九日总管内务府大臣继面奉懿旨，医官施焕、张彭年、周景涛、吕用宾、杜钟骏，于在京请脉时着加恩照赏，给陈秉钧津贴饭食每员每月银三百五十两，由内务府发给。① 钦此。相应咨行贵督部堂查照，现午帅已录咨分别饬知矣。

---

① "医官施焕、张彭年、周景涛、吕用宾、杜钟骏，于在京请脉时着加恩照赏，给陈秉钧津贴饭食每员每月银三百五十两，由内务府发给"，疑为排版错误，似应为"医官陈秉钧、施焕、张彭年、周景涛、吕用宾、杜钟骏，于在京请脉时着加恩照赏，给津贴饭食每员每月银三百五十两，由内务府发给"。

九月三十日

《申报》

电三（北京）

皇上圣躬全愈，每日进讲添半点钟。

十月初四日

《申报》

京师近事

皇上圣躬日就全愈，迭纪本报。近闻圣体微有黄肿，且食不消化，由屈、关两君用西法调治，谓宜令身体时常运动，并多吸新鲜空气，自易见效。

十月十五日

《申报》

电一（北京）

皇上足疾尚未全愈，近因稍劳，步履益艰，病又稍加。慈宫近亦稍有不豫。十二日并未召见军机。十三日慈宫小愈，皇上因病仍未召见军机。

十月十六日

《申报》

电一（北京）

慈宫病已康复，皇上亦小愈。惟召见军机，仍慈宫一人。

电二（北京）

皇上胃不和，畏饮食，大便积八日，步履亦艰，仍力疾批折，内务府各大臣镇日在内。

电三（北京）

十四日庆邸醇邸因商酌皇上药方至午后始散。

电促各御医分班到京（北京）

近月以来，圣躬病已稍愈，并已添进讲钟点，近数日来又因积劳过甚，致下部之病复发，步履极难。初六日紫光阁赐宴时，上下殿阶必须内监搀扶。现又由军机处传电寄谕江督等，着各御医务令分班到京，以便随时请脉。

十月二十一日

《申报》

电一（北京）

皇上大便已解，力甚疲，今日并未召见军机。

十月二十二日

《申报》

上谕

十月二十一日奉上谕，自去年入秋以来朕躬不豫，当经谕令各省将军督抚保荐良医。旋据直隶、两江、湖广、江苏、浙江各督抚先后保送陈秉钧、曹元恒、吕用宾、周景涛、杜钟骏、施焕、张彭年等来京诊治，惟所服方药，迄未见效，近复阴阳两亏，标本兼病，胸满胃逆，腰腿酸痛，饮食减少，转动则气壅咳喘，益以麻冷发热等症，夜不能寐，精神困惫，实难支持，朕心殊深焦急。著各省将军督抚，遴选精通医学之人，无论有无官职，迅速保送来京，听候传诊。如能奏效，当予以不次之赏，其原保之将军督抚，并一体加恩，将此通谕知之。钦此。

论摄政王

二十日，自下醇亲王授为摄政王之谕，草野人民，闻命疑虑，抵掌私议，颇有以朝家多故为虑者。皇上非成王冲龄之时，太后无宣仁致政之事，无绪无端忽有周公摄政之举，蚩蚩小民，诚莫解其圣意之何属。然而参考朝事，证以所闻，枢垣催御医，两邸商药方，睹知圣躬不豫，殆已至今而加剧。以太后耄期倦勤之际，而皇上有有疾不豫之忧，斟酌布置，择亲王中之贤且亲者，假以大宝之尊，责以翊赞之义，使薄海内外咸晓，然于圣意之所在，未始非奠国者之至计也，何疑虑为。

十月二十三日

《申报》

电一（北京）

上病大渐，今日（二十一日）酉正二刻升遐。

按：此电于前夜接到，因恐不确，未录昨报。

电八（北京）

昨晚（二十一日）内务府电令，御医陈秉钧毋庸来京。

追纪大行皇帝病情（北京）

十六日京函云，皇上自入秋以来，足痛等疾日见痊愈。近因皇太后万寿，暨达赖觐见等事，过于劳动，诸病遂复转剧。至十二日即不召见军机，诸王大臣恭请服药，皇上又不愿再服，此后旋觉小愈，故庆邸决计，有验催万年吉地工程之行。惟大便仍旧不下，庆邸行时，上病渐又加重。迨庆邸起程后，上大便虽解而力疲气喘，有难支之势。十四日，慈宫特召醇邸密议，奏对至一点钟之久，醇邸甚为惶恐。此后又迭召各王大臣入内商议，闻各王大臣退出后亦咸有忧惧之色。

皇太后本有微疾，自皇上病逐渐加重后，焦忧殊甚，夜不寐者数日，故病亦增剧云。

大行皇帝哀辞①

宫廷危疑之说，谣诼蜂起，垂十余年草莽小人，罔识忌讳，各据其传疑传信之说，妄相窥测。继见两宫敦睦，外无闲言，复经二三报纸，辞而辟之，以释群疑而息异说。于是草野之议论始静。天子当阳，母后垂帘而治，融融怡怡，足以证宫廷和好，而间执谗忒之口，此真我国家万年有道之福也。乃自去秋以来，皇上圣躬不豫。屡经谕令各省将军督抚，保荐良医。如陈秉钧、曹元恒、吕用宾、周景涛、杜钟骏、施焕、张鹏年等，先后请脉，迄未见效。近复阴阳两亏，标本兼病，胸满胃逆，腰腿酸痛，饮食减少，转动则气壅咳喘，益以麻冷发热等证，夜不能寐，精神困惫，实难支持。② 于是始有以醇邸为摄政王之命。近两日来，外间谣传四起，惊

---

① 此处仅录与医疗相关部分。

② "自去秋以来……实难支持"一段，与《清实录》光绪朝实录文字类似，有删减。

耗迭传，第以万里官门，小民莫悉底蕴，方冀在天之灵，圣躬无恙，俾从容以维天下之大局，乃不料竟有天崩地塌之一日也。

十月二十五日①

《申报》

追纪两宫病情（北京）

十五日京函云，皇上本以气体素亏，当多疾病。夏初之病早经调治康复，秋冬以来甚为康健，而圣衷好学不倦，遂谕孙相等加增进讲钟点，凡遇宪政章奏，尽心览阅，召见臣工亦往往垂询至一二钟之久，用心过度未免积劳。本月以来，常觉两足不易举动，甚至以殿阶稍高，上下必须搀扶，饮食又复锐减，及初十日恭逢皇太后万寿，是日早四钟时皇上先由寝宫至慈宫处问安（逐日如此），六点钟复升勤政殿召见军机，礼毕复率领大臣行庆贺礼，即驰往咏霓阁跪接皇太后行礼，旋即入坐听戏，午后四钟始散，至六钟复往慈宫处问安毕，始归寝。是日过于劳动，晚间即觉疲倦。十一日皇上仍勉起办事，慈宫稍有不适，传谕停戏。十一晚间皇上稍患感冒，身体微热。十二日早即觉两腿无力行动，胃亦有病，不思饮食。是日适慈躬仍未康复，故未召见军机。十三日慈宫稍愈，皇上病甚，十一钟时，慈宫特召庆、醇二邸至寝宫，密对一钟之久。据内监云系议宫廷大事。内务府大臣均镇日在内，因商量皇上药方，枢臣往往午后始散。十四日皇太后小愈，皇上两足仍乏力行动，据称大便不通者已积至七八日，而枢臣以应办之事已多，不得不面请圣训，遂由皇太后升勤政殿召见。军机章奏仍系皇上朱批。近四日来，内廷颇觉惶惶，因十一日传谕停止演戏，以致都市谣琢纷传也。又十六日函云两宫违和，枢府事繁，庆邸本难离京，因慈宫催询万年吉地工程，并谕庆邸先往验收，庆邸即于十五日请训出京。日来紧要事件均不核办，一切奏折均封存枢府，俟庆邸回京再办。又十八日函云，今日早御医吕用宾大令进内请脉，闻用药极为平和，已将药方脉案咨各部院知道。皇太后因多食梨果，偶患腹泄之症，曾由张院判请脉调治。

---

① 此条系光绪皇帝与慈禧太后二人医案，既辑录于光绪皇帝病案中，亦辑录于慈禧太后病案中。

附：德宗请脉记①

光绪戊申，予在浙江节署充戎政文案。冯星岩中丞汝骙方调赣抚，将行矣，适德宗病剧，有旨征医。冯公召予曰："拟以君荐，君意何如？"予辞曰："骏有下情，敬为公告。一宦囊无余，入京一切用费甚繁，无力赔累；一内廷仪节素所未娴，恐失礼获咎，贻荐者羞。"冯公曰："已饬藩司筹备三千金以待不时之需，内务大臣继子受禄、奎乐、峰峻、增寿、臣崇皆我旧好，内廷一切可无虑也。军机袁项城、南斋陆元和两尚书皆为函托。如何？"予唯唯，请再熟商。

次日，中丞携酒食来吾室曰："官无大小，忠爱之心当有同情。君必一行，我已电保。"即示电稿云："浙江候补知县杜钟骏，脉理精细，人极谨慎，堪备请脉。"属俟旨下即起程。

又次日，奉上谕："冯汝骙电奏悉。杜钟骏著迅速来京，由内务府大臣带领请脉。钦此。"于是定七月初三日起程，携仆三人，航海至津。于轮船中赋诗一首："匆匆北上赴都门，忠信波涛跨海奔；自愧不才非国手，愿将所学报君恩。天颜有喜何须药，秋兴频吟只念萱；即日大安传宇内，寅寮同庆共开尊。"

到津，谒见北洋大臣杨公莲甫，杨公约予次早同乘花车赴京。

十六日，由内务府大臣带领请脉，先到宫门，带谒六位军机大臣。在朝房小坐，即事口占一首云："晨趋丹陛觐宸枫，候脉朝房候召同；坐久不知官职小，居然抗礼到王公。"八钟时，陈君莲舫名秉钧先入请脉，次召予入。予随内务府大臣继大臣至仁寿殿，帘外有太监二人先立，须臾揭帘，陈出。继大臣向予招手，入帘。皇太后西向坐，皇上南向坐。先向皇太后一跪三叩首，复向皇上一跪三叩首。御案大如半桌，皇上以两手仰置案端，予即以两手按之。唯时予以疾行趋入，复叩头行礼，气息促疾欲

---

① 本部分以《近代史资料》五十六册为底本，以《光华医药杂志》本参校，若底本有误，参校本可供参考的，出注说明，若底本无误，参校本有误的，不出注。

喘，屏息不语。片时，皇上不耐，卒然问曰："你瞧我脉怎样？"予曰："皇上之脉，左尺脉弱，右关脉弦。左尺脉弱，先天肾水不足，右关脉弦，后天脾土失调。"两宫意见素深，皇太后恶人说皇上肝郁，皇上恶人说自己肾亏，予故避之。皇上又问曰："予病两三年不愈，何故？"予曰："皇上之病非一朝一夕之故，其所虚者由来渐矣。臣于外间治病，虚弱类此者，非二百剂药不能收功。所服之药有效，非十剂八剂不轻更方。"盖有鉴于日更一医，六日一转而发也。皇上笑曰："汝言极是，应用何药疗我？"予曰："先天不足，宜二至丸；后天不足，宜归芍六君汤。"皇上曰："归芍我吃得不少，无效。"予曰："皇上之言诚是。以臣愚见，本草中常服之药不过二三百味，贵在君臣配合得宜耳。"皇上笑曰："汝言极是。即照此开方，不必更动。"予唯唯，复向皇太后前跪安而退。皇太后亦曰："即照此开方。"行未数武，皇上又命内监叮嘱勿改。是时，军机已下值，即在军机处疏方。甫坐定，内监又来云："万岁爷说，你在上面说怎样即怎样开方，切勿改动。"指陈莲舫而言曰："勿与彼串起来。"切切叮嘱而去。予即书草稿，有笔帖式司官多人执笔伺候誊[1]真。予方写案两三行，即来问曰："改动否？"予曰："不改。"彼即黄纸誊写，真楷校对毕，装入黄匣内。计二份，一呈皇太后，一呈皇上。时皇太后正午睡，赐饭一桌，由内务府大臣作陪。饭毕，奉谕："汝系初来插班，二十一日系汝正班。"当即退下。至晚有内使来传云："皇上已服你药，明早须伺候请脉。"

次早请脉，情形大致与昨日同。饭毕，皇太后传谕，改二十二日值班。予向内务府大臣曰："六日轮流一诊，各抒己见，前后不相闻问，如何能愈病。此系治病，不比当差，公等何不一言？"继大臣曰："内廷章程向来如此，予不敢言。"嗣见陆尚书曰："公家世代名医，老大人《世补斋》一书海内传诵。公于医道三折肱矣！六日开一方，彼此不相闻问，有此办法否？我辈此来满拟治好皇上之病，以博微名。及今看来徒劳无益，希望全无，不求有功，先求无过。似此医治必不见功，将来谁执其

---

① 誊：《光华医药杂志》本作"腾"。腾同"誊"。当以《光华医药杂志》本为是。

咎，清①公便中一言。"陆公曰："君不必多虑，内廷之事向来如此，既不任功，亦不任过，不便进言。"予默然而退，以为此来必无成功也，于是六日一请脉。

至八月初八日，皇太后谕继禄曰："外间保来医官六人，是何籍贯、官职、年岁？"一一细询，并谕令彼等各接家眷来京。继禄曰："颐和园左近觅六处住房颇不容易，何不令彼等分班以体恤之。"皇太后曰："现在不是分班么？"继乃请两人一班，两月一换。皇太后以为然，并问伊等饭食每月几何？继曰："陈秉钧每月三百五十两。"即奉旨曰："外省所保医官六人，着分三班，两人一班，两月一换，在京伺候请脉。张彭年、施焕著为头班，陈秉钧、周景焘著为二班，吕用宾、杜钟骏著为三班。每人每月给饭食银三百五十两。钦此。"是日，皇上交下太医院方二百余纸，并交下病略一纸云："予病初起，不过头晕，服药无效，既而胸满矣。继而复②胀矣，无何又见便溏、遗精、腰酸、脚弱。其间所服之药以大黄为最不对症。力钧请吃葡萄酒、牛肉汁、鸡汁，尤为不对。尔等细细考究，究为何药所误？尽言无隐，著汝六人共拟一可以常服之方，今日勿开，以五日为限。"退后六人聚议，群推陈君秉钧主稿，以彼齿高望重也。陈君直抉太医前后方案矛盾之误，众不赞成。予亦暗拟一稿，以示吕君用宾。吕怂恿予宣于众，予不愿，乃谓众同事曰："诸君自度能愈皇上之病，则摘他人之短，无不可也。如其不能，徒使太医获咎，贻将来报复之祸，吾所不取。"陈君曰："予意欲南归，无所顾忌。"予曰："陈君所处与我辈不同，我辈皆由本省长官保荐而来，不能不取稳慎。我有折衷办法，未悉诸君意下如何？案稿决用陈君，前后不动，中间一段拟略为变通，前医矛盾背谬，宜暗点而不明言。"众赞成，嘱拟作中段。论所服之药，热者如干姜、附子，寒者若羚羊、石膏，攻者若大黄、枳实，补者若人参、紫河车之类，应有尽有，可谓无法不备矣。无如圣躬病久药多，胃气重困，此病之所以缠绵不愈也。众称善，即以公订方进。进后皇上无所问。

八月初一日，赏给绸缎二匹，纹银二百两。

---

① 清：《光华医药杂志》本作"请"。
② 复：《光华医药杂志》本作"腹"。

初三日随同王大臣谢恩。是日大雨不止，候至一钟之久。皇太后卷帘以待。雨略小，王大臣百官即在雨地谢恩，予亦杂于众中。有纪恩诗一首："整冠拂晓入宫门，侍从如云朝至尊；大雨如膏流圣泽，小臣伏地谢天恩。王公联步趋金殿，袍笏拖泥带水痕；难得玉阶沾御气，不须浣洗任常存。"初三日，又荷赏秋梨、月饼各一大盒，又作纪恩诗二首："涓埃未答愧椿庸，异数何修得幸逢；宠拜兼金声价重，笑持端绮圣恩浓。藏为家宝珍千万，制作朝衣觐九重，高厚难酬惟默祷，两宫康健茂如松。""果点颁来自内廷，盘龙彩盒灿珑玲；秋梨似雪含琼液，香饼流酥肖月形。美比红绫还得味，餐同火枣更延龄；小人有母先封遗，共沐皇恩志感铭。"

一日，予方入值，于院中遇内监，向予竖一大指曰："你的脉理很好。"予曰："汝何以知之？"渠曰："我听万岁爷说的，你的脉案开得好。我告声你，太医开的药，万岁爷往往不吃，你的方子吃过三剂。"言讫如飞而去。

一日，皇上自检药味，见枸杞上有蛀虫，大怒，呼内务府大臣奎俊曰："怪道我的病不得好，你瞧枸杞上生蛀虫。如此坏药与我吃，焉能愈病！著汝到同仁堂去配药。"奎唯唯照办。

次日，继禄奏曰："颐和园距同仁堂甚远，来回非数点钟不可，配药回来赶不上吃，不如令同仁堂分一铺子来，最为便当。"允之。

一日，传谕开方须注明药之出处，以何省为最好。越日分电各省，著云南贡茯苓，浙江贡于术，河南贡山药。又同事中有用鲜佩兰叶者，即电江南贡佩兰，端午桥制军贡鲜佩兰叶五十盆。

一日，入值请脉，内务府大臣继禄嘱到内务公所，云："两江总督端方在江南考医，以报纸刊皇上脉案为题，取中二十四本，派员进呈御览，如赏识何人之奏，即派何人入京请脉。皇太后一笑置之。"予等见其所取之卷，有谓当补肾水者用六味地黄丸，有谓当补命火者用金匮肾气丸，有谓宜补脾者用归芍六君之类，有谓当气血双补者用八珍①之类，有谓当阴阳并补者用十全大补之类，皆意揣之辞也。有萧山举人张某者，见报载陈莲舫请脉案，以为御医药不对病，长篇大论具禀于浙抚增子固中丞，请其

---

① 八珍：《光华医药杂志》本作"珍珠丸"。

电奏。中丞以该举人有忠君爱上之心，却其电奏，将原禀寄予。予复中丞书云："论医与论文不同，文贵翻案以出新，医须征诸实验。谚云：'熟读王叔和，不如临病多。'坐而言者未必能起而行也。该举人具忠爱之忱，诚堪嘉尚。当将此意转告同人，有则改之，无则加勉也。"

自分班后，予即移住杨梅竹斜街斌陞店。至皇太后万寿前数日，谒奎大臣，询万寿在即，我等是否上去祝嘏。奎曰："汝等有质①，已经备赏，如何不去。"时外间传言皇上在殿上哭泣，问其有无此事。奎曰："诚有之。一日皇上在殿泣曰：万寿在即，不能行礼，奈何？六军机同泣。头班张、施两位之药毫无效验。君等在此，我未尝不想一言，俾君等请脉，然君子爱人以德，转不如不诊为妙。"

十月初十日，赴海子祝嘏。皇太后于仪鸾殿受贺，以菊花扎就"万寿无疆"四字。

十一日，皇太后谕张中堂之洞曰："皇上病日加剧，头班用药不效。予因日来受贺听戏劳倦，亦颇不适，你看如何？"张曰："臣家有病，吕用宾看看尚好。"皇太后曰："叫他明日来请脉。"

次日，两宫皆吕一人请脉。吕请皇太后脉案中有"消渴"二字，皇太后对张中堂曰："吕用宾说我消渴，我如何得消渴？"意颇不怿。张召吕责曰："汝何以说皇太后消渴？"吕曰："口渴，误书。"越日，复请脉，皇太后亦未言。第三日，皇太后未命吕请脉，独皇上召请脉。至十六日犹召见臣工。次夜，内务府忽派人来，急邃而言曰："皇上病重，堂官叫来请你上去请脉。"予未及洗脸，匆匆上车。行至前门，一骑飞来云："速去，速去。"行未久，又来一骑，皆内务府三堂官派来催促者也。及至内务公所，周君景焘已经请脉下来，云："皇上病重。"坐未久，内务府大臣增崇引予至瀛台。皇上坐炕右，前放半桌，以一手托腮，一手仰放桌上。予即按脉，良久，皇上气促口臭带哭声而言曰："头班之药服了无效，问他又无决断之语，你有何法救我？"予曰："臣两月未请脉，皇上大便如何？"皇上曰："九日不解，痰多、气急、心空。"予曰："皇上之病实实虚虚。心空气怯当用人参，痰多便结当用枳实，然而皆难著手，容

---

① 质：《光华医药杂志》本作"贡"，当以《光华医药杂志》本为是。

臣下去细细斟酌。"请脉看舌毕，因问曰："皇上还有别话吩咐否？"谕曰："无别话。"遂退出房门外，皇上招手复令前，谕未尽病状。复退出至军机处拟方，予案中有实实虚虚恐有猝脱之语，继大臣曰："你此案如何这样写法，不怕皇上骇怕么？"予曰："此病不出四日，必出危险。予此来未能尽技为皇上愈病，已属惭愧，到了病坏尚看不出，何以自解。公等不令写，原无不可，但此后变出非常，予不负责，不能不预言。"奎大臣曰："渠言有理，我辈亦担当不起，最好回明军机，两不负责。"当即带见六军机。六军机者醇邸、庆邸、长白世公、南皮张公、定兴鹿公、项城袁公。醇邸在前，予即趋前言曰："皇上之脉疾数，毫无胃气，实实虚虚，恐有内变①外脱之变，不出四日，必有危险。医案如此写法，内务三位恐皇上骇怕，嘱勿写。然关系太重，担当不起，请王爷示。"醇邸顾张中堂而言曰："我等知道就是，不必写。"即遵照而退，次日上午复请脉。皇上卧于左首之房临窗炕上，仍喘息不定，其脉益疾劲而细，毫无转机。有年约三十许太监，穿蓝宁绸，半臂侍侧，传述病情。至十九夜，与同事诸君均被促起，但闻宫内电话传出，预备宾天仪式，疑为已经驾崩。宫门之外文武自军机以次守卫森严。次早六钟，宫门开，仍在军机处伺候，寂无消息，但见内监纷纭，而未悉确实信息。至日午，继大臣来言曰："诸位老爷们久候，予为到奏事处一探信息，何时请脉？"良久来漫言曰："奏事处云，皇上今日没有言语，你们大人们做主。我何能做主，你们诸位老爷们且坐坐罢。"未久，两内监来传请脉，于是予与周景焘、施焕、吕用宾四人同入。予在前先入，皇上卧御床上。其床如民间之床，无外罩，有搭板铺毡于上。皇上瞑目，予方以手按脉，瞿然惊窹，口目鼻忽然俱动，盖肝风为之也。予甚恐，虑其一厥而绝，即退出。周、施、吕次第脉毕，同回至军机处。予对内务三公曰："今晚必不能过，可无须开方。"内务三公曰："总须开方，无论如何写法均可。"于是书：危在眉睫，拟生脉散。药未进，至申刻而龙驭上宾矣。

先一时许，有太监匆匆而来曰："老佛爷请脉。"拉吕、施二同事去。脉毕而出，两人互争意见，施欲用乌梅丸，吕不谓然。施曰："如服我药

---

① 变：《光华医药杂志》本作"闭"，当以《光华医药杂志》本为是。

尚有一线生机。"盖皇太后自八月患痢，已延两月之久矣。内务诸公不明丸内何药，不敢专主，请示军机，索阅乌梅丸方，药见大辛大苦不敢进，遂置之。本日皇太后有谕：到皇上处素服，到皇太后处吉服。次晨召施、吕二君请脉，约二小时之久。施、吕下来，而皇太后鸾驭西归矣。

请脉开方每于誊写后，必详细校对，恐有讹字。及皇上病笃时，一日者同事脉案中腿酸之"腿"字，误写"退"字。皇上见之诧曰："我这腿一点肉都没有，不成其为腿矣！"因调阅原稿，原稿有肉旁，遂置不问。皇上病笃之际，皇太后有谕曰："皇上病重，不许以丸药私进，如有进者，设有变动，惟进丸药之人是问。"

附：陈秉钧年份不详医案一则

《金山医学摘粹·卷二·陈莲舫医案》

请得

皇上脉左细弦带数，右濡细无力。属阴分有亏，亏则生热，热则食气，气分遂弱，所以营卫不和，营争为寒，卫争为热，微寒微热，由此而来。心肾交差，有时遗泄，有时少寐，病情纷至沓来。扰于肺则咳嗽口干，及于肝则头眩耳鸣，因之机关少利，筋骨酸疼，更衣润燥不定，未能得畅，唯不受补，为从中挟湿停饮，用药之义，偏温纳则碍阴，偏滋腻则滞气。谨拟摄上下，和表里，以标本兼顾。

北沙参　炒杜仲　法半夏　怀山药　抱木茯神　白夕利　白归身　霍石斛　炒白芍　净莲须

附：吕用宾日期不详医案三则①

《御医吕用宾方案》

皇上脉左寸关仍觉微数，右部较缓，两尺弱。耳鸣头晕，食物不化，腰痛遗泄等症均未见减。由于气体素弱，虚火一时不能悉平，肝肾两虚，难臻速效。食入于胃，散精于脾，脾不能转输，故便溏，肢体困倦。水不涵木，掉弦耳鸣。肾气不固，故腰痛遗泄。肝胆乃相火所居，阳潜则头耳清聪。脾肾为先后之本，精固则肢体健适。欲治肝，先实脾，欲滋水，先泻火。泻不可用苦寒，补不可用辛温。恭拟润下做咸，调以甘药之法，以冀镇摄浮阳，滋培元气。

淮山药二钱　石决明三钱，煅　金石斛三钱　潼夕利三钱　生白芍钱半左牡蛎三钱，煅　冬瓜子三钱　炒麦芽三钱　白茯苓三钱　黑大豆三钱　炙甘草四分　新会皮一钱

引饭蒸荷叶蒂二枚

皇上脉左部弦数，总未见平，右部虽缓，又见硬象。均水火不济，脾胃不调等证，均未见减。谨按腿胯偏右酸痛，牵皮满腰，阳明胃之津液不能运行，以致腰胯之筋络不舒。子丑之时，肝胆主气，肝不潜脏，故作梦，肝过疏泄，故如遗未遗，肝来克脾，故便溏不已。以上诸证，皆由肝胆有余，脾肾不足，即耳鸣一节，亦少阳厥阴之火上升，又宗脉空虚，上扰听宫。昨日申刻，腰胯酸痛较重，阳明旺于申至戌。遵法进方，毫无成效，时而加重，曷胜惶悚。谨依前方，略为进退。

淮山药三钱，炒　石决明四钱，煅　净萸肉钱半，煅　酸枣仁三钱，炒　潼夕利二钱　东白芍钱半　云茯苓三钱　金狗脊二钱，炙　炙甘草四分

引新会皮八分

皇上脉左寸略大，心火不静，左关较数，尺弱，木旺水亏，右关见缓，脾虚胃强之象，右尺稍急，相火不安。相火寄于胆属木，为少阳，相

---

① 据吕用宾描述脉证，此三则是光绪三十四年医案。

火升则耳鸣头眩。脾藏智属土，为太阴，脾不运故食滞便溏。肾藏志属水，为天一之源，肾主骨，肾气虚则腰酸胯痛。上为耳鸣，下为梦泄，早轻暮剧，皆阴阳不调之故。合之脉症，表里一贯，惟以上各证缠绵，均未见减。细求调理之方，仍当以泄相火，补脾胃为法。恭拟建理中气，滋补关元。

干生地二钱　粉丹皮钱半，炒　杭菊花钱半　淮山药二钱，炒　潼夕利三钱　金狗脊钱半，去毛炙　骨碎补钱半　石决明三钱，煅　白茯苓三钱

引新会皮八分　炙甘草四分　南芡实三钱

第二章　慈禧太后散见医案

光绪六年（1880）

二月初三日

《翁同龢日记》

慈禧太后圣体违和，今日内廷诸公皆诣奏事处起居。余等不知也，约同人明早入。

二月初四日

《翁同龢日记》

卯初同人会于朝房，到懋勤殿，又到月华门，知戈什爱班已请安，遂同南斋赴奏事处请安。看昨日方，略言夜不成寐，饮食少，面色萎黄，口干，药用党参、白术、茯苓、甘草、麦冬、苁蓉等物。

二月初五日

《翁同龢日记》

仍诣奏事处请安，看方，药略如昨，有当归、白芍等味也，按云诸证渐平，惟不胜劳乏。

二月初六日

《翁同龢日记》

仍诣奏事处如昨，脉按云元气伤耗，一时不能复原，仍形疲软云云。

二月初七日

《翁同龢日记》

仍诣阁门起居，方如昨，有舌木渐减云云，又云气力劳乏。

二月初八日

《翁同龢日记》

是日仍诣遵义门请安。略言舌木胸痞渐愈而饮食少，嘈①满劳倦，精神虽生而未复，药则照原方加减也。自初二日起召见办事，皆慈安太后御帘内，十余年来此为创见也，敬记之。

二月初九日

《翁同龢日记》

看方如昨，略言饮食少味，嘈满，隐痛仍未平，药中有苍术、厚朴、香草。

二月初十日

《翁同龢日记》

仍敬问于阁门。

二月十一日

《翁同龢日记》

仍看方，有胸辣嘈满不寐，咳嗽多痰，便溏色白之语，略言脾阳心气未能骤壮，药如前。

二月十三日

《翁同龢日记》

仍诣看方，诸证皆轻减。

---

① 嘈：原作"嘈"，《翁同龢日记》中"嘈"多写作"嘈"，后均遵通用写法做"嘈"，不赘述。

二月十四日

《翁同龢日记》

仍问安，按云慎重静养。

二月十五日

《翁同龢日记》

仍问安，按云欲呕嘈杂。

二月十六日

《翁同龢日记》

仍诣问安。

二月十七日

《翁同龢日记》

看方，得瘵进饮食，惟多步履则气怯心空，药如前。

二月十八日

《翁同龢日记》

诣遵义门起居，方云诸证皆退，夜得眠矣。

二月十九日

《翁同龢日记》

到朝房坐良久，诣遵义门请安。方按云诸证虽轻而郁闷太息，肩重腰酸，饮食少味，脾心久虚云云，似较昨为进也。

二月二十日

《翁同龢日记》

仍诣问起居，方云郁闷太久，心脾久虚。

二月二十一日

《翁同龢日记》

诣遵义门请安，方云心脾未复而胸辣不瘵，腿痛如故。

二月二十二日

《翁同龢日记》

方云神为守舍，夜卧不寐，嘈杂病辣，食少懒言，方则仍以四君子为主也。

二月二十四日

《翁同龢日记》

方云渐减。

二月二十六日

《翁同龢日记》

方如昨，渐愈，惟多言则倦，多食则滞，多步则涩。

二月二十七日

《翁同龢日记》

看方语如昨。

二月二十八日

《翁同龢日记》

方云作酸背冷，夜寐虚空。

二月二十九日

《翁同龢日记》

方如昨。

三月初一日

《翁同龢日记》

方云诸证皆减矣。

三月初二日

《翁同龢日记》

方按进退，药用草果、厚朴、羌活。

三月初三日

《翁同龢日记》

方如昨，用草果、紫苏、厚朴等温通之品。

三月初四日

《翁同龢日记》

方云诸证渐减。

三月初五日

《翁同龢日记》

方云诸证皆减，药用升麻、柴胡。

四月十四日

《翁同龢日记》

余入至懋勤殿，偕潘伯寅同诣阁门请安。看药方，恭闻慈禧太后圣躬尚未康复，方用干姜等暖药，按云腰冷腹痛泄泻。

四月十五日

《翁同龢日记》

方如昨。

四月十六日

《翁同龢日记》

照常入，诣阁门，稍轻。

四月十八日

《翁同龢日记》

入内起居，见方用散药，云略感冒风寒，夜热咽干也。

四月十九日

《翁同龢日记》

照常入，诣阁门起居，仍如昨。

《申报》

圣躬安豫

有四人之寓京师者书来言，慈禧皇太后前染清恙今巳①，圣体康强仍旧，垂帘听政，都下人士心咸贴然。闻太后不豫时，徵②特朝士惴惴，各国公使亦慄慄危惧，曾有嘱其本国兵船勿遽远离之议，今则安谧如恒。圣母在上，中外臣工倚为安危如此，恭记之以□□海之望。

四月二十一日

《翁同龢日记》

照常起居，精神渐长。

四月二十二日

《翁同龢日记》

看方如昨，言多即倦，大便糟粕云云。

四月二十四日

《翁同龢日记》

入内看方。

四月二十七日

《翁同龢日记》

照常起居，按云渐好。

四月二十八日

《翁同龢日记》

照常起居，方云渐好，惟夜未安寐，顽嗽津汁如故。

---

① 巳：疑为"已"。
② 徵：疑为"微"。

四月二十九日

《翁同龢日记》

方又云夜不得寐，心气过虚。

四月三十日

《翁同龢日记》

方云又不能寐，心脾久伤。

五月初一日

《翁同龢日记》

诣阁门请安。方云久病未生复，时轻时重云云。

五月初三日

《翁同龢日记》

方云渐减，又云如昨不能用心。

五月初四日

《翁同龢日记》

诣阁门起居，昨日两方，一照旧，一偶感暑气，用表散药。

五月初五日

《翁同龢日记》

因须请安，仍入，方云标症已减，惟元气多弱云云。

五月初六日

《翁同龢日记》

方如昨。

五月初七日

《翁同龢日记》

方照旧。

五月初八日

《翁同龢日记》

方如昨，元气未复云云。

五月初九日

《翁同龢日记》

方云渐好，夜得寐。

五月初十日

《翁同龢日记》

是日，慈禧皇太后御养心殿见军机一起，上为臣等述之。

五月十一日

《翁同龢日记》

请安见方，云昨日劳倦，诸证皆复，痰带血丝，慎重调理。

五月十二日

《翁同龢日记》

方云诸证未减，而便溏气弱，用黄芪。

五月十三日

《翁同龢日记》

方云症势如昨。

五月十四日

《翁同龢日记》

照常请安。方云渐减，惟懒言气短，昨哕痰饮。

五月十五日

《翁同龢日记》

方云胸辣、舌干、口木、腰背冷、懒食、懒言如昨。

五月十六日

《翁同龢日记》

方云渐愈。

五月十七日

《翁同龢日记》

方又云溏泄，加气分药。

《申报》
引见贡士

本届朝考后，凡考试人员俱应引见，闻慈禧皇太后圣躬仍未大愈，现时一切召见引见仍由慈安皇太后专办。

五月十八日

《翁同龢日记》

方渐好。

五月十九日

《翁同龢日记》

雨隙入，诣月华门看方。云精神渐爽，夜得安寐，惟脾元尚弱。

五月二十日

《翁同龢日记》

方云因思虑，复不得寐。

五月二十一日

《翁同龢日记》

方云精神渐长。

五月二十三日

《翁同龢日记》

方云夜寐不实，营分不调，药如前。

五月二十四日

《翁同龢日记》

方如昨，又加甚。

五月二十五日

《翁同龢日记》

方云气血两亏，心脾未复，营分不调过期，颃嗓津汁，腰腿时热，早晚痰带血丝，食少气短。

五月二十六日

《翁同龢日记》

方如昨，但营分已通。

五月二十七日

《翁同龢日记》

方如昨，酉刻又一方，则痰又咯血，与前方不同矣。

五月二十八日

《翁同龢日记》

方云未见痰血。

五月二十九日

《翁同龢日记》

方云颃嗓有时津汁，形肉尚未丰盛。

六月初一日

《翁同龢日记》

方如前。

六月初二日

《翁同龢日记》

仍诣诗本处起居，方略如昨。

六月初三日

《翁同龢日记》

方仍云气短身软。

六月初四日

《翁同龢日记》

方如昨而语气又转，似言各证未减也。

六月初五日

《翁同龢日记》

早晨看方，又云感湿气，腰腿时凉时热，脾阳少运云云，药用神曲、泽泻等味。

六月初七日

《翁同龢日记》

方云积年劳累，脾气难复，懒言健忘，腿外凉内热，肋下串气。

六月初八日

《翁同龢日记》

方诸证皆轻减。

六月初九日

《翁同龢日记》

方如昨，云渐减。

六月初十日

《翁同龢日记》

方云颃嗓辣嘈，气怯哕逆。

六月十一日

《翁同龢日记》

方云便溏糟粕云云。

六月十二日

《翁同龢日记》

方如昨，惟云诸证见效，闻昨日登楼眺西山也。

六月十三日

《翁同龢日记》

云①又云虽寐不安，虽食不化。

六月十四日

《翁同龢日记》

方如昨。

六月十五日

《翁同龢日记》

方如前。

六月十六日

《翁同龢日记》

方如昨。

六月十七日

《翁同龢日记》

闻前数日有三日请安未一面之时。方云精神渐长，饮食略加。

六月十八日

《翁同龢日记》

方如旧。

---

① 云：疑为衍字。

六月二十二日

《翁同龢日记》

方云食后流清涕。

六月二十三日

《翁同龢日记》

前者宝廷建言请博访名医，下直省保荐，李相荐薛福辰，曾沅圃荐汪……薛今日①京，饬令内务府大臣督同太医考校听传。

六月二十四日

《翁同龢日记》

方如昨。

是日薛福辰召见请脉，恩承带起，御医李德立、庄守和、李德昌同上，内务府大臣一起。

六月二十五日

《翁同龢日记》

照常入，至月华门起居。见昨日两方，太医三人如旧方，薛福辰云病在肝脾，肝热则胆亦热，故不得寐，脾不运则胃逆，而饮食少纳，须降逆和中，用半夏、干姜、川椒、龙眼、益智等，引竹叶。询诸内监，云薛方未服，嫌其太热也。

六月二十六日

《清宫医案集成》

六月二十六日，（外）广大人带进薛福辰、李德立、庄守和、李德昌请得慈禧皇太后脉息大而缓，左关沉取稍旺。病后中气不足，心脾未能复原，肝经不畅，以致饮食运化不利，大便微溏而黏，多言气怯。今议用舒肝健脾饮一贴调理。

党参三钱　茯苓三钱　于术三钱，炒　白芍二钱，醋炒　谷芽四钱，炒　炙

---

① 此处疑脱"进"或"人"等字样。

甘草一钱　益智仁一钱五分　制半夏三钱　香附一钱二分，七制研　龙眼肉五个
引用煨姜三片

《翁同龢日记》①
照常入请安，见昨方，溏泄而粗，言多气软。

六月二十九日
《清宫医案集成》
六月二十九日，（内）广大人带进薛福辰、李德立、庄守和、李德昌请得慈禧皇太后脉息弦缓，左关未见全平。精神如昨，惟病后心气不足，脾胃尚未复原，□□微有浮热。今议用照原方减党参加生芪清卫，竹叶清心一贴调理。

生芪一钱五分　续断一钱五分　白芍二钱，醋炒　茯苓三钱，研　茅术二钱，炒　谷芽四钱，炒　制半夏二钱　砂仁一钱，研　炙甘草一钱　醋柴胡七分
引用竹叶二十片

《翁同龢日记》
方用茅术、醋柴胡，按云精神渐长，元气难复云云。

六月三十日
《清宫医案集成》
六月三十日，师、广大人带臣薛福辰、李德立、庄守和、李德昌请得慈禧皇太后脉息弦缓，左关未见全平。病后心液不足，脾胃尚未复原，以致上焦微有浮热，食后时见鼻涕。今议用理气健脾饮一贴调理。

党参三钱　茯苓三钱，研　砂仁一钱　玉竹三钱　白芍一钱五分，炒　谷芽四钱　麦冬三钱，去心　于术二钱　陈皮七分引　半夏二钱，制　炙甘草一钱

六月三十日，师大人、广大人、志大人带进汪守正请得慈禧皇太后两寸脉虚软，左关缓兼微滑，右关缓，重按稍大；两寸主②软，则气弱不能

---

① 原为六月二十七日记录。
② 此处疑脱"虚"字。——原整理者注。

运行诸阳，脾胃因之不健。若左关缓而微滑，①其常升之度；两寸沉静，本元尚为强固。今拟助气理脾，正□□升，自可日见有功。

人参八分　麦冬一钱　生绵蓍一钱五分　苍术一钱，米泔水制炒　山药一钱五分　白芍一钱　柴胡四分，醋炒　炙甘草六分

《翁同龢日记》

方云肤微热，用生芪和营，竹叶清热，余如昨。

是日，山西荐医汪守正初次请脉也。……绍彭书来，知今日汪方。两寸虚软，左关缓兼微滑，右关缓，重按稍大，两寸主一身之气，虚软则气弱不能运行，诸阳脾胃因之不健，若左关缓而微滑，肝即失其常升之度，而尺见静，本元尚为强固，令拟助气整②脾，正气清阳一升，自可日见有功。

人参八分　麦冬一钱　生芪一钱五分　茋术一钱，米泔炒　山药一钱五分　白芍一钱　醋炒柴胡四分　炙甘③六分

七月初一日

《清宫医案集成》

七月初一日，师大人带进薛福辰、汪守正、李德立、庄守和、李德昌请得慈禧皇太后两寸脉软象略起，右寸尤觉稍旺；两关缓象亦减，右关重按仍稍大；两尺平。进助气理脾之剂尚投。④ 今拟照原方加减一贴调理。

人参八分　生芪一钱五分　麦冬二钱，去心　玉竹二钱　白芍一钱　茅术一钱，米泔浸　生续断一钱五分　柴胡三分，醋炒　炙甘草六分

引用陈皮八分

《翁同龢日记》⑤

方系薛福辰、汪守正、李德立、庄守和、李德昌同拟，仅有脉状，未

---

① 此处疑脱"失"字。——原整理者注。
② 整：疑为"理"。
③ 此处疑脱"草"字。
④ 疑有衍字或脱漏。
⑤ 原为七月初二日记录。

言病情。人参（八分）、麦冬等，似汪所开也。

七月初二日

《清宫医案集成》

七月初二日，（内）广大人带进薛福辰、汪守正、李德立、庄守和、李德昌请得慈禧皇太后脉右寸关虽虚软，而神气和平，左寸关较平，脉多半至，似心肝经微有火象。今拟将原方辛升之品撤去，加甘平一贴调理。

人参八分　生芪一钱五分　麦冬二钱　薏苡仁三钱，炒焦　冬白术一钱五分，炒　白芍一钱五分　生续断一钱　炙甘草六分　陈皮八分　灯心十茎

《翁同龢日记》①

方按云脉多半至，系气太旺，照原方，以冬术易茅术，加竹叶。

七月初三日

《清宫医案集成》

七月初三日，恩大人带进臣薛福辰、汪守正、李德立、庄守和、李德昌请得慈禧皇太后脉息弦渐有力而微数。阴不济阳，微有火象，以致耳鼻稍有干痛，晚间腰热，顽颡苦辣，咽干齿胀，身软肢倦。今议用养阴益气饮开胃调中之品一贴调理。

党参二钱　元参一钱　麦冬三钱　谷芽三钱　白芍二钱　薏苡仁三钱　砂仁八分　石斛三钱　炙甘草八分

引用柴胡四分，醋炒

《翁同龢日记》②

见两方。一党参、元参等，撤人参、黄芪，五人所开。戌刻一方按云谷气下坠，竟是补中益气汤，仅太医三人，无薛、汪名。

---

① 原为七月初三日记录。
② 原为七月初四日记录。

七月初四日

《清宫医案集成》

七月初四日，广大人带进臣薛福辰、汪守正、李德立、庄守和、李德昌请得慈禧皇太后脉息弦缓，右关微滑。阴分渐起，火象较退，鼻耳咽齿干痛已减。惟心气不足，肝郁脾弱。今议用益气健脾饮佐以和肝之品一贴调理。

党参二钱　麦冬三钱，去心　薏苡仁三钱，炒　砂仁八分，炒　白芍三钱，炒　柴胡三钱　谷芽三钱，炒　冬白术一钱五分　炙甘草八分

引用升麻炭三分

《翁同龢日记》①

方五人所开，仍用人参，按云渐好。戌刻一方代茶，则太医开也。

七月初五日

《清宫医案集成》

七月初五日，师大人带进薛福辰、汪守正、李德立、庄守和、李德昌请得慈禧皇太后脉息弦缓，重按无力。气血阴阳并亏，浮热上泛；以致身肢软倦，目眦、咽喉、鼻窍有时干痛，晚间腰热。今议用益气养血饮一贴调理。

人参八分　沙参三钱　归身二钱　女贞子三钱　麦冬二钱，去心　白芍二钱，炒　丹皮一钱五分，酒炒　冬白术一钱五分，蜜炒　炙甘草七分

引用醋柴胡四分

《翁同龢日记》②

方五人同开，云气弱神倦，人参、沙参、白芍、女贞等，引醋柴胡。

七月初六日

《清宫医案集成》

七月初六日，（内）广大人带进薛福辰、汪守正、李德立、庄守和、

---

① 原为七月初五日记录。
② 原为七月初六日记录。

李德昌请得慈禧皇太后脉息缓而无力。肝郁浮火稍平，各症渐减；惟气血阴阳并亏，晚间腰热咽干，颃颡①时或酸辣，痰中小有血丝，仍宜滋阴潜阳，今议用照原方加胡桃荚一贴调理。

人参八分　沙参三钱　归身一钱五分　女贞子二钱　麦冬二钱，去心　白芍二钱，炒　丹皮一钱五分，酒炒　冬白术一钱五分，蜜炒　炙甘草七分　醋柴胡三分

引用胡桃荚四片

《翁同龢日记》②

晨入请安，方云诸证轻减，惟腰热咽干，颃嗓仍津汁，痰中带血丝。

七月初七日

《清宫医案集成》

七月初七日，恩大人带进臣薛福辰、汪守正、李德立、庄守和、李德昌请得慈禧皇太后脉息左手仍缓而无力，右寸关浮弦微滑。乃外感轻邪。晚间腰热，足心热，早起痰内带红三点。今议于滋阴潜阳中略参清表之剂一贴调理。

沙参三钱　女贞子二钱　麦冬三钱，去心　白芍一钱五分　丹皮一钱五分，酒炒　冬白术一钱，蜜炒　浙贝一钱五分，去心　霜桑叶一钱二分　炙甘草六分　柴胡三分

引用鲜荷叶蒂三个

《翁同龢日记》③

方去人参、绵芪，用沙参、柴胡、桑叶，按云微有外感，痰中有血三点。

七月初八日

《清宫医案集成》

七月初八日，广大人带进臣薛福辰、汪守正、李德立、庄守和、李德

---

① 颃颡：即咽喉。后同，不赘述。
② 原为七月初七日记录。
③ 原为七月初八日记录。

昌请得慈禧皇太后左寸脉虚软，关缓，右寸关浮滑已退，略见大。是表邪渐化之象。晚间腰热，足心热均减，眠食亦渐安。今议于滋阴潜阳中仍参理肺之品一贴调理。

沙参三钱　女贞子二钱　麦冬二钱，去心　白芍一钱五分　丹参二钱，酒炒　冬白术一钱，蜜炒　浙贝一钱五分，去心　枇杷叶一钱，刷毛蜜炙　炙甘草六分　柴胡三分

引用鲜荷叶蒂三个

《翁同龢日记》①

方一切较好。

七月初九日

《清宫医案集成》

七月初九日，师大人带进薛福辰、汪守正、李德立、庄守和、李德昌请得慈禧皇太后脉息左寸未起，仍是心气有亏，右寸微觉浮弦，乃肺部浮热尚未霍然之候。今议用清解肺郁饮，佐以交济心神之品一贴调理。

白前一钱五分　沙参三钱　女贞子二钱　丹参一钱五分　苏叶五分　苦杏仁二钱，去皮尖研　水炒柴胡三分　款冬花一钱五分，蜜炙　麦冬一钱五分，去心朱砂拌　制半夏一钱五分

引用陈香橼皮八分

《翁同龢日记》②

方如昨。

七月初十日

《清宫医案集成》

七月初十日，广大人带进薛福辰、汪守正、李德立、庄守和、李德昌请得慈禧皇太后脉息左寸稍虚，心气尚未全复，右寸微浮而弦，仍是风热

---

① 原为七月初九日记录。
② 原为七月初十日记录。

客于肺经尚未全化之候。咳嗽痰色带黄，不易上出，此其明征。今拟用清肺安神饮一贴调理。

前胡一钱　苦杏仁三钱，去皮尖研　女贞子二钱　紫菀一钱五分　桑叶一钱　沙参三钱　苏叶四分　款冬花一钱五分，蜜炙　枇杷叶一钱五分，去毛蜜炙　麦冬二钱，去心朱砂拌

引用香橼皮七分

《翁同龢日记》①

晨入请安，方云浮热客于肺经，痰色黄是其明征，药专治肺，前胡为主。

七月十五日、七月十六日

《清宫医案集成》

七月十五日，志大人带进薛福辰、汪守正、李德立、庄守和、李德昌请得慈禧皇太后脉息虚缓。咳嗽渐轻，邪退正弱。前因思虑劳神，小有反复，以致气怯头眩，身热足软，寝食未能如常。今议用益气养荣汤一贴调理。

人参八分　生黄芪二钱五分　冬白术二钱，炒　茯苓二钱，研　白芍一钱五分，炒　女贞子二钱　粉丹皮一钱五分　紫菀一钱五分　砂仁七分，研　炙甘草七分

引用艾叶八分

七月十六日，（内）广大人带进薛福辰、汪守正、李德立、庄守和、李德昌请得慈禧皇太后脉息渐有力，左寸虚，关弦。气分稍起，惟肺经郁痰未清，心脾气血两亏，虚热上浮，以致咳痰不利，身肢仍热，咽耳微有干痛，头眩足软。今议用照原方加减一贴调理。

沙参三钱　生黄芪三钱　冬白术二钱，炒　茯苓二钱，研　白芍一钱五分，炒　女贞子二钱，制　益智仁一钱五分，研　砂仁七分，研　炙甘草七分　紫菀二钱

引用艾叶八分

---

① 原为七月十一日记录。

《翁同龢日记》①

方昨今皆用党参、生芪、艾叶，闻薛、汪与太医两起诊脉也。

七月十七日

《清宫医案集成》

七月十七日，志大人带进薛福辰、汪守正、李德立、庄守和、李德昌请得慈禧皇太后脉息右关弦缓，左关略大。是营分稍亏，阳不内潜之候，以致过午作热，或甚或微。昨服方剂，晚膳胃口尚佳，眠亦安稳，今议用照原方减去紫菀加醋柴胡五分一贴调理。

沙参三钱　　生黄芪三钱　　冬白术二钱，炒　　茯苓二钱，研　　白芍一钱五分，炒　　砂仁七分，研　　女贞子二钱，炙　　益智仁一钱五分　　炙甘草七分　　醋柴胡五分

引用艾叶八分

《翁同龢日记》②

方云胃口略好，血虚之象，沙参、生芪、术草、艾叶。

《纪恩录》

薛君名福辰，山东候补道，以医学为李傅相保荐，六月二十三日晋京，据称奉诏请脉已一月余。

七月十八日

《清宫医案集成》

七月十八日，恩大人带进薛福辰、汪守正、李德立、庄守和、李德昌请得慈禧皇太后脉息左右两部俱静，惟左关略大。仍是营分尚亏，阳不附阴，以致热在肌肉之内，筋骨之外，坐则稍甚，此与骨蒸劳热不同。昨服方剂晚膳胃气甚佳，眠亦安稳，今议用照原方加减一贴调理。

生黄芪二钱　　白芍一钱，炒　　冬白术一钱五分，炒　　醋柴胡五分　　益智仁一

---

① 原为七月十六日记录。
② 原为七月十八日记录。

钱，炒　沙参一钱五分　柏子仁一钱，炒去油　丹皮一钱，酒炒　炙甘草五分

引用艾叶五分

《翁同龢日记》①

方云荣分较虚，阳不附阴，热在皮肉之内，筋骨之外，非骨蒸作热可比。沙参、生芪二钱，艾叶、醋柴、益智。

七月十九日

《清宫医案集成》

七月十九日，师大人带进薛福辰、汪守正、李德立、庄守和、李德昌请得慈禧皇太后脉息左右两部仍静而虚。心经尤甚，阴阳两亏，气不附血，病后原虚，因作肌热。以现在脉象论，似可径进温补，今议用益气养荣汤一贴调理。

人参八分　生黄芪二钱五分　冬白术一钱五分，炒　归身一钱五分，土炒透益智仁一钱五分，炒　补骨脂一钱五分，炒　柏子仁一钱，去油研　茯苓二钱，炒醋柴胡四分　炙甘草七分

引用艾叶七分

《翁同龢日记》②

直日，未看方，闻渐愈。

七月二十日

《清宫医案集成》

七月二十日，（内）广大人带进薛福辰、汪守正、李德立、庄守和、李德昌请得慈禧皇太后脉息左手仍静而虚，右寸关浮取微弦。咳痰不爽，早间痰中微有血丝，昨晚膳后稍觉醋心，此由风雨骤凉，微有感触，尚不足患。今议仍照原方一贴调理。

人参八分　生黄芪二钱五分　冬白术一钱五分，炒　归身一钱五分，土炒

---

① 原为七月十九日记录。
② 原为七月二十日记录。

醋柴胡五分　补骨脂一钱五分，炒　柏子仁一钱，去油　茯苓二钱，研　麦冬一钱五分，去心　益智仁一钱五分，炒　炙甘草七分

引用生姜三片

《翁同龢日记》①

方云痰又带血丝，系感冒雨风，尚无大患，仍用人参、芪、术、益智、醋柴、补骨脂等。

七月二十一日

《清宫医案集成》

七月二十一日，臣薛福辰、汪守正、李德立、庄守和、李德昌请得慈禧皇太后脉息左右手均静而虚。微感已解，痰中血丝渐少，惟气血未复原，心脾不足，以致掌心腰间有时作热，气怯身软。今议用照原方益气养荣汤加桂元肉七枚一贴调理。

人参八分　生黄芪二钱五分　冬白术一钱五分，炒　归身一钱五分，土炒　醋柴胡五分　补骨脂一钱五分，炒　柏子仁一钱，研去油　茯苓二钱　麦冬一钱五分　益智仁一钱五分　炙甘草七分

引用桂元肉七枚　生姜三片

《翁同龢日记》②

方云外感已清，气血未调，手心腰间仍热，药如昨。

七月二十二日

《清宫医案集成》

七月二十二日，志大人、恩大人、广大人带进薛福辰、汪守正、李德立、庄守和、李德昌请得慈禧皇太后脉息虚而缓。心脾不足，气血尚未复原，以致昨晚饮食微多，难于消化，嗳腐，胸闷微痛，腰背掌心作热。今议照原方加减一贴调理。

---

① 原为七月二十一日记录。
② 原为七月二十二日记录。

人参八分　生芪二钱五分　冬白术一钱五分，炒　归身一钱五分，土炒　补骨脂一钱五分，炒　益智仁一钱五分，炒　茯苓三钱，研　陈皮八分　醋柴胡五分　炙甘草七分

引用生姜二片

七月二十二日，志大人、恩大人、广大人带进赵天向请得慈禧皇太后脉息左寸右关两部皆虚，左关虚而微弦，属劳心过度，肝脾受亏。法以归芍异功散养肝补脾一贴调理。

（上残）广陈皮□□　冬白术一钱，炒　白芍一钱，炒　生甘草五分　云茯神一钱五分

不用引

《翁同龢日记》①

方用人参等，仍用补骨脂。昨医江西县丞赵天向，另一方用党参、归芍养荣汤。

《申报》

京师邮信

前闻慈禧皇太后圣躬不豫，业已数月，是以潘伟如中丞及吴中医士马培芝②、江西医官赵天向先已晋京诊视。兹闻山西巡抚曾大中丞，保奏太原府阳曲县知县汪明府庆恩深通医理，奉旨□即来京，钦此。现在汪君亦已至京，连日胗③脉，传说太后□肝□④两经之病，服汪君药甚为效验，不日即可全愈，谅薄海臣民当皆闻之而额。

七月二十三日

《清宫医案集成》

七月二十三日，师大人带进薛福辰、汪守正、赵天向、李德立、庄守和、李德昌请得慈禧皇太后脉息两手仍静而虚，惟右关脾脉略有滑象。脉

---

① 原为七月二十三日记录。
② 芝：应为"之"。
③ 胗：疑为"诊"。
④ □：疑为"脾"或"胆"。

法云：滑为有饮。自是饮食不易消化，精气不无化痰之处，嗳腐吞酸，颜颊作腻，皆其见证。今议照原方改干姜作引一贴调理。

人参八分　归身一钱五分，土炒　陈皮七分　醋柴胡五分　益智仁一钱五分，炒　生黄芪一钱五分　冬白术一钱五分　炙甘草八分　制半夏一钱五分　茯苓三钱，研　补骨脂一钱五分，炒

引用干姜七分，微炒黄勿令黑

《翁同龢日记》①

方云脉滑有痰之证，仍用参、芪等。

七月二十四日

《清宫医案集成》

七月二十四日，（内）广大人带进薛福辰、汪守正、赵天向、李德立、庄守和、李德昌请得慈禧皇太后脉息渐有力，五至略滑。阳分较好，眠食亦渐佳。惟颜颊偶干，痰中血丝稍见，大便亦带血，膳后时时腰背作热，此乃久病阴阳俱伤，时未易复原。今议仍照原方加减一贴调理。

人参八分　冬白术一钱五分　制半夏二钱五分　生黄芪二钱五分　归身一钱五分，土炒　醋柴胡七分　炙甘草八分　扁豆二钱五分，炒　白茅根一钱五分

引用藕节五枚

《翁同龢日记》②

方云痰中血丝，便带血，仍用参、芪，加茅根。

《纪恩录》

寺内已有江西保送之赵君德舆及伴送之端石如太守居焉。下午，忠观察投文，又着家人来寓知照：明日五鼓进内，在景运门外朝房等候，届时当着人来引导。

---

① 原为七月二十四日记录。
② 原为七月二十五日记录。

七月二十五日

《清宫医案集成》

七月二十五日，志大人带进薛福辰、汪守正、赵天向、李德立、庄守和、李德昌请得慈禧皇太后脉息两部俱静，渐觉有力。潮热亦渐轻退，甘温补剂似已得效，惟背心发凉，病在督脉，已有十余年之久，一时填补不易。今议仍照原方加减一贴调理。

人参八分　冬白术一钱五分，炒　生白芍一钱五分　归身一钱五分，土炒　醋柴胡七分　生黄芪二钱五分　制半夏二钱五分　炙甘草八分　桂心制熟地二钱

引用藕节四枚

《翁同龢日记》①

方云脉静，便红已退，潮热亦退，至背凉，乃督脉病，已十余年，可见甘温之药后效云云。参、芪、术、草。

《纪恩录》

寅刻，乘车约里许，进东华门。天微雨，步行至景运门外西首平屋暂憩。忠观察已先在内相待，时天犹未明也。顷间，恭邸驾至，忠观察导余在景运门阶前站迎。恭邸问余年几何？且谓闻名已久。其后宝、李、沈三相国，王夔石侍郎先后至，一一见毕，仍至外朝房坐候。卯正，军机散。忠观察导至内务府衙门，见堂官恩露圃、广绍彭、志霭云三尚书，师继瞻侍郎，广孝侯内大臣，继晓崇心阶郎中及太医院院判李卓轩。卓轩问余向读何书？且云："圣躬自二月至今未庆大安，头绪极多，大要起居饮食时有不适。"余云："李东垣有言，'饮食不节，起居不时，病在脾胃。'"卓轩接云："是极。"即约明早寅正进内引见，忠观察偕余退出。从大院经阿哥所，殿皆覆盖碧瓦，历箭亭，过上驷院、国史馆，经大院南行，出三座门，过石桥，出东华门，觚棱高峻，体势尊严，令人肃敬之心，有加无已。夜间经过时，昏黑中未及瞻仰也，随与观察分道回寓。午饭后，诣潘蔚如中丞处问疾，中丞嘱诊脉疏方，并纵谈古今医事。晚饭后返寓。

---

① 原为七月二十六日记录。

七月二十六日

《清宫医案集成》

七月二十六日，马文植请得慈禧皇太后脉息两寸虚细，左关沉而微弦，右关沉小带滑，两尺沉濡。以脉参①缘积郁积劳，心脾受亏，心为君主之官，脾为后天之本，神思过度，心脾受病，则五内皆虚。肾虚不能生木，木失畅荣，脾乏生化之源，荣血内亏，以致经脉不调，腰酸，肢体倦怠，虚热时作，谷食不香。所谓二阳之病发心脾是也，拟培养心脾兼养血和肝之法。

党参一钱五分　冬白术一钱，藕汁炒　当归二钱　淮山药二钱　白芍一钱五分　茯神二钱　炙生地三钱　生牡蛎三钱　续断一钱五分

引用藕三片　红枣三个

七月二十六日，李德立、庄守和、李德昌请得慈禧皇太后脉息滑缓，两寸无力。精神寝食较佳，惟心脾气血未骤复原，阴不济阳，以致掌心腰间作热，颏颊腻干，痰中偶有血丝，大便带血，久视则背微凉，劳神则气不振。今议用扶元益阴汤一贴调理。

党参三钱　茯苓三钱　生黄芪一钱五分　于术二钱，炒　归身二钱，土炒　白芍二钱，炒

（下残）

《翁同龢日记》

今日马医文植初次诊脉也，未正始退。访马医，据云六脉平静，惟血虚耳，不宜温补。

《翁同龢日记》②

三方，一薛、汪，仍温补；一马，甘润；一太医，苦寒。

《纪恩录》

慈禧皇太后命文植进诊。膝行至几前，几上置两小枕，太监侍立两

---

① 此处疑脱"证"字。——原整理者注。

② 原为七月二十七日记录。

旁。启帘请脉，左右如法。私谓内大臣：脉已请过，应否面奏？皇太后问内大臣："马文植云何？"大臣将余言奏上，奉旨着即面奏。对云："两寸脉虚细，左关沉弦，右关小滑，两尺濡细，缘积郁积劳，心脾有亏，肝气亦旺，脾经又有湿痰，荣脉不调。当见谷少，头眩，内热腰酸，肢倦，胸脘不舒，胁痛诸证。臣愚昧之见，是否有当，伏乞训示。"太后复详谕原由毕，随命下去详细立方。余退出，仍立阶下，薛、汪二君进，请脉毕，同随至东配殿，各立一方。余以面奏之意，先叙原委，次定药剂。稿成，呈内大臣诸侍医看过，嘱医士用黄笺恭楷，进呈皇太后御览。太医院将所用之药，在《本草从新》书上用黄笺标记，由李总管递进。

七月二十六日，臣马文植恭请慈禧皇太后脉息。两寸虚细，左关沉而微弦，右关沉小带滑，两尺沉濡。缘积郁积劳，心脾受亏。心为君主之官，脾为后天之本，二经受病，五内必虚。肾虚不能生木，木失畅荣；脾乏生化之源，荣血内损。以致经脉不调，腰酸，肢体倦怠，谷食不甘，虚热时作，《经》所谓二阳之病发心脾是也。谨拟养心调脾之剂进呈，当归、白芍、白术、淮山药、生地、茯苓、陈皮、川续断、牡蛎、合欢花、红枣、藕。

顷间，李太监传旨云："马文植所拟方药甚佳，着大臣议奏，应服何方。"大臣面奏："臣等不明医药，未敢擅定，恭请圣裁。"少顷，内监传旨：今日仍用太医院方。明日同议，着马文植主稿。

七月二十七日

《清宫医案集成》

七月二十七日，师大人带进薛福辰、马文植、汪守正、李德立、庄守和、李德昌请得慈禧皇太后脉息两寸如昨，两关较为弦大，两尺细弱。厥阴肝气又复上升，便后之血未止，夜寐不安。经云：中焦受气取汁，变化成赤，是名为血。盖血长于胃，统于脾，藏于肝，布于肺，泄于肾，为心之主，脉之宗，气之辅。曲运神机，劳伤乎心。思谋夺虑，劳伤乎肝。矜持志节，劳伤乎肾。心肾交亏，木气拂郁，肝病必传脾。脾脉络于胸中，肝脉布于两胁，此气升胁痛之所由来也。脾受木贼则藏统失司，气不摄阴，此便后血之所由来也。络血既已旁流，无以下注冲任，致令血海空虚，经脉不调亦由此。故刻下还宜调养心脾，兼舒木郁，今议用养心归脾汤一贴调理。

党参三钱　冬日①术炒②一钱五分，藕汁炒　茯苓三钱，研　归身二钱，土炒白芍一钱五分，炒　制香附一钱，研　地榆炭二钱　醋柴胡一钱　丹皮二钱　炙甘草八分

引用灶心土三钱

《翁同龢日记》③

方六人列名，按云脉关弦大，便血未止，夜寐不安，药用党参、生地等，似马君手笔。

《申报》

现值慈禧端佑康颐昭豫庄诚皇太后圣躬违和，我皇上晨昏定省，九□正切夫惕乾，宵旰勤劳，四海同瞻。

《纪恩录》

旨下：文植先请脉。奏云："今日肝脉较弦，肝气稍旺，胸肋应痛。"太后云："然。"命下去立方。钦遵。退立殿前阶上。汪、薛、赵、李分为两班，进内请脉毕，同至东配殿。余请薛、汪二君及太医院李先拟方，金谓：昨日太后传旨命尔主方，无庸推让。余敬谨拟立方药，商之诸君，略增减一二。呈大臣阅后，照前交医士恭誊进奏。

臣马文植恭请慈禧皇太后脉息。两关比昨较弦，两尺细弱。厥阴肝气又复上升，便后之血未止，夜寐不安，胸胁作痛。经云：中焦受气取汁，变化成赤，是名为血。盖血长于胃，统于脾，藏于肝，布于肺，泄于肾，为心之主、脉之宗、气之辅。曲运神机，劳伤乎心；思谋夺虑，劳伤乎肝；矜持志节，劳伤乎肾。心肾交亏，木气拂郁，肝病必传脾。脾脉络于胸中，肝脉布于两胁，此气升胁痛之所由来也；脾受木贼，则藏统失司，气不摄阴，此便后血所由来也；络既已旁流，则无以下注冲任，致令血海

---

① 日：疑为"白"。
② 炒：疑为衍字。
③ 原为七月二十八日记录。

空虚，经脉不调，亦由于此。刻下还宜调养心脾，兼舒木郁。谨议用养心归脾汤进呈，潞党参、藕汁炒白术、茯神、归身、丹参、白芍、香附、炙草、女贞子、柏子仁、龙眼肉。

七月二十八日

《清宫医案集成》

七月二十八日，（外）广大人带进薛福辰、马文植、汪守正、李德立、庄守和、李德昌请得慈禧皇太后脉息左关肝脉较平，中候稍带弦象。肝郁之气尚未全舒，余部平平。便红未见，惟脊背忽凉忽热；颐颒作干，或作酸甜之味，心脾气馁，中土不和。肝肾阴亏，伤及奇脉，阴阳不相维而然。议用养心归脾汤加减一贴调理。

党参三钱　冬白术一钱五分，藕汁炒　丹参一钱五分　归身二钱，土炒　白芍一钱五分，炒　制香附一钱，炒　茯神二钱　炙甘草七分　生黄芪二钱　合欢皮一钱五分　女贞子三钱，酒炒

引用龙眼肉五枚

另煎人参五分，二十九日清晨空心服

《翁同龢日记》①

方六人同拟，大致如昨，仍用归芍养荣汤。

《纪恩录》

黎明进内，辰初传进。至体元殿阶前立定。内监传余先请脉，奏云："肝部弦象已减，肝气稍平，胃痛应减。"得旨已愈，寝寐亦安。命出立方，随退出。少顷，薛、汪诸君请脉退，同至东配殿。仍余主稿立方，商之诸君，均各谦逊，无肯参议，恭缮进呈。

臣马文植恭请慈禧皇太后脉息，左关肝部较平，中候尚带微弦。肝气犹未全舒，气痛较好。惟脊背忽寒忽热，吭②嗓作干，或作酸甜之味。心脾气馁，中土不和，肝肾阴伤，伤及奇脉，阴阳不相维护。谨议用养心归

---

① 原为七月二十九日记录。

② 吭：音 háng，喉咙。

脾汤加减进呈，潞党参、归身、大丹参、冬白术、白芍、金香附、炙甘草、合欢皮、茯神、佩兰、女贞子、红枣、龙眼肉。

赐饭毕，散出回寓，晤赵德舆，参论圣躬脉象，意见相同。

七月二十九日

《清宫医案集成》

七月二十九日，师、广、恩、志、广大人带进薛福辰、汪守正、马文植、李德立、庄守和、李德昌请得慈禧皇太后脉息较为有神，左关中候尚觉弦大。脾肾久亏，水不养肝，肝阳易动，扰犯心肺，以致颃颡作干，卧寐不实，厥阴绕咽，少阴循喉，肾水既亏，阴津不能上承，肝阳上扰，泥丸头目为之不清，有时作晕。惟有调养心脾，滋水潜肝，阴平阳秘，精神乃治。今议用照昨方减丹参、香附、广皮，加黑豆衣二钱、牡蛎四钱煅，佩兰叶五分，一贴调理。

《翁同龢日记》①

方六人同，照昨方。

《纪恩录》

黎明进内，余与赵君一班进诊，奏云：“脉象平和，肝胃亦畅。”太后云：“然。”薛、汪一班，太医李、庄一班。请脉毕，同出至东配殿立方，仍余主稿。李卓轩私谓余云：“太后云尔脉理精细。”文植仰蒙天语，逾格褒奖，惶惧益深。卓轩又云：“今日之案，可勿引经，但求简洁易明，叙述现在脉息，用何汤散，即可称旨。”恪遵。会议去女贞子，加料豆三钱，另煎人参五分，早进，方定进呈。

七月三十日

《清宫医案集成》

七月三十日，恩大人带进薛福辰、汪守正、马文植、李德立、庄守和、李德昌请得慈禧皇太后脉息右三部已和，右寸稍带微弦。稍有微感，

---

① 原为七月三十日记录。

不足为虑。□□虚软，心肾素亏，阴气未复。左关沉候尚弦，肝阴不足，郁未尽舒。脊热已减，顽颡五味之气亦轻。今议仍用原方加减一贴调理。

党参三钱　冬白术一钱五分，藕汁炒　归身二钱，土炒　白芍一钱五分，炒　女贞子三钱，制　茯神二钱，研　旱莲草一钱五分　左牡蛎四钱，煅　佩兰叶八分　炙甘草五分　沙苑蒺藜二钱，炒

引用龙眼肉五枚

《翁同龢日记》①

方云渐愈，药照昨。

八月初一日

《清宫医案集成》

八月初一日，师大人带进薛福辰、汪守正、马文植、赵天向、李德立、庄守和、李德昌请得慈禧皇太后脉息右三部和缓有神，左寸尺依然虚软，关部尚弦。心气虚，肾阴亏，木郁未舒，胁肋微觉不畅，语言气怯。今议用原方加减一贴，更请节劳静养，庶可早臻康复。

党参三钱　冬白术一钱五分，炒　归身二钱，土炒　白芍一钱五分，炒　女贞子三钱，制　茯神二钱，研　柏子仁二钱，去油炒　左牡蛎三钱，煅　佩兰叶五分　山药三钱　炙甘草五分　沙苑蒺藜三钱，炒

引用龙眼肉五枚

《翁同龢日记》②

方云右脉有神，左尚弦，多言气弱，请再静息以期康复，药同昨，有佩兰叶、龙眼肉。

《纪恩录》

黎明进内，辰刻传进。是日分三班请脉，薛、汪一班，余与赵天向一班，太医院李、庄一班。请脉毕，会议立方。是日圣躬精神稍旺，惟脊背忽寒忽热，吭嗓仍干，酸甜未减。谨仍原方去丹参、龙眼肉，加北沙参、

---

① 原为八月初一日记录。
② 原为八月初二日记录。

醋炒柴胡二味，进呈。

八月初二日

《清宫医案集成》

八月初二日，（外）广大人带进薛福辰、汪守正、马文植、赵天向、李德立、庄守和、李德昌请得慈禧皇太后脉息右三部如昨，左关弦象稍好，尺寸依然不足。心肾荣阴久亏，木郁未达。经云：损其心者益其荣卫，损其肝者缓其中。颟颗五味之气渐除，膳后肌热稍甚。今议用补益资生饮以养心脾、益肝肾一贴调理。

党参三钱　冬白术一钱五分，炒　归身二钱，土炒　白芍一钱五分，炒　柏子仁一钱五分，去油炒　山药三钱　丹参二钱，酒炒　海螵蛸一钱五分　沙苑蒺藜三钱，炒　女贞子二钱，制　炙甘草五分

引用龙眼肉五枚

《翁同龢日记》①

方又好，七人，赵天向又列名。

《纪恩录》

黎明进内，辰初传进。仍是三班请脉，请毕退出，东配殿公议。金云：脉症与昨相仿，宜用原方。时太医院李卓轩云："人参未服。"……儿子诩廷云顷有盐大使薛宝田字莘农、广文仲学辂字昂亭，杭之仁和人，同奉保送入都，寓寺殿前东首小屋内，已经会谈，云晚间欲来敬询皇太后近日脉象。……酉刻，薛莘农至，适值晚餐，邀同坐谈，至亥正始去。

八月初三日

《清宫医案集成》

八月初三日，志大人带进薛福辰、汪守正、马文植、赵天向、李德立、庄守和、李德昌请得慈禧皇太后脉息右部已和，心肾二脉亦见起色，惟肝脉尚带微弦。肝阴未充，脊背附骨之热稍觉轻减，颟颗偶见咸味。今

① 原为八月初三日记录。

议用乙癸同源兼养心脾，仍照原方加减一贴调理。

党参三钱　冬白术一钱五分，炒　归身二钱，土炒　白芍一钱五分，炒　女贞子三钱，制　柏子仁一钱五分，去油炒　海螵蛸一钱五分　杜仲二钱，盐水炒　丹参二钱，酒炒　炙甘草五分　沙苑蒺藜三钱，炒

引用龙眼肉五枚

初四日早晨，仍用人参五分煎服。

《翁同龢日记》①

报房小坐，未看方，大好。

《纪恩录》

黎明进内，辰刻传进。仍三班请脉出，公议立方。脉象平平，脊背凉热，吭嗓仍干，谨议原方加丹皮合逍遥散意进呈。

八月初四日

《清宫医案集成》

八月初四日，（内）广大人带进薛福辰、汪守正、马文植、赵天向、李德立、庄守和、李德昌请得慈禧皇太后脉息左右皆和，左尺亦渐有力。肝肾血液渐充，惟心气尚亏，附骨之热已轻，颅颡时有酸咸之味，乃肝肾虚热，上朝干咽，腿膝酸软，仍议乙癸同源照原方一贴调理。

党参三钱　冬白术一钱五分，炒　归身二钱，土炒　女贞子三钱，制　柏子仁一钱五分，去油炒　海螵蛸一钱五分　杜仲二钱，盐水炒　丹参二钱，酒炒　炙甘草五分　沙苑蒺藜三钱，炒

引用龙眼肉五枚

《翁同龢日记》②

方云六脉皆静，药味照前。

---

① 原为八月初四日记录。
② 原为八月初五日记录。

《纪恩录》

黎明进内，辰初传进。仍三班请脉，凉热稍减。皇太后问："喉间时有五味之气，何故?"奏云："五味出于五脏，脏有虚热，蒸腾于上，而出于喉，故喉间有此气味。"退出议方，谨仍前方去香附，加枇杷叶一味，进呈。

八月初五日

《清宫医案集成》

八月初五日，恩大人带进薛福辰、汪守正、马文植、赵天向、李德立、庄守和、李德昌请得慈禧皇太后脉息静而有神。气血渐充，惟颠颡黏腻带咸，脊背心凉热（中残）均未尽除。今议平补三阴，扶元益阴汤一贴调理。

党参三钱　冬白术一钱五分，炒　归身二钱，土炒　白芍一钱五分，炒　女贞子三钱，制　海螵蛸一钱五分　杜仲三钱，盐水炒　熟地二钱，砂仁研末拌炒　陈皮八分　炙甘草五分　沙苑蒺藜三钱，炒

引用红枣肉五枚

《翁同龢日记》①

值日在报房小坐，未及看方，脉静有神。

《纪恩录》

黎明进内，辰刻传进。请脉出，会议立方。是日皇太后喉嗓异味如故，脊背热处，按摩觉热气散漫，此属肝郁不达。公议原方加鳖甲一味，进呈。

八月初六日

《清宫医案集成》

八月初六日，师、广、恩、志、广大人带进薛福辰、汪守正、马广

---

① 原为八月初六日记录。

植①、赵天向、李德立、庄守和、李德昌请得慈禧皇太后脉息静而有神，左寸仍软。寐食渐好，心气仍弱。阴阳未和，以致脊背时凉时热，颅颡黏腻味带酸咸。腿膝酸软，此由病后虚亏，气血未速足壮所致。今议用扶元益阴汤加减一贴调理。

党参三钱　冬白术一钱五分，炒　归身二钱，土炒　白芍一钱五分，炒　茯神三钱　海螵蛸二钱　杜仲三钱，盐水炒　沙苑蒺藜三钱，炒　女贞子二钱　佩兰五分　炙甘草五分

引用桂元肉七枚

八月初六日，仲学辂请得慈禧皇太后脉息左寸虚，右寸浮滑，关微弦，尺涩。症起于思虑过度，激动五志之火，伤及冲任督三经。三经之脉，上循胸腹，内通厥阴，内经云：中焦受气取汁，变化而赤，是为血。半随冲任而行于经络，半散于脉中而充肌腠。皮毛冲任一伤，则循行失职，无以荣养肝脾，调和经脉。大惑论曰：卫气不得入于阴，常留于阳，则阳盛阴虚。三阴皆属血分，虚则心阳下潜，时或少寐，甚至引动足经。厥少二阴之气液泛为饮邪，或酸或咸，流连于咽喉胸背，今旧症已松，□宜调气扶血，潜阳固阴，以安五志，而养冲任。先拟枣仁汤归脾汤加减一贴调理。

酸枣仁二钱，炒用　人参一钱　白芍一钱，炒　归身一钱　牡蛎四钱，生用　蛤粉三钱　川续断二钱　云茯神三钱　香附一钱，四制②　甘草一钱，清炙

引用浮小麦五钱，小麦淘去浮麦用　红枣二枚

八月初六日，薛宝田请得慈禧皇太后脉息左寸微虚，左关微弦，右寸平，右关缓，两尺安静。病由积劳任虑，五志内烦，伤动冲任督，以致经络久虚，元气不能扰摄。盖心脾肾专赖冲任中血养之。血为阴类，静则阳潜，五志不扰。内经云：补其不足。《金匮》杂病方半以调养冲任为要。难经云：心不足者，补其荣卫。荣卫为血之所生，心之所主，然荣卫起于中□，肝肺脾肾实助其养，养其四藏，则心自安矣。前医用补气血、和阴阳，眠食俱安。今惟腿软无力，气血不荣也；背脊时冷时热，督脉空虚也。谨拟养心保元二汤加减兼补气血养冲任调理。

① 马广植：应为"马文植"。

② 四制香附有酒浸、泔浸、童便浸、盐水浸之别，不同记载中，四种辅料不甚相同。

人参五分　云茯神三钱　酸枣仁三钱　甘草七分　淮山药三钱　大白芍一钱五分　大麦冬一钱，米炒　炒熟地二钱，砂仁末　生牡蛎三钱　当归二钱　柏子仁二钱　龙眼肉五枚

《翁同龢日记》①

方如昨，新到薛、仲两君各立一方，大略言心气过用有伤冲任之脉，药相同。

《纪恩录》

黎明进内，薛莘农、仲昴亭先到，俱在内务府朝房坐谈。卯正一刻，慈安皇太后传薛宝田、仲学辂先进问话。退出，慈禧皇太后传薛宝田、仲学辂先请脉，次则薛福辰、汪子常，再次则赵德舆与余，再次则太医院。是日分为四班，进诊毕，同至东配殿。薛莘农、仲昴亭各立一方，余六人会议一方。凉热稍减，腹中气串水响，胸中嘈杂，食不易消。谨呈原方去柴胡、丹皮，加砂仁、泽泻二味，进呈。

旨下，明日薛宝田、仲学辂毋庸另立方，合而为一。今日仍服原班公议之方，钦此。

《北行日记》

皇太后命余先请脉。余起，行至榻前。榻上施黄纱帐，皇太后坐榻中，榻外设小几，几安小枕。皇太后出手放枕上，手盖素帕，惟露诊脉之三部。余屏息跪，两旁太监侍立。余先请右部，次请左部。约两刻许，奏："圣躬脉息，左寸数，左关弦，右寸平，右关弱，两尺不旺。由于郁怒伤肝，思虑伤脾，五志化火，不能荣养冲任，以致胸中嘈杂，少寐，乏食，短精神，间或痰中带血，更衣或溏或结。"皇太后问："此病要紧否？"奏："皇太后万安。总求节劳省心，不日大安。"内务府大臣广奏："节劳省心，薛宝田所奏尚有理。"皇太后曰："我岂不知？无奈不能！"皇太后问："果成劳病否？"奏："脉无数象，必无此虑。"退下，仍跪右边。俟昴庭请脉毕，同太医院先出。随后薛抚屏、汪子常、马培之进，请

---

① 原为八月初七日记录。

脉。余与昂庭到太极殿东配殿，立方。内务府大臣、太医院与诸医毕至。方内先叙病原，次论方剂。草稿呈内务府太医院与诸医看后，用黄笺折子楷书，进呈皇太后御览。所用之药，内务府大臣用黄签在本草书上标记。御览后，御药房配药。

病由积劳任虑，五志内烦，伤动冲、任、督，以致经络久虚，元气不能统摄。盖心、肝、脾三经，专赖冲、任脉中之血周流布濩。血为阴类，静则阳气斯潜，五志不扰。《金匮》杂病论各方，以调和冲任为紧要。《难经》云：心不足者，养其荣卫。荣卫为血脉之所生，心为之主。然荣卫起于中州，肝、肺、脾、肾实助其养。养其四脏，则心自安矣。腿足无力，气血不荣也。精神短少，宗气亏也。痰中带血，木火上炎也。更衣或溏或结，脾气不调也。背脊时冷时热，督脉空虚也。谨拟养心、保元二汤加减：人参、云茯苓、酸枣仁、柏子仁（炒）、甘草、怀山药、大白芍、归身、杜仲（炒）、熟地黄（炒）、牡蛎、龙眼肉。

八月初七日

《清宫医案集成》

八月初七日，志大人带进薛福辰、汪守正、马文植、赵天向、薛宝田、仲学辂、李德立、庄守和、李德昌请得慈禧皇太后脉息调和，心肾二脉亦起。惟膳后脊背之热未曾退净，颎颡有时作干，下午口渴，腿膝酸软，肾胃之阴未充，谷食似觉不香。今议平补肝肾中兼养胃生阴，照原方加减一贴调理。

党参二钱　冬白术一钱五分，藕汁炒　归身二钱，土炒　白芍一钱五分，炒　茯神二钱　海螵蛸二钱　杜仲三钱，盐水炒　女贞子三钱，制　霍岩斛三钱　佩兰八分

引用佛手片五分

是日，薛宝田、仲学辂未请脉。

《翁同龢日记》①

方照昨，将报大安。

---

① 原为八月初八日记录。

《纪恩录》

黎明进内，辰初传进。太后旨下，不耐久坐，四班请脉嫌烦。命汪、薛、仲三员停诊一日，先到东配殿，俟薛福辰、马文植、赵天向请脉出，会议立方进呈。

《北行日记》

黎明进内，至内务府直庐坐。辰初传进。是日未请脉，与子常、昂庭至东配殿。俟薛抚屏、马培之、赵德舆请脉出，公议立方，进御。内务府大臣恩传慈禧皇太后懿旨：浙江巡抚谭所荐医生，看脉立方均尚妥。闻命之下，愈滋悚惧。

八月初八日

《清宫医案集成》

八月初八日，广大人带进薛福辰、汪守正、马文植、赵天向、薛宝田、仲学辂、李德立、庄守和、李德昌请得慈禧皇太后脉息心部比昨虚软。荣血久亏，难以骤复。今值阴雨，背凉觉甚，卫气尚虚。今议气血两培，养心汤一贴调理。

党参二钱　冬白术一钱五分，藕汁炒　归身二钱，土炒　白芍一钱五分，炒　柏子仁一钱五分，炒去油　茯苓二钱　海螵蛸三钱　杜仲二钱，盐水炒　炙甘草五分　枣仁一钱，炒研

引用龙眼肉五枚

初九日辰刻，另用人参五分煎服。是日，赵天向、仲学辂、李德昌未请脉。

《翁同龢日记》①

方云劳倦，心气又亏，荣卫兼病，闻马医与薛、汪因用枣仁议不合。

《纪恩录》

黎明进内，辰初传进。余与薛抚屏、汪子常、薛莘农四员请脉，会议

---

①　原为八月初九日记录。

立方，以后六人间日更替进诊。谨以原方加续断一味。奉皇太后旨，命去续断，改当归。钦遵，更易进呈。

《北行日记》

黎明进内，辰初传进，余与薛抚屏、汪子常、马培之请脉。出，公议立方，进御。皇太后命去续断，改当归，遵旨更换。

八月初九日

《清宫医案集成》

八月初九日，恩大人带进薛福辰、汪守正、马文植、赵天向、薛宝田、仲学辂、李德立、庄守和、李德昌请得慈禧皇太后脉息如昨。惟觉谷食不香，兼嗳腐气，胃欠冲和，脾阳尚弱，头晕腿软。今议用归芍异功饮加减一贴调理。

党参二钱　冬白术一钱五分，炒　茯苓二钱　归身二钱，土炒　砂仁五分，研　白芍一钱五分，炒　益智仁八分，盐水炒　姜半夏一钱　炙甘草五分　佩兰三分

引用煨姜三片　红枣五枚

是日，汪守正、薛宝田、庄守和未请脉。

《纪恩录》

黎明进内，辰正传进。余与仲昴亭、薛抚屏、赵德舆两班请脉，会议立方。圣躬左胁微痛。谨以原方加香附进呈。时吉林将军进长须参四枝，皇太后命诸臣审视，其色黄，质尚坚，连根须长有八寸。复奏云："可用。"

《北行日记》

黎明进内，辰正传进，仲昴庭、薛抚屏、赵德舆、马培之请脉。出，公议立方，进御。

八月初十日

《清宫医案集成》

八月初十日，师大人带进薛福辰、汪守正、马文植、赵天向、薛宝

田、仲学辂、李德立、庄守和、李德昌请得慈禧皇太后脉息心部较起，右寸两关均平，两尺仍弱。气血未充，不耐劳烦，四肢疲困，口干便溏，脾阳不振，津液不能上供。今议用归脾汤加减一贴调理。

党参三钱　冬白术一钱五分，炒　茯神二钱　归身一钱，土炒　益智仁一钱，炒　杜仲二钱，盐水炒　黄芪二钱，米炒　炙甘草五分　佩兰叶五分

引用煨姜三片　红枣五枚

是日，薛福辰、仲学辂未请脉。

《翁同龢日记》[①]

方有便溏气弱字。

《纪恩录》

换戴暖帽，黎明进内，余与汪子常、薛莘农请脉出，会议立方，仍用归脾汤加香附一味进呈。

《北行日记》

黎明进内，余与马培之、汪子常请脉。出，公议立方。仍以归脾汤为主，加香附，因圣躬左胁微痛也。时吉林将军进人参二枝，皇太后命各医看，连根须长尺许，其色金黄，其纹多横，其质坚硬。尝其须，味微苦，渐回甘。嚼之津液满口，须臾融化，真上品也。

八月十一日

《清宫医案集成》

八月十一日，（内）广大人带进薛福辰、汪守正、马文植、赵天向、薛宝田、仲学辂、李德立、庄守和、李德昌请得慈禧皇太后脉息左关尺平平，心脉虚软，右关稍见浮弦，尺部较弱。心脾素亏，火虚不能生土。脾之清阳不能上升，以致大便作溏。气怯神倦，睡醒时口干黏腻，舌边作痛，复因劳烦阴伤气耗，虚火易浮。今议用养心归脾饮一贴调理。

党参二钱　冬白术一钱五分，炒　茯神二钱　益智仁二钱，炒　黄芪一钱五

---

① 原为八月十一日记录。

分 炙甘草五分 橘皮六分 建莲子二钱 谷芽一钱五分，微炒 山药二钱

引用生姜三片 红枣三枚

是日，赵天向、薛宝田、李德立未请脉。

《翁同龢日记》①

方云便溏，用归脾养心法。

《纪恩录》

黎明进内，余与薛抚屏、仲昴亭请脉出，会议。圣躬气痛虽愈，夜间少寐。谨于原方加枣仁一味，而同征者颇不谓然，进呈。

《北行日记》

黎明进内，薛抚屏、仲昴庭、马培之请脉。出，公议立方，去香附，加枣仁，因圣躬气痛愈，夜间少寐也。

八月十二日

《清宫医案集成》

八月十二日，志大人带进薛福辰、汪守正、马文植、赵天向、薛宝田、仲学辂、李德立、庄守和、李德昌请得慈禧皇太后脉息左寸如昨，两关弦，余部平缓。烦劳则心肝虚火上浮，舌边微有红痛，脾弱不易化湿，嗳腐嘈杂，肠鸣便溏，气血不足，肩酸头眩，腿胯酸沉。今议用益气理脾饮一贴调理。

党参三钱 冬白术一钱五分，炒 茯神三钱，研 续断二钱，炒 半夏二钱，制 沙苑蒺藜二钱 砂仁六分，研 薏苡仁三钱，炒 炙甘草五分 益智仁一钱，炒 丹参一钱五分，酒炒

引用艾叶三分

是日，马文植、仲学辂未请脉。

---

① 原为八月十二日记录。

《翁同龢日记》①

方按所云大类上月钞。

《纪恩录》

黎明进内，余与薛抚屏、汪子常、薛莘农请脉，大象甚平，谨仍原方进御。并奏请皇太后，于秋分前后三日，宜用人参一钱或八分，清晨进服。皇太后懿旨"不愿服参。"复奏："待节后请脉，臣等谨议。"退出。李卓轩私谓余曰："枣仁为太后常服之品，昨因汝等争论，药未曾服。"

《北行日记》

黎明进内，余与薛抚屏、汪子常、马培之请脉，脉气甚平。昨用人参一钱，精神顿健，皇太后甚喜，云："吉林人参颇有效，仍照用。"出，照原方进御。

八月十三日

《清宫医案集成》

八月十三日，臣薛福辰、汪守正、马文植、赵天向、薛宝田、仲学辂、李德立、庄守和、李德昌请得慈禧皇太后脉息左寸浮，左关弦，右关滑，余部静。心血未足，肝经不舒，脾难化湿，胸腹不畅，腿胯筋脉欠和。今议用照原方加减一贴调理。

党参三钱　茅苍术二钱　茯神三钱　续断二钱，炒　半夏一钱五分　金毛狗脊三钱，炙去毛　砂仁六分，研　炙甘草六分　莲子一钱五分　益智仁一钱五分，炒　丹参一钱五分，酒炒

引用艾叶三分

是日，赵天向、薛宝田未请脉。

《翁同龢日记》

未看房。②

---

① 原为八月十三日记录。
② 未看房：疑为"未看方"。

《纪恩录》

黎明进内，余与薛、赵请脉，公议立方，去枣仁，加益智仁、佩兰二味，进呈。

《北行日记》

黎明进内，马培之、赵德舆、薛抚屏请脉。出，公议立方。去酸枣仁，加益智仁、佩兰叶，因皇太后喉中间有酸水也。

八月十四日

《清宫医案集成》

八月十四日，恩大人带进薛福辰、汪守正、马文植、赵天向、薛宝田、仲学辂、李德立、庄守和、李德昌请得慈禧皇太后脉息两关弦滑，右尺弱。肝旺脾湿，心肾未充，胸腹未畅，有时嘈杂，夜寐不实，舌边微痛，便溏腿酸。今议用调养心肾，佐和肝脾之法，照原方加减一贴调理。

党参二钱　茅苍术一钱五分，炒　续断一钱五分，炒　茯神二钱　半夏一钱五分　金毛狗脊二钱，炙去毛　砂仁五分，研　丹参一钱五分，酒炒　制香附一钱五分　炙甘草五分

引用艾叶三分

是日，仲学辂、薛宝田、李德昌未请脉。

《翁同龢日记》①

五更入看方。肝旺脾湿，夜寐不实，腰腿酸软，胸次嘈杂，便溏气怯，一切如前矣。

《纪恩录》

黎明进内……是日，汪子常、仲昂亭与余请脉出，公议立方进呈。……约诸君明晚过寓小酌，藉以参议用何古方为主，俱诺而退。

《北行日记》

黎明进内，大雨路滑，油靴雨盖，颇觉难行。进内右门，换去油靴。

――――――――――

① 原为八月十五日记录。

是日，汪子常、马培之、仲昴庭请脉。出，公议立方，进御。

八月十五日

《清宫医案集成》

八月十五日，师大人带进薛福辰、汪守正、马文植、赵天向、薛宝田、仲学辂、李德立、庄守和、李德昌请得慈禧皇太后脉息两关弱滑渐平，左寸尚虚。胸满嘈杂已减，夜间得寐，惟心气欠足，肝脾尚未全和，头眩腿软，舌边微痛。今议仍照原方加减一贴调理。

党参二钱　冬白术一钱五分，炒　茯神二钱　续断二钱，酒炒　砂仁五分，研　沙苑蒺藜二钱，炒　丹参一钱五分，酒炒　炙甘草五分　制香附八分　金毛狗脊一钱五分，炙去毛

引用艾叶三分　胡桃肉一枚

是日，赵天向、仲学辂、庄守和未请脉。

《翁同龢日记》①

方比昨诸证皆减。

《纪恩录》

黎明进内，余与薛抚屏、薛莘农、汪子常请脉。……酉刻，薛抚屏、汪子常、赵德舆、薛莘农、仲昴亭俱到。酒半以往，余询诸君云："累日恭请皇太后脉象，仍是细缓，此是虚热，抑是虚寒？因何而见五味之气，且有腥味？请各抒己见，主以何方？"汪子常云："我与薛抚屏皆主甘温，子意谅主甘寒。"余云："非主甘寒，目下当先以甘平之味，清其虚热，俟其热退再进甘温。我等同沐皇太后天恩，当以圣躬早报大安为要。"诸君然之。

《北行日记》

黎明进内，余与薛抚屏、马培之、汪子常请脉。……出，与诸人公议立方，进御。

---

① 原为八月十六日记录。

八月十六日

《清宫医案集成》

八月十六日，志大人带进薛福辰、汪守正、马文植、赵天向、薛宝田、仲学辂、李德立、庄守和、李德昌请得慈禧皇太后脉息左关沉取微弦，右关稍滑，左寸右尺仍软。肝脾不和，胃热上升，食入艰运，口舌星点痒痛，背脊时或凉热。今议用养胃调脾饮一贴调理。

北沙参三钱　细石斛三钱　山药三钱　黑豆皮一钱五分　鸡内金一钱，焙　女贞子二钱，炙　茯神二钱　冬白术一钱五分，炒　左牡蛎三钱

引用佩兰五分

是日，汪守正、薛宝田、李德昌未请脉。

《翁同龢日记》①

方渐减，全用甘平之药，沙参、石斛。

《纪恩录》

微雨，黎明进内，仲昂亭、薛抚屏、赵德舆请脉出，公议立方，去益智仁，加霍石斛一味，进呈。赐饭毕，太后旨下，命马文植至宝公府为福晋诊脉。福晋为慈禧皇太后同胞姊妹，故又命佟医士及内务府司员翁同往，着李总管先行知道。遵旨，退出前往。宝公府门卫森严，规模壮丽。文植进诊，审是癫病，已十年卧床不起，但食生米，不省人事。诊毕，辞不可治。公爷坚命立方，因拟泻心汤加琥珀、龙齿、麦冬、竹茹，辞出。

《北行日记》

黎明进内，仲昂庭、薛抚屏、赵德舆请脉。出，公议立方，去益智仁，加霍山石斛，因皇太后喉中发干也。

八月十七日

《清宫医案集成》

八月十七日，恩大人带进薛福辰、汪守正、马文植、赵天向、薛宝

---

① 原为八月十七日记录。

田、仲学辂、李德立、庄守和、李德昌请得慈禧皇太后脉息右关已平，胃热似降，左关弦象亦减，惟右尺未起。偶事烦劳，则脊背发凉，膳后仍热，心肾久虚，荣卫未充。今议用理脾安肾饮一贴调理。

人参须八分　冬白术一钱五分，炒　山药三钱，炒　黑豆三钱　左牡蛎三钱，煅　茯神二钱　鸡内金一钱，焙　炙甘草五分　杜仲三钱，盐水炒

引用佩兰五分　红枣三枚

是日，薛福辰、仲学辂未请脉。

《翁同龢日记》①

方皆减，向安。

《纪恩录》

黎明，天气甚凉，着棉袍褂进内，余与莘农、子常请脉，面奏宝公爷福普病情不可治，退出。公议立方，去石斛，加苍术、木香，进呈。

《北行日记》

黎明进内，余与马培之、汪子常请脉。出，公议立方，去霍山石斛，加苍术、木香，因皇太后外薄新凉，便微溏也。

八月十八日

《清宫医案集成》

八月十八日，师、广、恩、志、广大人带进薛福辰、汪守正、马文植、赵天向、薛宝田、李德立、庄守和、李德昌请得慈禧皇太后脉息两关欠和。脾胃不调，头眩嘈杂作嗳，寝而少寐，脊背凉热如昨。由于心气本亏，思虑劳神所致，今议用照原方加减一贴调理。

人参七分　冬白术一钱五分，炒　姜半夏二钱　陈皮七分　茯神二钱　归身一钱五分，土炒　山药二钱，炒　鸡内金一钱，焙　沙苑蒺藜二钱，炒

引用艾叶三分　白蔻壳四分

是日，赵天向、薛宝田未请脉。

---

① 原为八月十八日记录。

八月十八日，连自华请得慈禧皇太后脉息右三部肺肾和缓，关候略见软象，应属脾胃不调，饮食未尽健运，左三部心气较弱，关脉稍觉弦中带滞，当是肝火冲动，故有耳鸣头晕诸恙也。治法当补宗气、息风木、和胃阳，方用归脾合养荣增减。

人参一钱　天生白术二钱　茯神四钱　朱砂五分　陈皮一钱　广木香六分，蜜炙　炒怀山药四钱　杜仲四钱，炒

引用桂圆肉二十枚，裹匀，煎入作用金箔一张。

《翁同龢日记》①

方如昨，又连自华一方。昨日新到湖南知县，即连子樵也，曾相识。昨日未见医者今日补。

《纪恩录》

黎明进内，是日，湖南巡抚保荐新宁县知县连自华字书樵到京召见。余与薛抚屏、赵德舆请脉，奏云："脉息平平，惟稍弱，气分不足。明日值秋分大节，请进人参一钱。"奏毕退出，会议立方。

《北行日记》

黎明进内，薛抚屏、赵德舆、仲昂庭请脉。出，公议立方，进御。去木香，加茯神、远志。因皇太后昨日召见诸王公大臣、六部九卿、翰詹科道，论中外交涉事，劳神，夜寐不安也。是日，湖南新宁县知县连自华号书樵到京。召见，请脉。

八月十九日

《清宫医案集成》

八月十九日，师大人带进薛福辰、汪守正、马文植、赵天向、连自华、李德立、庄守和、李德昌请得慈禧皇太后脉息六部均渐和，左关微弦，右尺亦渐起，秋分节令脉象较好，气血似有充复之机。今晨咯痰似带红色，上腭作干，此胃津变化未成，被肝阳冲激而上，头眩耳鸣。今议用

---

① 原为八月十九日记录。

仍照原方加减一贴调理。

人参八分　冬白术一钱五分，炒　茯神二钱　杜仲一钱五分，盐水炒　生牡蛎三钱　法半夏一钱　陈皮六分　沙苑蒺藜二钱，炒　归身一钱五分，土炒　山药三钱，炒　白芍一钱，醋炒

引用桂元肉七枚

《翁同龢日记》①

方云秋分诸证减，自是向安之象，昨痰中似带红色。

《纪恩录》

黎明进内，仲昂亭患病，禀请内大臣代奏乞假五日。余与薛抚屏、连书樵、薛莘农请脉，会议原方兼进人参，连自华另立一方。

《北行日记》

黎明进内，为昂庭具呈禀内务府大臣，代奏请假五天。余与马培之、薛抚屏、连书樵请脉。出，公议立方。仍照原方，进御。

八月二十日

《清宫医案集成》

八月二十日，志大人带进薛福辰、汪守正、马文植、赵天向、连自华、李德立、庄守和、李德昌请得慈禧皇太后脉息日见起色。气血渐充，头眩耳鸣，颅颡尚有咸味，此肾气未安，肾液上溢也。今议用仍照原方一贴调理。

人参八分　冬白术一钱五分，炒　茯神二钱　杜仲二钱，盐水炒　生牡蛎三钱　法半夏一钱　陈皮六分　沙苑蒺藜二钱，炒　归身一钱五分，土炒　山药三钱，炒　白芍一钱，醋炒

引用桂元肉七枚

是日，连自华、李德昌未请脉。

---

① 原为八月二十日记录。

《翁同龢日记》①

方云脉气加健，气血渐充。头眩耳鸣，乃是肝冲。

《纪恩录》

黎明进内，余与汪子常、赵德舆、连书樵请脉。文植奏云："昨值秋分大节，脉象和畅逾恒。太后洪福，大安在即矣。"太后闻之，喜形于色。退出，会议立方，加牡蛎，去苍术，进呈。赐饭毕，旨下，命马文植再至宝公爷府中请脉。趋出，即往复诊。据云已两日不食生米，神气亦稍安静，用原方加减。

《北行日记》

黎明进内，汪子常、赵德舆、连书樵请脉。出，公议立方。原方加牡蛎，进御。

八月二十一日

《清宫医案集成》

八月二十一日，恩大人带进薛福辰、汪守正、马文植、赵天向、连自华、李德立、庄守和、李德昌请得慈禧皇太后脉息和缓有神，日臻佳境之兆。惟颟颡尚有咸酸之味，背凉渐愈，微热未除，缘肾肝虚热未能降。今议用仍照原方加减一贴调理。

人参八分　茯神二钱　冬白术一钱五分，炒　杜仲二钱，盐水炒　金毛狗脊二钱，炙去毛　法半夏一钱　陈皮六分　沙苑蒺藜二钱，炒　归身一钱五分，土炒　山药二钱，炒　白芍一钱，醋炒

引用女贞子二钱，制

是日，赵天向、庄守和未请脉。

《翁同龢日记》②

方云脉气渐起，佳兆云云。

---

① 原为八月二十一日记录。
② 原为八月二十二日记录。

《纪恩录》

黎明进内，余与赵德舆、连书樵、薛抚屏请脉出，公议。皇太后昨日召见军机王公大臣，议俄国交涉事宜，忧勤形于脉息。谨议原方加远志、茯神二味，进呈。

《北行日记》

黎明进内，余与薛抚屏、马培之请脉。出，公议立方，原方进御。

八月二十二日

《清宫医案集成》

八月二十二日，志大人带进薛福辰、汪守正、马文植、赵天向、李德立、庄守和、李德昌请得慈禧皇太后脉息右关浮弦，左寸尚弱，气血未足。复因天气暴凉，湿饮上泛，耳鸣头眩，颐颊尚有酸咸之味，脊背时或凉热，身软便溏。今议用健脾化饮汤佐以安肾之品一贴调理。

人参八分　茯苓二钱　茅术二钱，炒　沙苑蒺藜二钱，炒　制半夏二钱
砂仁七分，研　陈皮七分　金毛狗脊二钱，炙去毛　甘草四分　杜仲二钱，盐水炒
引用煨姜三片

是日，薛福辰、李德昌未请脉。

《纪恩录》

黎明进内，余与薛抚屏、汪子常请脉出，会议立方，谨拟原方去牡蛎，加谷芽、佩兰二味，进呈。

《北行日记》

黎明进内，薛抚屏、马培之、汪子常请脉。出，公议立方。原方去牡蛎，加谷芽、佩兰叶，进御，因皇太后胃口不旺也。

八月二十三日

《清宫医案集成》

八月二十三日，师大人带进薛福辰、汪守正、马文植、赵天向、李德立、庄守和、李德昌请得慈禧皇太后脉息左寸软，右尺尚虚，余部渐平。

总缘心肾未足，脾不化湿，背凉似轻，微热未除，颅颡尚有酸咸之味，头眩身软。今议用健脾化饮汤佐以安肾之品一贴调理。

人参八分　茯苓二钱　茅苍术二钱，炒　杜仲二钱，盐水炒　炙半夏二钱五分　陈皮七分　金毛狗脊二钱，炙去毛　沙苑蒺藜二钱，炒　砂仁七分，研　益智仁二钱，炒

引用艾叶五分　生姜三片

《翁同龢日记》①

昨方云夜间呕吐，今方渐和，惟心肾未和，仍用归脾化饮法，参、苓、术、金毛狗脊、女贞。连日薛宝田、仲学辂、连自华三医不列名，令在外听传。

《纪恩录》

黎明进内，余与薛抚屏、赵德舆请脉，会议立方，谨仍原方加苍术、木香二味，进呈。

《北行日记》

黎明进内，马培之、薛抚屏、赵德舆请脉。出，公议立方，原方加苍术、木香，因皇太后腹微泻也。

八月二十四日

《清宫医案集成》

八月二十四日，恩大人带进薛福辰、汪守正、马文植、赵天向、李德立、庄守和、李德昌请得慈喜②皇太后脉息两关较弦，左寸仍软。总因心气尚虚，肝郁脾弱，湿不易化，以致左肋微有串痛，腹中不和，头眩身软，脊背掌心仍有微热。今议用照原方加减一贴调理。

人参八分　茯神二钱，朱砂拌　茅苍术一钱五分，炒　杜仲一钱五分　陈皮七分　金毛狗脊一钱五分，炙去毛　砂仁七分，研　沙苑蒺藜一钱五分，炒　炙甘草五分　鸡内金一钱，焙

---

① 原为八月二十四日记录。
② 慈喜：应为"慈禧"。

引用生姜三钱

《翁同龢日记》①
方云左寸仍虚，两关仍弦，背凉等证未止。

《纪恩录》
黎明进内，仲学辂销假，命在朝房候旨。汪、薛、连相继请脉。会议原方去苍术，加杜仲，进呈。

《北行日记》
黎明进内，昴庭销假，跪安，余与汪子常、连书樵请脉。出，公议立方，原方去苍术，加杜仲，进御。

八月二十五日

《清宫医案集成》
八月二十五日，志、恩、师大人带进薛福辰、汪守正、马文植、赵天向、李德立、庄守和、李德昌请得慈禧皇太后脉息两关弦滑，右尺未起。肝郁脾弱，湿饮不化，以致嘈满头眩，脊背掌心微热，左肋肩脾微有串痛。今议用健脾和肝饮一贴调理。

人参八分　茯苓二钱　茅苍术一钱五分，炒　炙半夏一钱五分　制香附一钱五分　陈皮八分　沙苑蒺藜一钱五分，炒　续断三钱，炒　炙甘草四分　鸡内金一钱五分，焙　谷芽二钱，炒

引用生姜三片

八月二十五日，程春藻请得慈禧皇太后脉息左寸大而虚，两关微弱而沉，右尺亦沉细，余部俱平缓。症属肝血既亏，脾元又弱，兼之心肾两不相济。法当养营益气，固卫扶元，以六君子汤兼龙牡新加汤调理一剂。

人参一钱　生于术二钱　广陈皮一钱　白芍一钱，桂枝一钱泡水拌炒至芍焦，去桂不入煎，炒　茯苓二钱　炙甘草一钱　姜半夏一钱五分　关麋茸二钱，刮去毛剉末，不见火研细，用红枣肉为丸和药服

---

① 原为八月二十五日记录。

引用加生龙骨四钱　生牡蛎四钱

二味杵碎，绢包，先煎五点钟，去渣，取清汤代水煎以上七味，俟煎好将麋茸丸和药同服。

《翁同龢日记》①

昨程春藻方云脾血久亏，心肾亦虚，六君子加龙骨、牡蛎，另麋茸小丸，白芍、桂枝制。

《纪恩录》

黎明进内，连书樵、薛莘农均命在朝房候旨。文植与薛、汪请脉，会议立方，谨仍原方加胡桃肉、破故纸二味，进呈。

《北行日记》

黎明进内，薛抚屏、汪子常、马培之请脉。出，公议立方，原方加胡桃、破故纸，因皇太后腰痛也。

八月二十六日

《清宫医案集成》

八月二十六日，（内）广大人带进薛福辰、汪守正、马文植、程春藻、赵天向、李德立、庄守和、李德昌请得慈禧皇太后脉息两关弦滑，余部尚软。肝郁湿饮，脾元久弱，气血不易资生，（中残）调理。

人参八分　冬白术二钱，生　茯苓三钱　桂枝八分　炙半夏二钱　制香附一钱五分，研　陈皮一钱　炙甘草七分　山药二钱，炒　谷芽三钱，炒　白芍一钱，醋炒焦

引用生姜三片　红枣五枚

是日，程春藻、赵天向未请脉。

《翁同龢日记》②

有程春藻名，药味如薛、马所开也，证如昨。

---

① 原为八月二十六日记录。
② 原为八月二十七日记录。

《纪恩录》

黎明进内，湖北制府保荐盐法道程春藻字丽芬到京，召见，请脉立方，用桂枝、角霜等药。余与薛抚屏请脉出，会议，谨仍原方去木香，加桂枝，进呈。

《北行日记》

黎明进内，适湖北候补道程春藻号丽芬到京。召见请脉，立方用桂枝、鹿角霜，同时马培之、薛抚屏请脉。出，公议立方，以原方去木香，加桂枝，因皇太后背梁发凉也。

八月二十七日

《清宫医案集成》

八月二十七日，师大人带进薛福辰、程春藻、汪守正、马文植、赵天向、李德立、庄守和、李德昌请得慈禧皇太后脉息两关沉部尚弦，尺中沉而弱。思虑郁闷不解，心脾未易生复，肝经不畅，以致饮食不运，背上寒热时作。仍议用和肝理脾饮一贴调理。

人参八分　生冬术二钱　茯神三钱　桂枝尖一钱　炙半夏二钱　制香附一钱五分　陈皮七分　炙甘草六分　山药二钱，炒　谷芽三钱，炒　白芍一钱五分，酒炒焦　砂仁六分，研

引用煨姜三片　红枣三枚

是日，赵天向未请脉。

《翁同龢日记》[①]

方仍如昨，程春藻列于薛福辰之次。

《纪恩录》

黎明进内，内监传谕，赵天向在朝房候旨。文植与程春藻、薛福辰、汪守正请脉出，会议，谨仍原方进呈。

---

① 原为八月二十八日记录。

《北行日记》

黎明进内，内务府大臣师传谕，面奉皇太后懿旨：各省医生俱已到齐。人多，分班听传，并不因医道各有优劣稍示区别。传者进宫，不传者在内务府伺候。天恩浩大，悚惶无地。是日，传进程丽芬、汪子常、薛抚屏。余等出隆宗门……俟众人出，阅方，专主温补。

八月二十八日

《清宫医案集成》

八月二十八日，恩大人带进薛福辰、程春藻、汪守正、马文植、赵天向、李德立、庄守和、李德昌请得慈禧皇太后脉息左寸尚软，左关微弦，右关尚滑，右尺渐起。饮食不易运化，肝郁未畅，颏颡津有酸咸之味，脊背偶有凉热，胸肋有快①，头眩身软。今议用照原方一贴调理。

人参八分　冬白术二钱　茯神二钱　桂枝尖一钱　半夏二钱　制香附一钱五分　广皮七分　焦白芍一钱五分　山药二钱，炒　谷芽三钱，炒　砂仁六分　炙甘草六分

引用煨姜三片　红枣三枚

是日，薛福辰、李德昌未请脉。

《翁同龢日记》②

方照昨。

《纪恩录》

黎明进内，辰刻传进，余与程春藻、薛福辰请脉。伏审太后圣躬日臻康复，谨仍原方，稍为增减进呈。

《北行日记》

黎明进内，余与程丽芬、薛抚屏、马培之请脉。出，公议立方，方与前同。

---

① 快：疑为"块"。
② 原为八月二十九日记录。

八月二十九日

《清宫医案集成》

八月二十九日，志大人带进薛福辰、程春藻、汪守正、马文植、赵天向、李德立、庄守和、李德昌请得慈禧皇太后脉息左寸尚软，左关微弦。胸闷腹鸣，善于太息，颃颡津有酸咸之味，脊背偶有凉热，总由心脾气血未充，忧思郁闷不解所致。今议用照原方加减一贴调理。

人参八分　生冬术二钱　茯神三钱　桂枝尖八分　炙半夏一钱五分　制香附一钱　广皮七分　焦白芍一钱五分，酒炒　砂仁六分，研　谷芽三钱，炒　合欢皮一钱五分　炙甘草六分

引用桂元肉五枚　生姜三片

赵天向未请脉。

《翁同龢日记》①

方云善太息，颃嗓津作酸。

《纪恩录》

黎明进内，辰刻传进。太医李卓轩私谓余曰："禁中恒例，凡入月，皆遣中使赴药房取当归、益母草、焦山楂、艾叶四味。今晨请脉，当加意慎重。"是日，汪子常下班，余与薛、程请脉，脉象甚平，谨议仍用归脾汤进呈。

《北行日记》

黎明进内……程丽芬、薛抚屏、仲昴庭请脉。余与诸人至内务府。

九月初一日

《清宫医案集成》

九月初一日，（内）广大人带进薛福辰、程春藻、汪守正、马文植、赵天向、李德立、庄守和、李德昌请得慈禧皇太后脉息左关尚弦，余部如昨。心脾气血未足，肝郁不畅，以致荣行之际腰胯腿膝酸沉，膳后身倦，

---

① 原为九月初一日记录。

今早痰中带血，颃颡脊背仍然。今议用照原方加减一贴调理。

人参八分　生于术二钱　茯神三钱　桂枝尖八分　当归一钱五分，酒炒　制香附一钱五分　广皮七分　焦白芍一钱五分　砂仁六分，研　谷芽三钱，炒　炙甘草六分　合欢皮一钱五分

引用桂元肉五枚　生姜三片

赵天向未请脉。

《翁同龢日记》①

方荣卫分正行，腰酸背凉，痰又带血。

《纪恩录》

黎明进内，天气甚寒，辰刻传进。是日，余下班，先至东配殿，程丽芬、汪子常、薛抚屏请脉出，公议立方。

《北行日记》

黎明进内，余与薛抚屏、马培之、程丽芬请脉。皇太后脉象平和，诸羔就痊，惟气血未充。公议立方，用归脾汤去木香，加肉桂二分，以通血脉也。

九月初二日

《清宫医案集成》

九月初二日，师大人带进薛福辰、程春藻、汪守正、马文植、赵天向、李德立、庄守和、李德昌请得②颃颡时见酸咸之味，总由心脾不足，营卫未充，□□□□□扶养心脾调和荣卫。议用照原方加减一贴调理。

人参八分　生于术二钱　茯神三钱　桂枝尖八分　当归二钱，酒炒　制香附一钱五分　广皮七分　焦白芍一钱　砂仁六分，研　谷芽三钱，炒　杜仲二钱，盐水炒　炙甘草六分

引用桂元肉五枚　生姜三片

是日，汪守正、庄守和未请脉。

---

① 原为九月初二日记录。

② 此处疑脱当日脉象及部分症状。

《翁同龢日记》①

方臂膀觉有水气串动。

《纪恩录》

黎明进内，余与薛、汪请脉，会议谨仍原方。

《北行日记》

黎明进内……马培之、薛抚屏、汪子常请脉。余与诸人至内务府。

九月初三日

《清宫医案集成》

九月初三日，恩大人带进薛福辰、程春藻、汪守正、马文植、赵天向、李德立、庄守和、李德昌请得慈禧皇太后脉息两关微弦，右尺见起，余部俱平。头痛身倦，筋络串痛，腰膝酸软，眠食欠甘，皆由荣行气血不和所致。仍宜理脾和肝，养心益胃。议用照原方加减一贴调理。

人参八分　生于术二钱　茯神三钱　桂枝尖八分　当归三钱，酒炒　制香附一钱五分，研　广皮七分　焦白芍一钱五分　砂仁八分，研　谷芽三钱，炒　续断二钱，炒　炙甘草六分

引用桂元肉五枚　桑枝二钱，酒炒

是日，汪守正未请②。

《翁同龢日记》③

方如昨。

《纪恩录》

黎明进内，余与程、汪请脉，会议，谨仍原方去肉桂进呈。

《北行日记》

黎明进内，程丽芬、薛抚屏、仲昴庭请脉，余与诸人至内务府。

---

① 原为九月初三日记录。
② 此处疑脱"脉"字。——原整理者注。
③ 原为九月初四日记录。

九月初四日

《清宫医案集成》

九月初四日，（内）广大人带进薛福辰、程春藻、汪守正、马文植、赵天向、李德立、庄守和、李德昌请得慈禧皇太后脉息右关微弦，两尺尚弱，余部俱平。经后气血空虚，扶[①]有忧思郁闷，以致精神倦怠，身软口干，筋络微酸，胸间不畅。今议用益气养荣汤佐以理湿之品一贴调理。

人参八分　生于术二钱　桂枝尖八分　当归二钱　茯苓二钱　焦白芍一钱　姜半夏一钱五分　续断二钱，炒　砂仁六分，研　广皮七分　薏苡仁三钱　炙甘草六分

引用桂元肉五枚　炒桑枝二钱

是日，马文植、庄守和未请脉。

《翁同龢日记》[②]

方云经后气虚，仍以参、术、苓、甘为主。

《纪恩录》

黎明进内……余与薛、程请脉。伏审圣躬康豫，臣等不胜忭庆，谨仍原方加益智仁进呈。

《北行日记》

黎明进内……余与马培之、薛抚屏、汪子常请脉，脉象大安。方用归脾汤去木香、肉桂，加益智仁。内务府大臣志传慈安皇太后懿旨：慈禧皇太后圣躬虽渐就痊，气体尚弱，劳神即觉不适。谕太医院及各医生缓请报大安，钦此。

九月初五日

《清宫医案集成》

九月初五日，志大人带进薛福辰、程春藻、汪守正、马文植、赵天

---

① 扶：疑为"复"。——原整理者注。
② 原为九月初五日记录。

向、李德立、庄守和、李德昌请得慈禧皇太后脉息左寸尺尚虚，关脉渐平，余部见起。左肋湿饮，时或作痛，嘈杂身酸，头眩神倦，颐颊脊背仍然。皆由气血未足，饮郁不解，经络欠和所致。今议用益气养荣汤加减一贴调理。

人参八分　生于术一钱五分　茯神三钱　桂枝尖八分　当归二钱，酒炒　焦白芍一钱五分　茅术一钱五分　制半夏一钱五分　砂仁六分，研　川续断二钱，酒炒　广皮八分　炙甘草六分

引用桂元肉五枚

是日，赵天向未请脉。

《翁同龢日记》①

方如昨。

《申报》

圣躬康泰

恭阅前月十八日宫门抄，召见军机、惇王、醇王、六部、尚书、督察院、左都御史宝廷、张之洞，都下颇有谣传，近阅西报欣稔，慈禧皇太后圣躬康健，初次视朝，故有此召也。

前抚南归

前湖北巡抚潘伟如中丞丁艰回籍，今七月间知慈禧皇太后圣躬违和，中丞夙精医理，因晋京恭请圣安，兹悉八月二十二日奉旨潘霨着准其回籍。钦此。是以中丞即振策南旋，昨已抵沪，暂寓老椿记客栈，将不日回苏云。

《纪恩录》

黎明进内……是日，余下班，程丽芬、薛抚屏、汪子常请脉出，会议立方进呈。

《北行日记》

黎明进内，薛抚屏、程丽芬、马培之请脉，余与诸人至内务府。

---

① 原为九月初六日记录。

九月初六日

《清宫医案集成》

九月初六日，师大人带进薛福辰、程春藻、汪守正、马文植、赵天向、李德立、庄守和、李德昌请得慈禧皇太后脉息左关浮弦，寸部虚濡，余部平平。心气不足，肝阳升动，虚弱之体，不耐烦劳，以致气怯声微，头眩神倦，颏颊时津五味，脊背仍有凉热，症势延缓。今议用照原方加减一贴，并宜节烦劳，调饮食，静养调理。

人参八分　茯神三钱　焦白芍一钱　当归二钱　茅术一钱五分，炒　广皮七分　制半夏二钱　砂仁六分　续断二钱，酒炒　藿香八分　炙甘草六分

引用桂元肉五枚

是日，程春藻未请脉。

《翁同龢日记》①

方心脾尚虚，肝阳上冲，嗓中五味，腰腿凉，皆热药，有藿香。

《纪恩录》

辰刻进内，是日，丽芬下班，余与抚屏、子常请脉，谨议用归芍六君加麦冬、香附，以益气滋液之剂进呈。

《北行日记》

黎明进内，汪子常、赵德舆、薛抚屏请脉，余与昴庭诸人至内务府。

九月初七日

《清宫医案集成》

九月初七日，恩大人带进薛福辰、程春藻、汪守正、马文植、赵天向、李德立、庄守和、李德昌请得慈禧皇太后脉息关弦寸濡，两尺尚平。口咽津干，早晨痰有血丝，左肋气饮作痛，颏颊脊背如昨，头眩神倦，皆由肝木不和，水饮不化，兼之气液未足所致。今议用益气滋液汤佐和肝化饮之品一贴调理。

---

① 原为九月初七日记录。

人参八分　生于术二钱　茯苓三钱　炙甘草六分　当归二钱　焦白芍一钱　桂枝八分　制香附二钱　麦冬二钱，米炒　制半夏一钱

引用桂元肉五枚

是日，赵天向未请脉。

《翁同龢日记》①

方云痰带血丝。

《纪恩录》

黎明进内，余与程丽芬、汪子常请脉，谨仍原方加半夏进呈。

《北行日记》

黎明进内，马培之、仲昴庭、程丽芬请脉，余与诸人至内务府。

九月初八日

《清宫医案集成》

九月初八日，（内）广大人带进薛福辰、程春藻、汪守正、马文植、赵天向、李德立、庄守和、李德昌请得慈禧皇太后脉息左寸关微郁，余部尚平。心气不舒，肝脾郁遏，以致胸满嘈逆，胃气挟饮不降，头眩咽干，颅颡早晨尚有血丝，脊背凉热仍然。今议用理脾解郁饮一贴调理。

党参一钱　生于术一钱　茯神二钱　炙甘草四分　归身一钱五分　焦白芍一钱五分　制香附一钱五分　制半夏二钱　陈皮七分

引用生姜三片

是日，汪守正未请脉。

《翁同龢日记》②

方仍诸证照前，去人参用党参。

《纪恩录》

黎明进内，子常下班，余与丽芬、抚屏请脉。脉平，惟右关缓滑，谨

---

① 原为九月初八日记录。
② 原为九月初九日记录。

以原方加苍术进呈。

《北行日记》
黎明进内，薛抚屏、汪子常、赵德舆请脉，余与诸人至内务府。

九月初九日
《清宫医案集成》
九月初九日，志大人带进薛福辰、程春藻、汪守正、马文植、赵天向、李德立、庄守和、李德昌请得慈禧皇太后脉息右关软，左关微弦，两寸仍虚，余部平平。肝胃升降之气不利，津液不舒，以致胸满嘈逆，颐颊酸干时发五味，头眩肋胀。今议用益气养荣汤兼通冲督一贴调理。

人参八分　生于术一钱五分　茯苓三钱　桂枝尖七分　制香附一钱五分　鹿角胶一钱，蛤粉炒　陈皮七分　炙甘草六分　制半夏一钱五分　焦白芍一钱五分

引用生姜三片

是日，赵天向未请脉。

《翁同龢日记》①
方痰中血丝，颐嗓五味，参、苓、术、草、桂枝、白芍、鹿角胶。

夜马培之父子来，极诋薛、程两公执持偏见，桂枝、鹿角与中满之证不合，恐增病也。

《纪恩录》
黎明进内，余下班，丽芬、抚屏、子常请脉出，谨仍前方加丹参进呈。

《北行日记》
黎明进内，余与薛抚屏、连书樵请脉。出，公议立方，前方去干姜、苍术，加甘草、茜草，因皇太后痰中带血也。

---

① 原为九月初十日记录。

九月初十日

《清宫医案集成》

九月初十日，师大人带进薛福辰、程春藻、汪守正、马文植、赵天向、李德立、庄守和、李德昌请得慈禧皇太后脉息左寸仍虚，两关微见弦缓，余部平平。心脾气液不足，肝胃郁遏未畅，以致胸满嘈逆，头眩咽干，颅颡时发五味，偶带微腥。今议用益气化饮汤一贴调理。

人参八分　　生于术二钱　　鹿角胶一钱，蛤粉炒　　桂枝尖七分　　茯苓三钱　　制半夏一钱五分　　佩兰草八分　　炙甘草六分　　焦白芍一钱五分　　藿梗八分

引用生姜三片

是日，薛福辰未请脉。

《翁同龢日记》①

方按与药不甚合，桂枝、鹿角仍用。

《纪恩录》

黎明进内，丽芬下班，余与薛抚屏、汪子常请脉，会议，谨以四君子汤合四神丸进呈。

《北行日记》

黎明进内，程丽芬、仲昴庭、汪子常请脉，余与诸人至内务府。

九月十一日

《翁同龢日记》②

方按痰中带血，大便有血，药撤桂枝、鹿角矣。

《纪恩录》

黎明进内，抚屏下班，余与丽芬、子常请脉，谨仍原方进呈。

---

① 原为九月十一日记录。
② 原为九月十二日记录。

《北行日记》

黎明进内，余与马培之、汪子常请脉。

九月十二日

《清宫医案集成》①

九月□□日（中残）难化，胸肋不畅，皆由肝胃气饮郁遏心脾，血液不足所致。今议用理气调脾饮一贴调理。

人参六分　生于术一钱五分　茯苓三钱　沙苑蒺藜二钱　当归二钱　佩兰草八分　谷芽三钱，炒　山药三钱，炒　橘皮六分

引用生姜三片　红枣三枚

是日，汪守正未请脉。

《翁同龢日记》②

方如前，仍用人参。

《纪恩录》

黎明进内，汪子常下班，余与丽芬，抚屏请脉，谨议原方加怀山药、干荷叶，进呈。

《北行日记》

黎明进内，程丽芬、薛抚屏、赵德舆请脉，余与诸人至内务府。

九月十三日

《清宫医案集成》

九月十三日，志大人带进薛福辰、程春藻、汪守正、马文植、赵天向、李德立、庄守和、李德昌请得慈禧皇太后脉息右关滑而微大，左关稍

---

① 此日《清宫医案集成》所录医案日期残，此医案前九月初十日、此医案后九月十三日，均明确记录日期，由此可判断此医案可能为九月十一日或十二日医案。《纪恩录》及《北行日记》均记录九月十一日汪守正请脉、九月十二日汪守正未请脉，由此可确定此医案为九月十二日医案。

② 原为九月十三日记录。

弦，余部平平。木郁土弱，不易运化湿气，以致食少难消，胸肋①不畅，颓颡如昨，呕饮便溏。今议用理脾化饮汤一贴调理。

人参六分　于术二钱，土炒　生黄芪一钱五分　茯苓三钱　橘皮六分　制半夏三钱　砂仁八分，研　谷芽三钱，炒　沙苑蒺藜二钱　佩兰草六分

引用生姜三片　红枣三枚

是日，程春藻未请脉。

《翁同龢日记》②

未看方。

《纪恩录》

黎明进内，余下班，丽芬、子常、抚屏请脉，会议立方，谨用香砂六君，加淮山药、柴胡、荷叶、半夏、陈皮、土炒当归，缮方进呈。

《北行日记》

黎明进内，余与马培之、汪子常请脉。出，公议立方。皇太后痰中无血，仍用归脾汤。

九月十四日

《清宫医案集成》

九月十四日，（内）广大人带进薛福辰、程春藻、汪守正、马文植、赵天向、李德立、庄守和、李德昌请得慈禧皇太后脉息右关弦而微紧，左关微弦，余部平平。脾阳久弱，不化寒湿，胃气不降，以致食少难化，胸嘈呕饮，咽干肋痛，溏泻三次，颓颡脊背如昨。今议用理脾温中饮佐以利湿之品一贴调理。

人参六分　生黄芪一钱五分　茅术二钱，炒　茯苓三钱　橘皮七分　制半夏三钱　砂仁六分，研　谷芽三钱，炒　干姜六分，炒　益智仁一钱五分，炒　炙甘草六分

---

① 肋：疑为"胁"。——原整理者注。
② 原为九月十四日记录。

引用红枣三枚

是日，赵天向未请脉。

《翁同龢日记》①

方左关弦紧，三次便溏，黄芪、干姜、茅术。

《纪恩录》

黎明进内，丽芬下班，余与抚屏、子常请脉，谨议原方加杜仲、姜、枣，进呈。

《北行日记》

黎明进内，薛抚屏、程丽芬、马培之请脉，余与诸人至内务府。

九月十五日

《清宫医案集成》

九月十五日，恩大人带进薛福辰、程春藻、汪守正、马文植、赵天向、李德立、庄守和、李德昌请得慈禧皇太后脉息左关微弦，右关弦而微滑，余部如昨。脾胃久亏，不易生复，兼之不能静养，以致颠颡、脊背、嘈逆、便溏各症时缓时复，较之七月间气血未见资长，势甚延缓。今议用益气理中汤佐以化饮之品一贴调理。

人参六分　生黄芪一钱五分　茅术二钱　茯苓三钱　橘皮七分　制半夏二钱　砂仁七分，研　干姜五分，炒　泽泻一钱五分　谷芽三钱，炒　炙甘草六分

引用红枣三枚

是日，程春藻未请脉。

《翁同龢日记》②

方云心肝久虚，一时难复，又不能静养，以致便溏、气怯等证，较七月中旬气血未见资长云云，药人参、黄芪、茅术、云苓、干姜、半夏，余不能悉记。

---

① 原为九月十五日记录。
② 原为九月十六日记录。

《纪恩录》

黎明进内，大风，寒甚。抚屏下班，余与丽芬、子常请脉，谨用原方加香附、法半夏，进呈。

《北行日记》

黎明进内……汪子常、赵德舆、马培之请脉，余与诸人至内务府。

九月十六日

《清宫医案集成》

九月十六日，广大人带进薛福辰、程春藻、汪守正、马文植、赵天向、李德立、庄守和、李德昌请得慈禧皇太后脉息左关仍微弦，右关略和，余部如昨。食水难消，嘈满暖①逆，肋下串痛，四肢畏冷，顶颡脊背仍然，此由脾肾元阳未足、气血不能生长所致。今议用益气温脾汤佐以化饮之品一贴调理。

人参八分　生黄芪一钱五分　生于术二钱　茯苓三钱　干姜五分　制半夏二钱　橘皮七分　砂仁六分，研　当归一钱五分，土炒　炙甘草五分　泽泻一钱五分

引用红枣三枚　肉桂二分，研末同枣泥为小丸吞送

是日，赵天向未请脉。

《翁同龢日记》②

方云如昨，用肉桂，米糊细丸。

《纪恩录》

黎明进内，子常下班，余与丽芬、抚屏请脉，谨用四君子合二陈汤，加泽泻、砂仁，进呈。

《北行日记》

黎明进内，薛抚屏、程丽芳、连书樵请脉，余与诸人至内务府。

————————————

① 暖：疑为"嗳"。
② 原为九月十七日记录。

九月十七日

《清宫医案集成》

九月十七日，志大人带进薛福辰、程春藻、汪守正、马文植、赵天向、李德立、庄守和、李德昌请得慈禧皇太后脉息两关微带弦滑，余部如昨。食少嘈杂，颏颥尚发酸□，唾有血沫，肠鸣肋胀，便泻三次，脊背仍有凉热，此由脾肾元阳未足、水饮不化所致。今议用照原方加减一贴调理。

人参八分　生黄芪二钱　生于术三钱　茯苓三钱　干姜八分　制半夏二钱　砂仁七分,研　当归一钱五分,土炒　煨木香五分　炙甘草七分

引用桂元肉五枚　肉桂面三分,刺①泥为小丸送服

《翁同龢日记》②

方云痰中带血，便溏三次，药用温燥，以干姜、半夏为主，肉桂三分，枣泥为丸。

《纪恩录》

黎明进内，余下班，抚屏、丽芬、子常请脉，谨仍原方加佩兰叶、谷芽，进呈。

《北行日记》

余与马培之、薛抚屏请脉，皇太后脉症俱极平安。用归脾汤去木香，加白芍、益智仁，进御。

九月十八日

《清宫医案集成》

九月十八日，恩大人带进薛福辰、程春藻、汪守正、马文植、李德立、庄守和、李德昌请得慈禧皇太后脉息右关稍大，左关略和，余部如昨。脾肾元阳虚不化水，升降转输皆未利，以致食少嘈杂，颏颥津溢五

---

① 刺：疑为"枣"。后同，不赘述。

② 原为九月十八日记录。

味，早晨唾带血沫，肠鸣肋胀，渴□不消。今议用照原方一贴调理。

人参八分　生黄芪二钱　生于术三钱　茯苓三钱　当归一钱五分，土炒　制半夏二钱　砂仁七分，研　炙甘草八分　干姜八分　泽泻一钱　煨木香五分

引用桂元肉五枚　肉桂面三分，刺泥为小丸送服

《翁同龢日记》①

方如昨所闻。

《纪恩录》

黎明进内，丽芬下班，余与抚屏、子常请脉，谨仍原方进呈。

《北行日记》

黎明进内，汪子常、仲昂庭、赵德舆请脉，余与诸人至内务府。

九月十九日

《清宫医案集成》

九月十九日，师大人带进薛福辰、程春藻、汪守正、马文植、李德立、庄守和、李德昌请得慈禧皇太后脉息左关渐和，右关尚滑，余部平平。脾胃尚弱，湿不易消，升降转输不利，以致食少难化，口渴嘈嗳，颃颡津溢五味，早晨唾带血沫，肠鸣肋胀。今议用照原方加减一贴调理。

人参八分　生黄芪二钱　茅术一钱五分　生于术一钱五分　茯苓三钱　当归一钱五分，土炒　制半夏三钱　泽泻一钱　干姜八分　小丁香三粒　白蔻仁三分，研　炙甘草八分

引用桂圆肉五个　肉桂面三分，刺泥为小丸送服

《翁同龢日记》②

痰红嘈杂、身软食少如昨，药亦如昨。

《纪恩录》

黎明进内，抚屏下班，余与丽芬、子常请脉，谨议原方去甘草，加藿

---

① 原为九月十九日记录。
② 原为九月二十日记录。

梗、福曲，进呈。

《北行日记》

黎明进内，内务府大臣恩面奉慈禧皇太后懿旨："赵天向、薛宝田、仲学辂、连自华均着各回原省，钦此。"余等即时趋出，回寓。

九月二十日

《清宫医案集成》

九月二十日，（内）广大人带进薛福辰、程春藻、汪守正、马文植、李德立、庄守和、李德昌请得慈禧皇太后脉息左寸尚虚，两关渐平，余部如咋。脾胃尚弱，食水难消，嘈杂嗳逆少食，颐颊津溢五味，早晨唾带血沫，左肋微有痛。今议用照原方加剂①一贴调理。

人参一钱　生黄芪二钱　茅术一钱五分　生于术一钱五分　当归一钱五分，土炒　白蔻仁三分，研　干姜八分，炒　小丁香四粒　茯苓三钱　制半夏三钱　泽泻一钱　炙甘草八分

引用桂元肉五枚　肉桂面四分，熟刺泥为小丸送服

《翁同龢日记》②

按照常，药二术、人参、□、肉桂四分。

《纪恩录》

黎明进内，子常下班，余与丽芬、抚屏请脉，会议立方。李卓轩私谓余云："生冷果品有妨脾气，明日请脉，务宜以节饮食进陈。"谨仍原方加益智仁、灶土，进呈，方案亦寓节食慎时之意。

九月二十一日

《清宫医案集成》

九月二十一日，志大人带进薛福辰、程春藻、汪守正、马文植、李德立、庄守和、李德昌请得慈禧皇太后脉息两关微弦，左寸稍弱，余部平

---

① 剂：疑为"减"。
② 原为九月二十一日记录。

平。脾胃尚弱，肝弱①郁心虚，膳难略佳，而嗳逆嘈杂未净，夜寐欠甜，左肋串痛，早晨唾带血沫，颓颡如昨。今议用仍照原方加减一贴调理。

人参一钱　生黄芪二钱　茅术一钱五分，炒　生于术一钱五分　当归一钱五分，土炒　白蔻仁三分，研　干姜八分，炒　炒焦白芍一钱　茯苓三钱　制半夏三钱　泽泻一钱　炙甘草八分

引用桂元肉五枚　肉桂面四分，熟枣泥为小丸送服

《纪恩录》

黎明进内，余下班，丽芬、抚屏、子常请脉，谨仍原方进呈。

九月二十二日

《清宫医案集成》

九月二十二日，（内）广大人带进薛福辰、程春藻、汪守正、马文植、李德立、庄守和、李德昌请得慈禧皇太后脉息两关尚弦，两寸均弱，余部平平。肝郁稍平，□□□□□化水，以致气水流串，肋腰胀痛，大便溏而小水少，颓颡仍然，夜可得寐。今议用温肾健脾汤一贴调理。

人参一钱五分　生黄芪三钱　茅术二钱，炒　茯苓三钱　当归二钱，土炒　煨木香五分　炙甘草一钱　白芍一钱，炒　制半夏三钱　干姜一钱，炒　泽泻一钱五分　砂仁八分

引用桂元肉五枚　肉桂面五分，熟枣泥为小丸送服

《翁同龢日记》②

方血沫已止，夜寐安，仍溏泄，药加重，桂五分并破故纸、茅术、干姜。

《纪恩录》

黎明进内，丽芬下班，余与抚屏、子常请脉，谨仍原方去益智仁、灶土，加熟米仁，鸡内金，进呈。

---

① 弱：疑为衍字。
② 原为九月二十三日记录。

九月二十三日

《清宫医案集成》

九月二十三日，恩大人带进薛福辰、汪守正、马文植、李德立、庄守和、李德昌请得慈禧皇太后脉息左寸仍弱，右关微弦，余部如昨。脾肾阳气未足，清浊升降不利，颃颡尚津浊液，早间唾带血沫，头痛项酸，左肋有时串痛。今议用温补利水汤一贴调理。

人参一钱五分　生黄芪三钱　炒茅术二钱　赤苓三钱　当归二钱，土炒　车前子一钱五分，包　干姜八分，炒　木香五分　炙半夏三钱　砂仁八分，研　炙甘草六分　泽泻一钱

引用生姜三片　肉桂面五分，熟枣泥为小丸送服

《翁同龢日记》①

方仍痰有血沫，药则用暖如昨。

《纪恩录》

黎明进内，抚屏下班，余与丽芬、子常请脉。伏审皇太后起居安泰，玉食宣和，实天下臣民之幸。谨议用理中和肝之剂，宗四君汤，加蜜柴胡、香附、归、芍、砂仁、鸡金、橄榄，进呈。奉旨着去鸡金，加神曲，钦遵，缮进。

九月二十四日

《清宫医案集成》

九月二十四日，师大人带进薛福辰、汪守正、马文植、李德立、庄守和、李德昌请得慈禧皇太后脉息两关稍大，左寸仍弱，余部平平。饮食尚不能甚多，颃颡尚津黏涎五味，唾中微有血沫，左肋气水串胀，小水不利，此由中脘未能健运，清浊升降失常。今议用照原方加减一贴调理。

人参一钱　生黄芪二钱　炒茅术二钱　赤苓三钱　当归一钱五分，土炒　车前子二钱，包　干姜八分，炒　木香四分，研　炙半夏二钱　白蔻仁三分，研　杏仁二钱，研　炙甘草六分

---

①　原为九月二十四日记录。

引用通草三分　肉桂面四分，熟枣泥为小丸送服

《翁同龢日记》①

方云小便小利，故药有车前、通草。参、苓如昨，桂用四分也。

《纪恩录》

黎明进内，子常下班，余与抚屏、丽芬请脉，谨仍原方，柴胡易青蒿，加石脂、石斛，进呈。

九月二十五日

《清宫医案集成》

九月二十五日，志大人带进薛福辰、汪守正、马文植、李德立、庄守和、李德昌请得慈禧皇太后脉息左关稍大，右关微弦，余部如昨。食少嗳逆，颃颡尚津黏涎五味，唾中微有血沫。左肋气水串胀，小水渐清而少，此由脾胃未能健运，湿气不消所致。今议用照原方加减一贴调理。

人参一钱　生黄芪二钱　炒茅术二钱　赤苓三钱　当归一钱五分，土炒　车前子二钱，包　干姜八分，炒　煨木香四分　制半夏二钱　白蔻仁四分，研　制厚朴八分　炙甘草六分

引用通草三分　肉桂面四分，熟枣泥为小丸送服

《翁同龢日记》②

方痰中带红，颃嗓黏涎作五味，小便不利，药如昨。

夜绍彭招饮，陪马培之父子，培之终以甘平之剂立说，其言燥药不宜，未知是否。程春藻、连月华③、薛宝钿④、仲学辂、赵天向五医皆去。

《纪恩录》

黎明进内，余下班，丽芬、抚屏、子常请脉，谨仍原方进呈。

---

① 原为九月二十五日记录。
② 原为九月二十六日记录。
③ 连月华：应为"连自华"。
④ 薛宝钿：应为"薛宝田"。

九月二十六日

《清宫医案集成》

九月二十六日，师大人带进薛福辰、汪守正、马文植、李德立、庄守和、李德昌请得慈禧皇太后脉息右关稍大，左关微弦，尺寸略起。颅颡仍津黏涎五味，唾中微有血沫，食少难消，左肋串胀，皆由脾胃未能健运，湿浊上壅所致，今议用仍照原方加减一贴调理。

人参一钱　生黄芪二钱　炒茅术二钱　赤苓三钱　当归二钱，土炒　车前子二钱，包　干姜八分，炒　白蔻仁四分，研　制半夏二钱　益智仁一钱，炒佩兰六分　炙甘草六分

引用通草四分　肉桂面四分，熟枣泥为小丸送服

《翁同龢日记》①

方照昨，略如马君所云也。

《纪恩录》

黎明进内，丽芬下班，余与抚屏、子常请脉。余谓太医院李云：皇太后万几亲理，宵旰不遑，似宜稍节忧勤，天君自泰。现值燥金司令，偏寒偏热之剂，恐非所宜。谨仍原方加淮药、丹参、青果，去柴胡、砂仁，进呈。

九月二十七日

《清宫医案集成》

九月二十七日，恩大人带进薛福辰、汪守正、马文植、李德立、庄守和、李德昌请得慈禧皇太后脉息右关略大。左关尚平，余部如昨。脾胃湿饮未化，饮食难消，有时湿流经络串痛，颅颡黏涎，仍带血沫，左咽微见干痛，虚火尚未全平。今议用理脾化饮汤佐开胃法一贴调理。

人参一钱　生黄芪一钱五分　炒茅术一钱五分　赤苓三钱　当归二钱，土炒陈皮八分　砂仁八分，研　炒干姜六分　制半夏二钱　车前子二钱，包　谷芽三钱，炒　炙甘草六分

---

① 原为九月二十七日记录。

引用通草四分　肉桂面四分，熟枣泥为小丸送服

《翁同龢日记》①
闻喉干，药如旧。

《纪恩录》
黎明进内，抚屏下班，余与丽芬、子常请脉。皇太后询程春藻："进诊何与诸人不同？寸脉确在何处？"奏云："高骨乃是寸脉。"懿旨复问："本之何书？"奏云："本之王氏《脉经》。"谕："明日将原书呈上。"即退出，谨仍原方进呈。

九月二十八日

《清宫医案集成》
九月二十八日（中残）食水难消，倒饱嗳酸，颃颡黏涎，仍带血沫，腰背发热时凉，左肋串胀。今议用理脾和荣饮一贴调理。

人参一钱　炒茅术一钱五分　赤苓三钱　炙半夏二钱　当归二钱，土炒　白芍一钱五分，炒　桂枝一钱　砂仁八分，研　陈皮八分　谷芽三钱，炒　炙甘草六分

引用生姜三片　红枣五枚

《翁同龢日记》②
方荣分行而水气仍串疼，黏涎五味，食难化，药如前。

《纪恩录》
黎明进内，子常下班，余与丽芬、抚屏请脉，谨仍原方，人参易北沙参，加川石斛，进呈。

九月二十九日

《纪恩录》
黎明进内，谕程春藻在朝房候旨，命文植与薛福辰、汪守正请脉，谨

---

① 原为九月二十八日记录。
② 原为九月二十九日记录。

仍原方进呈。

九月三十日

《清宫医案集成》

九月三十日，志大人带进薛福辰、汪守正、马文植、李德立、庄守和、李德昌请得慈禧皇太后脉息寸尺沉取均渐有力，关弦而未和。食饮难消，颅颡仍有五味，黏涎血沫，腰背发热时凉，左肋串胀，咽嗌左侧微有干痛，此由脾胃尚弱，气血未和所致。今议用理脾和荣饮一贴调理。

人参一钱　于术一钱五分，炒　茯苓三钱　炙半夏一钱五分　当归一钱五分，土炒　白芍一钱，炒　砂仁八分，研　陈皮八分　谷芽三钱，炒　炙甘草六分　通草四分

引用生姜三片　红枣五枚

《翁同龢日记》①

看前日方，去肉桂，证如前，枢廷云五六日未服药，戈什爱班云一月未服药，方习射也。

《纪恩录》

黎明进内，奉旨，诸医各回原省，留马文植及薛福辰、汪守正照常请脉。嗣后分为两班，太医院一班，马文植、薛福辰、汪守正一班，进诊两日，下班一日。钦遵，谨仍原方，以淮山药易白术，加法半夏，进呈。

十月初一日

《清宫医案集成》

十月初一日，停止请脉。

《翁同龢日记》

是日不看方，亦不带医。

---

① 原为十月初二日记录。

《纪恩录》

黎明进内……余与子常进内请脉，出，旋商之李、庄二君云："圣躬肺胃二经有热，目下宜专用不清不燥之品。"金以为然。谨议立方，用北沙参、川石斛、法半夏、佩兰叶、枇杷叶、淮山药、竹茹、橘红、茯苓、枸橘叶、红枣，进呈。

十月初二日

《清宫医案集成》

十月初二日，（内）广大人带进薛福辰、汪守正、马文植、李德立、庄守和、李德昌请得慈禧皇太后脉息右关弦软余部平平。脾胃尚弱，寒湿不化，清浊升降不能分利，以致颊颔津渗五味，黏涎血沫，左肋串胀，大便溏泻。今议用理湿健脾汤一贴调理。

人参一钱　茯苓三钱　茅术二钱，炒　炙半夏二钱　煨木香五分　砂仁八分，研　黑干姜八分，炒　炙甘草六分　车前子二钱，包　谷芽三钱，炒

引用小茴香八分，炒　橘饼三钱

《翁同龢日记》①

方如昨。

夜绍彭云今日带医，见慈禧太后圣体未平，最要者颐嗉作五味，吐沫甚黏，而胃口不开，昨日晚膳竟未用也，闻久停药，因温凉杂投无验也，责群医，令查各书具状以闻。

《纪恩录》

黎明进内，余与抚屏请脉，谨仍原方进呈。

十月初三日

《清宫医案集成》

十月初三日，（外）广大人带进薛福辰、汪守正、马文植、李德立、庄守和、李德昌请得慈禧皇太后脉息左寸稍软，余部平平。大便未行，惟

_____

① 原为十月初三日记录。

口干耳鸣，颊颏咽嗌之间津溢五味、黏涎血沫、时发时愈、至今月余未间断，此由清浊升降不利，脾胃尚弱所致。今议用调胃理脾汤一贴调理。

人参一钱　茯苓三钱　炒茅术一钱五分　制半夏二钱　砂仁八分，研　炒干姜四分　谷芽三钱，炒　佩兰叶一钱五分　车前子二钱，包　炙甘草六分　枇杷叶二钱，去毛尖

引用橘饼二钱

《翁同龢日记》①

方云大便结，黏涎五味血沫，黏涎已四年云云。

《纪恩录》

黎明进内，余下班，抚屏、子常请脉，改用六君汤加香附、砂仁、归、芍，进。文植未与议。

十月初四日

《清宫医案集成》

十月初四日，恩大人带进薛福辰、汪守正、马文植、李德立、庄守和、李德昌请得慈禧皇太后脉息右关稍大，重按无力，余部平平。脾胃尚弱，肝气水饮不利，以致食少难消，左肋淹串，颊颏浸渗五味，黏涎血沫，四肢倦软。今议用调胃理脾汤一贴调理。

人参一钱　茯苓三钱　炒茅术一钱五分　制半夏一钱五分　谷芽三钱，炒砂仁八分，研　陈皮八分　车前子二钱，包　炙甘草四分　制香附一钱

引用荷叶蒂五个　肉桂面三分，熟枣泥为小丸送服

《翁同龢日记》②

方照旧，又用肉桂。

《纪恩录》

黎明进内，余与抚屏请脉。皇太后命诸臣各立一方进呈，今日且停

---

① 原为十月初四日记录。
② 原为十月初五日记录。

药。钦遵，退。

十月初五日

《清宫医案集成》

十月初五日，（内）广大人带进薛福辰、汪守正、李德立、庄守和、李德昌请得慈禧皇太后脉息两关稍弦，余部平平。脾胃尚弱，肝气水饮未能畅利以致食少难消，左肋淹串，颠颊浸渗五味，黏涎血沫，四肢软倦。今议用照原方加减一贴调理。

人参一钱　茯苓三钱　生黄芪一钱五分　茅术一钱五分，炒　桂枝一钱　白芍一钱五分，炒　车前子一钱，包　谷芽三钱，炒　炙半夏二钱　炙甘草六分

引用荷叶蒂五个

《翁同龢日记》①

方如昨，在胁淤串，五味血沫，加肉桂。

《纪恩录》

黎明进内时忽觉眩晕，至朝房，卧于炕上。辰正传进，即起立正冠，晕跌在地。内大臣见余年老失足，命人扶起，许为面奏。谓余且休息数日，再行进内。命苏拉扶出东华门，升车回寓。

十月初六日

《清宫医案集成》

十月初六日，师大人带进薛福辰、汪守正、李德立、庄守和、李德昌请得慈禧皇太后脉息左关渐和，右关稍滑，余部平平。昨日谷食略香，二便调匀，惟颠颊仍有黏涎五味血沫，此由脾胃未壮，水饮难消所致。今议用照原方加减一贴调理。

人参一钱　茯苓三钱　生黄芪一钱五分　茅术一钱五分，炒　制半夏一钱五分　陈皮六分　谷芽三钱，炒　炙甘草六分　桂枝七分　白芍一钱，炒

引用车前子一钱，包

---

① 原为十月初六日记录。

《翁同龢日记》①

方饮食稍香，去桂。

《纪恩录》

具呈，请假五日，由内大臣转奏。自诊心肝两部弦劲而数，心火肝阳内动，心悸头晕，夜不成寐。窃思文植以乡曲下士，渥蒙宠遇，优于诸臣。今皇太后圣躬未卜大安，而同征者各持己见，不获竭一技之长上报主德，稽迟时日，咎戾滋深，中夜旁皇，惭惧交集。

十月初七日

《清宫医案集成》

十月初七日，（外）广大人带进薛福辰、汪守正、李德立、庄守和、李德昌请得慈禧皇太后脉息右关微见弦滑，余部平平。脾胃未壮，饮食不易消化，以致谷食无多，颃颡仍有黏涎五味血沫。今议用理脾调胃饮加减一贴调理。

人参一钱　茯苓三钱　生黄芪一钱五分　茅术一钱五分，炒　炙半夏一钱五分　陈皮六分　谷芽三钱，炒　炙甘草六分　桂枝七分　白芍一钱，炒

引用佩兰草一钱

《翁同龢日记》②

方如昨，加桂枝，去桂。

《纪恩录》

臣马文植呈请内务府太臣③代奏事：窃臣于初四日钦奉懿旨命臣等各立一方，今臣抱病，蒙恩赏假在寓调理。思索《内经》两条，一曰：二阳之病发心脾，女子不月，其传为风消，其传为息贲。二曰：有病胸胁支满，妨于食，病至则先闻腥臊，出清液，先吐血，四肢清，目眩，时时先后血，何以名之？病名血枯。二阳者，胃也。脾与胃相连，为心之子，思

---

① 原为十月初七日记录。

② 原为十月初八日记录。

③ 太臣：疑为"大臣"。

劳伤心，母伤则害及其子。劳倦本以伤脾，脏伤则病连于腑，所以二阳之病发心脾是也。风消，肌肉消瘦；息贲，肺失所养。气虚于上，血亏于下也。胸胁支满，妨食。肺主气，其臭腥；肝主血，其臭臊。金不制木，肝肺皆逆于上，浊不降，清不升，故胸胁满，闻腥臊而吐清液。血不归经，气不周流，故四肢清，吐血，前后血也。又云：心热则口苦，脾热则口甘，肾热则口咸，肝热则口酸，肺热则口辛。脏阴有亏，故五脏各有虚热，五味出于喉间。以上三条，与圣躬清恙相符，谨拟一方，恭呈圣鉴。

十月初八日

《清宫医案集成》

十月初八日，志大人带进薛福辰、汪守正、李德立、庄守和、李德昌请得慈禧皇太后脉息左寸稍软，左关略浮，余部平平。心脾气血未充，水饮不消，以致食谷无多，胸胁不快，颅颡仍有黏涎五味血沫，脊背作凉。今议用理脾开胃汤佐化饮一贴调理。

人参一钱　茯苓三钱　生黄芪一钱五分　茅术一钱五分，炒　炙半夏一钱五分　陈皮六分　谷芽三钱，炒　砂仁八分，研　炙女贞一钱五分　炙甘草六分　当归一钱五分，土炒

引用桂元肉五枚　生姜三片

《翁同龢日记》①

群医各递颅嗓五味论，马君以《疡医大全》一方为主，用凉药。薛、汪共说源《内经》立论，皆未服其药也。

《纪恩录》

内务府大臣广云：昨方代奏。传懿旨，发军机处议。奏云：引经发议，颇为精切，方极平稳可服。

十月初十日

《纪恩录》

病仍如故，复具呈内务府转奏，续假十五天。

---

① 原为十月初十日记录。

十月十二日

《清宫医案集成》

十月十二日，恩大人带进薛福辰、汪守正、李德立、庄守和、李德昌请得慈禧皇太后脉息右关稍大而滑，两寸皆虚。气血不足，脾胃仍弱，水饮难消，以致饮食减少，嘈杂倒饱，气怯身软，颏颡脊背仍然。今议用理脾化湿饮佐以培养本原之法一贴调理。

人参一钱　茯苓三钱　炒茅术二钱　炙半夏二钱　炒干姜六分　陈皮八分　炒建曲一钱五分　砂仁八分，研　鸡内金一钱五分，焙　炙甘草六分　泽泻一钱五分

引用生姜三片

《翁同龢日记》①

三日无药方。

十月十三日

《清宫医案集成》

十月十三日，（内）广大人带进薛福辰、汪守正、李德立、庄守和、李德昌请得慈禧皇太后脉息右关软滑，左寸仍虚。心脾久虚，积饮一时难化，谷食减少，大便仍溏，四肢倦怠，颏颡时吐淡红之沫，脊背依然凉热。今议用照原方加减一贴调理。

人参一钱　赤苓三钱　炒茅术三钱　制半夏三钱　炒干姜八分　陈皮八分　炒建曲一钱　砂仁八分，研　鸡内金一钱　丁香二分　炙甘草六分　车前子二钱，包

引用枸橘叶七片

太监李莲英传旨：本方人参加一钱，陈皮加二分，建曲改为焦三仙各一钱，鸡内金加一钱，车前子加一钱，枸橘叶加八片，丁香加一分。

《翁同龢日记》②

方云饮食不化，痰饮难消，腰背仍发热，颏颡时有血沫，气弱神怯，

---

① 原为十月十二日记录。

② 原为十月十四日记录。

药用六君、神曲等，后一行云旨传加人参为二钱，改神曲为焦三仙。

十月十四日

《清宫医案集成》

十月十四日，师大人带进薛福辰、汪守正、李德立、庄守和、李德昌请得慈禧皇太后脉息右关涩，左寸虚。心脾久亏，谷食无多，且难消化，以致气血不见资生，水饮易于停蓄，倒饱串闷，二便不调，营卫欠和，脊背依然凉热，其颅颡津渗五味、黏涎淡红之沫，乃早年湿热畜结，碍难专治，症势延缓。今议用照原方加减一贴调理。

人参一钱　茅白苍术各一钱　赤苓三钱　炙半夏三钱　陈皮一钱　砂仁八分，研　干姜四分，炒　车前子二钱，包　建曲一钱五分，炒　鸡内金一钱，焙　当归一钱五分，土炒　麦冬一钱

引用枸橘叶九片

《翁同龢日记》①

诣月华门起居，发下太医李德立、道员薛福辰、知县汪守正、医生马文植三论，交王大臣等看。李等专言此颅嗓黏涎证已经数年，一时难脱体，辛热似不宜用；薛、汪言肺气结，时受秽气致然（皆未立方）。马则主疡科中一则立论，药不用苦寒而用甘凉，亦无成说确见也。内臣传言如何，对以不谙药性，敬看讫。

《纪恩录》

徐君过寓探问，圣躬曾报大安，当裁书坿寄吴中丞。

十月十五日

《清宫医案集成》

十月十五日，志大人带进薛福辰、汪守正、李德立、庄守和、李德昌请得慈禧皇太后脉息右关微滑，左寸仍虚。心脾积弱，水饮停蓄，以致气血不见资生，身体瘦弱，气怯肢软，饮食无多，营卫不和，脊背凉热如

① 原为十月十五日记录。

旧，颅颡五味黏涎红沫仍未少减。今议用照原方一贴调理。

人参一钱　茅白苍术各一钱五分　赤苓三钱　炙半夏三钱　陈皮一钱　缩砂仁八分，研　干姜四分，炒　车前子二钱，包　建曲七分　鸡内金一钱，焙　当归一钱五分，土炒　麦冬一钱，去心

引用枸橘叶九片

《翁同龢日记》①

方如昨，气怯身软，腰背仍然寒②，黏涎五味血沫。

十月十六日

《清宫医案集成》

十月十六日，（外）广大人带进薛福辰、汪守正、李德立、庄守和、李德昌请得慈禧皇太后脉息右关稍大而滑，左寸虚软。心脾久亏，谷食减少，且难消化，总缘水饮停蓄，荣卫不和，以致脊背凉热时作，大便溏秘不常，颅颡五味黏涎似红非红，四肢软倦，水不利，症势殊为延缓。今议用照原方加减一贴调理。

人参一钱　茅白苍术各一钱五分，炒　赤苓三钱　炙半夏三钱　陈皮八分　砂仁八分，研　干姜六分，炒　益智仁一钱五分，炒　焦谷芽三钱　鸡内金一钱，焙　桂圆肉七个　猪苓五分

引用枸橘叶九片

《翁同龢日记》③

方一切如昨。

十月十七日

《清宫医案集成》

十月十七日，恩大人带进薛福辰、汪守正、李德立、庄守和、李德昌请得慈禧皇太后脉息左寸仍软，右关稍大。食少难消，胸肋串闷，颅颡津

---

①　原为十月十六日记录。
②　此处疑脱"热"字。
③　原为十月十七日记录。

渗黏涎五味血沫，四肢软倦，二便不调，此由心脾气血久亏，清浊升降不利所致。今议用理脾开胃饮佐以利湿之品一贴调理。

人参一钱　苍白术各一钱五分，炒　赤苓三钱　炙半夏三钱　陈皮八分　砂仁八分，研　车前子二钱五分　葛粉一钱　当归一钱五分　谷芽三钱，炒　干姜六分，炒　鸡内金一钱，焙

引用枸橘叶九片

《翁同龢日记》①

方如昨。

得徐雨之信并俄海参崴一带图说，且复一函托其转觅枸橘叶速寄，太后药中需此，此间所售不真也。枸橘即臭橘，亦名臭橘梨，南中金橘皆用此接，治喉瘰。

十月十八日

《清宫医案集成》

十月十八日，师大人带进薛福辰、汪守正、李德立、庄守和、李德昌请得慈禧皇太后脉息右关稍大而滑，重按无力，左寸仍软。心脾久亏，大便汤②泄色淡，小水仍少，食少不化，颐颊黏涎五味血沫似觉稍减，水饮夜间串动。今议用温脾理气汤佐以开胃之品一贴调理。

人参一钱　苍白术各一钱五分，炒　赤苓三钱　炙半夏三钱　陈皮八分　砂仁八分，研　炮姜一钱　车前子二钱，包　肉蔻八分，煨去油　谷芽三钱，炒　葛粉一钱五分　泽泻一钱

引用枸橘叶九片

《翁同龢日记》③

方如昨，总之溏泄色淡，饮食少进。

---

① 原为十月十八日记录。
② 汤：疑为"溏"。
③ 原为十月十九日记录。

十月十九日

《清宫医案集成》

十月十九日，（内）广大人带进薛福辰、汪守正、李德立、庄守和、李德昌请得慈禧皇太后脉息右关软小而弦，左寸仍软。气血未见资生，脾虚不能化湿，以致颊颗黏涎五味血沫，食少难消，大便一次而溏，小水尚少。今议用照原方加减一贴调理。

人参一钱　苍白术各一钱五分，炒　赤苓三钱　炙半夏三钱　陈皮八分　砂仁八分，研　炮姜一钱　车前子二钱，包　桔梗一钱　谷芽三钱，炒　泽泻一钱　煨肉蔻八分，去油

引用枸橘叶九片

《翁同龢日记》①

方一切如昨，大便一次溏，肉蔻、车前。

十月二十日

《清宫医案集成》

十月二十日，恩大人带进薛福辰、汪守正、李德立、庄守和、李德昌请得慈禧皇太后脉息右关微弦，左寸仍软。颊颗血沫似减，夜间嘈杂较平，惟心脾积弱，火不生土，湿饮未化，小水不多，谷食略香，仍难健运，营卫一时未能调和。今议用照原方加减一贴调理。

人参一钱　苍白术各一钱五分，炒　赤苓三钱　制半夏三钱　陈皮八分　炮姜一钱　车前子二钱，包　佩兰草七分　桔梗一钱五分　谷芽三钱，炒　泽泻一钱　煨肉蔻八分，去油

引用枸橘叶九片

《翁同龢日记》②

方云略轻减。

---

① 原为十月二十日记录。
② 原为十月二十一日记录。

十月二十一日

《清宫医案集成》

十月二十一日，师大人带进薛福辰、汪守正、李德立、庄守和、李德昌请得慈禧皇太后脉息右关小滑，左关微弦，余部平平。心脾积弱，气血不易生长，夜寐欠酣，口不知味，食少难化，两日来水饮稍减。今议用照原方加减一贴调理。

人参一钱　苍白术各一钱五分，炒　赤苓三钱　制半夏三钱　陈皮八分　炮姜六分　桔梗一钱五分　谷芽三钱，炒　车前子一钱五分，包　生黄芪一钱五分　煨肉蔻六分，去油　当归一钱五分，土炒

引用醋柴胡三分　枸橘叶九片

《翁同龢日记》①

方用干姜、肉蔻、生芪并四君子。

十月二十二日

《清宫医案集成》

十月二十二日，（内）广大人带进薛福辰、汪守正、李德立、庄守和、李德昌请得慈禧皇太后脉息左寸仍弱，右关重按稍大。嘈杂倒饱未作，小水渐利，惟心脾久弱，津液不能灌溉，以致咽干口渴，颃颡仍有黏涎血沫。今议用理脾益津汤一贴调理。

人参一钱　生于术三钱　茯苓三钱　陈皮八分　麦冬二钱，去心　车前子二钱，包　干姜五分，炒　谷芽三钱，炒　当归一钱五分，土炒　生黄芪二钱　桔梗一钱五分　醋柴胡四分，炒透

引用枸橘叶九片

《翁同龢日记》②

方用桔梗、醋柴。

---

① 原为十月二十二日记录。
② 原为十月二十三日记录。

十月二十三日

《清宫医案集成》

十月二十三日，①大人带进薛福辰、汪守正、李德立、庄守和、李德昌请得慈禧皇太后脉息左寸细弱，右关轻取稍和，重按无力。昨早膳后胸膈不舒，身肢倦怠，虽口渴略愈，小水渐调，而大便数日一次，不泻尚溏，颃颡燕②津不利，涎黏五味仍然，总由心脾积弱，一时未易元复。今议用照原方加减一贴调理。

人参一钱　于白术三钱　茯苓三钱　陈皮八分　麦冬二钱，去心　干姜六分，炒　谷芽三钱　建曲一钱，炒　当归一钱五分，土炒　生黄芪二钱　桔梗一钱　生甘草一钱

引用枸橘叶九片

《翁同龢日记》③

方云大便数日一行，仍溏，又用麦冬。

马培之信来，请为伊说情放归也。

十月二十四日

《清宫医案集成》

十月二十四日，（内）广大人带进薛福辰、汪守正、李德立、庄守和、李德昌请得慈禧皇太后脉息左寸仍弱，右关微带弱滑，重按无力。连日水饮得潜，膳后仍有嘈杂，强食不化，皆由脾阳不能健运，心气久亏，资生甚缓，颃颡黏涎五味，有时作干。今议用照原方一贴调理。

人参一钱　于白术三钱　茯苓三钱　陈皮八分　麦冬二钱，去心　干姜六分　谷芽三钱，炒　砂仁八分，研　当归二钱，土炒　生黄芪二钱　桔梗一钱　生甘草八分

引用枸橘叶九片

---

① 此处疑有漏字，一般作"某大人"。后同，不赘述。
② 燕：疑为"咽"。
③ 原为十月二十四日记录。

《翁同龢日记》①

方如前。

十月二十五日

《清宫医案集成》

十月二十五日，恩大人带进薛福辰、汪守正、李德立、庄守和、李德昌请得慈禧皇太后脉息左关弦，右关软，余部如前。脾胃久亏，肝气微动，以致食少难化，嘈杂口干，身软烦急，颅颞浸渗黏涎带血。今议用益气养荣汤一贴调理。

人参一钱　于白术三钱，生　茯苓三钱　陈皮八分　当归二钱，土炒　生黄芪二钱　谷芽三钱，炒　砂仁八分，研　白芍一钱，炒　炒干姜五分　桔梗一钱五分　生甘草六分

引用枸橘叶九片

《翁同龢日记》②

方照旧，云肝气微动。

《纪恩录》③

旧疾稍瘳，而心仍烦瞀。自维衰病之躯，待罪辇下，迄无尺寸之功，辜负圣恩，咎无可逭，遂决意请退。复具疏请内务大臣代奏，乞归故里。

十月二十六日

《清宫医案集成》

十月二十六日，（外）广大人带进薛福辰、汪守正、李德立、庄守和、李德昌请得慈禧皇太后脉息左寸仍虚，右关稍大，余部平平。昨早膳略香，未能多进，消化迟缓，膳后尚无嘈杂，夜寐先甜后醒，胸腹似饥，稍进食品，即形壅滞，皆由脾土久亏，胃气又弱，一时未能健运，颅颞黏

---

① 原为十月二十五日记录。
② 原为十月二十六日记录。
③ 原为十月二十日至二十五日记录。

涩五味时带血沫。今议用照原方如①减一贴调理。

人参一钱　生于术三钱　赤苓三钱　陈皮八分　炙半夏一钱五分　生黄芪二钱　当归一钱五分，土炒　谷芽三钱，炒　干姜六分，炒　白芍一钱，炒　桔梗一钱　鸡内金一钱，焙

引用枸橘叶九片

《翁同龢日记》②

方照常，饮食稍香。

《纪恩录》

翁尚书来云：今早朝，面奉慈安皇太后懿旨云："慈禧皇太后圣躬尚未全愈。外来医生，以马文植为最，着再赏假十日，不准回籍。"伏念臣文植以微浅方技，上膺特达之知，褒赏叠加，均逾常格。亦何敢顾惜身图，渎求退息。惟有策励病躯，希冀报效。

十月二十七日

《清宫医案集成》

十月二十七日，（内）广大人带进薛福辰、汪守正、李德立、庄守和、李德昌请得慈禧皇太后脉息左关微弦，右关较平，余部如前。精神仍倦，肝阳微旺，胃气似已稍开，尚觉不易消化，颃颡仍有黏涩五味，而血沫略少，脊背凉热时轻时有。今议用照原方加减一贴调理。

人参一钱　生于术三钱　生黄芪二钱　赤苓三钱　当归一钱五分，土炒　白芍一钱，炒　鸡内金一钱，焙　谷芽三钱，炒　陈皮八分　桔梗一钱　炒干姜五分　煨肉蔻五分，去油

引用枸橘叶九片

《翁同龢日记》③

方如昨，大略云心脾久虚，一时难复，余症进退不定。

---

① 如：疑为"加"。
② 原为十月二十七日记录。
③ 原为十月二十八日记录。

十月二十八日

《清宫医案集成》

十月二十八日，恩大人带进薛福辰、汪守正、李德立请得慈禧皇太后脉息右关微弦，左关微滑，余部如前。胃口渐开，而脾阳未能健运，[①]晚今早大便三次，仍溏，颅颡血沫亦见少，总由心脾久亏，一时不易元复。今用照原方加减一贴调理。

人参一钱　生于术三钱　生黄芪二钱　赤苓三钱　当归二钱，土炒　谷芽三钱，炒　炙半夏一钱五分　陈皮一钱　鸡内金一钱，焙　炒干姜六分　肉蔻八分，焙去油　桔梗一钱

引用枸橘叶九片

《翁同龢日记》[②]

方如昨。

十月二十九日

《清宫医案集成》

十月二十九日，（外）广大人带进汪守正、李德立、庄守和请得慈禧皇太后脉息左关微弦，右关重按无力。饮食稍加，而脾阳未能健运，腹鸣溏便二次，头项酸胀，颅颡津渗黏涎血腥，鼻窍不利，流涕觉由上渗下，近似脑漏之象。今议用补益理脾汤佐以化浊之品一贴调理。

人参一钱　生于术三钱　生黄芪二钱　赤苓三钱　当归二钱，土炒　谷芽三钱，炒　鸡内金一钱，焙　陈皮一钱　藿香八分　干姜六分，炒　煨肉蔻八分　桔梗一钱

引用枸橘叶九片

《翁同龢日记》[③]

方照前，似饮食少香，颅嗓津涎，自上而下，近于脑漏。

---

① 此处疑脱"昨"字。
② 原为十月二十九日记录。
③ 原为十一月初一日记录。

十一月初一日

《清宫医案集成》

十一月初一日，广大人带进汪守正、李德立、庄守和请得慈禧皇太后脉息左脉较平而软，右关尚滑。胃气渐开，脾阳未旺，早晨大便一次尚溏，上半夜安寝，下半夜肠鸣，觉水饮微串，颃颡黏涎仍然。今议用照原方加减一贴调理。

人参一钱　生于术三钱　生黄芪二钱　赤苓三钱　当归二钱　谷芽三钱，炒　鸡内金一钱，焙　陈皮一钱　藿香四分　炒干姜六分　桔梗一钱　薏苡仁三钱，炒

引用枸橘叶九片

《翁同龢日记》①

未及看方，闻昨系两方，一照常，一丑刻请脉，因感寒也。

十一月初二日

《清宫医案集成》

十一月初二日，恩大人带进汪守正、李德立、庄守和请得慈禧皇太后脉息右寸关滑散，左脉如昨。表邪微解而未清，风郁化热，肺胃不清，以致咽喉颃颡牵引耳底干疼，头沉咳嗽，精神倦怠。今议理肺调胃饮一贴调理。

沙参三钱　麦冬二钱　陈皮一钱　桔梗一钱五分　石斛二钱　杏仁二钱，研　茯苓三钱　生甘草六分　藿香一钱　谷芽三钱，炒

引用生姜三片

《翁同龢日记》②

方云耳底干痛，感冒未清，药微表。

---

① 原为十一月初二日记录。
② 原为十一月初三日记录。

十一月初三日

《清宫医案集成》

十一月初三日，（外）广大人带进汪守正、李德立、庄守和请得慈禧皇太后脉息右寸关微弦微数，左脉如昨。肺气尚未宣通，余热未净，咽喉作干作渴，左咽鼻窍牵连左耳均有干痛，咳嗽不爽，精神疲倦。今议用照原方加减一贴调理。

沙参三钱　麦冬二钱　陈皮一钱　桔梗一钱五分　杏仁二钱，去皮尖研　茯苓三钱　甘草六分　苏薄荷一钱五分　谷芽三钱，炒　藿香一钱

引用生姜三片

《翁同龢日记》①

方仍感冒倦怠。

十一月初四日

《清宫医案集成》

十一月初四日，恩大人带进汪守正、李德立、庄守和请得（上残）不甚爽利，鼻涕时清时浓，咽干牵掣耳底作闷，颏颊上津沫较少，二便渐调。今议用照原方加减一贴调理。

沙参三钱　麦冬二钱　陈皮一钱　桔梗一钱五分　玉竹三钱　茯苓三钱　川贝一钱，研　甘草六分　谷芽三钱，炒　南薄荷三分　前胡一钱

引用枸橘叶七片　生姜三片

《翁同龢日记》②

方外感渐解，耳底喉间连发干，沙参、玉竹等。

十一月初五日

《清宫医案集成》

十一月初五日，（外）广大人带进汪守正、李德立、庄守和请得慈禧

---

① 原为十一月初四日记录。

② 原为十一月初五日记录。

皇太后脉息两手寸关如昨。肺经风热未清，阴气不足，咳嗽时作，鼻窍颃颡不利，咽喉耳底牵引干疼，胃气微开。今议用照原方加减一贴调理。

沙参三钱　麦冬三钱　桔梗一钱五分　玉竹三钱　川贝一钱五分，研　石斛三钱　谷芽三钱，炒　陈皮一钱　苏薄荷三分　前胡八分　甘草六分　佩兰一钱

引用枸橘叶七片

《翁同龢日记》①

方如昨。

十一月初六日

《清宫医案集成》

十一月初六日，（外）广大人带进汪守正、李德立、庄守和请得慈禧皇太后脉息右寸关浮细微弦，左脉如昨。感邪未清，咳嗽不爽，出痰不利至咽喉作干，胸中亦有干象，乃阴气未复，不尽由感冒。盖久服补气之剂，阳气渐充，胃阳稍壮，因之阴气不敌，午后咽干更甚，此其明证。但有水饮旧疾，滋腻之品味②可骤用，今议用照原方清理肺胃之阴一贴调理。

沙参三钱　麦冬三钱，去心　桔梗一钱五分　玉竹三钱　川贝一钱五分，研　紫菀二钱，蜜炙　谷芽三钱，炒　陈皮一钱　杏仁二钱　甘草六分　前胡一钱　佩兰一钱

引用枸橘叶七片

《翁同龢日记》③

方口干耳底痛，干至胸口，外感未清，中气不足。

《纪恩录》

力疾销假，奉旨命文植与薛福辰请脉，文植敬叩圣安。得旨云：党参久已不服，只用清养肺胃之法。窃思文植十月初二日进呈之方，大致幸合

---

① 原为十一月初六日记录。
② 味：疑为"未"。
③ 原为十一月初七日记录。

圣意。当奏云：据现在脉象，诚如圣谕，只宜清养。退出，谨议立方。用二陈汤，加北沙参、于术、当归、白芍、杏仁、紫菀、枇杷叶，进呈。

十一月初七日

《清宫医案集成》

十一月初七日，（内）广大人带进汪守正、李德立、庄守和请得慈禧皇太后脉息左寸无力，右寸关弦滑。心气不足，感邪未清，湿饮停蓄，以致咳痰不爽，声重咽干，牵引耳底堵闷，夜不得寐。今议用理肺化湿汤佐以安神之品一贴调理。

沙参三钱　麦冬二钱，去心　制半夏二钱　茯神三钱　桔梗一钱五分　紫菀二钱，蜜炙　谷芽三钱，炒　陈皮一钱　杏仁二钱，去皮尖研　前胡一钱　生甘草六分

引用枸橘叶七片　生姜三片

《翁同龢日记》①

方感冒未清，夜不得寐，前胡、桔梗等。

《纪恩录》

黎明进内，文植与汪守正请脉，谨仍原方加枸橘叶进呈。

十一月初八日

《清宫医案集成》

十一月初八日，恩大人带进汪守正、李德立、庄守和请得慈禧皇太后脉息右脉稍大，左脉如昨。感邪化热，咳嗽声重，痰不易出，咳时牵引胸胁作痛，稍有串胀，咽喉尚干，昨今大便二次作溏，水饮小动，总由感邪未清，脾弱不能化湿。今议用照原方加减一贴调理。

沙参三钱　麦冬一钱五分　桑叶一钱　茯神三钱　桔梗一钱五分　紫菀二钱，蜜炙　谷芽三钱，炒　橘红一钱　枇杷叶二钱，蜜炙　前胡一钱　杏仁二钱，研　生甘草五分

---

① 原为十一月初八日记录。

引用枸橘叶七片

《翁同龢日记》①
方如昨，前胡、杏仁、桔梗、车前。

《纪恩录》
黎明进内，薛、汪请脉，余先至东配殿，谨会议昨方去当归、白芍，加麦冬、桑叶、桔梗、生姜，进呈。

十一月初九日

《清宫医案集成》
十一月初九日，（内）广大人带进汪守正、马文植、李德立、庄守和、李德昌请得慈禧皇太后脉息左手不甚舒畅，右手微弦。肺经尚有余感，心虚微惊，痰饮未化，咳嗽咽干，牵引内痛，夜寐不沉，脊背发热，颃颡黏涎血沫。今议用理肺化湿汤加减一贴调理。

沙参三钱　麦冬一钱五分，去心　桑叶一钱五分　朱茯神三钱　桔梗一钱五分　紫菀二钱，蜜炙　法半夏一钱五分　炙枇杷叶二钱　杏仁二钱，研　橘红一钱　谷芽三钱，炒　生甘草六分
引用生姜三片　枸橘叶七片

《翁同龢日记》②
方咳嗽声重，心气微惊。

《纪恩录》
黎明进内，文植与薛福辰请脉，请仍原方，加款冬花进呈。

十一月初十日

《清宫医案集成》
十一月初十日，恩大人带进薛福辰、汪守正、马文植、李德立、庄守

---

① 原为十一月初九日记录。
② 原为十一月初十日记录。

和、李德昌请得慈禧皇太后脉息两关微数，余部如昨。肺经余热未清，痰饮不化，各症稍轻，而咳嗽咽干，痰不易咯，颏颡鼻窍不利。今议用照原方加减一贴调理。

沙参三钱　麦冬一钱五分　桑叶一钱　朱茯神三钱　桔梗一钱五分　紫菀二钱，蜜炙　法半夏一钱五分　款冬花二钱　杏仁二钱，研　橘红一钱　谷芽三钱，炒　生甘草六分

引用枸橘叶七片　生姜三片

《翁同龢日记》①

方照旧，沙参、麦冬、桑叶等。

《纪恩录》

黎明进内，文植与守正请脉。谨按脉息，两寸虚软，脾肺气虚，拟用于术、淮山药、法半夏、北沙参、款冬花、神曲、杏仁、谷芽、枸橘叶、桔梗、红枣，进呈。

十一月十一日

《清宫医案集成》

十一月十一日，大人带进薛福辰、汪守正、马文植、李德立、庄守和、李德昌请得慈禧皇太后脉息两寸虚软，关部微数。此缘心脾久亏，虚体感邪甫解，肺气尚虚，咳痰不易咯出，湿饮未化，大便仍溏，头眩肢倦，颏颡鼻窍仍然不利。今议用调脾理肺饮一贴调理。

沙参三钱　款冬花一钱五分　法半夏□□　山药一钱五分　杏仁一钱五分，研　桔梗一钱，炒　谷芽三钱　玉竹二钱　炙甘草一钱

引用枸橘叶五个　红枣三枚

《翁同龢日记》②

方如昨。

---

① 原为十一月十一日记录。
② 原为十一月十二日记录。

《纪恩录》

黎明进内，薛、汪请脉，谨仍原方进呈。

十一月十二日

《清宫医案集成》

十一月十二日，（内）广大人带进薛福辰、汪守正、马文植、李德立、庄守和、李德昌请得慈禧皇太后脉息两寸虚软，右关小滑，余部平平。咳嗽渐松而痰仍不易出，感邪虽轻，饮邪又动，正气更弱，昨大便两次作泻，精神倦怠，颃颡上津咸甜之味，咽干略好，夜寐亦不沉着。今议用调脾益气饮一贴调理。

人参八分　　生于术二钱　　茯神三钱，朱拌　　紫菀一钱五分，酒炒　　法夏二钱
谷芽三钱，炒　　桔梗一钱　　陈皮一钱　　款冬花二钱　　炙甘草六分

引用生姜三片　　红枣肉五枚

传旨去人参，加沙参三钱，去半夏五分。

《纪恩录》

黎明进内，文植与福辰请脉，谨议六君汤加款冬花、紫菀、桔梗，进呈。

十一月十三日

《清宫医案集成》

十一月十三日，师大人带进薛福辰、汪守正、马文植、李德立、庄守和、李德昌请得慈禧皇太后脉息左寸尚软，右寸关稍滑。心脾不足，肺经未和，以致有时咳谈①不易咯，颃颡鼻窍不利，尚津酸咸之味，神倦寐少。今议用照原方如②减一贴调理。

沙参一钱　　生于术二钱　　朱茯神三钱　　桔梗一钱五分　　法夏一钱五分　　款冬花二钱　　谷芽三钱，炒　　陈皮一钱　　杏仁二钱，研　　炙甘草六分　　鸡内金一钱，焙

---

① 谈：疑为"痰"。
② 如：疑为"加"。

引用生姜三片　红枣五枚

《翁同龢日记》①
方鼻不通利，痰咯不出，神倦食少，嗓中五味酸咸如故，昨用人参，传改沙参。

十一月十四日
《清宫医案集成》
十一月十四日，（外）广大人带进薛福辰、汪守正、马文植、李德立、庄守和、李德昌请得慈禧皇太后脉息两寸虚软，右关稍滑。痰饮于胃脘，气不化水，以致上津颅颏，味多酸咸，虽谷食有加，夜寐较热，而正气久虚，咯痰不易，身肢有时倦怠。宜于理肺之中，不失固元之意，方无流弊。今议用照原方加减一贴调理。

党参三钱　朱茯神三钱　法夏一钱五分　陈皮八分　生于术二钱　炙甘草八分　谷芽三钱，炒　甜杏仁二钱，研　桔梗五分　砂仁六分，研

引用生姜三片　红枣五枚

《翁同龢日记》②
方稍好，惟元气欠③虚，用党参、姜枣辈。
潘公得枸桔叶千片，交醇邸进之。

《纪恩录》
黎明进内，薛、汪请脉，谨仍原方进呈。

十一月十五日
《清宫医案集成》
十一月十五日，恩大人带进薛福辰、汪守正、马文植、李德立、庄守和、李德昌请得慈禧皇太后脉息两寸尚软，右关稍滑。咳嗽渐减，颅颏鼻

---

① 原为十一月十四日记录。
② 原为十一月十五日记录。
③ 欠：疑为"久"。

窍欠利，仍津黏涩酸味，口腻身软，水饮串热，此由脾弱不易清化，肺肝升降未调所致。今议用调脾益气饮加减一贴调理。

党参三钱　生于术二钱　朱茯神三钱　法夏一钱五分　陈皮一钱　谷芽三钱，炒　甜杏仁二钱，研　砂仁八分，研　薏苡仁三钱　鸡内金一钱，焙　炙甘草八分

引用生姜三片　红枣五枚

《纪恩录》

黎明进内，文植与福辰请脉，谨议六君子加砂仁、薏仁、谷芽、姜、枣、鸡内金，进呈。

十一月十六日

《清宫医案集成》

十一月十六日，志大人带进薛福辰、汪守正、马文植、李德立、庄守和、李德昌请得慈禧皇太后脉息两手脉象较静而神气不旺，左寸更软，心脾积弱，骤难资长，咳痰渐少，尚不易出，口中时作酸甜之味，身肢软倦，胸中觉有水串。今议用照原方加减一贴调理。

党参三钱　炒苍术一钱五分　生黄芪一钱五分　茯苓三钱　法夏一钱五分　陈皮一钱　谷芽三钱，炒　甜杏仁二钱，研　当归一钱五分　制香附一钱　鸡内金一钱，焙　炙甘草八分

引用生姜三片　红枣五枚

《纪恩录》

黎明进内，文植、守正请脉，谨仍原方加苍术八分进呈。

《翁同龢日记》①

方仍气弱，痰不易咯。

---

① 原为十一月十七日记录。

十一月十七日

《清宫医案集成》

十一月十七日，（内）广大人带进薛福辰、汪守正、马文植、李德立、庄守和、李德昌请得慈禧皇太后脉息右关滑象较退，惟肝脉微弦，尺部不足。荣血久亏，气分亦弱，谷食虽香，而肢体瘦弱。经谓：神伤思虑则肉脱。当调养心脾，更宜静摄，息虑凝神，兼调饮食。今议用仍照原方加减一贴调理。

党参三钱　生于术二钱　生黄芪一钱五分　茯神三钱　法夏一钱五分　归身一钱五分　白芍一钱五分，炒　陈皮一钱　谷芽三钱，炒　鸡内金一钱，焙　炙香附一钱　炙甘草八分

引用枸橘叶七片　红枣五枚

《翁同龢日记》①

方未见起。

《纪恩录》

黎明进内，薛、汪请脉。谨案右关滑退，肝部微弦，肺金已清。恭拟原方去款冬花、苍术，加当归、白芍，进呈。

十一月十八日

《清宫医案集成》

十一月十八日，师大人带进薛福辰、汪守正、马文植、李德立、庄守和、李德昌请得慈禧皇太后脉息两寸细软，右关尚弱。心脾素虚，水湿不甚分利，昨日大便下行三次，口渴身倦，颃颡仍有酸咸之味，脊背发热。今议用益气调脾饮一贴调理。

党参三钱　于术三钱，炒　生黄芪二钱　茯神三钱　归身一钱五分，土炒　白芍一钱五分，炒　益智仁一钱五分，炒　陈皮一钱　法夏一钱五分　谷芽三钱，炒　炙甘草八分

引用桂元肉七枚　枸橘叶七片

---

① 原为十一月十八日记录。

《翁同龢日记》①

方云三次溏泄，甚瘦。

《纪恩录》

黎明进内，文植与薛福辰请脉，谨议原方加益智仁、枸橘叶、桂元肉，进呈。

十一月十九日

《清宫医案集成》

十一月十九日，（外）广大人带进薛福辰、汪守正、马文植、李德立、庄守和、李德昌请得慈禧皇太后脉息左寸关细软，右关稍起。昨日身肢倦怠，泄泻□□□□仍软，口渴特甚，此乃湿气下行，利伤津液之候，兼之中气尚虚痰难咯出，背热如昨，颔颊仍有咸酸之味。今议用仍照原方加减一贴调理。

人参八分　生于术三钱　黄芪三钱，米炒　茯神三钱　归身一钱五分，土炒
白芍一钱五分，炒　益智仁一钱五分，炒　砂仁八分，研　谷芽三钱，炒　炙甘草
八分　煨木香八分

引用桂圆肉七枚　枸橘叶五片

《翁同龢日记》②

方照旧，复用人参。

《纪恩录》

黎明进内，文植与守正请脉。谕云：昨觉四肢倦怠，口渴较甚。谨案：此气阴未充之象。议仍原方加黄芪三钱，赤石脂三钱，进呈。

十一月二十日

《清宫医案集成》

十一月二十日，恩大人带进薛福辰、汪守正、马文植、李德立、庄守

---

① 原为十一月十九日记录。
② 原为十一月二十日记录。

和、李德昌请得慈禧皇太后脉息左寸虚弱，关微弦，右手稍平。心气久亏，值冬至节脉象更形虚弱，昨夜大便两次仍溏，便后精神疲软，胃气尚好，颒颡酸咸之味遇饮食后上津较甚。今议用照原方加减一贴调理。

人参一钱　生于术三钱　黄芪三钱，米炒　茯苓三钱　当归二钱，土炒　白芍一钱五分，炒　赤石脂三钱，煅　砂仁八分，研　谷芽三钱，炒　杜仲二钱，盐水炒　制香附一钱五分　炙甘草八分

引用桂圆肉七枚　枸橘叶五片

《翁同龢日记》①

方云冬至脉尤弱。

《纪恩录》

黎明进内，文植与薛福辰请脉，谨议方用归芍六君子加黄芪、砂仁、赤石脂、杜仲、香附、桂元肉、枸橘叶，进呈。

十一月二十一日

《清宫医案集成》

十一月二十一日，志大人带进薛福辰、汪守正、马文植、李德立、庄守和、李德昌请得慈禧皇太后脉息两寸虚软，右关微滑。昨日稍感微嗽，兼有稀痰，大便未行，气分总觉不适，谷食较好，消化仍难。脊背发热时凉，腹中亦有热气蕴结，颒颡酸咸之味□□□□。今议用照原方加减一贴调理。

人参一钱　生于术三钱　赤苓三钱　白芍一钱五分，炒　赤石脂二钱，煅　杜仲二钱，盐水炒　制香附一钱　黄芪二钱，米炒　砂仁八分，研　谷芽三钱，炒　当归一钱五分，土炒　炙甘草八分

引用桂元肉七枚　醋柴胡四分

《翁同龢日记》②

方谷食稍增，未化。

------

① 原为十一月二十一日记录。
② 原为十一月二十二日记录。

《纪恩录》

黎明进内，薛、汪请脉。伏审圣躬稍违时和，谷食虽好，消化仍难。谨议原方加醋炒柴胡四分进呈。

十一月二十二日

《清宫医案集成》

十一月二十二日，（内）广大人带进薛福辰、汪守正、马文植、李德立、庄守和、李德昌请得慈禧皇太后脉息两寸虚软，两关微滑。胃口渐开，心脾尚弱，颏颡仍有酸苦咸味，脊背发热肌肉消瘦，身软神倦。今议用照原方加减一贴调理。

人参一钱五分　黄芪三钱，米炒　生于术三钱　茯神三钱　当归一钱五分，土炒　白芍一钱五分，炒　炙香附一钱五分　生地二钱，酒炒　砂仁八分，研　赤石脂二钱，煅　谷芽三钱，炒　炙甘草八分

引用桂元肉七枚　醋柴胡四分

《翁同龢日记》①

方肌肉消瘦，人参、黄芪，兼用生地。

《纪恩录》

黎明进内，是日李卓轩请假，文植与庄守和一班，薛、汪一班。敬谨请脉，议用原方，茯苓改茯神，加炒淮山药，进呈。

十一月二十三日

《清宫医案集成》

十一月二十三日，师大人带进薛福辰、汪守正、马文植、李德立、庄守和、李德昌请得慈禧皇太后脉息左寸虚软，两关微滑。心脾阴气不足，肝郁作热，以致脊背发热，揉按热处即觉散漫，身软神倦，颏颡如昨。今议用益气养阴汤佐舒肝之品一贴调理。

人参一钱五分　黄芪三钱　生于术三钱　茯神三钱　当归一钱五分，土炒

---

① 原为十一月二十三日记录。

白芍一钱五分，炒焦　炙香附一钱五分　生地三钱，酒炙　砂仁八分，研　谷芽三钱，炒　粉丹皮一钱五分　炙甘草八分

引用醋柴胡五分　红枣五枚

《纪恩录》

黎明进内，文植仍与庄守和一班请脉，谨仍原方进呈。

十一月二十四日

《清宫医案集成》

十一月二十四日，（外）广大人带进薛福辰、汪守正、马文植、李德立、庄守和、李德昌请得慈禧皇太后脉息左手三部虚软，右脉平平。胃气较好，惟肝脾血少，肝气郁而为热，背之肝俞发暖，抚摩则热势散漫，四肢慵倦。今议用益气养阴汤佐舒肝郁一贴调理。

人参一钱五分　黄芪三钱，米炒　生于术三钱　茯神三钱　白芍一钱五分，炒　当归一钱五分，土炒　炙香附一钱五分　生地三钱，酒炒　砂仁八分，研　谷芽三钱，炒　丹皮一钱五分，酒炒　炙甘草八分

引用红枣五枚　醋柴胡五分

《翁同龢日记》①

方云背后肝俞作热，按之热气四散，肢体倦怠。

《纪恩录》

黎明进内，仍与庄守和一班请脉，谨议原方去柴胡，加法半夏，进呈。

十一月二十五日

《清宫医案集成》

十一月二十五日，大人带进薛福辰、汪守正、马文植、李德立、庄守和、李德昌请得慈禧皇太后脉息左寸虚细，右关微滑，余部如昨。纳食较

---

① 原为十一月二十五日记录。

好，消化仍难，昨日胸满气串，饮水肠鸣，颃颡仍作酸甜之味，背热时作，肢体倦怠。今议用照原方加减一贴调理。

人参一钱五分　黄芪三钱，米炒　生于术二钱　茯神三钱　当归一钱五分，土炒　白芍一钱五分，炒焦　制香附一钱五分　生地三钱，酒炒　砂仁八分，研　谷芽三钱，炒　丹皮一钱五分，酒炒　炙甘草八分

引用鸡内金一钱　焙醋柴胡五分

本日，传旨：本方加陈皮八分。

《翁同龢日记》①

方如昨。

《纪恩录》

黎明进内，李卓轩销假，余与薛福辰请脉，会议立方，谨仍六君子加神曲、鸡内金，进呈。内监传旨云：鸡内金命换一味。谨遵，改用焦山楂，进呈。

十一月二十六日

《清宫医案集成》

十一月二十六日，志大人带进薛福辰、汪守正、马文植、李德立、庄守和、李德昌请得慈禧皇太后脉息左脉虚软，右脉平平。能食不运，盖由心脾久亏，未能骤复，□□□□次作泻，颃颡苦咸，偶有血沫，常时黏甜，背脊之热仍然。今议用仍照原方加减一贴调理。

人参一钱五分　黄芪三钱，米炒　生于术三钱　茯神三钱　制香附一钱五分　当归一钱五分，土炒　白芍一钱五分，炒　生地三钱，酒炒　缩砂仁八分　谷芽三钱，炒　陈皮八分　炙甘草八分

引用醋柴胡五分

《翁同龢日记》②

方如昨，泻一次。

---

① 原为十一月二十六日记录。
② 原为十一月二十七日记录。

《纪恩录》

黎明进内，文植与薛福辰请脉，谨仍原方进呈。

十一月二十七日

《清宫医案集成》

十一月二十七日，（内）广大人带进薛福辰、汪守正、马文植、李德立、庄守和、李德昌请得慈禧皇太后脉息左部稍起，心脉尚虚，右部平平，关部微滑。胃气较好，脾土未健，水气不消，荣血久亏，肝郁之热未解，背俞仍热，今晨溏泄两次，口干作渴。今议用仍以原方加减一贴调理。

人参一钱五分　黄芪二钱，米炒　苍术一钱五分，炒　赤苓三钱　当归一钱五分，炒　白芍一钱五分，炒焦　砂仁八分，研　炙香附一钱五分　谷芽三钱，炒　炙甘草六分　青蒿一钱五分　石斛三钱

引用桔梗一钱五分

《翁同龢日记》①

方如旧，胃口稍开。

《纪恩录》

黎明进内，文植与汪守正请脉，谨议原方去山楂，加砂仁，进呈。

十一月二十八日

《清宫医案集成》

十一月二十八日，师大人带进薛福辰、汪守正、马文植、李德立、庄守和、李德昌请得慈禧皇太后脉息两关左弦右滑，寸尺如昨。饮食微多，脾弱不及运化，肝郁挟湿生热，以致嗳逆串胀，夜不安寐，脊背作热，今早痰沫带有血丝，唇干口黏。今议用理脾和肝饮一贴调理。

人参一钱五分　黄芪二钱，米炒　茯苓三钱　谷芽三钱，炒　焦神曲一钱五分　砂仁八分，研　赤石脂二钱　炙甘草六分　丹皮一钱五分，酒炒

---

① 原为十一月二十八日记录。

引用醋柴胡五分　青果五枚

《翁同龢日记》①

方如昨。

《纪恩录》

黎明进内，薛、汪请脉，谨仍方加香附、青果，进呈。

十一月二十九日

《清宫医案集成》

十一月二十九日，（外）广大人带进薛福辰、汪守正、马文植、李德立、庄守和、李德昌请得慈禧皇太后脉息两关左弦右滑，左寸虚软，余部平平。昨日晚膳后腹胀肠鸣，食□不运，溏泻二次，兼之上焦虚热，嗳逆，痰饮带红，颜颡黏涎，唇干鼻燥，夜寐不熟，肢体仍倦。今议用理脾和肝饮加减一贴调理。

人参一钱五分　于术二钱，炒　制香附二钱　焦白芍一钱五分　砂仁一钱，研　赤石脂二钱，煅　丹参三钱　茯苓三钱　谷芽四钱，炒　陈皮一钱五分　炙甘草八分　炒神曲一钱五分

引用生姜三片　青果五枚

《翁同龢日记》②

方溏泻二次。

《纪恩录》

黎明进内，文植与薛福辰请脉。伏审圣躬安泰，无任忭庆，谨仍原方加杜仲进呈。

十二月初一日

《清宫医案集成》

十二月初一日，恩大人带进薛福辰、汪守正、马文植、李德立、庄守

---

① 原为十一月二十九日记录。
② 原为十二月初一日记录。

和、李德昌请得慈禧皇太后脉息左寸虚软，两关微滑，余部平平。饮食清淡则运输较易，夜寐亦甜，惟喉有黏涎，咯痰欠爽，颃嗓仍有酸甜之味，饮水有时串动。今议用照原方加减一贴调理。

人参一钱五分　于术二钱，炒　茯苓三钱　制香附二钱　白芍一钱，炒　丹参三钱　砂仁一钱，研　赤石脂二钱，煅　谷芽四钱，炒　陈皮一钱五分　炙甘草八分　苦桔梗一钱五分

引用生姜三片　青果五枚

《翁同龢日记》①

方一切皆稍愈。

《纪恩录》

黎明进内，巳初传进，谢恩，除帽行一跪三叩首礼。礼毕，进前请脉，谨仍原方去石脂，加桔梗，进呈。

十二月初二日

《清宫医案集成》

十二月初二日，（中残）慈禧皇太后脉息左寸稍起，两关微滑。气血尚弱，脾软运输不□，喉有黏涎血沫，鼻干口燥，颃颡仍有酸咸之味，脊背时串凉热。今议用仍照原方加减一贴调理。

人参一钱五分　于术二钱，炒　茯神三钱　制香附二钱　丹参三钱，酒炒焦白芍一钱　赤石脂二钱，煅　丹皮一钱五分　砂仁一钱，研　陈皮一钱　谷芽四钱，炒　炙甘草八分

引用醋柴胡五分　青果五枚

《翁同龢日记》②

方又泻泄，用醋柴等。

---

① 原为十二月初二日记录。
② 原为十二月初三日记录。

《纪恩录》

黎明进内，文植与薛福辰请脉，谨议原方去酸收之味，加丹参、泽兰，进呈。

十二月初三日

《清宫医案集成》

十二月初三日，（内）广大人带进薛福辰、汪守正、马文植、李德立、庄守和、李德昌请得慈禧皇太后脉息两关仍带弦滑，余部平平。肝脾不和，气郁挟湿，脊背串热，申刻□后势较甚，延及两肋，饮食难运，嘈杂不舒，颇颧仍有酸咸之味。今议用理脾益阴汤一贴调理。

人参一钱五分　于术二钱，炒　茯苓三钱　制香附一钱五分　丹参三钱　砂仁一钱，研　谷芽四钱，炒　炙甘草八分　炙鳖甲三钱　远志五分　丹皮一钱五分　生鹿角一钱

引用醋柴胡五分

《翁同龢日记》①

方云申刻后背热较甚，药用滋阴，丹皮、丹参。

《纪恩录》

黎明进内，文植与汪守正请脉，退谓太医李卓轩曰："似宜停药一二日。"同议，金谓然。

十二月初四日

《清宫医案集成》

十二月初四日，大人带进薛福辰、汪守正、马文植、李德立、庄守和、李德昌请得慈禧皇太后脉息左寸稍起两关弦滑，余部如昨。肝郁末②舒，脾弱挟湿，营卫不畅，脊背串热时凉，申后较甚，口鼻干燥，颇颧仍有苦甜酸味。今议用照原方加减一贴调理。

---

① 原为十二月初四日记录。
② 末：疑为"未"。

人参一钱五分　于术一钱，炒　茯苓三钱　制香附一钱五分　丹参三钱　麦冬三钱　炙鳖甲三钱　生鹿角二钱，研　砂仁一钱，研　丹皮一钱五分　炙甘草八分　谷芽三钱，炒

引用醋柴胡五分

《纪恩录》

黎明进内，文植与薛福辰请脉，谨议用调气养血之法，以归芍六君为主，加香附、续断、砂仁，进呈。太医李卓轩私谓余曰："皇太后昨未服药，拟再停一二日何如？"余然之。

十二月初五日

《清宫医案集成》

十二月初五日，志大人带进薛福辰、汪守正、马文植、李德立、庄守和、李德昌请得慈禧皇太后脉息两关稍大，右滑左弦。木不条达，复加愤郁，脾受其制，以致神疲力□，谷食不香，脊背生热，运动则热势见轻，血虚气郁显著。今值荣行之□，拟荣卫并调，兼和肝脾，仍照原方加减一贴调理。

人参一钱五分　于术一钱五分，炒　炙香附二钱　茯苓三钱　泽兰二钱　丹皮一钱五分　炙鳖甲三钱　生鹿角二钱，研　丹参三钱　砂仁一钱，研　炙甘草八分　谷芽三钱，炒

引用醋柴胡八分

《翁同龢日记》①

方又致急郁气不舒，背串热，行动稍好，适值经行，尤热。

《纪恩录》

黎明进内，薛、汪请脉，文植先至东配殿恭候，谨议原方进呈。

---

① 原为十二月初六日记录。

十二月初六日

《清宫医案集成》

十二月初六日，志大人带进薛福辰、汪守正、马文植、李德立、庄守和、李德昌请得慈禧皇太后脉息右关带滑，左关弦，余部如昨。向来脊背发热，每在膳后交申酉时较甚，今日早晨即热，头眩足软，喉津酸咸甘苦之味，昨晚饮食无多，良由荣分正行，似有微感所致。今议用益气养荣汤佐以调中化饮之品一贴调理。

沙参三钱　生于术二钱　制香附二钱　当归二钱，酒炒　炙鳖甲三钱　法夏二钱　炙甘草八分　茯苓三钱　白芍一钱五分，炒　橘红一钱　焦谷芽三钱

引用醋柴胡六分　生姜三片

《翁同龢日记》①

方曰常于申酉发热，今早晨亦热，头眩足软，现值荣行，似有微感。人参、苓、术、香附、鳖甲、元参、麦冬、阿胶。

《纪恩录》

辰初进内，辰正传进。文植与薛福辰请脉，退出。李卓轩私谓余曰："昨日皇太后亦未服药。"是日原方进呈。

十二月初七日

《清宫医案集成》

十二月初七日，恩大人带进薛福辰、汪守正、马文植、李德立、庄守和、李德昌请得慈禧皇太后脉息左寸仍弱关较平，右脉细软，关微滑。昨饮食较少，而背热觉减。大便两次仍溏，精神倦怠，夜寐不实，总由心脾久亏，肝郁挟湿所致。今议用仍照原方加减一贴调理。

沙参三钱　生于术二钱　制香附一钱　当归二钱，土炒　白芍一钱五分，炒　法夏二钱　炙甘草八分　炙鳖甲三钱　陈皮一钱　焦谷芽三钱　赤石脂三钱，煅　茯苓三钱，研

引用醋柴胡四分　生姜三片

---

① 原为十二月初七日记录。

《翁同龢日记》①

方如昨，用沙参、去人参。

《纪恩录》

辰刻进内，大风。文植与汪守正请脉，出谓李卓轩曰："今日可以进药，或但服参汤亦可。"谨拟方进呈。

十二月初八日

《清宫医案集成》

十二月初八日，（外）广大人带进薛福辰、汪守正、马文植、李德立、庄守和、李德昌请得慈禧皇太后脉息两关较静，寸尺缓软。肝郁胃滞渐减，惟经后气血空虚，心脾不足，膳后尚有脊背串热，而动转即轻，夜寐不熟，喉有酸咸之味。今议用照原方减去半夏一贴调理。

沙参三钱　　生于术二钱　　当归二钱，土炒　　白芍一钱五分，炒　　茯苓三钱
制香附一钱五分　　陈皮一钱　　谷芽三钱，炒　　炙鳖甲三钱　　赤石脂三钱，煅研
炙甘草八分

引用醋柴胡四分　　生姜三片

《纪恩录》

黎明进内，巳初传进。文植与薛福辰请脉，谨议用归脾汤去黄芪、枣仁，加石脂、香附、杜仲、谷芽，进呈。

十二月初九日

《清宫医案集成》

十二月初九日，（内）广大人带进薛福辰、汪守正、马文植、李德立、庄守和、李德昌请得慈禧皇太后脉息细软，六部至数皆匀。良由经后气血空虚，肢体甚倦，饮食不多，稍加则难运化，大便一次，尚不甚调，发热，行动稍觉轻减，喉中咸苦诸味如昨。今议用益气理脾汤一贴调理。

党参三钱　　生于术二钱　　归身一钱五分，土炒　　白芍一钱五分，炒　　茯苓三

---

① 原为十二月初八日记录。

钱　赤石脂三钱，煅研　炙香附一钱　缩砂仁一钱，研　谷芽三钱，炒　杜仲二
钱，炒　炙甘草八分

引用生姜三片　红枣五枚

《翁同龢日记》[①]

未看方。

《纪恩录》

辰刻进内，巳初传进。请脉，谨议温固下元法，用潞党参、于术、赤
石脂、乌梅、诃子、白芍、肉桂、泽泻、余粮、木香、炙草、姜、枣，进
呈。赐饭毕，余顾谓同人："明晨请脉时，再谏节省饮食。"金谓然。

十二月初十日

《清宫医案集成》

十二月初十日，大人带进薛福辰、汪守正、马文植、李德立、庄守
和、李德昌请得慈禧皇太后脉息左三部平平，惟右关浮弦带滑。水湿停
中，脾之清阳不升，胃少下降，以致胸脘不舒，大便溏泄，四肢倦怠，脊
背仍热。今议用益气理脾汤佐以化湿之品一贴调理。

党参三钱　生于术二钱　茯苓三钱　肉豆蔻八分，煨去油　炙甘草八分
赤石脂三钱，煅研　陈皮八分　炙半夏一钱五分　杜仲一钱，盐水炒　谷芽三钱，
炒　泽泻一钱

引用生姜三片　红枣五枚

《翁同龢日记》[②]

方四次溏泄。

《纪恩录》

辰初进内，巳初传进。请脉，谨议原方进呈。

---

① 原为十二月初十日记录。
② 原为十二月十一日记录。

十二月十一日

《清宫医案集成》

十二月十一日，恩大人带进薛福辰、汪守正、马文植、庄守和、李德昌请得慈禧皇太后脉息两手均虚软，右关弦滑之象渐退。背热稍轻，惟天气严寒，转动时觉作凉，气血久亏，骤难充复，肠鸣觉是气串，心脾胃调和则精神自长。今议用仍照原方加减一贴调理。

党参三钱　生于术二钱　茯苓三钱　肉蔻仁八分，煨去油　炙甘草八分　赤石脂三钱，煅研　陈皮八分　杜仲二钱，盐水炒　当归□□，土炒□□　谷芽三钱，炒

引用生姜三片　红枣五枚

《翁同龢日记》①

方稍好。

《纪恩录》

辰初进内，巳初传进。请脉，议仍扶脾固肾，用党参、冬术、炙甘草、茯苓、石脂、煨肉果、杜仲、土炒当归、陈皮、谷芽、红枣、煨姜。

十二月十二日

《清宫医案集成》

十二月十二日，志大人带进薛福辰、汪守正、马文植、庄守和、李德昌请得慈禧皇太后脉息左寸仍软，两关又见滑象。肝郁未舒，脾湿又聚，食后作酸觉甚，晚间气串，肠鸣，大便糟粕下行，口渴肢倦，因天时稍暖，脊背仍热，总缘营卫不和，湿郁骤难消化。今议用理脾化湿饮一贴调理。

党参三钱　生于术二钱　茯苓三钱　缩砂仁一钱，研　制半夏二钱　陈皮八分　炙甘草八分　泽泻一钱　谷芽三钱，炒　煨木香四分　归身一钱五分，土炒　杜仲二钱，盐水炒

引用生姜三片　红枣五枚

---

① 原为十二月十二日记录。

《翁同龢日记》①

方略如昨。

《纪恩录》

辰初进内，辰正传进。请脉，谨案两关兼滑，脾湿复聚之象，会议原方去石脂，加砂仁、半夏，进呈。

十二月十三日

《清宫医案集成》

十二月十三日，（内）广大人带进薛福辰、汪守正、马文植、庄守和、李德昌请得慈禧皇太后脉息两寸虚软，右关稍见滑象，余部平平。心脾久亏，胃难稍强，饮食仍难运化，以致喉中酸甜，唾涎带有血沫，口渴神倦，肢体疲软，脊背仍串凉热。今议用照原方加减一贴调理。

党参三钱　生于术二钱　茯苓三钱　砂仁一钱，研　陈皮八分　制半夏一钱五分　煨木香四分　归身一钱五分，土炒　谷芽三钱，炒　淮山药三钱　杜仲二钱，盐水炒　炙甘草八分

引用生姜三片　红枣五枚

《翁同龢日记》②

方云嗓中酸甜，脊背凉热，痰带血沫，饮食不化。

《纪恩录》

辰初进内，辰正传进。请脉，谨议原方加益智仁进呈。

十二月十四日

《清宫医案集成》

十二月十四日，（外）广大人带进薛福辰、汪守正、马文植、庄守和、李德昌请得（中残）今议用照原方加减一贴调理。

党参三钱　于术二钱，土炒　茯苓三钱　橘皮八分　归身二钱，土炒　制香

---

① 原为十二月十三日记录。
② 原为十二月十四日记录。

附一钱五分　佩兰一钱　白蔻仁七分，研　法半夏一钱五分　谷芽三钱，炒　藿

梗一钱　泽泻一钱五分

引用生姜三片　红枣五枚

《翁同龢日记》①

方如昨。

《纪恩录》

黎明进内，巳初传进。请脉，谨议原方进呈。

十二月十五日

《翁同龢日记》②

方泄泻，杜仲等。

《纪恩录》

辰初进内，巳初传进。请脉，谨议原方加乌药进呈。

十二月十六日

《翁同龢日记》③

方木骨、陈皮、石斛、当归、赤石脂、参、苓、术、草。

《纪恩录》

辰初进内，巳初传进。请脉，谨议原方加淮山药、佩兰叶进呈。

十二月十七日

《翁同龢日记》④

方仍云水串气动，倦怠，五味，血沫，医生未初三犹未退。

---

① 原为十二月十五日记录。
② 原为十二月十六日记录。
③ 原为十二月十七日记录。
④ 原为十二月十八日记录。

《纪恩录》

辰初进内，辰正传进。请脉，谨议原方，加干荷叶饭上蒸以升胃气，恭拟进呈。

十二月十八日

《翁同龢日记》①

方如昨，药专治脾。

《纪恩录》

辰初进内，巳初传进。请脉，谨拟方用六君子加泽泻、砂仁、醋炒柴胡、当归、姜、枣，进呈。

十二月十九日

《翁同龢日记》②

方云心脾久虚，一切如昨。

《纪恩录》

辰初进内，巳初传进。请脉，谨议原方加香附进呈。

十二月二十日

《翁同龢日记》③

方云桔半四君子汤。

《纪恩录》

辰初进内，巳初传进。请脉，谨议原方砂仁易白豆蔻加佩兰进呈。

十二月二十一日

《纪恩录》

辰初进内，辰正传进。请脉，谨议原方加藿梗五分，去甘草，进呈。

---

① 原为十二月十九日记录。
② 原为十二月二十日记录。
③ 原为十二月二十一日记录。

十二月二十二日

《清宫医案集成》

十二月二十二日，志大人带进薛福辰、汪守正、马文植、庄守和、李德昌请得慈禧皇太后脉息左部平平，右关尺软滑。脾土久伤，火虚不能生土，以致食少不运，昨今溏泻四次，喉中作干，腹内气串，四肢疲倦，颃颡背热如旧，宜开胃运脾。今议用照原方加减一贴调理。

潞党参三钱　于术二钱，土炒　归身二钱，土炒　益智仁一钱，炒　橘皮八分　炙甘草五分　茯苓三钱　法半夏一钱五分　炙香附一钱五分　佩兰一钱五分　谷芽三钱，炒　白蔻仁七分，研

引用生姜三片　灶心土三钱

《纪恩录》

辰初进内……辰正传进请脉，谨仍原方进呈。

十二月二十三日

《清宫医案集成》

十二月二十三日，（内）广大人带进薛福辰、汪守正、马文植、庄守和、李德昌请得慈禧皇太后脉息左寸虚软，关稍弦，右关滑象渐减，余部如昨。饮食不多而艰于消化，膳后嘈杂不舒，气水串动，心气久亏，脾阳积弱，火不生土，健运为难，颃颡黏涎五味，脊背仍然作热，肢倦气怯，仍宜调理脾胃佐以养营。今议用照原方加减一贴调理。

（上残）于术二钱，土炒　益智二钱　陈皮八分　炙甘草五分　茯苓三钱　丹参一钱五分　制半夏一钱五分　归身二钱，土炒　佩兰一钱　制香附一钱五分　砂仁八分，研

引用生姜三片　红枣五枚

《翁同龢日记》①

方稍好。

———————————

① 原为十二月二十四日记录。

《纪恩录》

辰初进内，辰正传进。请脉，谨仍原方进呈。

十二月二十四日

《清宫医案集成》

十二月二十四日，（外）广大人带进薛福辰、汪守正、马文植、庄守和、李德昌请得慈禧皇太后脉息左脉虚软，右关仍滑。昨日小作凉热，似有微感，夜间气水串动，喉间黏涎五味，仍有血沫，背热较甚，寐不解乏，综由脾阳不健，心气久亏所致。今议用照原方加减一贴调理。

党参三钱　于术二钱，土炒　柴胡五分，醋炒　陈皮一钱　炙甘草五分　茯苓三钱　丹参三钱　制半夏一钱五分　归身一钱五分，土炒　制香附一钱五分　砂仁八分，研　白芍一钱，炒

引用生姜三片　红枣五枚

《翁同龢日记》①

方又微感。

《纪恩录》

辰初进内，巳初传进。请脉，谨议归芍六君子加砂仁、香附、醋炒柴胡、姜、枣，拟方进呈。

十二月二十五日

《清宫医案集成》

十二月二十五日，恩大人带进薛福辰、汪守正、马文植、庄守和、李德昌请得慈禧皇太后脉息左寸虚软，右寸微弦，关仍滑。表有微感未净，有时稍作凉热，食少难消，胸脘辣，喉间五味枯延②，仍带血沫，耳鸣口干，脊背之热如旧。今议用和卫调脾饮一贴调理。

党参三钱　于术二钱，土炒　醋柴胡六分　茯苓三钱　归身二钱，土炒　丹

---

① 原为十二月二十五日记录。

② 枯延：疑为"粘涎"。

参三钱　炙香附一钱五分　白芍一钱，炒　陈皮一钱　砂仁八分　桔梗一钱五分
炙甘草五分

引用生姜三片　红枣五枚

《翁同龢日记》①

方感冒，几于各证皆复矣，如何。

《纪恩录》

辰初进内，巳初传进。请脉，谨议原方去半夏，加丹参、桔梗，
进呈。

十二月二十六日

《清宫医案集成》

十二月二十六日，师大人带进薛福辰、汪守正、马文植、庄守和、李
德昌请得慈禧皇太后脉息左关微弦（中残）寐尚安，二便亦调，自是营
衡②稍和之候。惟食入消化仍缓，胃脘嘈杂，气水串动，喉间黏涎五味，
时带血沫，终因心脾元气久虚，难以充复。今议用照原方加减一贴调理。

党参三钱　于术二钱，土炒　茯苓三钱　归身二钱，土炒　丹参三钱　香附
一钱五分　白芍一钱，炒　桔梗一钱　陈皮八分　砂仁八分，研　醋柴胡五分
炙甘草五分

引用枸橘叶五片　红枣五枚

《翁同龢日记》③

方稍好。

《纪恩录》

辰初进内，巳初传进。请脉，谨议原方加枸橘叶七片，去生姜，
进呈。

---

① 原为十二月二十六日记录。
② 衡：疑为"卫"。
③ 原为十二月二十七日记录。

十二月二十七日

《清宫医案集成》

十二月二十七日，志大人带进薛福辰、汪守正、马文植、庄守和、李德昌请得慈禧皇太后脉息左手较平，右关仍滑。昨夜寐欠甜，晚膳既少，胸间觉有壅闷，脊背之热略甚，喉间黏涎五味如旧，惟小便清利，嘈杂水串稍减。今议用仍照原方加减一贴调理。

沙参三钱　于术二钱，土炒　茯神三钱　归身二钱，土炒　丹参三钱　制香附一钱五分　白芍一钱，炒　陈皮一钱　柏子仁一钱五分，去油研　砂仁八分，研醋柴胡五分　炙甘草五分

引用桔梗一钱五分　枸橘叶七片

《纪恩录》

辰初进内，辰正传进。请脉，谨议原方进呈。

光绪七年（1881）

正月初六日

《翁同龢日记》①

是日请安，见昨方（庄守和）。略言作泄气弱，药则如前也。

正月初七日

《清宫医案集成》②

光绪六年正月初七日，广大人带进汪守正、马文植、李德立、庄守和、李德昌请得慈禧皇太后脉息两寸虚弱，两关弦滑，重按亦无力。久服益气健脾等方，而脾元阳虚陷，不见全复，时值春令木旺，脾土尤不能支，以致食少口干，昨日下泻，间有完谷无味，气软形瘦较甚，口气五

---

① 原为正月初七日记录。

② 《清宫医案集成》光绪七年正月初七日至六月二十三日医案，原列为光绪六年医案，经对照确定属于光绪七年同期医案。

味，脊背凉热仍然，症势疲缓。用温补固肠饮一贴，俾不致肠滑气陷、消耗难起为要。

人参一钱五分，蒸对　于术三钱，炒　茯苓三钱　赤石脂三钱，煅　肉蔻一钱，煨去油　诃子一钱五分，煨　肉桂六分，去皮　禹余粮三钱，煅　葛根一钱五分　白芍二钱，炒　炙甘草八分　车前子二钱

引用煨姜三片　乌梅二个

《翁同龢日记》①

是日看方（自廿八日起至初六，未传外边医生）。医四人，列名汪守正、马文植、庄守和、李德昌。按云寸虚软，关弦浮，夜泄三次，脾阳久虚，又完谷不化，串气仍然，脊背寒热，急宜扶脾，免致肝阳下陷，消耗难起（人参、白术、茯苓、甘草、赤石脂、车前、葛根、白芍、肉桂、诃子仁、砂仁、禹余粮、姜、桂元肉）。脉方如此，可虑可虑，奈何。

《纪恩录》

黎明进内，薛抚屏乞假十日。内务府大臣导余与汪子常至体元殿，拜贺天禧如礼，旋即趋前请脉。谨议益气扶脾法，用人参、白术、茯苓、炙甘草、煨肉果、赤石脂、煨木香、杜仲、半夏、陈皮、肉桂、姜、枣、泽泻，又四神丸一钱进呈。

正月初八日

《清宫医案集成》

正月初八日，大人带进汪守正、马文植、李德立、庄守和、李德昌请得慈禧皇太后脉息虚弱稍起，两关弦滑，昨服温补固肠之药，大便未行，小水微利，水串肠鸣，食少口干，咽嗌五味，脊背凉热仍然，此由肠气暂守，而中下二焦元阳未能骤固，水气不易分消所致。今议用照原方加减一贴，务使二便调匀，不再反复，则气日复而脾易扶矣。

人参二钱，蒸对　于术三钱，炒　赤石脂三钱，煅　茯苓三钱　肉桂六分，去皮　煨诃子一钱五分　煨木香四分　肉蔻一钱，煨去油　葛根一钱五分　白芍

---

① 原为正月初八日记录。

一钱五分，炒　车前子三钱，包　炙甘草八分

引用煨姜三片　乌梅二枚

《纪恩录》

辰初进内。传文植诸臣请脉，退出至东配殿，谨会议立方。

正月初九日

《清宫医案集成》

正月初九日，大人带进汪守正、马文植、李德立、庄守和、李德昌请得慈禧皇太后脉息如昨。大便未行，（上残）咽嗌五味，脊背仍有凉热，此由肠胃元气不实，清浊升降未利所致。今议用温补固肠饮加减一贴调理。

人参二钱　于术三钱，炒　赤石脂三钱，煅　茯苓三钱　肉桂六分，去皮研
杜仲三钱，盐水炒　煨木香四分　泽泻二钱　葛根一钱五分　白芍一钱五分，炒
车前子三钱，包　肉蔻一钱，煨去油　炙甘草八分

引用煨姜三片　乌梅二个

《翁同龢日记》①

方稍好，泄止，少进膳。

甫饭而马培之来长谈，据称西圣之体入春后大不如前，脾虚下陷，肝木益旺，脉无起色，大肉消瘦，极焦急也。

《纪恩录》

黎明进内，辰正传进。文植等请脉，谨仍原方去泽泻进呈。

正月初十日

《清宫医案集成》

正月初十日，志大人带进汪守正、马文植、李德立、庄守和、李德昌请得慈禧皇太后脉息两关尚带弦滑，余部如旧。面黄而浮，兼有咳嗽吐痰

---

①　原为正月初十日记录。

黄白二色有块，昨大便三次，仍有糟粕，身软口渴，水串肠鸣，夜寐不实，总由脾胃过弱，土不生金，肺虚挟湿，清阳不升，泻利伤阴所致。今议用仍以固摄下元为要，照原方加减一贴调理。

党参四钱　于术三钱，炒　赤石脂三钱，煅　茯苓四钱　肉桂八分，去皮煨木香四分　泽泻一钱　诃子一钱五分，煅　白芍一钱五分，炒　车前子三钱，包禹余粮三钱，煅　炙甘草八分

引用煨姜三片　乌梅二个　灶心土一两　冬瓜皮五钱

水煎代茶。

《纪恩录》

黎明进内，辰正传进。文植等请脉，谨仍原方去肉桂，加白芍、苍术，进呈。

正月十一日

《清宫医案集成》

正月十一日，广大人带进汪守正、马文植、李德立、庄守和、李德昌请得慈禧皇太后脉息两关稍为弦大。气弱阴伤，今晨溏泻二次，完谷不化，脾肾大亏，门户不藏，进温脾固下之剂，泻止复作，元阳下陷。今拟以脾肾双固，冀泻止为要，仍照原方加减一贴调理。

破故纸二钱，盐水炒　□□□□去皮　□□□□□□　白芍二钱，炒　炮姜六分　茯苓三钱　车前子三钱，包　煅赤石脂三钱　炙甘草八分

引用乌梅二个

另用四神丸一钱五分，临寝时用灶心土、冬瓜皮汤进。

《翁同龢日记》[①]

方按有完谷不化、门户不藏及元阳下陷语（药：党参，苓、术、草，赤石脂，禹余粮，莺粟壳，四神丸，灶心土）。余告诸邸，皆传太医来询。已而太医李德昌、庄守和来见，备言竭力用药毫无效验，语极多，并言圣意不欲用人参，至附子则本不相宜，昨未饮汤剂，但进四神丸，一昼

---

① 原为正月十二日记录。

夜未泄也。

《纪恩录》

辰初进内，辰正传进。文植等请脉，谨用脾肾双固法。拟方：党参五钱，白术三钱，肉桂八分，炮姜六分，白芍三钱，破故纸一钱五分，肉果一钱，乌梅二个，石脂三钱，炙甘草八分，车前子三钱，粟壳一钱，四神丸一钱，进呈。

正月十二日

《清宫医案集成》

正月十二日，恩大人带进汪守正、马文植、李德立、庄守和、李德昌请得慈禧皇太后脉息两关弦大已平，仍见缓弱。昨服四神丸，大便未泻，小水稍利，嗳气嘈串微减，惟脾元尚弱，肠胃未能坚固，余症仍在。今议用四君合四神作丸，每早晚各用一钱五分，姜汤送服调理。

党参一钱　于术一钱，土炒　茯苓一钱　补骨脂一钱　肉蔻八分，煨去油
吴茱萸七分，炒　炙五味七分

共研细末，红枣泥为丸。

《翁同龢日记》①

因请安仍入，方云一昼夜未泄，脉弱，用四君四神，枣泥为丸，不用汤剂，似稍起色也，退时微明。

《纪恩录》

辰初进内，传进。文植等请脉，谨仍昨方进呈。

正月十三日

《清宫医案集成》

正月十三日，师大人带进汪守正、李德立、庄守和、李德昌请得慈禧皇太后脉息虚弱而缓。大便二昼夜未行，清浊稍分，面浮咳嗽，血沫渐

---

① 原为正月十三日记录。

减，惟脾元过伤，肠胃尚未坚实，食水难消，腹中串热，咽溢五味，脊背掌心发热。今议用照原方加减一贴调理。

党参一钱　于术一钱，炒　茯苓一钱　补骨脂一钱五分，炒　肉蔻八分，煨去油　吴茱萸四分，炒　醋柴胡二分　炙五味六分

共研细末，合芍①枣肉为丸，重一钱五分，每早晚各进一丸，姜汤送服。

《翁同龢日记》②

仍于寅正入内请安，方云两昼夜未大便，咳嗽、凉热俱减，脉虚弱，仍照原方，用丸药，每服一钱五分，黎明退。

《纪恩录》

辰初进内，传进。文植等请脉，谨仍原方加黄芪进呈。

正月十四日

《清宫医案集成》

正月十四日，志大人带进汪守正、李德立、庄守和、李德昌请得（上残）清浊渐分，惟脊背掌心腹中串（中残）之味，脾元肠胃尚未充固。今议用照原方一贴调理。

《翁同龢日记》③

寅初起，即入请安，方按云昨大解不甚浓，脉象神气较好，惟脊背患串热，朝轻暮重，食水不消云云，药四君子（无草，有醋柴二分）、补骨脂、吴萸、赤石脂共为丸，每丸一钱五分，早晚一丸。

今日带医也。

《纪恩录》

辰初进内，传进。文植等请脉，谨仍原方去粟壳，加杜仲，进呈。

---

① 芍：疑为衍字，因前后诸日所用为丸之物均为枣肉。
② 原为正月十四日记录。
③ 原为正月十五日记录。

正月十五日

《清宫医案集成》

正月十五日，（外）广大人带进汪守正、李德立、庄守和、李德昌请得慈禧皇太后脉息虚弱带弦。脾胃气血久亏，饮食之湿不易运化，发热倦软，晚间觉渴，痰咳鼻塞头眩，咽间仍有酸甜黏沫。今仍宜理脾固肠加退热之品，议照原方加减一贴调理。

党参一钱　于术一钱，土炒　茯苓一钱　补骨脂一钱五分　黄芪一钱，土炒　炙五味六分　炙鳖甲一钱　醋柴胡三分

各研细末，合匀，枣肉为丸，一丸重一钱五分，每早晚各进一丸，姜汤送服。

《翁同龢日记》①

寅正入请安，方云脉微弦，痰咳发热，药用党参、于术、茯苓、醋柴、生芪、鳖甲、五味□□，仍用丸。

正月十六日

《清宫医案集成》

正月十六日，师大人带进汪守正、李德立、庄守和、李德昌请得慈禧皇太后脉息虚弱而缓。脾胃气血久亏，肺金虚而增湿，以致痰咳头眩口渴，仍有酸甜黏沫，身肢发热，夜晚觉甚，昨热势微轻，今日精神即觉稍旺，是固肠之外，以退热为要义。议晚用秦艽扶羸丸二钱，明早服，照原方丸药二钱调理。

秦艽一钱　炙鳖甲一钱　银柴胡三分　当归一钱，土炒　紫菀一钱　党参一钱　法半夏一钱　黄芪一钱五分

各研细末，合匀，枣肉为丸，一丸重二钱，今晚进一丸，姜汤送服。

《翁同龢日记》②

方云发热，口中五味串、凉热如旧，惟脉虚而缓，咳亦较好，早晨秦

---

① 原为正月十六日记录。
② 原为正月十七日记录。

芄鳖甲、醋柴等为丸，晚间黄芪、鳖甲等为丸。

正月十七日

《清宫医案集成》

正月十七日，恩大人带进汪守正、李德立、庄守和、李德昌请得（中残）致，既不欲进汤药，仍宜固肠退热助气之方。议用益气固肠丸调理。

黄芪一钱五分，米炒　炙鹿茸六分　党参一钱　于术一钱，土炒　炙五味六分　补骨脂一钱，炒　炙鳖甲一钱　银柴胡三分

各研细末，合匀，枣肉为丸，重二钱，早晚各送一丸，姜汤送服。

《翁同龢日记》①

方云脉微弦，昨三次大便，先干后溏，身软气弱，发热倦怠，口中五味仍然，既不愿服汤剂，仍用丸药调理（黄芪、鹿茸、党参、于术、赤石脂、补骨脂、炙甘、醋柴）。

正月十八日

《清宫医案集成》

正月十八日，师大人带进汪守正、李德立、庄守和、李德昌请得慈禧皇太后脉息虚弱而弦。昨晚大便一次仍溏，气短身软，痰咳头眩，肢体发热，脾胃气血俱亏。今议用照原方丸药加理嗽之品调理。

黄芪一钱五分，米炒　鹿茸六分　党参一钱　于术一钱，土炒　炙五味六分　补骨脂一钱，炒　炙鳖甲一钱　银柴胡三分　款冬花一钱

各研细末，合匀，枣肉为丸，重二钱，早晚各进一丸，姜汤送服。

《翁同龢日记》②

方昨大便一次，仍溏。气短身软，肢体发热，痰咳，脉微弦。黄芪、鹿茸、党参、于术、补骨脂、五味、款冬、银柴、鳖甲共为丸，朝夜一

---

① 原为正月十八日记录。
② 原为正月十九日记录。

丸，二钱。

《清宫医案集成》

正月十九日，广大人带进汪守正、李德立、庄守和、李德昌请得慈禧皇太后脉息虚弱，关部微弦。昨晚大便三次，糟粕而溏，气怯身软，痰咳头眩，肢体仍热，总由病久精脉气血交亏所致。今议用照原方丸药加力调理。

黄芪一钱五分，米炒　鹿茸一钱　党参一钱五分　补骨脂一钱　款冬花一钱　银柴胡三分　于术一钱，土炒　炙五味六分　炙鳖甲一钱

各研细末，合匀，枣肉为丸，重二钱五分，早晚各进一丸，姜汤送服。

《翁同龢日记》①

昨日两方，早间方与前日同，酉刻一方，言昨三次溏泄，今又溏一次，脉弦大沉却空虚，头眩痰咳，心中摆弄，以防虚陷滑脱云云（党参、鹿茸、黄芪、鳖甲、五味、粟壳、炙甘、补骨脂，分两较重，用汤剂）。情形如此，极可虑。

今日太后圣体稍安，食膳半盂饭卷一粥一盂，食后仍发眩，心口作呕一次（昨至御花园）。上于昨日诣长春宫请安，未语，仅赐糖一包而退（五日未见，盖自去岁非召不往也）。

《纪恩录》

卯正由军机处牒传速赴大内请脉。余扶病而入，匍匐御坐前。进诊毕，颓唐不能起。太后命总管太监刘、李掖之而出。至东配殿，公议仍拟脾肾双固，加鹿茸、五味子，进呈。

《清宫医案集成》

正月二十日，志大人带进汪守正、马文植、李德立、庄守和、李德昌

---

① 原为正月二十日记录。

晚清散见宫廷医案汇编　第二章　慈禧太后散见医案（光绪七年）

请得（中残）健脾固肠之品。议今晚进益气固本汤，明早进益气固肠丸调理。

党参五分　炙鹿茸片一钱五分　黄芪三钱，米炒　巴戟肉二钱，炙　于术三钱，土炒　补骨脂三钱，炒　肉桂八分，去皮　款冬花二钱　炙鳖甲三钱　柴胡五分　炙甘草一钱　炙五味五分

引用桂元肉七枚

益气固肠丸

党参七分　鹿茸七分，炙　炙五味三分　补骨脂五分，炒　于术七分，炒　鳖甲五分，炙　黄芪七分

枣肉为丸，重二钱五分，姜汤送服。

《翁同龢日记》①

看昨日方，云脉不及四至见虚弱、自戌刻进药，未溏泄，心中摆弄已止，夜得寐，惟精脉神气大衰，须用竣剂，今晚益气固肠汤，昨早益气固本丸（党参五钱，鹿茸一钱五，巴戟、五味等皆加重，大至如昨方也）。

《纪恩录》

辰初进内，传进。文植等请脉，谨议早进丸药，健固脾肾；晚进汤剂，竣补气血。方用党参、柴胡、黄芪、巴戟、桂元肉、白术、茸片、肉桂、炙鳖甲、款冬花、补骨脂、五味子。丸用人参一钱，五味一钱，肉果八分，鹿茸五分，肉桂五分，进呈。

正月二十一日

《翁同龢日记》②

方按云，脉神力稍起，精神较好，药味如昨，一煎一丸。

《纪恩录》

辰初进内，传进。文植等请脉，谨仍昨方，汤丸并济。药用潞党参五钱，白术三钱，炙鳖甲三钱，鹿茸一钱五分，补骨脂三钱，银柴胡五分，

---

① 原为正月二十一日记录。
② 原为正月二十二日记录。

生黄芪三钱，肉桂八分，五味子五分，巴戟三钱，款冬花一钱五分，炙甘草八分，半夏曲三钱，进呈。

正月二十二日

《清宫医案集成》①

（上残）加减一贴调理。

党参五钱　于术三钱，土炒　黄芪三钱，米炒　巴戟肉二钱，炙　鹿茸片一钱五分，炙　补骨脂三钱，炒　肉桂六分，去皮　款冬花二钱　炙鳖甲三钱　银柴胡五分　炙五味五分　炙甘草一钱

引用生姜三片

《翁同龢日记》②

方如前，脉神较好。

马培之来长谈，薄暮去，云慈禧圣体渐起，十日如此，可保无事。今日传乳妪两人，将食乳也（又闻传三旗妇女廿六日入内挑选），药用熟地。

《纪恩录》

辰初进内，传进。文植等请脉，谨仍昨方加填纳肾气之品，以肾为胃关也，去半夏曲，加砂仁、炒熟地、煨姜、大枣，进呈。

正月二十三日

《清宫医案集成》

正月二十三日，师大人带进汪守正、马文植、李德立、庄守和、李德昌请得慈禧皇太后脉息如昨。痰咳稍轻，昨大便一次，惟身肢空软，大肉陷下，脊背手心发热，晚间尤甚，食少难消，食入胃③胸脘空疼，此由脾

---

① 此日《清宫医案集成》所存脉案并无明确日期记录，可能为正月二十一日或二十二日脉案。据《翁同龢日记》，正月二十一日药用"一煎一丸"，此处为"上残"而非"下残"，可以认为当日仅有煎剂无有丸剂，当可确定不是正月二十一日脉案，是正月二十二日脉案。

② 原为正月二十三日记录。

③ 此处疑脱"后"字。——原整理者注。

伤气陷，中虚不能砥柱所致。今议加填纳肾气之品，以肾为胃关也。仍照原方加减一贴，并随便酌服人乳调理。

党参五钱　鹿茸片一钱五分，炙　黄芪三钱，米炒　大熟地三钱　于术三钱，土炒　补骨脂三钱，炒　巴戟肉二钱，炙　肉桂六分，去皮　炙鳖甲三钱　银柴胡七分　炙五味五分　炙甘草一钱

引用生姜三片

《翁同龢日记》①

方照旧，略增损，惟脉按中有"大肉塌陷"四字，可骇，而昨日马君则言亲见大肉未落，不知何以参差若是，熟地三钱，砂仁炒，又云并服人乳也。

《纪恩录》

辰初进内，传进。文植等请脉，谨仍原方，减肉桂二分进呈。

正月二十四日

《清宫医案集成》

正月二十四日，广大人带进汪守正、马文植、李德立、庄守和、李德昌请得慈禧皇太后脉息虽虚弱而神渐长。今早便溏一次，身肢仍软，昨晚发热胸痛，水串仍然，病久脾肾阴阳气血过虚，不速生复。今议用益气固本汤一贴调理。

党参五钱　鹿茸片一钱五分，炙　黄芪三钱，米炒　大熟地四钱，砂仁五分拌炒　于术三钱，土炒　补骨脂三钱，炒　肉桂六分，去皮　炙五味五分　炙鳖甲三钱　□□□□　焦白芍二钱　炙甘草一钱

《翁同龢日记》②

方云脉神较好，昨便溏一次，夜间发热，胸痛水串仍然，总由脾肾过亏，难于生复云云。药如前，熟地四钱。

---

① 原为正月二十四日记录。
② 原为正月二十五日记录。

《纪恩录》

侵晨进内，……辰正传进。文植等请脉，谨仍原方进呈。……至锡金会馆，敦趣薛抚屏速为销假。

正月二十五日

《清宫医案集成》

正月二十五日，志大人带进汪守正、马文植、李德立、庄守和、李德昌请得慈禧皇太后脉息如昨。胸痛已减，昨晚咳嗽掌热渐轻，今早便溏一次身软，水串下气仍然，□由脾肾本元□□，清气不升，湿不易利所致。今议用照原方加减一贴调理。

党参五钱　鹿茸片一钱五分，炙　黄芪三钱，米炒　大熟地四钱，砂仁七分拌炒　于术三钱，土炒　补骨脂三钱，炒　肉桂六分，去皮　炙五味五分　炙鳖甲三钱　巴戟肉二钱，炙　焦白芍一钱　炙甘草一钱

引用银柴胡七分　蜜水炒升麻三分

《翁同龢日记》①

方云便溏一次，余渐好，加升麻三分。

《纪恩录》

辰初进内，传进。文植等请脉，谨仍原方加升麻三分进呈。

正月二十六日

《清宫医案集成》

正月二十六日，（外）广大人带进汪守正、马文植、李德立、庄守和、李德昌请得慈禧皇太后脉息神气稍长，尚见虚弱，右关微滑。精神渐可支持，夜热较轻，大便未行，惟元虚气弱，脾胃未能速固，余症仍在。今议用照原方一贴，当此顺境之际，极宜加意调理。

党参五钱　鹿茸片一钱五分，炙　黄芪三钱，米炒　大熟地四钱，砂仁一钱拌炒　于术三钱，土炒　补骨脂三钱，炒　肉桂六分，去皮　炙五味五分　炙鳖甲

―――――――――

① 原为正月二十六日记录。

三钱　巴戟肉二钱，炙　焦白芍一钱　炙甘草一钱

引用银柴胡七分　蜜水炒升麻三分

《翁同龢日记》①

方脉虚弱，右关滑，精神渐长，夜热稍轻，大便未行，惟元虚气弱，一时未能生发，值此顺境之际，极宜加意调理，药味照前，仍加升麻四分。

《纪恩录》

辰初进内，传进。文植等请脉，谨仍原方进呈。

正月二十七日

《清宫医案集成》

正月二十七日，恩大人带进汪守正、马文植、李德立、庄守和、李德昌请得慈禧皇太后脉息神力渐长，右部关尺尚弱。精神微强，手臂发热已止，气陷渐固，大便未行，惟本元未充，脾胃运化欠利，有时胸满口酸，脊背仍热。今议用照原方加减一贴调理。

（上残）

于术三钱，土炒　补骨脂三钱，炒　肉桂六分，去皮　炙五味五分　炙鳖甲三钱　巴戟肉二钱，炙　陈皮一钱　炙甘草八分

引用银柴胡七分　蜜水炒升麻三分

《翁同龢日记》②

方益见好。

《纪恩录》

辰初进内，传进。文植等请脉，谨议原方加减，潞党参五钱，白术三钱，炙鳖甲三钱，鹿茸一钱五分，米炒黄芪三钱，肉桂六分，五味子五分，砂仁炒熟地四钱，陈皮一钱，盐水炒补骨脂三钱，炙甘草八分，巴戟

---

① 原为正月二十七日记录。

② 原为正月二十八日记录。

一钱五分，醋炒升麻三分，银柴胡七分，进呈。

正月二十八日

《清宫医案集成》

正月二十八日，广大人带进汪守正、马文植、李德立、庄守和、李德昌请得慈禧皇太后脉息比昨稍弱，两关微见弦滑。脾虚肝旺，寒湿易伤，昨晚大便四①又复溏泻，脊背手臂仍热，本元未充，脾胃运化欠利。今议用照原方加减一贴，相宜饮食慎重调理。

党参五钱　鹿茸片一钱五分，炙　黄芪三钱，米炒　大熟地四钱，砂仁一钱拌炒　于术三钱，土炒　补骨脂三钱，炒　肉桂六分，去皮　炙五味五分　炙鳖甲三钱　巴戟肉二钱，炙　苍术二钱，炒　炙甘草八分

引用银柴胡七分　蜜水炒升麻三分

《翁同龢日记》②

方又溏泄四次，脉虚软，于术、茅术③并用。

《纪恩录》

辰初进内，传进。文植等请脉，谨仍原方去升麻进呈。

正月二十九日

《清宫医案集成》

正月二十九日，志大人带进汪守正、马文植、李德立、庄守和、李德昌请得慈禧皇太后脉息神力渐起，左关平。精神稍长，今早大便一次微溏，脾胃尚弱，本元不足，饮食稍有不合，即作嘈杂串闷下泻，背肢有时作热。今议用照原方一贴调理。④

---

① 此处疑脱"次"字。——原整理者注。
② 原为正月二十九日记录。
③ 木：疑作"术"。
④ 此日《清宫医案集成》中无药物使用记录。

《翁同龢日记》①

未看方，闻照旧，泄一次。

《纪恩录》

辰初进内，传进。文植等请脉，谨仍原方进呈。

二月初一日

《清宫医案集成》

二月初一日，（内）广大人带进汪守正、李德立、庄守和、李德昌请得慈禧皇太后脉息两关弦滑，重候犹形虚弱。昨自戌至子，大便六次，溏泻带水，并有不化，身软气怯，肢体仍热，此由脾元积衰，饮食不合，即不能运化，愈伤则脾胃愈弱，元气不易生复。今议火土两补法，用益火理中汤一贴调理。

党参五钱　鹿茸片一钱五分，炙　黄芪三钱，米炒　于术三钱，土炒　茯苓三钱　补骨脂三钱，炒　肉桂六分，去皮　炙五味五分　茅术二钱，炒　巴戟肉二钱，炙　干姜八分，炒　炙甘草八分

引用银柴胡七分　蜜水炒升麻三分

《翁同龢日记》②

昨方又自戌至子泄六次，药大略如前。

《纪恩录》

辰正进内，传进。文植等请脉，谨仍原方，加茅苍术二钱进呈。

二月初二日

《清宫医案集成》

二月初二日，恩大人带进汪守正、李德立、庄守和、李德昌请得慈禧皇太后脉息如昨。脾阳稍固，今早便溏一次，肢体仍热，食水难消，气怯身软，总由元气太亏，不能健运所致。今议用照原方一贴调理。

---

① 原为二月初一日记录。

② 原为二月初二日记录。

党参五钱　鹿茸片一钱五分，炙　黄芪三钱，米炒　于术三钱，土炒　茯苓三钱　补骨脂三钱，炒　肉桂六分，去皮　炙五味五分　茅术二钱，炒　巴戟肉二钱，炙　干姜八分，炒　炙甘草八分

引用银柴胡七分　蜜水炒升麻四分

《翁同龢日记》①

方泄一次，仍有时发热。

《纪恩录》

辰初进内，薛抚屏销假。辰正传进。汪、薛一班请脉，文植与庄守和一班，李德立、李德昌一班进诊。会议谨仍原方，加炒干姜八分进呈。

二月初三日

《清宫医案集成》

二月初三日，（外）广大人带进薛福辰、汪守正、马文植、李德立、庄守和、李德昌请得慈禧皇太后脉息神力渐长，精神稍强。大便未行，惟元气太亏，脾不健运，以致饮食入胃，时难分消，稍有不合，即作嘈杂，串痛下泻，是以身瘦气软，总不复原。今议用照原方升阳扶土固肠一贴调理。

党参五钱　鹿茸片一钱五分，炙　黄芪三钱，米炒　于术三钱，土炒　茯苓三钱　补骨脂三钱，炒　肉桂六分，去皮　炙五味六分　茅术二钱，炒　巴戟肉二钱，炙　干姜八分，炒　炙甘草八分

引用银柴胡七分　蜜水炒升麻四分

《翁同龢日记》②

方云精神渐长，大便未行，薛、马两医皆出矣。

《纪恩录》

辰初进内，奉旨：着太医院四员恭录方案，自去年三月起。钦此。是

---

① 原为二月初三日记录。
② 原为二月初四日记录。

日同征诸臣，悉进请脉，谨拟原方进呈。

二月初四日

《清宫医案集成》

二月初四日，（内）广大人带进薛福辰、汪守正、马文植、李德立、庄守和、李德昌请得慈禧皇太后脉息如昨。连服升阳培土固肠之方，症势渐轻，惟久病本元大亏，脾不健运，以致饮食无多，稍有不合，即作嘈杂刺串，下气作泻，身仍凉热。今议用照原方一贴调理。

党参五钱　鹿茸片一钱五分，炙　黄芪三钱，米炒　于术三钱，土炒　茯苓三钱　补骨脂三钱，炙　肉桂六分，去皮　炙五味六分　干姜八分，炒　巴戟肉二钱，炙　茅术三钱，炒　炙甘草八分

引用银柴胡七分　蜜水炒升麻四分

《翁同龢日记》①

方一切如昨，闻向安矣。

《纪恩录》

辰初进内，传进，文植等请脉，谨仍原方去五味子，加砂仁，进呈。

二月初五日

《清宫医案集成》

二月初五日，恩大人带进薛福辰、汪守正、马文植、李德立、庄守和、李德昌请得慈禧皇太后脉息比昨力软。大便二日未行，脾胃太亏，元气不能资生，食少无味，且难运化，身软气怯，仍串凉热。今议用照原方加减一贴调理。

党参五钱　鹿茸片一钱五分，炙　黄芪三钱，米炒　于术三钱，土炒　茯苓三钱　补骨脂三钱，炒　肉桂六分，去皮　干姜八分，炒　茅术三钱，炒　巴戟肉二钱，炙　砂仁一钱，研　炙甘草八分

引用柴胡七分　蜜水炒升麻四分

----

① 原为二月初五日记录。

《翁同龢日记》①

方如昨（加干姜），惟云气虚身软。

《纪恩录》

传进。诸臣请脉，谨议原方砂仁炒熟地减去一钱进呈。

二月初六日

《清宫医案集成》

二月初六日，（内）广大人带进薛福辰、汪守正、马文植、李德立、庄守和、李德昌请得慈禧皇太后脉息右三部比昨稍见有神。夜间便溏二次，脘中停饮不消，谷食减少，脾胃元阳不振，身软气怯。今议用照原方加和中化饮之品一贴调理。

党参五钱　鹿茸片一钱五分，炙　黄芪三钱，米炒　于术三钱，土炒　茯苓三钱　补骨脂三钱，炙　干姜八分，炒　肉桂六分，去皮　砂仁一钱，研　茅术三钱，炒　炙半夏三钱　炙甘草八分

引用银柴胡七分　蜜水炒升麻四分

《翁同龢日记》②

方如前，溏二次。

《纪恩录》

奉旨着薛福辰、汪守正、马文植三员轮值，各下一日班，下班之日，先至东配殿会议立方。……谨议原方加半夏二钱进呈。

二月初七日

《清宫医案集成》

二月初七日，（外）广大人带进薛福辰、汪守正、马文植、李德立、庄守和、李德昌请得慈禧皇太后脉息如旧。昨西刻大便一次，仍溏不多，饮邪尚未尽化，谷食无多，肢体软倦，身热略轻，总缘脾胃积弱，一时未

① 原为二月初六日记录。
② 原为二月初七日记录。

能骤复。今议用照原方加减一贴调理。

党参五钱　鹿茸片一钱五分，炙　黄芪四钱，米炒　茯苓三钱　于术三钱，土炒　补骨脂三钱，炒　干姜八分，炒　肉桂六分，去皮　茅术三钱，炒　砂仁一钱，研　炙半夏三钱　炙甘草八分

引用银柴胡五分　蜜水炒升麻三分

《翁同龢日记》①

方照旧，便溏一次，水饮未化尽。

《纪恩录》

请脉，谨会议立方，去巴戟，加茅术一钱，进呈。

二月初八日

《清宫医案集成》

二月初八日，师大人带进臣薛福辰、汪守正、马文植、李德立、庄守和、李德昌请得慈禧太后脉息如昨。今早大便一次仍溏，胸肠停饮未消，脊背依然作热，饮食不多，艰于运化，气怯身倦，总缘营卫未和，中宫不能健运，元气难以骤复。今议用照原方一贴调理。

党参五钱　鹿茸片一钱五分，炙　黄芪四钱，米炒　于术三钱，土炒　茯苓三钱　补骨脂三钱，炙　干姜八分，炒　肉桂六分，去皮　茅术三钱，炒　砂仁一钱，研　炙半夏三钱　炙甘草八分

引用银柴胡五分　蜜水炒升麻三分

《翁同龢日记》②

方略如前。

《纪恩录》

文植下班，先至东配殿，俟诸臣请脉毕，公议谨仍原方进呈。

---

① 原为二月初八日记录。
② 原为二月初九日记录。

二月初九日

《清宫医案集成》

二月初九日，（内）广大人带进薛福辰、汪守正、马文植、庄守和、李德昌请得慈禧皇太后脉息神力渐起。气血有生长之机，脾土稍固，胃阳未充，余饮不尽，食后尚作嘈辣①，大便未行，□□□□，今宜温固脾肾，以健中阳。今议用仍照原方一贴调理。

潞党参五钱　鹿茸片一钱五分，炙　黄芪四钱，米炒　于术三钱，土炒　茅术三钱，炒　制半夏二钱　砂仁一钱，研　补骨脂三钱，炒　干姜八分，炒　肉桂六分，去皮　茯苓三钱，研　炙甘草八分

引用银柴胡五分　蜜水炒升麻三分

《翁同龢日记》②

方神力渐发云云，药照旧。

《纪恩录》

请脉，谨会议，仍原方进呈。

二月初十日

《清宫医案集成》

二月初十日，（外）广大人带进薛福辰、汪守正、马文植、庄守和、李德昌请得慈禧皇太后脉息右关微带滑象，左寸稍弱，余部如昨。今早便溏一次，夜间睡卧不实，中脘嘈辣未尽，颜颡早晨略有血沫，背热稍觉松减，惟体瘦身软，食少难化。今议用仍照原方加减一贴调理。

党参五钱　鹿茸片一钱五分，炙　黄芪四钱，米炒　于术三钱，土炒　茅术三钱，炒　炙半夏二钱　补骨脂三钱，炙　干姜八分，炒　肉桂六分，去皮　茯神三钱，研　巴戟肉二钱，炙　炙甘草八分

引用银柴胡五分　蜜水炒升麻三分

---

① 嘈辣：为原文，意与"嘈杂"类。后同，不赘述。

② 原为二月初十日记录。

《翁同龢日记》①

方仍泄一次，夜寐不安，咯②有血沫，时串凉热，食少难化，药如前。

《纪恩录》

是日传诸臣请脉，谨仍原方进呈。

二月十一日

《清宫医案集成》

二月十一日，恩大人带进薛福辰、汪守正、马文植、庄守和、李德昌请得慈禧皇太后脉息右三部有神，左三部稍弱。食后尚有嘈辣，两肋作热较松，夜寐下半夜不实，脾胃元阳渐固，气分稍充，血分仍弱。宜加阴分之药以两补之，今议用仍照原方加减一贴调理。

党参五钱　黄芪四钱，米炒　肉桂六分　干姜八分，炒　补骨脂三钱，炒　苍术三钱，炒　于术三钱，炒　茯神三钱　砂仁一钱　熟地四钱，炒　炙甘草八分　鹿茸一钱五分　半夏二钱

引用银柴胡□□　蜜水炒升麻三分

《纪恩录》

传文植与薛、汪、庄、李五人请脉。按右三部有神，左三部稍弱，大象渐臻和平。谨议原方，加当归进呈。

二月十二日

《清宫医案集成》

二月十二日，师大人带进薛福辰、汪守正、马文植、庄守和、李德昌请得慈禧皇太后脉息两寸右尺见软。脾胃稍好，大便间日一次，先干后溏，行后即觉气软，下虚故也，嘈辣稍减，膳后尚觉串热，夜间脘中微闷，胃虚不胜谷气所致。今议用仍照原方一贴调理。

———————

① 原为二月十一日记录。
② 咯：音 kā，呕吐、咳嗽的声音。

党参五钱　鹿茸片一钱五分，炙　于术三钱　黄芪四钱，米炒　茅术二钱，炒　砂仁炒熟地三钱　肉桂六分，去皮　制半夏二钱　炙甘草八分　补骨脂三钱，炒　茯神三钱　干姜八分，炒

引用柴胡五分　蜜炒升麻三分

《翁同龢日记》①

方仍如前，大便未行，行即气软云云。

《纪恩录》

同征诸臣，咸进请脉，谨仍原方加杜仲三钱进呈。……是日奉旨，十三日着停诊一日，钦此。

二月十三日

《清宫医案集成》

二月十三日，（内）广大人带进薛福辰、汪守正、马文植、庄守和、李德昌请得慈禧皇太后脉息左寸虚软，右关略起。脾胃纳谷较佳，大便未行，夜寐至寅刻后总欠甜适，膳后药后胸②尚觉嘈满，而消化较前稍易，身热颇有松减之意，此乃脾阳渐复，还宜温固中下二焦。今议用照原方加减一贴调理。

党参五钱　鹿茸片一钱五分，炙　黄芪四钱，米炒　于术三钱，土炒　茅术三钱，炒　补骨脂三钱，炙　肉桂六分，去皮　制半夏二钱　熟地三钱，砂仁一钱炒　杜仲一钱五分，盐水炒　茯神三钱　炙甘草八分

引用银柴胡五分　蜜水炒升麻三分

《翁同龢日记》③

方大便未行，夜寐安，惟寅时起不甚成寐，饮食渐能消，凉热亦见轻减。

---

① 原为二月十三日记录。
② 引处疑脱"脘"字。——原整理者注。
③ 原为二月十四日记录。

二月十四日

《清宫医案集成》

二月十四日，（外）广大人带进薛福辰、汪守正、马文植、庄守和、李德昌、佟文彬请得慈禧皇太后脉息左寸仍软，左关渐起。服益气温固脾肾之方，□□□开大便渐调，惟食后药后微觉饱闷，下半夜睡卧不沉，总由气血未充，脾元尚弱所致。今议用补脾固肾饮一贴调理。

党参五钱　黄芪四钱，米炒　鹿茸片一钱五分　肉桂六分　山萸肉一钱五分　于术三钱，炒　茯神三钱　补骨脂三钱，炒　法半夏二钱　炙甘草八分　杜仲二钱，炒　熟地二钱　砂仁一钱，炒

引用煨姜三片

《翁同龢日记》①

方仍好，闻李德立出缺、添佟文斌。

《纪恩录》

请脉，谨议原方加萸肉、煨姜，去苍术、升麻，进呈。

二月十五日

《清宫医案集成》

二月十五日，恩大人带进薛福辰、汪守正、马文植、庄守和、李德昌、佟文彬请得慈禧皇太后脉息渐有神力。眠食均稍好，惟食后药后数刻时，食水即觉下沉，中脘微觉嘈辣，此乃中气不足，消化不能调匀，喉间仍有五味。宜用建中法，今议用益气建中汤一贴调理。

党参五钱　鹿茸片一钱五分，炙　黄芪四钱，米炒　于术二钱，土炒　肉桂六分，去皮　白芍二钱，炒　茯神三钱，研　杜仲二钱，盐水炒　山萸肉二钱，炙　补骨脂三钱，炒　熟地二钱，砂仁一钱拌炒　炙甘草八分

引用生姜三片　红枣五枚

---

① 原为二月十五日记录。

《翁同龢日记》①
方如前。

《纪恩录》
请脉，谨议原方进呈。

二月十六日

《清宫医案集成》

二月十六日，志大人带进薛福辰、汪守正、马文植、庄守和、李德昌、佟文斌请得慈禧皇太后脉息两寸虚软，右尺尚弱，余部均较前稍起。晚膳觉香，惟背热如昨，夜寐至寅刻后，咳痰数口，即难甜寝，食后药后微觉饱闷，并有酸味，此胃肠未充，尚难健运。今议用照原方加减一贴调理。

党参五钱　鹿茸片一钱五分，炙　黄芪四钱，米炒　于术三钱，土炒　茯神三钱　补骨脂三钱，炒　肉桂六分，去皮　杜仲三钱，盐水炒　炙半夏二钱　熟地二钱，砂仁一钱拌炒　白芍二钱，炒　炙甘草八分

引用煨姜三片　红枣五枚

《翁同龢日记》②
方如昨，脉好，惟饮食不香，仍津五味，药稍变一二味。

《纪恩录》
请脉，谨仍原方去萸肉，加半夏，进呈。

二月十七日

《清宫医案集成》

二月十七日，师大人带进薛福辰、汪守正、马文植、庄守和、李德昌、佟文斌请得慈禧皇太后脉息右手如昨，左手微软。胃气渐好，谷食虽加，消化仍慢，心脾尚弱，肺气稍有不清，以致早晨鼻塞喷嚏，咳吐痰

---

① 原为二月十六日记录。
② 原为二月十七日记录。

涩，膳后微觉嘈辣，咽干口酸。今议照原方加以理肺之品一贴调理。

党参五钱　冬花三钱，炙　杜仲三钱，姜炒　熟地二钱，砂仁一钱炒　黄芪四钱　半夏二钱　骨脂三钱，炒　茯神三钱　肉桂六分　于术三钱，炒　炙甘草八分　鹿茸片一钱五分

引用生姜三片　红枣五枚

《翁同龢日记》①

方渐好，略咳，加清肺药。

《纪恩录》

佟医士同进请脉，谨仍原方去白芍，加款冬花三钱，进呈。

二月十八日

《清宫医案集成》

二月十八日，（内）广大人带进薛福辰、汪守正、马文植、庄守和、李德昌、佟文斌请得慈禧皇太后脉息左三部平和，右部稍弱。饮食较香，膳后微觉胀闷，数刻间又觉空嘈，此中气久亏，荣卫未能和畅，晨刻痰嗽咽干，肺气未清，日来大便渐调。今议用照原方加减一贴调理。

党参五钱　于术三钱，土炒　黄芪四钱，米炒　鹿茸片一钱五分，炙研　杜仲二钱，姜汁炒　熟地二钱，砂仁一钱炒　茯神三钱，研　款冬花二钱，炙　肉桂六分，去皮　补骨脂三钱，炒　炙甘草八分　姜半夏二钱

引用生姜三片　桔梗一钱五分

《翁同龢日记》②

方皆好，御医添一栾……药照前。

《纪恩录》

请脉，谨仍原方去红枣，加川贝母、桔梗，进呈。

---

① 原为二月十八日记录。
② 原为二月十九日记录。

二月十九日

《清宫医案集成》

二月十九日，（外）广大人带进薛福辰、汪守正、马文植、庄守和、李德昌、栾富庆、佟文斌请得慈禧皇太后脉息左三部平平，右寸微滑，关尺略起而欠和。昨日饮食好而醋心，觉闷，背热，未刻后较甚，交申后大便通调，热势觉减，惟咳嗽痰不易出，仍属肺气未清，夜寐亦欠醋适。今议用益气补脾汤加理肺之品一贴调理。

党参四钱　于术三钱，土炒　生黄芪三钱　鹿茸片一钱，炙　茯神三钱　款冬花三钱　炙半夏三钱　补骨脂三钱，炒　桔梗一钱五分　炙甘草八分　麦冬一钱五分，米炒

引用生姜三片　红枣五枚

《翁同龢日记》①

未看方。

《纪恩录》

请脉，谨以益气调脾，兼理肺之剂，用潞党参四钱，白术三钱，黄芪三钱，鹿茸一钱，茯神二钱，半夏三钱，冬花三钱，补骨脂二钱，桔梗一钱，麦冬一钱五分，炙甘草五分，生姜二片，元枣三枚，进呈。

二月二十日

《清宫医案集成》

二月二十日，恩大人带进薛福辰、汪守正、马文植、庄守和、李德昌请得慈禧皇太后脉息右三部弱而欠调，左部稍旺。昨饮食略减，食后仍觉不运，嘈嗳背热，入夜较甚，早晨咳痰六七口，尚不易出，夜寐卯刻后不甜，总缘脾阳未复，稍加思郁，又欠健运所致。今议用仍照原方加减一贴调理。

党参五钱　半夏三钱　麦冬一钱五分，米炒　黄芪四钱，米炒　于术三钱　茯神三钱　干姜八分　炙甘草八分　补骨脂三钱，炒　茸片一钱，炙　冬花三

---

①　原为二月二十日记录。

钱，炙

引用红枣五枚

《翁同龢日记》①

方一切皆好，惟感伤增郁②，背仍作热。

《纪恩录》

请脉，谨议原方去麦冬、桔梗，加干姜、杏仁，进呈。

二月二十一日

《清宫医案集成》

二月二十一日，志大人带进薛福辰、汪守正、马文植、庄守和、李德昌请得慈禧皇太后脉息右部见起，关脉重按仍软，左部渐平。饮食觉香，夜寐较好，惟膳后中脘微嘈，两肋串热，身肢软倦，己③酉之时较甚，早晨咳□□□□微干。今议用照原方加减一贴调理。

党参五钱　鹿茸一钱，炙研　炙半夏二钱　于术三钱，土炒　茯神三钱，研　陈皮一钱，盐水炒　黄芪四钱，米炒　款冬花三钱　干姜八分，炒　补骨脂三钱，炒　杜仲二钱，炒　炙甘草八分

引用红枣五枚

《翁同龢日记》④

方云渐好，用干姜，赏内府大臣及诸医每人金钱五个。

《纪恩录》

请脉，谨仍原方加橘红一钱进呈。

---

① 原为二月二十一日记录。

② 《翁同龢日记》光绪七年（1881）二月二十一日记"照公递遗摺，照公者，西圣之母弟也，照都统统例赐恤，赏银两千，并赏伊子官"，脉案中"感伤增郁"，当因此事而起。

③ 己：疑为"巳"。

④ 原为二月二十二日记录。

二月二十二日

《清宫医案集成》

二月二十二日，师大人带进薛福辰、汪守正、马文植、庄守和、李德昌、佟文斌请得慈禧皇太后脉息左右相等，尚无偏胜，惟关部带弦。眠食较好，二便渐调，肠胃之气未洽，食后尚作嘈嗳，腹肋串热，隐隐作痛，己酉时身肢软倦，晨间咯痰不爽，肺气未清。今议用照原方加减一贴调理。

党参五钱　归身一钱五分，土炒　于术三钱，土炒　茯神三钱　补骨脂三钱，炒　黄芪四钱，米炒　杜仲三钱，炒　炙鹿茸片一钱　陈皮五分　炙半夏二钱　款冬花二钱　炙甘草八分

引用煨姜三片　红枣五枚

《翁同龢日记》①

方云圣②仍软，食少难化，痰黏便稠，栾某又撤去，皆人乳、鹿茸之功。

《纪恩录》

请脉，谨仍原方加陈皮五分进呈。

二月二十三日

《清宫医案集成》

二月二十三日，（外）广大人带进薛福辰、汪守正、马文植、庄守和、李德昌请得慈禧皇太后脉息左三部尚调，右部微滑，比昨稍软。总缘气分未充，脾元尚弱，以致食后复肋串热，中脘微嘈，夜寐肌肤之热稍减，早晨咯痰不爽，口中仍有酸苦诸味，肢体有时软倦。今议益气保元汤一贴调理。

人参一钱五分，另炖　于术三钱，炒　炙甘草八分　茯神三钱，研　黄芪四钱，米炒　补骨脂三钱　归身一钱五分，土炒　冬花二钱　炙鹿茸一钱五分，研

---

① 原为二月二十三日记录。

② 此处疑脱"体"字。

干姜八分　杜仲三钱，姜炒

引用醋柴胡六分　红枣五枚

《翁同龢日记》①

方渐好。

《纪恩录》

请脉，谨仍原方加醋炒柴胡进呈。

二月二十四日

《清宫医案集成》

二月二十四日，恩大人带进薛福辰、汪守正、马文植、庄守和、李德昌请得慈禧皇太后脉息仍软。上半夜心中懊恼，有欲吐之象，下半夜得寐，今早大便一次，先干后溏，晨间咳痰六七口，痰出稍利。日间偶咳，觉痰不易出，气短胸口微痛，天气寒暖不和，肺虚易受，身肢仍软，肠肋仍有串热下气，总由中气不②，脾阳不壮所致。今议用照原方加减一贴调理。

党参五钱　黄芪四钱　于术三钱　茯神三钱　补骨脂三钱，炒　鹿茸片一钱五分　杜仲三钱，炒　炙甘草八分　桔梗一钱五分　款冬花二钱　归身一钱五分，土炒　半夏二钱

引用银柴胡五分　生姜三片

《翁同龢日记》③

方略不如前，夜未安寐，食后嘈辣作酸，背串热。党参、鹿茸、黄芪、款冬、于术、补骨脂等。

《纪恩录》

请脉，谨议原方加减，用潞党参五钱，白术三钱，鹿茸一钱，茯神三

---

① 原为二月二十四日记录。
② 此处疑脱"实"字。——原整理者注。
③ 原为二月二十五日记录。

钱，砂仁一钱，款冬花三钱，归身三钱，半夏三钱，炙甘草五分，破故纸二钱，木香五分，煨姜二片，柴胡五分，进呈。

二月二十五日

《清宫医案集成》

二月二十五日，志大人带进薛福辰、汪守正、马文植、庄守和、李德昌、栾富庆请得慈禧皇太后脉息右关微滑，两寸软缓，余部平平。昨日酉刻大便溏泻一次，脾胃之气见弱，身肢软倦，食后仍作嘈杂，中脘微痛，腹肋串热，有时下气，早晨痰嗽比前较减，夜寐渐安。今议用照原方一贴调理。

党参五钱　黄芪四钱，米炒　于术三钱，土炒　茯神三钱　炙鹿茸一钱五分　炙半夏二钱　款冬花二钱　补骨脂三钱，炒　桔梗一钱五分　当归一钱五分，土炒　杜仲三钱，炒　炙甘草八分

引用银柴胡五分　生姜三片

《翁同龢日记》[①]

方溏泄一次，寐未安，食后嘈杂，背串热。

《纪恩录》

请脉，谨仍原方进呈。

二月二十六日

《清宫医案集成》

二月二十六日，师大人带进薛福辰、汪守正、马文植、庄守和、李德昌请得慈禧皇太后脉息左部稍软，右关微弦，余部平平。昨早晚两膳后，懊憹倒饱，中脘尚虚，未能健运，每思缓步，借资运化，而腰肢乏力，步履不轻。背热较正月间已觉松缓，而荣卫未和，仍有时串凉串热，喉间尚有酸盐之味，腹肋隐隐作痛，时或下气。今议用照原方加减一贴调理。

党参五钱　补骨脂三钱，炒　茅术二钱　黄芪四钱，米炒　半夏二钱　当归

---

① 原为二月二十六日记录。

一钱五分　于术三钱　茯神三钱　鹿茸一钱五分　杜仲三钱　炙甘草八分　桔梗一钱五分

引用生姜三片　银柴胡六分

《翁同龢日记》①

方两膳后懊侬嘈杂，食后向来缓步，近则腰腿甚乏，汪子常云此亦是病，且参茸数十剂，何以肌肉不起。

《纪恩录》

请脉，谨仍原方加炒苍术进呈。

二月二十七日

《清宫医案集成》

二月二十七日，（内）广大人带进薛福辰、汪守正、庄守和、李德昌请得慈禧皇太后脉息两手均软。昨酉刻大便一次，水多带溏，食后仍有堆垛之状，行步体重，此乃脾元未充，能食不运，饮食不化精气，则湿饮易聚。惟早晨咳痰略少，夜寐较安，身肢串凉串热如旧。今议用照原方酌加温中之品一贴调理。

党参五钱　黄芪四钱，米炒　真茅术二钱，切　于术三钱，土炒　鹿茸片一钱五分，炙研　归身一钱五分，土炒　茯苓三钱，研　杜仲三钱，炒　制半夏三钱　干姜八分，炒　补骨脂三钱，炒　炙甘草八分

引用银柴胡六分　生姜三片

《翁同龢日记》②

未看方。

《纪恩录》

请脉，谨仍原方进呈。

---

① 原为二月二十七日记录。
② 原为二月二十八日记录。

二月二十八日

《清宫医案集成》

二月二十八日，（外）广大人带进薛福辰、汪守正、庄守和、李德昌、佟文斌请得慈禧皇太后脉息神力比昨稍起，心脾两部重按仍弱。夜寐渐好，今早大便一次尚调。惟谷食虽增，脾胃消化仍缓，血气不易资长，以致中脘嘈杂，腹肋串热，有时隐隐微痛，身肢倦软，喉中仍有酸苦之味。今议用照原方加减一贴调理。

党参五钱　黄芪四钱，米炒　于术三钱，土炒　茯苓三钱　茅术二钱，炒　鹿茸一钱五分，炙　干姜八分，炒　补骨脂三钱，炒　杜仲三钱，炒　炙半夏三钱　归身一钱五分，土炒　炙甘草八分

引用银柴胡六分　砂仁八分，研

《翁同龢日记》①

方云精神较好，惟脾不健，有时凉热，喉仍酸苦。

《纪恩录》

请脉，谨仍原方去款冬花进呈。

二月二十九日

《清宫医案集成》

二月二十九日，师大人带进臣薛福辰、汪守正、庄守和、李德昌请得慈禧皇太后脉息左右两手均尚匀平，而寸部稍软。日来眠食俱好，肺气渐清，咯痰轻减。惟膳后胸脘觉满，移时始平，又觉空嘈，腿膝力软，懒于行步，腹肋仍串凉热。肠鸣未已，似有泻之意，皆由脾元久亏，气血骤难康复。今议用照原方加减一贴调理。

人参一钱五分　黄芪四钱，米炒　于术三钱，土炒　茯苓三钱　茅术二钱，炒　鹿茸一钱五分，炙　干姜八分，炒　补骨脂三钱，炒　杜仲三钱，炒　川牛膝一钱五分，炒　归身一钱五分，土炒　炙甘草八分

引用银柴胡七分　砂仁八分，研

---

① 原为二月二十九日记录。

《翁同龢日记》①

方一切较好，惟食后嘈杂，加牛膝，而今日两医退时与吾辈遇，则甚晚矣。

《纪恩录》

请脉，谨仍原方加神曲、砂仁，进呈。

二月三十日

《清宫医案集成》

二月三十日，志大人带进薛福辰、汪守正、庄守和、李德昌请得慈禧皇太后脉息两手尚平，右关重按稍弦。膳后运化迟缓，及至下行，胸中即空嘈，腿胯力软，步履不轻，夜寐尚好。大便隔日一次，先干后溏，早晨痰嗽渐少，身肢仍倦，气血尚未充复。今议用照原方加减一贴调理。

人参一钱五分，另炖冲　黄芪四钱，米炒　于术三钱，土炒　茯苓三钱，研　茅术二钱，炒　鹿茸一钱五分，炙　干姜八分，炒　补骨脂三钱，炒　杜仲三钱，炒　川续断二钱，炒　归身一钱五分，土炒　炙甘草八分

引用银柴胡七分　砂仁八分，研

《纪恩录》

请脉，谨仍原方进呈。

三月初一日

《翁同龢日记》②

入未看方。

三月初三日

《清宫医案集成》

三月初三日，（内）广大人带进薛福辰、汪守正、庄守和、李德昌请

---

① 原为二月三十日记录。
② 原为三月初二日记录。

得慈禧皇太后脉息左手有神，右关稍软。早晨大便一次调匀，夜寐欠稳，饮食渐香。惟食后尚微嘈，腿膝酸软，晚间足跗微□□□热较甚，气血有来复之象尚未充实。今议用照原方一贴调理。

人参一钱五分，另兑　于术三钱，炒　黄芪四钱，米炒　归身二钱，土炒　鹿茸一钱五分，炙研　补骨脂三钱，炒　杜仲三钱，炒　干姜八分，炒　川续断二钱，炒　制半夏二钱　茯苓三钱，研　炙甘草八分

引用银柴胡七分　砂仁八分，研

《翁同龢日记》①

方精神渐好，惟胃气未强。

三月初四日

《清宫医案集成》

三月初四日，师大人带进薛福辰、汪守正、庄守和、李德昌、佟文斌请得慈禧皇太后脉息右关稍弦，余部至数欠匀。神力尚软，气血资生仍缓，以致饮食虽香，而消化迟慢，每申酉之时嘈杂懒倦，背热较甚，腿膝酸软，晚间足跗微觉浮肿。今议用保元健脾汤一贴调理。

党参五钱　黄芪四钱，米炒　于术三钱，炒　鹿茸一钱五分，炙研　补骨脂三钱，炒　煨姜三片　归身二钱，土炒　川续断二钱，炒　制半夏二钱　茯苓三钱，研　杜仲三钱，炒　炙甘草八分

引用银柴胡七分　砂仁八分，研

《翁同龢日记》②

方皆好，惟嘈杂，申酉觉热，足跗夜间浮肿云云。

三月初五日

《清宫医案集成》

三月初五日，恩大人带进薛福辰、汪守正、庄守和、李德昌请得慈禧

---

① 原为三月初四日记录。
② 原为三月初五日记录。

皇太后脉息两手至数见匀，右关稍弦。日来二便调匀，眠食俱好，腿膝酸软渐减，惟申酉时背热较甚，膳后胃中觉满，旋又串凉串热，鼻酸咽干，口中仍带酸苦之味，总由营卫欠和，脾元未能全复所致。今议用照原方加减一贴调理。

党参五钱　黄芪四钱，米炒　于术三钱，土炒　茯苓三钱　鹿茸一钱五分，炙　杜仲三钱，炒　川续断三钱，炒　炙鳖甲二钱　归身二钱，土炒　补骨脂三钱，炒　砂仁八分，研　炙甘草八分

引用银柴胡七分　煨姜五厚片

《翁同龢日记》①

晨入看方，如昨。

三月初六日

《清宫医案集成》

三月初六日，志大人带进薛福辰、汪守正、庄守和、李德昌请得慈禧皇太后脉息右手调而有神，左部浮取软，沉取缓大。心气既虚，肝阳不畅，似由今值清明节令所致。早晨大便调匀，眠食均好，食后运化尚迟，肠鸣如昨，背上串热，有时热气串及腹肋，鼻孔干痛，腿软足浮。今议用照原方加减一贴调理。

党参四钱　黄芪四钱，米炒　茯苓三钱，研　于术三钱　麦冬一钱五分　鹿茸一钱，炙研　归身二钱，土炒　川续断二钱　炙甘草八分　鳖甲二钱，炙研　补骨脂三钱，炒　杜仲三钱，炒

引用银柴胡七分　煨姜五厚片

《翁同龢日记》②

看方，腰腿酸软，脊热较甚，系清明节气所致。

---

① 原为三月初六日记录。
② 原为三月初七日记录。

三月初七日

《清宫医案集成》

三月初七日，（内）广大人带进薛福辰、汪守正、庄守和、李德昌、栾富庆请得慈禧皇太后脉息右关左寸沉取缓软，余部平平。起居饮食渐好，惟心气脾元虚弱，营卫尚欠冲和，以致饮食不易运化，过时倒饱嘈杂，腹空串热，神倦身酸，背热如旧，晚间足跗微浮。今议用照原方加减一贴调理。

党参四钱　黄芪三钱，米炒　于术三钱，土炒　茯苓三钱　鹿茸一钱，炙补骨脂三钱，炒　杜仲三钱，炒　川续断二钱，炒　归身二钱，土炒　炙鳖甲三钱　麦冬一钱五分，炒　炙甘草八分

引用银柴胡七分　红枣五枚

《翁同龢日记》①

方精神渐长，脉亦和缓，惟食多则嘈杂倒饱，足趾微肿，党参、于术、鹿茸、补骨脂。

三月初八日

《清宫医案集成》

三月初八日，（外）广大人带进薛福辰、汪守正、庄守和、李德昌请得慈禧皇太后脉息两手至数见匀，而神力稍软。早晨大便溏泄甚畅，胸脘②舒，自系宿垢下行，中焦气化转舒，腹中松快。惟肠鸣如昨，脊背仍串凉热，肢体有时倦懒，鼻孔干痛，口中尚有五味，总缘脾阳未能全复所致。今议用照原方一贴调理。

党参四钱　黄芪三钱，米炒　于术三钱，土炒　茯苓三钱　鹿茸一钱，炙补骨脂三钱，炒　杜仲三钱，炒　川续断二钱，炒　炙鳖甲三钱　归身二钱，土炒　麦冬一钱五分，炒　炙甘草八分

引用银柴胡七分　红枣五枚

---

① 原为三月初八日记录。

② 此处疑脱"觉"字。

《翁同龢日记》①

方云溏泄而胸转舒。

三月初九日

《清宫医案集成》

三月初九日，恩大人带进薛福辰、汪守正、庄守和、李德昌请得慈禧皇太后脉息左手稍软。由于荣分下行，夜寐安和，脊背之热略轻，惟食后消化尚迟，右咽上津咸味，腿跗晚间微浮，气血虽有生扶之象，而肝阴脾阳仍未充足。今议用②气养荣汤一贴调理。

党参四钱　黄芪三钱　于术三钱　茯苓三钱，研　归身三钱，酒炒　川续断二钱　丹参三钱　白芍一钱五分　鹿茸一钱五分，炙研　鳖甲三钱，炙研　炙甘草八分　杜仲二钱，炒

引用醋柴胡七分　生姜三片

《翁同龢日记》③

方荣分下行，夜卧安和。

三月十一日

《清宫医案集成》

三月十一日，（内）广大人带进薛福辰、汪守正、李德昌、栾富庆请得慈禧皇太后脉息两手均弦，大而数，心脾脉尤空软。昨晚悲伤过甚通宵未寐，以致中脘嘈杂，胸膈空虚，腰疼腿软，背串凉热，口多涎沫，诸症骤起，自系暴受惊恐，五志之动、五火交燃所致。今议暂减滋补，先用加味六君子汤一贴调理。

沙参三钱　茯神三钱　生白术二钱　陈皮五分　炙半夏二钱　丹参一钱五分，酒炒　白芍一钱五分，炒　炙甘草八分

引用竹叶十片

---

① 原为三月初九日记录。
② 此处疑脱"益"字。——原整理者注。
③ 原为三月初十日记录。

《翁同龢日记》①

方云伤感过甚，诸症骤复，用清理之剂，医无庄守和名。

三月十二日

《清宫医案集成》

三月十二日，（外）广大人带进薛福辰、汪守正、李德昌、栾富庆请得慈禧皇太后脉息两手均未和，左关沉取大，右寸关弦。肝阳郁动，气机不利，今早大便一次尚调，小便过多，寐不解乏，腰腿酸疼，皆由骤受惊恐，悲伤忧感所致。今议用归芍异功加味一贴调理。

沙参三钱　归身一钱五分，土炒　云茯神三钱，朱砂拌　白芍一钱五分　左牡蛎三钱，研　醋柴三分　于术二钱，土炒　制半夏一钱五分　炙甘草五分

引用生姜三片　红枣三枚

《翁同龢日记》②

看昨日方，归芍益气汤，略言大便尚调，小水过多，夜寐神虚。

三月十三日

《清宫医案集成》

三月十三日，师大人带进薛福辰、汪守正、李德昌、栾富庆请得慈禧皇太后脉息左手沉取弦大，右关稍弦。饮食后消化更迟，中脘空嘈，腹肋串热，夜寐欠安，寅刻后未能甜适，口中黏涎五味，兼带血沫，脊背凉热较增，头晕耳鸣，腰酸腿痛，不耐步履，皆由气血尚未充复，而悲伤之中加以劳累，以致诸症复见。今议用照原方加味一贴调理。

沙参三钱　归身一钱五分，土炒　于术二钱，土炒　白芍一钱五分　左牡蛎三钱，研　醋柴胡三分　茯苓三钱，研　炙半夏二钱　炙甘草五分　丹参二钱，酒炒

引用生姜三片　红枣五枚

① 原为三月十二日记录。

② 原为三月十三日记录。

《翁同龢日记》①

照常入，看方。夜寐不实，脉弦，口中五味，带血沫，串凉热较甚，头晕口干，腰酸腿软，药仍归芍异功方。

三月十四日

《清宫医案集成》

三月十四日，志大人带进薛福辰、汪守正、李德昌、栾富庆请得慈禧皇太后脉息两关弦滑，余部渐平。今早大便一次带溏，夜寐不实，饮食尚好，气怯心空，身肢酸软，肤热较甚，脊背仍串凉热，食后嘈杂气串，脾元久亏，骤为木克，未免受伤。今议用理脾滋荣汤一贴调理。

党参三钱　于术三钱　茯神三钱，辰炒②拌研　左牡蛎三钱，研　炙甘草六分　杜仲三钱，炒　归身二钱，土炒　鳖甲二钱，研　制半夏二钱　白芍一钱五分　醋柴胡三分

引用煨姜三片　红枣三枚

《翁同龢日记》③

照常入，请安，看方。大便一次，夜寐不实，饮食尚好，气怯心空，肤热尤甚，脾元本虚，骤受木克，未免受伤。党参、归身、白芍、炙草、醋柴、大牡蛎、于术、茯苓、半夏、杜仲、鳖甲、生姜、红枣。

三月十五日

《清宫医案集成》

三月十五日，（内）广大人带进薛福辰、汪守正、李德昌、栾福庆请得慈禧皇太后脉息左寸心空软，关部弦，余部平平。昨饮食渐佳，消化仍缓，夜寐多醒，背热未减，寅刻后因事烦劳，以致头晕耳鸣，多言尤心空气怯，步履稍好，腰腿尚酸，总由心脾未足，思郁过度，不胜劳累所致。今议用养心固本汤一贴调理。

---

① 原为三月十四日记录。
② 炒：疑为"砂"。
③ 原为三月十五日记录。

党参三钱　　归身一钱五分，土炒　　茯神三钱，研　　于术三钱，土炒　　杜仲三钱，炒　　白芍一钱五分，炒　　左牡蛎三钱，研　　炙鳖甲三钱　　鹿茸一钱，炙　　制半夏三钱　　柏子仁一钱五分，去油研　　炙甘草八分

引用醋柴胡四分　　红枣三枚

《翁同龢日记》①

入内看方。饮食颇佳，运化稍迟，余如昨，加鹿茸。

三月十六日

《清宫医案集成》

三月十六日，广大人带进薛福辰、汪守正、庄守和、李德昌请得慈禧皇太后脉息左寸细软，关仍弦，余部如昨。今早大便一次带溏，夜寐不实，脊背仍有凉热，饮食尚好，食后运化迟缓，过时倒饱，遇事思索则心空微痛，惟肌肤热减，步履稍健。今议用照原方加减一贴调理。

党参三钱　　归身一钱五分，土炒　　茯神三钱，研，辰砂拌　　于术三钱，土炒　　杜仲三钱，炒　　白芍一钱五分，炒　　左牡蛎三钱，研　　鳖甲三钱，炙研　　鹿茸一钱，炙研　　制半夏三钱　　柏子仁一钱五分，研去油　　炙甘草六分

引用醋柴胡四分　　砂仁八分，研

《翁同龢日记》②

方如昨，饮食虽可，运化不易，时而倒饱。

三月十七日

《清宫医案集成》

三月十七日，师大人带进薛福辰、汪守正、庄守和、李德昌请得慈禧皇太后脉息左寸细软，两关弦大。昨膳后步履稍多，腰腿酸倦，胸脘嘈杂倒饱，今早即觉醋心，脊背之热较甚，夜寐欠实，寅刻后心绪不宁，喷嚏鼻塞，皆由心脾久弱，思郁不解，加以宿食未消所致。今议用照原方加减

---

① 原为三月十六日记录。
② 原为三月十七日记录。

一贴调理。

党参三钱　茯神三钱　归身一钱五分，土炒　于术三钱，土炒　杜仲三钱，炒
白芍一钱五分，炒　鳖甲三钱，炙　炙半夏三钱　鸡内金一钱，焙　砂仁八分，研
谷芽三钱，炒　炙甘草八分

引用醋柴胡五分

《翁同龢日记》①

未看方。

三月十八日

《清宫医案集成》

三月十八日，志大人带进薛福辰、汪守正、庄守和、李德昌、佟文斌请得慈禧皇太后脉息左寸虚软，两关沉弦，余部见平。夜寐比前较安，膳后嘈辣倒饱微减，昨日酉刻大便尚调，今早一次仍溏，精神懒倦，颃颡津溢酸咸之味，中脘隐隐微痛，脊背凉热仍然，早晨咳吐有痰。今议用照原方加减一贴调理。

党参三钱　生芪三钱　于术三钱，土炒　茯神三钱，研　制半夏一钱　杜仲三钱，炒　炙鳖甲三钱，研　谷芽三钱，炒　归身二钱，土炒　白芍一钱五分，炒
砂仁八分，研　炙甘草八分

引用醋柴胡五分

《翁同龢日记》②

入内看方。略好，惟倦怠。

三月二十一日

《清宫医案集成》

三月二十一日，师大人带进薛福辰、汪守正、庄守和、李德昌、栾富庆请得慈禧皇太后脉息右寸关弦滑，左寸关弦软，尺部平平。昨食后胸腹

---

① 原为三月十八日记录。
② 原为三月十九日记录。

嘈满串胀渐减，今早头疼项酸亦轻，惟夜寐神虚，咽干微痛，颏嗓泛溢酸咸腥味，咳嗽灰痰，身肢倦怠，脊背凉热如昨。今议用养心调脾饮一贴调理。

沙参四钱　茯神三钱，朱砂拌　柏子仁二钱，去油　白芍一钱五分，炒　归身二钱，土炒　鳖甲三钱，炙研　制半夏二钱　于术二钱，土炒　谷芽三钱，炒　桔梗一钱五分　鸡内金一钱，焙　甘草八分

引用银柴胡六分　砂仁八分，研

《翁同龢日记》①

照常入，看方。疲倦，夜卧虚空，灰痰，口中酸甜，沙参。

三月二十二日

《清宫医案集成》

三月二十二日，志大人带进薛福辰、汪守正、庄守和、李德昌请得慈禧皇太后脉息左关尚弦，右关缓软。昨酉刻大便一次调匀，嘈杂气串稍减，而脊背之热如旧，咳痰较少，下午咽中微痛，夜寐上半夜尚好，颏嗓泛溢五味，腿膝酸软，总缘脾元久弱，加以劳累所致。今议用照原方加减一贴调理。

党参三钱　茯神三钱，朱拌　柏子仁二钱，炒去油　白芍一钱五分，炒　归身二钱，土炒　鳖甲三钱，炙研　炙半夏二钱　于术二钱，土炒　补骨脂二钱，炒　桔梗一钱　砂仁八分，研　炙甘草八分

引用银柴胡六分

《翁同龢日记》②

晨入看方，夜寐未甜，上半夜未睡，口中五味，肢体酸倦。

三月二十三日

《清宫医案集成》

三月二十三日，（内）广大人带进薛福辰、汪守正、庄守和、李德昌

---

① 原为三月二十二日记录。
② 原为三月二十三日记录。

请得慈禧皇太后脉息寸部虚软，两关渐和，余部平平。晚间熟睡两时，丑刻后即醒不成寐，颃嗓黏涩五味，膳后嘈杂渐减，而气串未平，背热如前，有时串凉较甚，总由胃强脾弱，心气又多劳累，以致骤难康复。今议用照原方加减一贴调理。

党参三钱　茯神三钱，辰砂拌　柏子仁二钱，去油研　白芍一钱五分，炒　归身二钱，土炒　炙鳖甲三钱　制半夏三钱　于术二钱，土炒　生芪三钱　补骨脂一钱五分，炒　砂仁八分，研　炙甘草八分

引用醋柴胡二钱

《翁同龢日记》①

照常入，看方。惟脊背串热仍串凉②，五味黏涩，余尚好，夜得睡。

三月二十六日

《清宫医案集成》

三月二十六日，志大人带进薛福辰、汪守正、庄守和、李德昌请得慈禧皇太后脉息右寸微滑，左寸尚软，两关渐和，余部平平。□□□□□□晚间熟睡三时，惟左肋仍有串胀，肺气未清，以致颃③颡上津五味，喉有黏涩□□稍健，而下午足胕尚浮，由于肝木未达，还宜益气养荣。今议用照原方一贴调理。

党参三钱　于术三钱，土炒　茯神三钱，研　生芪三钱　柏子仁二钱，炒去油　归身二钱，土炒　白芍一钱五分，炒　续断二钱，炒　杜仲三钱，炒　制半夏二钱　补骨脂二钱，炒　炙鳖甲三钱

引用醋柴胡六分

《翁同龢日记》④

晨入内看方，醋寐三时，惟串热未愈。

送马培之行，培之告病得请，并赏医费六百两。

---

① 原为三月二十四日记录。
② 疑有文字顺序颠倒或脱漏。
③ 颃：疑为"颡"。
④ 原为三月二十七日记录。

《纪恩录》

卯刻，奉旨：马文植着回籍。钦此。

伏念文植幸遭睿赏，殚竭微艺，上赞太和，而力小任重，衰病骤增，渥被鸿恩，归骨乡井，抚心循省，感激涕零。

三月二十七日

《清宫医案集成》

三月二十七日，（外）广大人带进薛福辰、汪守正、庄守和、李德昌请得慈禧皇太后脉息神力渐长，两关稍滑，左寸沉取尚软，余部和平。饮食渐佳，气血亦见生复，惟心脾尚弱，营卫未充，以致夜寐寅刻后不得熟眠，胸膈微满，颃颡仍津五味，脊背串热如前稍甚，晚间足胕微浮。今议用照原方加减一贴调理。

党参三钱　于术三钱，土炒　生芪三钱　茯神三钱，研　归身二钱，土炒
白芍一钱五分，炒　杜仲三钱，炒　炙半夏二钱　干地黄四钱，酒炒　炙鳖甲三
钱　补骨脂二钱，炒　柏子仁二钱，炒去油

引用醋柴胡六分　砂仁六分，研

《翁同龢日记》①

晨入看方。脉有神，胃气开，惟五味仍溢，背串凉，热稍甚，夜足胕微浮，生地黄四钱。

三月二十八日

《清宫医案集成》

三月二十八日，（内）广大人带进薛福辰、汪守正、庄守和、李德昌请得慈禧皇太后脉息左寸尚软，余部渐和。昨未刻大便一次带溏，食后消化较快，胃气既开，脾阳渐运，脊背之热亦轻，夜寐仍系寅刻后少睡，颃颡黏涎五味未除，有时目视稍欠清爽，晚间足胕尚浮。今议用照原方加减一贴调理。

党参三钱　生芪三钱　于术三钱　制半夏二钱　茯神三钱，研　归身二钱，

---

①　原为三月二十八日记录。

土炒　白芍一钱五分，炒　干地黄四钱　女贞子三钱　杜仲三钱，炒　柏子仁二钱　鳖甲三钱，炙研

引用醋柴胡六分　砂仁六分

《翁同龢日记》①

晨入内，方皆好，胃运利而背热减，惟寅后不眠，足胕仍肿，药多阴分，如干地黄、女贞子之类。

四月初三日

《清宫医案集成》

四月初三日，（外）广大人带进薛福辰、汪守正、庄守和、李德昌请得慈禧皇太后脉息右关重按微弦，左寸稍软，余部见平。昨申刻大便一次调匀，早晚两膳后消化较易，步履渐轻，夜寐仍三时，眼睑干涩稍愈，惟脊背四肢之热，每大便后乃稍轻减，颃颡上津酸咸之味，兼有痰涎，总缘营卫未和，脏腑气血不实所致。今议用照原方一贴调理。

党参三钱　于术三钱，土炒　生芪三钱　茯神三钱　归身二钱，土炒　白芍一钱五分，炒　干地黄四钱　杜仲三钱，炒　鳖甲二钱，炙研　炙半夏二钱　女贞子三钱　沙苑蒺藜三钱，炒

引用醋柴胡六分　砂仁六分

《翁同龢日记》②

晨入请安，方皆好。

四月初四日

《清宫医案集成》

四月初四日，师大人带进薛福辰、汪守正、庄守和、李德昌请得慈禧皇太后脉息左寸关缓软，右关重取微弦，余部见平。昨晚膳后消化迟慢，复有嘈杂串胀，脊背发热，夜寐寅刻后不得熟眠，多言劳神则心悸气怯，

---

① 原为三月二十九日记录。
② 原为四月初四日记录。

目睑干涩，颀颡津渗酸咸之味，总缘心脾未壮，气血尚未充实所致。今议用照原方加减一贴调理。

党参三钱　于术三钱，土炒　生芪三钱　茯神三钱，研　归身二钱，土炒白芍一钱五分，炒　干地黄四钱　鳖甲二钱，炙研　杜仲三钱，炒　银柴胡七分地骨皮二钱　半夏三钱

引用沙苑蒺藜二钱，炒

《翁同龢日记》①
晨入请安，方微不如昨，串热，五味仍作，多言气怯，眼睑发干。

四月初六日

《清宫医案集成》

四月初六日，（内）广大人带进薛福辰、汪守正、庄守和、李德昌请得慈禧皇太后脉息左寸稍软，两关微弦。昨背脊四肢之热均觉轻减，今早大便一次调匀，诸症逐渐见轻，惟晚膳消化仍迟，下午足胕微浮处肌肤稍痛，久视则目睑干涩，还须益气养阴以资化源。今议用照原方加味一贴调理。

党参三钱　于术三钱，土炒　生芪三钱　茯神□□　归身二钱，土炒　白芍一钱五分，炒　干地黄四钱　芎䓖八分，酒洗　杜仲三钱，炒　地骨皮二钱　制半夏三钱　炙鳖甲二钱

引用银柴胡六分　沙苑蒺藜二钱，炒

《翁同龢日记》②

午祭未上，倦卧如感冒，请汪子常诊脉，云感风非内伤也。薛抚屏亦来，与汪议论抵牾，薛云西圣是骨蒸，当用地皮等折之，再用溶补。汪云非骨蒸，但当甘平。

---

① 原为四月初五日记录。
② 原为四月初七日记录。

四月初七日

《清宫医案集成》

四月初七日，（外）广大人带进薛福辰、汪守正、庄守和、李德昌、佟文斌请得慈禧皇太后脉息左三部缓软，右关见弦。谷食尚好，背热较轻，昨晚大便一次稍溏，膳后微作嘈杂，左肋串胀，颟颡津溢腥咸之味，夜寐欠实，晚间足胕微浮，遇有劳神则心虚气怯。今议用益气养心汤一贴调理。

党参三钱　于术三钱，土炒　生芪三钱　茯神三钱，研　归身二钱，土炒白芍一钱五分，炒　干地黄三钱　鳖甲二钱，炙研　杜仲三钱，炒　枣仁一钱五分，炒　炙半夏三钱　炙甘草八分

引用银柴胡六分　沙苑蒺藜二钱，炒

《翁同龢日记》①

方不如昨，撤地骨皮。

四月初九日

《清宫医案集成》

四月初九日，志大人带进薛福辰、汪守正、庄守和、李德昌请得慈禧皇太后脉息左寸较弱，关稍弦，余部平平。昨背热较甚，今早觉轻，夜寐三时熟睡，大便两日未行，晚膳消化仍不见快，足胕微浮，右腿筋屈伸作痛，颟颡津溢稍好，而咽嗌干燥，总缘血不荣筋，真元未复，还宜气血两补。今议用照原方一贴调理。

党参三钱　于术三钱，土炒　生芪三钱　茯神三钱，研　归身三钱，土炒白芍一钱五分，炒　干地黄四钱　杜仲三钱，炒　柏子仁二钱，去油炒　续断二钱，炒　制半夏三钱　炙甘草八分

引用银柴胡六分　沙苑蒺藜二钱，炒

---

①　原为四月初八日记录。

《翁同龢日记》①

入内看方，一切皆好。

四月十五日

《清宫医案集成》

四月十五日，（外）广大人带进薛福辰、汪守正、庄守和、李德昌请得慈禧皇太后脉息两手至数见匀，右部重按稍大。昨眠食均好，脊背四肢之热稍轻，惟颅颡上津酸咸甜味较甚，今早喉间微觉干痛，现届初交火令，肺气不清，晚膳后仍有嘈杂倒饱。今议用清金益阴汤一贴调理。

沙参四钱　于术三钱，土炒　生白芍一钱五分　茯神三钱，研　归身三钱，土炒　续断二钱，炒　干地黄四钱　杜仲三钱，炒　女贞子三钱　炙半夏二钱　苦桔梗一钱五分　生甘草八分

引用玉竹二钱　枸橘叶五片

《翁同龢日记》②

方云五味酸咸较甚，膳后倒饱。

《申报》

京师近闻

晋源报云，近接北京来信言，慈禧端佑康颐昭豫庄诚皇太后前时圣躬□有违和，刻已渐占勿药矣，□□录之以志喜。

四月十七日

《清宫医案集成》

四月十七日，（内）广大人带进薛福辰、汪守正、庄守和、李德昌请得慈禧皇太后脉息如昨。饮食眠睡均佳，昨酉刻大便一次调匀带溏，惟颅颡多津苦味，鼻涕醒之不出，而从咽中下坠，背热仍旧，早晨尚有头晕，眼目干涩，足胕之浮稍减，膳后消化未速。今议用照原方加减一贴调理。

---

① 原为四月初十日记录。
② 原为四月十六日记录。

沙参四钱　　于术三钱，土炒　　茯神三钱，研　　归身三钱，土炒　　干地黄四钱　白芍一钱五分　　细石斛二钱　　桔梗一钱五分　　杜仲三钱，炒　　女贞子三钱　　炙半夏二钱　　炙甘草八分

引用枸橘叶五片　　玉竹二钱

《翁同龢日记》①

晨入看方，得眠，饮食亦好，惟鼻涕欲醒不出，五味如昨。

四月十八日

《清宫医案集成》

四月十八日，广大人带进薛福辰、汪守正、庄守和、李德昌请得慈禧皇太后脉息两手至数见匀，左寸稍软。大便未行，饮食仍好，寝寐前半夜未熟，早晨脊热较甚，旋觉串凉，颃颡津液下渗酸苦之味为多，嗽痰中有一口微带血丝，足胕微浮，膳后腹胀串热，而消化略快，眼目久视仍涩。今议用清金养血汤一贴调理。

沙参三钱　　于术三钱，土炒　　茯神三钱，研　　归身三钱，土炒　　干地黄四钱　白芍一钱五分　　细石斛三钱　　杜仲三钱，炒　　女贞子三钱　　炙半夏二钱　　桔梗一钱五分　　生甘草八分

引用醋柴胡六分　　枸橘叶五片

《翁同龢日记》②

晨入请安，方眠食皆好，惟吐痰带血丝一口。

四月二十二日

《翁同龢日记》③

入内看方，吐痰带血。

---

① 原为四月十八日记录。
② 原为四月十九日记录。
③ 原为四月二十三日记录。

四月二十三日

《清宫医案集成》

四月二十三日，大人带进薛福辰、汪守正、庄守和、李德昌请得慈禧皇太后脉息左寸稍觉有力，右关微滑，余部平平。昨背热轻减，今早腹中肠鸣，大便一次作溏，膳后消化仍慢，两肋串热，背上串凉，眼目视物欠爽，颏颊津溢五味，晚间足胕尚浮，惟眠食均好，总由气血未能充实所致。今议用照原方加减一贴调理。

党参三钱　于术三钱，土炒　茯苓三钱，研　白芍一钱五分，炒　归身三钱，土炒　干地黄三钱，酒炙　芎藭八分　女贞子三钱　细石斛三钱　粉丹皮一钱五分　杜仲三钱，炒　炙甘草八分

引用醋柴胡六分　沙苑蒺藜二钱，炒

《翁同龢日记》①

入内看方，又串凉，眠食皆好。

四月二十四日

《清宫医案集成》

四月二十四日，师大人带进薛福辰、汪守正、庄守和、李德昌请得慈禧皇太后脉息右寸稍浮，关微弦，余部平平。昨脊热轻减，眠食均佳，惟颏颊有甜味下渗，右牙龈内起有小泡作痛，辰刻后渐觉平减，自系火令方旺，未免胃热熏蒸，咽嗌欠利，还须清金养血，加以饮食稍从清淡，乃为相宜。今议用照原方加减一贴调理。

沙参三钱　于术三钱，土炒　茯神三钱，研　归身二钱，土炒　白芍一钱五分　干地黄三钱，酒炙　女贞子三钱，炒　细石斛三钱　丹皮一钱五分　桔梗一钱五分　杜仲三钱，炒　生甘草八分

引用芦根四钱

---

① 原为四月二十四日记录。

《翁同龢日记》①

方云颃嗓泛五味较甚，须调饮食。

四月二十五日

《清宫医案集成》

四月二十五日，大人带进薛福辰、汪守正、庄守和、李德昌、佟文斌请得慈禧皇太后脉息左寸缓软，右关渐滑，余部平平。左牙龈内肿疼已好，眠食俱佳，昨今大便微溏。惟晚膳后消化仍慢，两肋串热，颃颡津渗黏涎带有血沫，口溢苦味，脊背之热如昨，总缘心脾血液未充，脏腑尚欠调和所致。今议用照原方加减一贴调理。

党参三钱 于术三钱，土炒 茯苓三钱，研 白芍一钱五分，酒炒 归身三钱，土炒 干地黄三钱，酒炙 杜仲三钱，炒 女贞子三钱，炙 桔梗一钱五分 炙半夏三钱 藿梗一钱 炙甘草八分

引用枸橘叶五片

《翁同龢日记》②

看方，吐血沫。

四月二十六日

《清宫医案集成》

四月二十六日，（外）广大人带进薛福辰、汪守正、庄守和、李德昌请得慈禧皇太后脉息左寸关缓软，右部较和。眠食安胜，脊背之热渐减，颃颡仍有下坠，而五味稍轻，晚膳后消化亦觉略快。晡时足胕仍浮，右腿稍甚，气血生复未充，仍宜阴阳两补。今议用照原方一贴调理。

党参三钱 于术三钱，土炒 茯苓三钱，研 白芍一钱五分，酒炒 归身三钱，土炒 干地黄三钱，酒炒 杜仲三钱，炒 女贞子三钱 桔梗一钱五分 藿梗一钱 炙半夏二钱 炙甘草八分

引用枸橘叶五片

---

① 原为四月二十五日记录。
② 原为四月二十六日记录。

《翁同龢日记》①

入看方，眠食安胜。

四月二十七日

《清宫医案集成》

四月二十七日，大人带进薛福辰、汪守正、庄守和、李德昌请得慈禧皇太后脉息右部浮紧，左部微带数象。昨下午头晕，项酸身倦，腿痛初觉恶寒，夜半后即行发热，时时微汗，此由天气骤凉，感受客邪所致，惟饮食无恙，二便调匀，于本症尚无大碍。今议用和解化饮汤一贴调理。

葛根一钱　炙半夏二钱　藿梗八分　生白术二钱　茯苓二钱，研　银柴胡四分　桔梗一钱　生甘草五分

引用生姜三片　红枣三枚

《翁同龢日记》②

看方。昨夕感冒发热，夜半微汗，饮食无妨，一切皆好，方用疏解。

四月二十九日

《清宫医案集成》

四月二十九日，志大人带进薛福辰、汪守正、庄守和、李德昌请得慈禧皇太后脉息两关欠和，左寸仍软，余部平平。表邪甫解，皮肤之热亦退，手心尚有微热，夜寐颇安，而醒时周身酸疼，脊背之热昨晚稍重，申刻大便一次调匀，足胕之浮右腿较甚，步履酸沉，牙龈面颊微觉引痛，总由气血未实，偶因感邪拂郁，营卫遂欠冲和。今议用照原方加减一贴调理。

沙参二钱　生于术三钱　茯神三钱　制半夏二钱　归身三钱，土炒　干地黄四钱，酒炙　白芍一钱五分，炒　银柴胡五分　桔梗一钱　甘菊花一钱五分　女贞子二钱　生甘草八分

引用生姜三片　红枣三枚

---

① 原为四月二十七日记录。
② 原为四月二十八日记录。

《翁同龢日记》①

晨人看方，背热较甚，外感渐清，诸症皆怫郁所致云云。

五月初一日

《翁同龢日记》②

昨日无方。

晤汪子常，云连日极好，脉和缓有神矣。

五月初二日

《清宫医案集成》

五月初二日，志大人带进薛福辰、汪守正、庄守和、李德昌、佟文斌请得慈禧皇太后脉息左部仍软，右部见匀，夜寐安好，皮肤作痛，腿疼足浮俱渐轻减，昨酉刻大便调匀。惟晚膳后消化仍缓，背热比前稍甚，每遇稍有劳乏则精神微倦，颔颡津坠，总缘元气不实，心脾血液未充所致。今议用照原方加减一贴调理。

党参三钱　生于术三钱　茯神三钱　制半夏二钱　归身三钱，土炒　干地黄四钱，酒炙　白芍一钱五分　银柴胡五分　桔梗一钱　甘菊花一钱五分　女贞子二钱　生甘草八分

引用五加皮一钱　红枣肉三枚

《翁同龢日记》③

看方。六脉有神，惟饭后消迟，揉之皮肤疼，至足肿背热皆减。

五月初六日

《清宫医案集成》

五月初六日，（外）广大人带进薛福辰、汪守正、庄守和、李德昌、栾富庆请得慈禧皇太后脉息左三部缓软，右寸关稍见浮弦。夜寐饮食安

---

① 原为四月三十日记录。
② 原为五月初二日记录。
③ 原为五月初三日记录。

好，惟昨微有感凉，恶寒头眩，睡醒筋骨作痛，久视劳心则精神软倦，多步劳力则腿痛足浮，颅颡有时仍坠。今议用保元养阴汤一贴调理。

沙参三钱　生于术三钱　茯神三钱，研　桔梗一钱　归身三钱，土炒　干地黄四钱，炙　白芍一钱五分，炒　炙半夏三钱　甘菊花一钱五分　女贞子三钱　银柴胡五分　甘草八分

引用五加皮一钱　生姜三片

《翁同龢日记》①

晨入看方，又有外感，眠食皆安。

五月十一日

《清宫医案集成》

五月十一日，志大人带进薛福辰、汪守正、庄守和、李德昌请得慈禧皇太后脉息左寸尚弱，余部见平。昨眠食俱好，酉刻大便一次调匀，惟四肢筋骨屈伸不舒，有时作痛，未能耐劳，脊背之热自内作烧，与外热有异，遇事多烦，心神觉累，还是阴虚有火，血不荣筋所致。今议用照原方加减一贴调理。

沙参三钱　生于术一钱五分　茯神三钱，研　白芍一钱五分，炒　归身三钱，土炒　干地黄四钱　麦冬三钱　桔梗一钱　秦艽一钱五分　生芪二钱　丹皮二钱　生甘草八分

引用嫩桑枝尖三钱

《翁同龢日记》②

晨入看方。饮食好，运化速，惟背热较甚，此系内出非同外感云云。秦艽归芍六君子。

五月十三日

《清宫医案集成》

五月十三日，（内）广大人带进薛福辰、汪守正、庄守和、李德昌请

---

① 原为五月初七日记录。

② 原为五月十二日记录。

得慈禧皇太后脉息左寸仍软，余部见平。眠食均好，四肢筋脉疼痛稍减，右腿略重，昨晚膳后微觉倒饱，颥颡仍有下坠，背热□□亦觉稍甚，酉刻大便一次调匀，便后精神软倦，晚间足胕尚浮。议用照原方加减一贴调理。

党参三钱　生于术二钱　茯神三钱，研　白芍一钱五分，炒　归身三钱□干地黄四钱　秦艽一钱五分　续断二钱　生芪二钱　宣木瓜一钱五分　丹皮一钱五分　生甘草八分

引用嫩桑枝三钱

《翁同龢日记》①

入看方，背热因凉较甚，微有倒饱。

五月十四日

《清宫医案集成》

五月十四日，（外）广大人带进薛福辰、汪守正、庄守和、李德昌请得慈禧皇太后脉息左部浮取虚软，沉按神力尚好，右部平平。夜寐安善，饮食亦佳，惟天气骤凉，晚膳后仍觉倒饱，背热稍甚，四肢筋脉渐舒，而指筋尚未屈伸自若，未申之时，精神倦乏，晚间足胕微浮。今议用照原方加减一贴调理。

党参三钱　生于术二钱　茯神三钱，研　白芍一钱五分，炒　归身三钱，土炒　干地黄四钱　秦艽一钱五分　续断二钱，炒　生芪二钱　缩砂仁八分　丹皮一钱五分，酒炒　生甘草八分

引用醋柴胡五分

《翁同龢日记》②

方仍未愈，背热较甚，手指屈伸不灵，足微肿。是日有军机起，见于养心殿。

---

① 原为五月十四日记录。
② 原为五月十五日记录。

五月十五日

《清宫医案集成》

五月十五日，志大人带进薛福辰、汪守正、庄守和、李德昌、佟文斌请得慈禧皇太后脉息左寸关缓软，右部如昨。夜寐安好，早晚膳消化稍慢，微作倒饱。脊背仍热，时或串凉，因天雨骤凉之气，左手筋脉不舒，右腿屈伸作痛，每遇用心多言，则精神软倦，总缘气①未充，荣卫不和所致。今议用保元益阴汤一贴调理。

党参三钱　于术二钱，土炒　茯神三钱　生芪二钱　归身三钱，土炒　白芍一钱五分，炒　秦艽一钱五分　干地黄四钱　续断二钱　砂仁八分　丹皮一钱五分女贞子三钱

引用柴胡五分

《翁同龢日记》②

看方，背热串凉，左手筋不舒，右足亦不利屈伸。

五月十八日

《清宫医案集成》

五月十八日，（外）广大人带进薛福辰、汪守正、庄守和、李德昌、栾富庆请得慈禧皇太后脉息两手寸部缓软，余部如昨。眠食均好，胸堵倒饱渐减，惟肺金未足，清浊升降之气欠利，心脾尚弱，以致鼻闻腥味，颜颡有时津渗凉涕，喉间黏腻，早晨咯吐痰涎，遇事劳乏则形神软倦，腿膝筋脉强痛，背热如旧。今议用照原方加减一贴调理。

党参三钱　于术二钱　制半夏二钱　茯神三钱，研　归身三钱，土炒
（下残）

《翁同龢日记》③

晨入看方，饮食好，惟颜嗓仍坠，四肢倦怠，背热如故，四君三物

---

① 此处疑脱"血"字。——原整理者注。
② 原为五月十六日记录。
③ 原为五月十九日记录。

续断。

五月十九日

《翁同龢日记》①

方云脊背仍热，不能劳顿，足微肿，嗓仍坠。

五月二十日

《清宫医案集成》

五月二十日，师大人带进薛福辰、汪守正、庄守和、李德昌请得慈禧皇太后脉息左部浮取尚觉虚软，余部平平。昨微感咳嗽已解，眠食均好，大便未行，脊背凉热如旧，颜颡仍有津坠，间作气呛，腿筋之痛渐减，惟醒后肌肤色青仍未滋润，自系肝阴不足，而心气久亏，遇事烦劳，形神时倦，头目作眩。今议用照原方加减一贴调理。

党参三钱　于术一钱五分，土炒　制半夏一钱五分　茯神三钱，研　归身三钱，炒　白芍一钱五分，土炒　干地黄四钱，酒炒　续断二钱　款冬花二钱　桔梗一钱　杜仲三钱，酒炒　生甘草八分

引用醋柴胡五分

《翁同龢日记》②

晨入看方，饮食好，大便稠，不耐劳，疲倦背热噪③津下坠皆如故，睡醒后肌肤发青色。

五月二十三日

《清宫医案集成》

五月二十三日，志大人带进薛福辰、汪守正、庄守和、李德昌请得慈禧皇太后脉息左手浮肿二部稍起，沉取尚软，右部如常。昨申刻大便一次调匀，寝寐安适，饮食佳美，背热头晕均轻，颜颡津渗亦减，惟心气久

---

① 原为五月二十日记录。
② 原为五月二十一日记录。
③ 噪：疑为"嗓"。

亏，遇事则神劳，言多则气怯，真元骤难康复。今议用照原方一贴调理。

党参三钱　于术一钱五分，土炒　制半夏一钱五分　茯神三钱，研　归身三钱，土炒　白芍一钱五分，炒　干地黄四钱，酒炒　续断二钱　甘菊花一钱五分　桔梗一钱　杜仲三钱，酒炒　生甘草八分

引用醋柴胡五分

《翁同龢日记》①

看方，诸证皆减，惟思虑则劳神，多言则伤气。

五月二十四日

《清宫医案集成》

五月二十四日，大人带进薛福辰、汪守正、庄守和、栾富庆请得慈禧皇太后脉息左三部神力尚软，右部见平。夜寐安和，饮食佳美，昨因天凉，膳后消化稍慢，微有饱满嘈杂，晚间脊背串热稍甚，颠颡津坠较轻，有时喉溢酸味，步履腿膝筋脉空酸作痛，形神不耐烦劳。今议用照原方加减一贴调理。

党参三钱　于术一钱五分，土炒　制半夏一钱五分　茯神三钱，研　归身三钱，土炒　白芍一钱五分，炒　干地黄四钱，酒炒　续断二钱　甘菊花一钱五分　杜仲三钱，炒　宣木瓜二钱　炙甘草八分

引用醋柴胡五分　生姜三片

《翁同龢日记》②

看方，一切皆减。

五月二十六日

《清宫医案集成》

五月二十六日，大人带进薛福辰、汪守正、庄守和、李德昌请得慈禧皇太后脉息左寸虚软，余部平平。夜寐饮食均好，膳后消化亦易，背热较

---

① 原为五月二十四日记录。
② 原为五月二十五日记录。

减，头晕渐瘥，惟每食则鼻流清涕，颅颡仍有津坠，却不慎①重，足胕尚觉空酸，气血骤难全复。今议用照原方加减一贴调理。

党参三钱　于术一钱五分，土炒　制半夏一钱五分　茯神三钱，研　归身三钱，土炒　白芍一钱五分　干地黄四钱　续断一钱　甘菊花一钱五分　杜仲三钱，酒炒　狗脊一钱五分，去毛炒　生芪一钱五分

引用醋柴胡五分

《翁同龢日记》②

方皆好。

五月二十七日

《清宫医案集成》

五月二十七日，（内）广大人带进薛福辰、汪守正、庄守和、李德昌、佟文斌请得慈禧皇太后脉息左三部诊之浮中尚软，右部见调。起居饮食均好，颅颡津坠背串凉热俱渐轻减，惟筋脉气血未充，心脾尚弱，以致膳后有时消化稍慢，动履则手指腿膝筋骨屈伸酸痛，精神不耐劳累。今议用益气养荣汤一贴调理。

党参三钱　于术二钱，土炒　生芪一钱五分　茯神三钱，研　归身三钱，土炒　白芍一钱五分，炒　干地黄四钱　杜仲三钱，炒　续断二钱　醋柴胡五分　金毛狗脊一钱五分，去毛　炙甘草八分

《翁同龢日记》③

方皆好，惟尚难痊复，药四君二物金毛狗脊。

六月初一日

《清宫医案集成》

六月初一日，师大人带进薛福辰、汪守正、庄守和、李德昌、栾富庆

---

① 慎：疑为"甚"。——原整理者注。
② 原为五月二十七日记录。
③ 原为五月二十八日记录。

请得慈禧皇太后脉息左寸关神力尚软，右部调匀。诸症渐减，眠食亦佳，每遇阴雨天凉，水谷消化稍慢，□□慢背串凉热觉甚，四肢筋脉屈伸见好，口中时有苦咸之味，多言则心软气怯，不胜劳累。今议用照原方加减一贴调理。

党参三钱　生于术二钱　生芪一钱五分　茯神三钱，研　归身三钱，土炒　制半夏一钱五分　干地黄四钱　白芍一钱五分，炒　续断二钱，炒　女贞子二钱　金毛狗脊一钱五分，去毛　玉竹三钱

引用柴胡五分

《翁同龢日记》①
看方。

六月初二日

《清宫医案集成》

六月初二日，（外）广大人带进薛福辰、汪守正、庄守和、李德昌请得慈禧皇太后脉息左部仍软，右部见调。眠食均佳，消化亦快，惟心气久亏，则血生不速，故遇事仍有健忘，肺金未清，鼻窍右边欠利，每食则清涕下注咽喉，颃颡上溢五味，脊背串凉串热难俱轻减，仍未尽除，总由荣卫未曾充实所致。今议用照原方加减一贴调理。

党参二钱　生于术二钱　生芪一钱五分　茯神三钱，研　归身三钱，土炒　制半夏一钱五分　干地黄四钱　白芍一钱五分，炒　续断二钱　女贞子三钱　柏子仁一钱五分，去油　玉竹三钱

引用醋柴胡五分

《翁同龢日记》②
看方。凉热尚串，淌化③稍迟，健忘较甚。

---

① 原为六月初二日记录。
② 原为六月初三日记录。
③ 淌化：即"消化"。

六月初三日

《清宫医案集成》

六月初三日，（内）广大人带进薛福辰、汪守正、庄守和、李德昌请得慈禧皇太后脉息两手浮中二部比前稍软，左寸尤虚，幸沉按神力尚好。昨日因见星变，深加兢惕，夜眠不实，饮食消化较迟，今早大便带溏，颃颡上溢苦咸诸味，清晨偶带血沫，背热如旧，健忘较甚，此由久病元虚，加以戒慎恐惧，遂觉诸症渐萌，总期修省之中，仍须稍自宽解，照常调摄，乃为相宜。今议用照原方加减一贴调理。

党参三钱　生于术一钱五分　茯神三钱，朱砂拌　归身三钱，土炒　制半夏一钱五分　干地黄四钱　白芍一钱五分，炒　续断二钱，炒　女贞子三钱　柏子仁一钱五分，去油　玉竹三钱　还志①四分，去心

《翁同龢日记》②

晨入看方，因星变兢惕，串凉热，痰中血沫，筋骨软，健忘更甚，按言宜于敬惧中稍加宽解云云。

六月初四日

《清宫医案集成》

六月初四日，师大人带进薛福辰、汪守正、庄守和、李德昌、佟文斌请得慈禧皇太后脉左三部浮中取之尚软，右部见平。今早颃颡血沫渐止，脊背发热稍轻，惟夜寐不实，心虚惊悸，饮食消化仍慢，偶有健忘，口黏泛溢五味，四肢筋强微痛，此由元神气血未复，营卫欠和所致。今议用照原方加减一贴调理。

党参三钱　生于术一钱五分　茯神三钱，朱砂拌　归身三钱，土炒　制半夏一钱五分　干地黄四钱　白芍一钱五分，炒　续断二钱　女贞子三钱　柏子仁一钱五分，去油　煅龙齿一钱五分　玉竹三钱

引用醋柴胡五分

---

① 还志：疑为"远志"。

② 原为六月初四日记录。

《翁同龢日记》①

方一切略减，惟健忘不耐劳。

六月初六日

《清宫医案集成》

六月初六日，（内）广大人带进薛福辰、汪守正、庄守和、李德昌请得慈禧皇太后脉息左寸关浮取尚软，右部渐调。夜寐心气不宁，饮食消化尚慢，晚膳微作倒饱，背热未轻，醒后四肢筋脉拘急微痛，有时头晕，颅颡左边津渗五味，今早大便一次仍溏，便后神气觉软，总由血不荣筋，加以焦劳所致。今议用照原方加减一贴调理。

党参三钱　于术一钱五分，土炒　茯神三钱，朱砂拌　归身一钱五分　炙半夏二钱　白芍一钱五分，炒　续断二钱　桑寄生三钱　茅术一钱五分，炒　秦艽一钱五分　龙齿一钱五分　炙甘草八分

引用醋柴胡五分　煨姜三片

《翁同龢日记》②

晨看方，诸证虽轻而尽复，背热便溏，五味，醒后筋骨不舒，消化迟，药茅术、秦艽。

六月初七日

《清宫医案集成》

六月初七日，师大人带进薛福辰、汪守正、庄守和、李德昌、栾富庆请得慈禧皇太后脉息左部浮中取之尚软，右关脾脉微弱，余部调匀。夜寐渐安，昨午刻大便一次，带有溏沫，便后肋空串热，脊背之热如旧，臂腕手指筋脉拘急，屈伸欠利，有时头眩，喉之左旁津泛五味，食后消化仍慢，总缘气血未充，复加思虑，心脾不任烦劳所致。今议用照原方加减一贴调理。

党参三钱　于术一钱五分，炒　茯神三钱，朱拌　归身一钱五分，土炒　制半

---

① 原为六月初五日记录。
② 原为六月初七日记录。

夏二钱　秦艽一钱五分　桑寄生一钱五分　金毛狗脊一钱五分，去毛　茅术一钱五分，炒　白芍一钱五分，炒　续断二钱　木瓜一钱五分

引用醋柴胡五分

《翁同龢日记》①

看方，一切略减，而便溏肢拘，气弱背热。

六月初十日

《清宫医案集成》

六月初十日，师大人带进薛福辰、汪守正、庄守和、李德昌、佟文斌请得慈禧皇太后脉息左寸仍软，右关稍带滑象，余部见和。夜寐不实，饮食较前略少，昨今天便均溏，便前腹中微痛，脊背串引四肢背面发热，手指筋强酸痛，每遇久视劳神头眩目涩，总缘心脾血液未充，不得荣润筋脉，夹以湿气未化所致。今议用照原方加减一贴调理。

党参三钱　于术一钱五分，土炒　茯神三钱，朱拌　归身一钱五分，土炒　白芍一钱五分，炒　续断二钱　秦艽一钱五分　煨木香六分　杜仲二钱，炒　桑寄生三钱　干葛八分　制半夏二钱

引用醋柴胡六分

《翁同龢日记》②

看方，便溏，背热，头面皆热，两手筋骨不舒，目涩神倦。

六月十二日

《清宫医案集成》

六月十二日，（内）广大人带进薛福辰、汪守正、庄守和、李德昌请得慈禧皇太后脉息左寸尚软，余部平和。夜寐三时之久，尚为安适，晚膳倍觉香甜，消化稍缓，背热轻减，头晕渐平，颏颊津渗见轻，大便每日一次带溏，腹中仍有微痛，睡醒后手指筋脉尚觉发强，手背肌肤作痒，营卫

---

① 原为六月初八日记录。
② 原为六月十一日记录。

虽未充实，真元渐臻康复。今议用照原方一贴调理。

党参三钱　于术一钱五分，土炒　茯神三钱，朱拌　归身一钱五分，土炒　制半夏二钱　白芍一钱五分，炒　续断二钱　秦艽一钱五分　煨木香五分　杜仲二钱，炒　桑寄生三钱　炙甘草八分

引用醋柴胡五分

《翁同龢日记》①
随趋入看方，一切增健，惟便溏未止。

六月十三日

《清宫医案集成》

六月十三日，志大人带进薛福辰、汪守正、庄守和、李德昌、栾富庆请得慈禧皇太后脉息左寸仍软，关部稍带弦象，右部如昨。夜寐安适，今早大便一次仍溏，背热比前稍甚，颔颡津泛苦味，口干作渴，手指筋脉觉强，肺膝盘屈酸痛，此由脾元未壮，土不制湿，营卫尚欠冲和所致。今议用照原方加减一贴调理。

《翁同龢日记》②
晨入看方，渐好，惟便仍溏，背仍热，手足筋仍不舒。

六月十四日

《翁同龢日记》③
方渐好，脾湿未除。

六月十五日

《清宫医案集成》

六月十五日，（外）广大人带进薛福辰、汪守正、庄守和、李德昌请

---

① 原为六月十三日记录。
② 原为六月十四日记录。
③ 原为六月十四日、十五日两日合记的记录。

得慈禧皇太后脉息左寸浮部①尚软，余部均和。夜眠安适，膳后消化稍快，背热未轻，遇事烦劳则热觉甚，筋脉仍有酸痛，精神有时尚倦，大便两日未行。今议用照原方加减一贴调理。

党参三钱　于术一钱五分，土炒　茯苓三钱，研　归身一钱五分，土炒　制半夏二钱　干地黄三钱　续断二钱　杜仲二钱，炒　煨木香五分　白芍一钱，炒　醋柴胡五分　炙甘草八分

引用桑枝三钱

《翁同龢日记》②

晨入看方，渐好，惟背热较甚，大便两日未行。

六月二十日

《清宫医案集成》

六月二十日，（内）广大人带进薛福辰、汪守正、庄守和、李德昌请得慈禧皇太后脉息右关微滑，余部平和，眠食均佳。昨晚膳后消化略慢，申刻大便一次调匀，背热较前两日稍甚，颃颡微溢酸苦之味，并有黏痰，手指筋脉发强并头眩均渐见愈。今议用照原方一贴调理。

党参三钱　于术一钱五分，土炒　茯神三钱　归身二钱，土炒　杜仲二钱，炒　续断二钱　干地黄四钱　白芍一钱五分，炒　炙半夏三钱　女贞子三钱　甘菊花一钱五分　醋柴胡五分

引用桑枝三钱

《翁同龢日记》③

勉强入，请安看方，皆好，惟背热未除。

六月二十二日

《清宫医案集成》

六月二十二日，恩大人带进薛福辰、汪守正、庄守和、李德昌、栾富

---

① 部：疑作"取"。
② 原为六月十五日、十六日两日合记的记录。
③ 原为六月二十一日记录。

庆请得慈禧皇太后脉息左寸微弱，余部见平。夜寐少，欠沉实，饮食尚好，倒饱未作，大便一日未行不觉干燥，手指筋脉渐舒，背热如昨，有时鼻闻香臭仍欠清利，颜颡津溢咸味。今议用照原方加减一贴调理。

党参三钱　于术一钱五分，炒　茯神三钱，研　归身三钱　杜仲二钱，炒　桑寄生三钱　干地黄四钱　白芍一钱五分　炙半夏二钱　女贞子三钱　甘菊花一钱五分　桔梗一钱五分

引用醋柴胡五分

《翁同龢日记》①

皆好，背热如旧。

六月二十三日

《清宫医案集成》

六月二十三日，师大人带进薛福辰、汪守正、庄守和、李德昌请得慈禧皇太后脉息两手均见和平，左寸关较右手稍软。夜寐欠实，饮食香美，胸口微觉发堵，昨午刻大便一次调匀，今早大便一次微溏，背热如昨，颜颡津渗见轻，手指筋脉渐舒。今议用照原方加减一贴调理。

党参三钱　于术一钱五分，炒　茯神三钱，研　归身二钱，土炒　杜仲二钱，炒　桑寄生三钱　干地黄四钱　白芍一钱五分，炒　炙半夏二钱　女贞子三钱　续断二钱　炙甘草八分

引用醋柴胡五分

《翁同龢日记》②

晨入请安，方虽好而背热如旧，夜寐不实，便溏。

六月三十日

《翁同龢日记》

自廿五日起不请安看方，然太医仍日上。廿九、卅日仍传薛、汪两医，仍令内府大臣带起也。

---

① 原为六月二十三日记录。

② 原为六月二十四日记录。

七月十五日

《翁同龢日记》

仰瞻慈容丰满，非去年气象矣。

光绪八年（1882）

七月初七日

《申报》

光绪八年六月二十六日京报全录

日讲起居注官翰林院侍读，臣温绍棠跪奏……自近年圣躬违和，枢臣遂不能逐日进见，用人行政积数日始一裁决。

光绪十年（1884）

十二月二十四日

《申报》

圣躬康豫

皇太后圣躬前此偶有不豫，兹闻经太医院御医诊脉后，进以散瘟化痰之剂，症已轻减，遂特赏该御医等白镪百金、绸缎四疋，由内给发。不特御医之受赐感激，抑亦中外臣民所同庆也。

光绪十一年（1885）

八月初八日

《申报》

圣躬已豫

敬闻皇太后日前偶触暑邪，圣躬不豫，皇上纯孝性成，立命御医悉心诊治，幸上苍默佑，即已霍然，近日仍万几坐理，宵旰忧勤。庶民闻之莫不以手加额，颂圣母万寿无疆，享亿万年有道之长云。

光绪三十二年 （1906）

二月初九日

《申报》

西报述皇太后圣躬欠安

初七日北京电云皇太后圣体欠安，同日天津电云皇太后圣体安否天津尚无所闻。译字林西报。

闰四月初三日

《清宫医案集成》

闰四月初三日，臣陆润庠、力钧请得皇太后六脉皆实，左关稍弦，右寸关弦大，重按有力。根柢深厚，确为寿征。惟近日感寒化热，稍觉头晕口干。谨拟凉解清热之剂，以期速愈。

金银花二钱　天花粉三钱　山栀壳一钱，生　连翘一钱二分，去心　鲜桑芽一钱　生枳壳一钱　粉丹皮一钱五分

引用鲜玫瑰花二朵

《崇陵病案》（首图本）

闰四月初三日，陆润庠、力钧请得皇太后六脉皆实，左关稍弦，右寸关弦大，重按有力。根柢深厚，确为寿征。惟近日感寒化热，稍觉头晕口干。谨拟凉解清热之剂，以期速愈。

金银花二钱　天花粉三钱　山栀壳一钱　连翘一钱二分，去心　桑芽一钱，鲜　枳壳一钱，生　粉丹皮一钱五分

引用鲜玫瑰花二朵

闰四月初四日

《清宫医案集成》

闰四月初四日，臣陆润庠、力钧请得皇太后脉息左关弦象较平，右寸关仍微觉弦大。头晕见轻，口渴未止。谨再拟凉解以清余热。

金银花二钱　天花粉三钱　连翘二钱，去心　霜桑叶二钱　杭菊花一钱
生甘草二分　枳壳一钱

引用玫瑰花二朵

本方加橘络三钱

《崇陵病案》（首图本）

闰四月初四日，陆润庠、力钧请得皇太后脉息左关弦象较平，右寸关仍微觉弦大。头晕见轻，口渴未止。谨再拟凉解以清余热。

金银花二钱　天花粉三钱　连翘二钱，去心　霜桑叶二钱　杭菊花一钱
生甘草二分　枳壳一钱

引用玫瑰花二朵

闰四月初五日

《崇陵病案》（首图本）

闰四月初五日，陆润庠、力钧请得皇太后脉息平和。头晕口渴均愈。拟照前方再服一剂。

闰四月初八日①

《申报》

两宫圣躬现已康复（京师）

昨据内廷人云，日前皇太后稍受感冒，皇上亦得便血之症，故圣躬均小有不豫，散朝较早。传太医诊视，日内均已喜占勿药矣。（上）

---

① 闰四月初八日、十二日两条系光绪皇帝与慈禧太后二人医案，既辑录于光绪皇帝病案中，亦辑录于慈禧太后病案中。

五月十六日

《清宫医案集成》

五月十六日，（臣）陆润庠、力钧请得皇太后脉象左关弦，右关微滑。病由肝旺胃实，兼有湿气阻滞，不易运化，饮食不香。拟用开胃和肝之法调理。

炙川朴一钱　化橘红一钱　焦麦芽三钱　枳壳一钱，炒　生山栀一钱，去心　川贝母二钱　丹皮一钱，炒　片槟榔一钱五分　薏苡仁二钱，炒

加鲜荷梗五寸

《崇陵病案》（首图本）

五月十六日，陆润庠、力钧请得皇太后脉象左关弦，右关微滑。病由肝旺胃实，兼有湿气阻滞，不易运化，饮食不香。拟用开胃和肝之法调理。

炙川朴一钱　化橘红一钱　焦麦芽三钱　炒枳壳　生山栀　川贝母二钱　炒丹皮　片槟榔　薏苡仁二钱

六月十九日①

《申报》

圣体告痊（北京）

日前两宫圣体偶尔违和，召陆尚书等请脉，现已告痊，特颁赏总办官医局大臣陆尚书润庠袍料绸缎，赏太医院医官张仲元、姚宝生食四品俸。闻陆尚书于初九日谢恩，张、姚二君于初十日谢恩。（闰）

七月十三日

《申报》

电召名医（汉口）

近因皇太后慈躬不豫，电饬鄂督迅荐名医入京请脉。张香帅访知江西

---

① 此条系光绪皇帝与慈禧太后二人医案，既辑录于光绪皇帝病案中，亦辑录于慈禧太后病案中。

补用知县吕寅宾①颇有医名，爰特电传到鄂，俾得克期入京。（千）

光绪三十四年（1908）

二月二十四日

《申报》

详纪圣躬近状

又京函云，据宫中传出消息，谓慈宫于前星期起圣躬略有违和……云又闻慈宫近已痊愈，惟尚深居宫中，由御医三人随时调治。

六月二十二日②

《申报》

慈宫康健纪闻（北京）

近日慈躬异常康健，每日清早六点钟时必历游园内，至八点钟时始回玉兰宫办事，皇上未相随者已月余矣。实因圣躬违和，时愈时作，初起时原系足疾，近日来兼及内症，屡经陈部郎进内诊治，未见大效。据内监云近日更甚，不耐久坐，不能用心。故外省督抚奏到折件有迟至次日始行批下者，有全令枢堂拟批、由内监照缮者，即办事之时刻亦已渐渐迟至九钟十钟，每遇召见人员未能多语，故近来召见者寥寥无几焉。

十月二十三日

《申报》

电九（北京）

太皇太后病势增剧。

---

① 吕寅宾：应为"吕用宾"。

② 此条系光绪皇帝与慈禧太后二人医案，既辑录于光绪皇帝病案中，亦辑录于慈禧太后病案中。

十月二十五日①

《申报》

追纪两宫病情（北京）

十五日京函云，皇上本以气体素亏，当多疾病。夏初之病早经调治康复，秋冬以来甚为康健，而圣衷好学不倦，遂谕孙相等加增进讲钟点，凡遇宪政章奏，尽心览阅，召见臣工亦往往垂询至一二钟之久，用心过度未免积劳。本月以来，常觉两足不易举动，甚至以殿阶稍高，上下必须搀扶，饮食又复锐减，及初十日恭逢皇太后万寿，是日早四钟时皇上先由寝宫至慈宫处问安（逐日如此），六点钟复升勤政殿召见军机，礼毕复率领大臣行庆贺礼，即驰往咏霓阁跪接皇太后行礼，旋即入坐听戏，午后四钟始散，至六钟复往慈宫处问安毕，始归寝。是日过于劳动，晚间即觉疲倦。十一日皇上仍勉起办事，慈宫稍有不适，传谕停戏。十一晚间皇上稍患感冒，身体微热。十二日早即觉两腿无力行动，胃亦有病，不思饮食。是日适慈躬仍未康复，故未召见军机。十三日慈宫稍愈，皇上病甚，十一钟时，慈宫特召庆、醇二邸至寝宫，密对一钟之久，据内监云系议宫廷大事。内务府大臣均镇日在内，因商量皇上药方，枢臣往往午后始散。十四日皇太后小愈，皇上两足仍乏力行动，据称大便不通者已积至七八日，而枢臣以应办之事已多，不得不面请圣训，遂由皇太后升勤政殿召见。军机章奏仍系皇上朱批。近四日来，内廷颇觉惶惶，因十一日传谕停止演戏，以致都市谣啄纷传也。又十六日函云两宫违和，枢府事繁，庆邸本难离京，因慈宫催询万年吉地工程，并谕庆邸先往验收，庆邸即于十五日请训出京。日来紧要事件均不核办，一切奏折均封存枢府，俟庆邸回京再办。又十八日函云，今日早御医吕用宾大令进内请脉，闻用药极为平和，已将药方脉案咨各部院知道。皇太后因多食梨果，偶患腹泄之症，曾由张院判请脉调治。

---

① 此条系光绪皇帝与慈禧太后二人医案，既辑录于光绪皇帝病案中，亦辑录于慈禧太后病案中。

十一月初一日

《申报》

追纪太皇太后病情

太皇太后圣躬违和，十二日已见稍愈，至十七晚间病忽转剧。十八、十九两日未出寝宫，不理朝政。拥被不能起坐，头面手足周身胖肿，肝胜如火。十八日太医院使张仲元御医接奉懿旨，传令羚羊五钱，焦三仙三钱，自食。张院使以此药性质与病有碍，奏请免用，致触慈宫之怒，大加斥责。此两日外省折件已奉慈谕由醇代批，如遇要事，奉请懿旨。枢臣以罢朝多日，恐人心惶惑，求见慈宫，请旨，慈宫允之，然惟醇邸入内。其时西藏紧信日且数至，实无应付善法，慈宫焦灼万状，病又复作。福晋格格等入宫请安者络绎不绝。王总管饬令内监查点各库御用物品，登簿注册。至十九晚间病势尤重，又闻皇太后大渐，时内监皮小李不知何故忽然畏罪潜逃。

附：薛福辰关于慈禧太后疾病的书信一封①

九仞之功尚亏一篑，焦虑莫名。太医此时虽不主政，然从前耳濡目染者，无非极痛极陋之讲谕，以是视参茸如毒鸩，垂成之时，竟不克放手用药。天下事机，不日进即日迟，目前虽觉日进有功，诚热退机已伏势，□□瘳前胜。劳爱我者，其将何以匡我耶。有十一、十二、十三、十五等日，气□常，阳从外□□□□旁脊，愈隆臣心，益□惭愧兮。

承寄到信封四个，仰见台端履信，既不误吕端之大事，并能节冉子之小物，佩慰□如。日来俄人尚无举动，但望布策不来便可，免于兵衅。崇厚虽仅释狱，然圣意颇□。政府之因循未克，及时匡弼，交该衙门议处一节，□属咎无可辞耳。

旭初似□，大人处久，欲案后一音，只缘比来病友如云，□于应接不暇，以致音敬久疏，疏深歉系。倘寄吴中竹报，务求代□拳拳，为□手此后。颂

英祺不一

如小兄福辰
十六日

---

① 据崇厚被释日期判断，此信应写于光绪六年（1880）七月十六日。

第三章 其他后妃散见医案

慈安太后光绪七年（1881）医案

三月初十日

《翁同龢日记》

慈安太后感寒停饮，偶尔违和，未见军机，戈什爱班等皆请安，余等稍迟入，未及也。

三月十一日

《翁同龢日记》

昨日五方皆在，晨方天麻、胆星，按云类风痫甚重。午刻一按无药，云神识不清、牙紧。未刻两方虽可灌，究不妥云云，则已有遗尿情形，痰壅气闭如旧。酉刻一方云六脉将脱，药不能下，戌刻仙逝云云。始则庄守和一人，继有周之桢，又某共三人也，呜呼奇哉（初九方未发）。

慧妃（敦宜皇贵妃）医案

《晚清后妃用药与医疗保健考》

光绪十七年六月十九日祥福传旨：派杨际和请得清暑调气之法。

二十日杨际和请得，敦宜皇贵妃养阴调肝化湿之饮。

二十一日李德昌请得喜寿传，敦宜皇贵妃安神祛暑化痧汤。巳刻，李德昌、杨际和请得敦宜皇贵妃安神缓肝祛湿化饮之法。

二十二日敦宜皇贵妃照原方加减。

二十三日敦宜皇贵妃照原方加减。

二十四日敦宜皇贵妃，养心调肝和荣清热化饮。

二十五日敦宜皇贵妃照原方加减。

九月十三日李德昌请得，敦宜皇贵妃清肝调中化饮汤。

九月十四日李德昌请得，敦宜皇贵妃照原方加减。

九月十六日敦宜皇贵妃要七炙香附（二个一包）三包。

光绪十八年八月初七日周鹤龄请得，敦宜皇贵妃清解和胃饮。

光绪十九年三月二十九日、八月二十四日敦宜皇贵妃清肺化饮汤。

二十五日敦宜皇贵妃照原方加减。

二十六日敦宜皇贵妃照原方加减。

二十七日敦宜皇贵妃照原方减枳壳加香附三个。

二十八日敦宜皇贵妃清肺化湿少佐调荣之法。

二十九日敦宜皇贵妃清肺化湿调荣饮，今明两贴。

八月初二敦宜皇贵妃清热化湿代茶饮二分。

光绪二十年四月初五，敦宜荣庆皇贵妃散风清热敷药方。

初六杨际和请得，敦宜荣庆皇贵妃清解化湿之法。

七月二十日李德昌请得，敦宜荣庆皇贵妃脉息左寸关弦□而濡，右关沉滑而数，系心气下①肝经急热，外感暑湿夹痧，以致心悸摆怖懊浓②欲呕，发热喜凉，身肢颤振。今用紫金□五分，朱砂、白糖冲服，继用育神调肝清热祛暑湿化痧之法调理。

七月二十日李德昌请得，敦宜荣庆皇贵妃育神调肝清热去③祛暑湿化痧之法。

---

① 此处疑有误字或脱漏。

② 浓：疑为"侬"字。

③ 去：疑为衍字。

瑜妃（敬懿皇贵妃）医案

《晚清后妃用药与医疗保健考》

光绪十七年六月二十日庄守和请得，瑜妃调肝止痛化湿饮。

六月二十一日庄守和请得，瑜妃和肝开胃化湿饮。

二十二日瑜妃和肝止疼温化饮。

二十三日瑜妃照原方加减。

二十五日瑜妃和肝止疼化湿饮。

光绪十九年三月二十九日瑜妃清热止疼漱牙方二方。

八月二十四日范绍相请得，瑜妃清肝理肺化饮汤。

二十五日瑜妃照原方减瓜蒌加杜仲三个。

二十七日瑜妃照原方加减，引用橄核五个研。

二十八日瑜妃镇肝清肺化湿之法，引用橄核五个研。

二十九日瑜妃养阴缓肝化湿之方今明两贴。

八月初二瑜妃养阴缓肝化湿之方。

八月初三瑜妃调肝理肺化湿饮，引用杜仲二钱。

八月初四瑜妃照原方加减。又益气养阴和肝丸，引用鸡血藤膏①
小勺。

八月初六瑜妃养阴调肝化湿之方，引用石菖蒲二钱。

八月初七缓肝化湿代茶饮。

---

① 此处疑有脱漏。

瑨妃（荣惠贵妃）医案

《晚清后妃用药与医疗保健考》

光绪二十四年十二月年①二十日李德昌请得，舒解理肺化湿汤。

九月十九日栗玉振请得，荣惠皇贵妃脉息沉数，肝经有热，心神□充，以致身倦腰痛，夜寐少眠，今用益气清肝育神之法调理。

九月二十日栗玉振请得，荣惠皇贵妃脉息，右寸稍数，余部平缓，肺经浮热未消，身肢倦怠，寐不好常。今用清肺益气育神之法调理，引用洋参二钱。

九月二十一日栗玉振请得，荣惠皇贵妃脉息，左关稍弦兼数，右寸平缓，肺热渐退步②，惟肝气欠舒，不特串痛。今用平舒止痛之法调理，引用丝瓜络一钱。

九月二十二日栗玉振请得，荣惠皇贵妃脉息沉数，肝气欠舒畅，有串痛，身服倦怠，饮食炒常。令③开健脾舒肝安神之法调理，引用焦枣仁引④一钱。

九月二十四日栗玉振请得，荣惠皇贵妃脉息平缓稍弱，肝气见畅，肺热渐退，惟气血尚欠充足，饮食如常。今用益气育神之法调理，引用五味子三分。

九月二十七日栗玉振谨拟，荣惠皇贵妃益气安神化痰丸。共研细面炼密⑤为丸，如绿豆粒大，朱砂为衣，每服三钱白开水送下。

---

① 年：疑为衍字。
② 步：疑为衍字。
③ 令：疑为"今"。
④ 引：疑为衍字。
⑤ 密：应为"蜜"。

隆裕皇后（红纸）医案

《晚清后妃用药与医疗保健考》

光绪十八年闰六月二十五日，庄守和请得：皇后脉息右寸关沉滑，左寸关弦数，头疼眩晕见好，诸症俱轻。惟有时腹痛，大关防少带黏冻，肢稍倦。今用照原方加减调理，引用建莲肉三钱。

闰六月二十七日庄守和请得：皇后脉息右寸关缓，左关稍弦。痢疾已好，诸清澄①俱减，精神眠食渐佳，惟脾胃欠调，稍有余湿未净。今用调中和胃饮调理，引用建莲肉三钱。

闰六月二十八日庄守和请得，皇后脉息和平，诸证俱好，精神饮食如常，惟肺胃稍有欠和，今用和胃代茶饮料②调理，水煎代茶。

七月二十八日酉刻，张仲元请得：皇后脉息左寸关弦滑，右寸关沉滑而缓。气道郁遏未舒，肠胃蓄滞寒凉未化，稍爽时疫，以致头闷眩晕，时作烧热，少腹凝坠作疼。午间大关防二次，下有黏滞稀水，稍有恶心，身肢疲倦，尤宜忌食生冷。今用调中湿化③饮调理，引用鲜姜三钱。

十月初二庄守和请得：皇后脉息右寸关浮滑，左关弦数，肺经数。肺经火郁未清，胃阳饮热不净，以致头弦④咳嗽，鼻孔闻有腥味，胸膈满闷，谷食欠香。今用理肺止嗽饮调理。

十月初四日庄守和请得：皇后脉息右寸关滑缓，左部均平。诸证见好，惟肺经稍有浮热未清，以致晚间微作咳嗽，谷食稍欠香甜。今用清嗽和胃饮调理，引用谷芽三钱炒。

十月初五日庄守和请得：皇后脉息和平，诸证俱好，惟肺胃稍有欠和，今用和胃代茶饮料⑤调理，水煎随意代茶。

---

① 澄：疑为"证"。
② 料：疑为衍字。
③ 湿化：疑为"化湿"。
④ 弦：疑为"眩"。
⑤ 料：疑为衍字。

瑾妃医案

《晚清后妃用药与医疗保健考》

（□□年）九月二十八日庄守和请得：瑾嫔脉息右寸关浮滑而数，左寸关浮弦近数。肝经火、肺胃饮熏蒸，外受风寒闭束，以致头疼眩晕，憎寒发热，周身骨节酸疼，咽干口黏，胸满咳嗽，谷食不香。今用疏表清肺饮调理。

十月初二日庄守和请得：瑾嫔脉息右寸关沉着滑，左寸关弦数。胃经停蓄，饮滞未化，中脘气道欠调，以致胸满结闷，两肋胀满，谷食消化不快，有时咳嗽。今用调中化滞饮调理。

珍妃医案

《晚清后妃用药与医疗保健考》

二十一年八月十四日白文寿请得：珍贵人脉息左关见弦，右寸关滑而稍数。肝肺气道渐舒，湿饮渐化，左腿疼痛亦减，足心浮肿亦消，谷食见香，夜寐尚可，惟腿膝筋脉未能全舒，动转步履强滞，身体软倦不耐劳累。今用调中清热化饮渴熥诊熥诊方药[①]方调理。

① 渴熥诊熥诊方药：疑有误字或脱漏。

附录　官方医药档案订正

晚清去今不远，官方医药档案保存相对完整，但是由于某些尚不清楚的原因，慈禧太后的部分医案有时间上的错乱，光绪皇帝有相当一部分医案年份不详。由于散见宫廷医案的存在，错乱或不详的档案能够得到部分纠正。根据散见宫廷医案所记录的内容与官方医药档案进行对比，探讨这些医案的真实年份，能够为宫廷医案研究提供更为真实的材料，也可以为历史研究提供参考。

一、官方医药档案错乱考

慈禧太后自光绪六年（1880）春生病，经过百般调治，至光绪七年（1881）六月方初见成效，光绪七年（1881）六月首次颁布的报大安诏书中称"慈禧端佑康颐昭豫庄诚皇太后，自上年春闲圣体违和，多方调摄，现已大安……仍宜随时静摄"①。据此，光绪六年、七年（1880—1881年）都应存有慈禧太后的用药档案，但现存的官方医药档案中，光绪六年（1880）用药档案基本完好，光绪七年（1881）却一条未存。除官方医药档案外，《清实录》光绪实录、当朝大臣翁同龢、参与治疗的医生马文植等也记录了此次慈禧太后生病的一些细节，但诸多记载存在矛盾之处。经过对比发现，现存光绪六年（1880）慈禧太后的用药档案中，混有部分光绪七年（1881）的用药档案。

下面从疾病起始时间、症状、用药、治疗人员、同期历史事件等多个方面进行论述，讨论现存档案所存问题及如何分期，以求还原更为真实可

---

① 清实录：第五十三册卷一三一 [M]. 北京：中华书局，1987：894.

靠的慈禧太后用药记录。

1. 疾病起始时间

官方医药档案所记的慈禧太后生病时间与其他记载不能契合，不同资料之间差异较大，档案本身也存在自相矛盾之处。

光绪七年（1881）的报大安诏书仅言明慈禧太后自光绪六年（1880）春生病，并无具体日期。据《清宫医案集成》，慈禧太后自正月初七日起即用药，与翁同龢所记光绪六年（1880）二月初三日起"圣体违和"①，相差近一个月。若依官方医药档案，光绪六年（1880）正月初七日应是此次慈禧太后生病的第一条用药记录，却有"……久服益气健脾等方"② 之语，与初病不符。若翁同龢所记更接近事实，则光绪六年（1880）初慈禧太后用药档案可能存在错误。

2. 症状对比

翁同龢对慈禧太后的疾病症状有简单记录。光绪六年（1880）上半年，翁同龢所记慈禧太后主要症状和病情变化与官方医药档案有明显不同。二者对比如表3所示：

表3　光绪六年（1880）部分症状对比

时间	内容	病情及症状对比	
		官方医药档案	翁同龢日记
正月初七至二月初二	病机	脾虚下陷	无记录
	主症	停饮、肠鸣、便溏、脊背凉热、口中五味、咳痰	无记录
	兼症	偶因服温补固肠之药，大便不行	无记录
	病情变化	诸症见轻；脉见有神；精神见长	无记录

---

① 翁同龢. 翁同龢日记：第三册［M］. 北京：中华书局，1998：1475.

② 陈可冀. 清宫医案集成：上册［M］. 北京：科学出版社，2009：430.

时间	内容	病情及症状对比	
		官方医药档案	翁同龢日记
二月初三至三月初五	病机	元气难复，脾胃阳虚，饮邪不化	无记录
	主症	食少，食后饱闷、嘈杂；便溏；晨起喷嚏咳嗽，咳痰不多；身体软倦；脊背或肋部凉热；喉间五味	夜寐不安、饮食不消、胸辣嘈杂、形软身痛、步履空虚、气怯懒言、面色萎黄、便溏
	兼症	偶有夜寐欠安，偶见咽干	偶有舌木
	病情变化	脉渐有神；饮食渐香；大便渐调	诸症时轻时重
三月初六至三月底	病机	心脾虚弱，营卫欠和	无记录（因翁同龢派会试副考官）
	主症	食后运化较迟，食后嘈杂；夜寐不足；脊背或肋部凉热；喉间五味	
	兼症	偶见身体倦怠；偶见午后腿膝微肿；偶见便溏；偶见鼻干、眼干	
	病情变化	三月十一日起因暴受惊恐、悲伤过度导致诸证俱复，出现夜寐不安、头晕、痰涎、腰腿酸疼、痰中带血等旧症，但经过调理，至三月底，除夜寐不安、腰腿酸疼浮肿尚未复原，其余症状基本恢复三月初的情况	
四月	病机	心脾久亏，营卫未和，气血不充	心脾久伤
	主症	消化仍慢，食后嘈杂；脊背四肢有热，肋部串胀或串热；颅嗓五味津汁；眼目干涩；腿疼、足部微肿；劳神则虚	夜寐难安、疲乏、腰冷、腹痛、泄泻便溏、颅嗓津汁
	兼症	偶见夜寐欠安；偶见大便稍溏；偶见咳痰	
	病情变化	颅嗓津液渐减；消化见好；夜寐渐安；气血渐生	时轻时重

时间	病情及症状对比		
	内容	官方医药档案	翁同龢日记
五月	病机	气血尚亏，营卫不和，精神欠旺，久病真元骤难康复	元气虚弱
五月	主症	脊背内热；四肢筋脉酸疼、足部微肿；颅嗓津坠；有时倦怠，劳神则虚	失眠，偶有两日夜安得寐；食少难消、便溏；气短懒言；更增痰中带血、月经愆期、腰腿时热
五月	兼症	偶见消化稍慢；偶见夜寐欠安；偶见大便稍溏；偶见食则流清涕；偶见咳痰或痰中带血；偶见头晕	偶见颅嗓津汁
五月	病情变化	夜寐饮食安好；饮食消化渐易；大便基本正常；脊热见轻；四肢筋脉渐舒；颅嗓津液渐减	病情加重
六月	病机	诸症渐减，食眠俱佳	脾气难复
六月	主症	脊背内热；四肢筋脉酸疼、足部微肿；颅嗓五味津液；劳神则虚	虽寐不安；虽食不消，便溏；懒言健忘；腰腿外凉内热；肋下串气
六月	兼症	偶见食后嘈杂，食后流涕；偶见头晕	无记录
六月	病情变化	月初因星变病情加重（星变发生于六月初三），后诸症皆减轻	时轻时重
七月	病机	气血阴阳并亏，肝郁脾弱，肺气不和，心肾素亏	无记录
七月	主症	肢体软倦；身体潮热，腰热，手足心热，肌热；咳痰不爽，有时痰中带血；颅嗓五味	腰热，手心热；咽干，颅嗓津汁，痰中带血
七月	兼症	偶见头晕；偶见食多不化；	无记录
七月	病情变化	肝郁渐平；潮热渐退；颅嗓五味见轻	诸证好转

据上表，光绪六年（1880）正月七日至二月初二日，官方医药档案存有慈禧太后疾病记录。正月初脉以虚弱为主，症状为停饮、肠鸣、便溏、脊背凉热、口中五味、咳痰等，至二月初，脉神力渐起，诸症均明显减轻，《翁同龢日记》无此期间内慈禧太后生病记录。

据上表，《翁同龢日记》中记载，光绪六年（1880）二月初三日"慈禧太后圣体违和"，这是《翁同龢日记》中当年慈禧太后疾病的首条记录。自光绪六年（1880）二月初四日起，至三月初五日，翁同龢几乎逐日入宫问安、看方，病机为心脾两虚，症状以食少嘈杂、夜不能寐、身体酸痛、气怯懒言为主，病情时而好转，时而加重。同期官方医药档案对慈禧太后的病情病机为描述久病元气大亏、脾胃不健，症状主要有食后饱闷、便溏、身体软倦、腿膝无力、脊背或肋部凉热，偶有夜寐欠安、喉间五味，虽有诸多症状，但病情逐渐好转，饮食渐香，大便渐调，脉渐有神。

光绪六年（1880）三月初六日翁同龢被派会试副考官，直至四月中旬，未有关于慈禧太后疾病的记录。官方医药档案对三月初六至三月初十的病机描述为心脾虚弱，营卫欠和，症状主要有食后运化较迟、夜寐不足、脊背或肋部凉热、喉间津液五味、身体倦怠、午后腿膝微肿，与三月初比变化不大。三月十一日慈禧太后因暴受惊恐、悲伤过度导致诸证俱复，经过调理，至四月中旬，基本恢复三月上旬的情况，较三月上旬增加了眼目干涩的症状。整体来说，按照官方医药档案记载，在这一阶段，慈禧太后的病情有大的反复，到四月中旬，虽然症状上稍有变化，基本与三月上旬区别不大。

光绪六年（1880）四月中旬至五月底，虽然翁同龢记录不多，但可以看到慈禧太后数次有好转的迹象，但因元气虚弱，一有思虑劳倦则诸证皆复。这期间食少嘈杂、夜不能寐、气短懒言等症依旧，较三月初更陆续增加了便溏腹泻、痰中带血、月经愆期、腰背冷热、颃嗓津汁等症。而据官方医药档案，至五月底，慈禧太后虽然气血不充，久病真元骤难康复，与四月中旬相比，饮食睡眠已基本正常，脊背内热、颃嗓津液、身体倦怠等症均有减轻，足肿已愈但四肢筋脉尚觉酸疼，三月中旬新增的眼目干涩之症已痊愈。

光绪六年（1880）六月，翁同龢所记较为简略，主要症状与五月大致相同，其间数次病情好转，但旋即如旧，其中六月初因感受湿气导致病情反复。据官方医药档案，六月初慈禧太后确有病情反复，但是因星变而非因感受湿气。经调理后诸症皆减轻，较五月份更有好转。只有六月底数日与六月份的记录颇不相同，四肢筋脉酸疼、颃嗓津液等持续数月的症状忽然消失，而代之以中气不足、便溏、气怯等症状。

光绪六年（1880）七月，翁同龢记慈禧太后诸症好转，症状主要为腰热、手心热、咽干、颃嗓津汁、痰中带血。同期，官方医药档案记慈禧太后主症好转，症状主要为肢体软倦、潮热、腰热、手足心热、肌热、咳痰不爽、有时痰中带血、颃嗓五味。

对比可知，《翁同龢日记》及官方医药档案记录的慈禧太后在光绪六年（1880）上半年不同阶段的主要症状及病情变化差异颇大。

从主要症状上看，《翁同龢日记》中四月、五月多次出现的重点症状"便溏"，四月起在官方医药档案则多见"大便调匀"，仅在四月下旬有三次、五月份有两次大便微溏或带溏的记录。二月、三月、四月、五月翁同龢持续记录的重点症状"夜不能寐""饮食不消"，二月、三月的官方医药档案记录为"夜寐偶尔欠安""消化较慢"，四月以后甚至常出现"食眠俱佳"的字样。翁同龢于光绪六年（1880）二月初七记慈禧太后"舌木渐减"，则舌木之症应持续了一段时间，但在同期官方医药档案中一次也未出现。《翁同龢日记》中五月十一日、二十五日两次出现"痰带血丝"的症状，但在当月官方医药档案中一次未见。

从病情变化来看，光绪六年（1880）上半年，翁同龢所记慈禧太后病情时好时坏，虽然常有如"诸证渐减"之语，皆不过数日诸症又复，而据官方医药档案，除三月、六月两次因情绪骤然变化导致的病情反复外，慈禧太后的疾病是逐渐好转的。例如，五月份，翁同龢记录慈禧太后病情加重，且增加了新的症状，但官方医药档案记诸症均有减轻，而官方医药档案记录的两次病情反复，《翁同龢日记》均无相应的记录。

由上可见，在光绪六年（1880）上半年，翁同龢与官方医药档案所记的慈禧太后疾病症状、病情变化均不甚相同，直到六月底，翁同龢所记与官方医药档案才相类似。

3. 用药记录对比

翁同龢与马文植对用药均有记录。《翁同龢日记》对药物的记录颇为简略，光绪六年（1880）上半年仅有数条记录，且仅记录部分药味。马文植是征医入宫的医生，其日记《纪恩录》包含了部分慈禧太后的诊疗记录，所存用药记录详略不一。

据《翁同龢日记》，光绪六年（1880）二月初四日用党参、白术、茯苓、甘草、麦冬，苁蓉等物，二月初五日用当归、白芍等味，二月初九日有苍术、厚朴、香草，三月初二日用草果、厚朴、羌活，三月初三日用草果、紫苏、厚朴等温通之品，三月初五日用升麻、柴胡，六月初五日用神曲、泽泻等味。与同期官方医药档案对比，除二月初四日党参、白术、茯苓、甘草及二月初九日苍术药味相同，其余皆不相同。考虑到《翁同龢日记》所记录的方案也可能是前一日的用药方案，将《翁同龢日记》记录的药物与清宫医药档案前一日方案进行对比，依然无法对应。且从药物的功效看，同期《翁同龢日记》与官方医药档案所使用的相同药味均属脾胃虚弱类疾病的常用药味，而不相同的药味则效果差异颇大。

据《纪恩录》，光绪七年（1881）马文植自正月初七日开始请脉，直至二月三十日告病请求还乡，其间详细记录当日进呈的方剂有七日，分别为正月初七日、正月十一日、正月二十日、正月二十一日、正月二十七日、二月十九日、二月二十四日。

将《纪恩录》光绪七年（1881）初的用药记录与清宫医药档案光绪六年（1880）初的用药记录进行对比，可发现一些端倪。

光绪七年（1881）二月二十四日用药，马文植记为潞党参五钱，白术三钱，鹿茸一钱，茯神三钱，砂仁一钱，款冬花三钱，归身三钱，半夏三钱，炙甘草五分，破故纸（补骨脂）二钱，木香五分，煨姜二片，柴胡五分。① 光绪六年（1880）二月二十四日官方医药档案的用药记录为党参五钱，黄芪四钱，于术三钱，茯神三钱，补骨脂三钱，鹿茸片一钱五分，杜仲三钱，炙甘草八分，桔梗一钱五分，款冬花二钱，归身一钱五

---

① 薛宝田，马文植. 北行日记·纪恩录 [M]. 北京：中国中医药出版社，2015：134.

分，半夏二钱，引用银柴胡五分，生姜三片。① 二者相比，所记药味大半相同，相同药味有党参、白术、鹿茸、茯神、炙甘草、款冬花、补骨脂、半夏、归身，药物剂量略有差异。虽有不同药物，但方意差别不大。

光绪七年（1881）二月十九日用药，马文植记为潞党参四钱，白术三钱，黄芪三钱，鹿茸一钱，茯神二钱，半夏三钱，冬花三钱，补骨脂二钱，桔梗一钱，麦冬一钱五分，炙甘草五分，生姜二片，元枣（红枣）三枚。② 光绪六年（1880）二月十九日官方医药档案的用药记录为党参四钱，于术三钱，生黄芪三钱，鹿茸片三钱，茯神三钱，款冬花三钱，炙半夏三钱，补骨脂三钱，桔梗一钱五分，炙甘草八分，麦冬一钱五分，引用生姜三片，红枣五枚。③ 二者相比，药味完全相同，药物剂量和炮制方法略有差异。

此二日对比情况见表4：

表4 《纪恩录》与清宫医药档案部分用药对比

《纪恩录》时间	官方医药档案时间	相同药味	不同药味	药量
光绪七年（1881）二月二十四日	光绪六年（1880）二月二十四日	党参、白术、鹿茸、茯神、炙甘草、款冬花、补骨脂、半夏、归身	《纪恩录》用砂仁、木香、煨姜、柴胡 官方医药档案用黄芪、杜仲、桔梗、银柴胡、生姜	药量略有出入
光绪七年（1881）二月十九日	光绪六年（1880）二月十九日	潞党参，白术，黄芪，鹿茸，茯神，半夏，冬花，补骨脂，桔梗，麦冬，炙甘草，生姜，元枣（即红枣）	无	药量略有出入

① 陈可冀. 清宫医案集成：上册［M］. 北京：科学出版社，2009：438.

② 薛宝田，马文植. 北行日记·纪恩录［M］. 北京：中国中医药出版社，2015：133—134.

③ 陈可冀. 清宫医案集成：上册［M］. 北京：科学出版社，2009：437.

其余五日的情况与以上两日类似。

经过对比可见，官方医药档案所存光绪六年（1880）的用药记录，与同期翁同龢所记药味不甚相同，而与马文植所记光绪七年（1881）的用药却极为类似。

4. 治疗团队成员变迁考

此次慈禧太后生病持续时间长，不同时期参与治疗的人员不同，光绪六年（1880）上半年治疗团队成员的实际变化情况与官方医药档案所载有不同之处。

据《清实录》《翁同龢日记》和当时参与治疗的外来医生记录可推断，光绪六年（1880）到光绪八年（1882）参与慈禧太后治疗成员的变化为：光绪六年（1880）春慈禧太后生病，直至六月底，仅有御医参与治疗；光绪六年（1880）六月底至慈禧太后痊愈，御医和外来医生共同参与治疗。其中，光绪六年（1880）六月底至九月，参与治疗的医生变化较大，外来医生薛福辰、汪守正、赵天向、马文植、薛宝田、仲学辂、连自华、程春藻，自六月二十四日起陆续参与慈禧太后疾病的治疗，九月底，赵天向、薛宝田、仲学辂、连自华、程春藻奉旨各自回省。光绪六年（1880）十月至光绪八年（1882）慈禧太后痊愈，近两年时间里参与慈禧太后治疗的医生变化不大，其间御医庄守和、李德昌、外来医生薛福辰、汪守正一直参与治疗，御医李德立于光绪七年（1881）二月自己病重前、外来医生马文植于光绪七年（1881）三月奉旨回省前一直参与治疗，光绪七年（1881）御医佟文斌、栾富庆先后参与治疗。

官方医药档案所存光绪六年（1880）上半年的当值记录与上述情况不符。官方医药档案中，自正月初七日起汪守正、马文植即参与治疗，二月初三薛福辰参与治疗。实际外来医生参与治疗的时间是六月以后，年初尚未有外来医生参与治疗。

除当值医生的整体变动情况外，部分医生的详细当值记录也值得考究。

据《纪恩录》，光绪七年（1881）正月初七汪守正、马文植参与慈禧太后疾病的治疗，薛福辰自年初请假，直至二月初二方销假，这与官方医药档案所记光绪六年（1880）初的当值情况是相符的。

马文植在《纪恩录》中记录其本人于光绪七年（1881）正月初七日开始当值，正月十五日至十八日跌伤请假，十九日再次当值直至二月三十日，三月初一日因病请假后直至奉旨回省再未当值。官方医药档案中，光绪六年（1880）马文植自正月初七日当值至正月十二日，正月二十日再次当值至二月二十六日，与《纪恩录》所记光绪七年（1881）同期的当值情况接近。

御医李德立病故于光绪七年（1881）上半年，其生病时间亦体现在官方医药档案中。《纪恩录》记光绪七年（1881）二月初十李德立病重再未当值，并于半个月后病故。据官方医药档案，李德立自光绪六年（1880）正月初七日开始当值至二月初八日，二月初九日起有数月未出现在当值记录中，这一时间点与马文植记录的光绪七年（1881）李德立因病休假的时间仅相差一天。

由以上内容可以推断，光绪六年（1880）上半年慈禧太后用药档案的当值医生与其他记载不符，有据可考的正月、二月的当值记录与《清实录》《纪恩录》《翁同龢日记》所记光绪七年（1881）的实际情况更为接近。

5. 史实考证

光绪七年（1881）的历史事件可以印证慈禧太后用药档案存在时间上的错乱。

据官方医药档案，光绪六年（1880）二月慈禧太后夜寐不安的症状已经明显好转，三月突然恶化，看似只是情绪变化引起的疾病反复，实际另有原因。此次疾病反复过程如下：三月十一日"昨晚悲伤过甚通宵未寐"，十二日"寐不解乏……皆由暴受惊恐，悲伤忧感所致"，十三日"夜寐欠安……悲伤之中加以劳累，以致诸证复见"，十四日"夜寐不实"，直至三月十八日夜寐不实的症状方有所改善。[①] 可见此次病情恶化并非简单的病情反复，而是因为受到严重惊吓及悲伤过度导致的。但据《清实录》，光绪六年（1880）三月并未有异常之事发生，而光绪七年（1881）三月却有重大变故。光绪七年（1881）三月初十日慈安太后突发

---

① 陈可冀. 清宫医案集成：上册［M］. 北京：科学出版社，2009：441—442.

疾病并于当日傍晚薨逝，与三月十一日慈禧太后因"昨晚悲伤过甚"而导致病情骤变的时间相契合。光绪七年（1881）三月十二日《翁同龢日记》有"方云感伤过甚，诸证骤复"① 的记录，之后数日翁同龢亦记录慈禧太后夜寐不安，与官方医药档案光绪六年（1880）同期记录相符。

光绪六年（1880）六月初三日，官方医药档案记"昨日因见星变……遂觉诸症渐萌"，②但据《清实录》，光绪六年（1880）并未有星变。星变对古人尤其是皇室来说是上天的示警，若确有星变，则不应缺少相应的记录。光绪六年（1880）六月虽无星变记录，但光绪七年（1881）同期有彗星出现的记录。翁同龢记录光绪七年（1881）六月初二日出现彗星，③时内阁学士张之洞、詹事府右庶子周德润、御史洪良品等先后因星变上书，④皇室因星变于光绪七年（1881）六月初发布"我君臣惟有交相儆惕，修德省愆"⑤ 的上谕。可见此变化确实出现在光绪七年（1881）而非光绪六年（1880）。

由此可知，官方医药档案所记的光绪六年（1880）三月、六月慈禧太后两次病情加重，一因慈安太后去世，一因彗星出现，实际均发生于光绪七年（1881）同期。

6. 现存用药档案复原推测

现存用药档案复原推测主要有两点依据，一是薛福辰首次入宫请脉的时间，二是李德立的当值记录。

目前已知薛福辰为最早入宫的外来医生。据官方医药档案，除薛福辰外，所有外来医生首日入宫请脉，均单独记录。薛福辰光绪六年（1880）六月二十三日进京，二十四日请脉，⑥却无有薛福辰的单独请脉记录，汪守正六月三十日首日请脉，其单独请脉记录尚存。可见六月二十四日及之前的记录可能并非本年的档案，而六月三十日及之后的记录应是当年的

---

① 翁同龢. 翁同龢日记：第三册 [M]．北京：中华书局，1998：1556.
② 陈可冀. 清宫医案集成：上册 [M]．北京：科学出版社，2009：454.
③ 翁同龢. 翁同龢日记：第三册 [M]．北京：中华书局，1998：1580.
④ 清实录：第五十三册卷一三一 [M]．北京：中华书局，1987：888—890.
⑤ 清实录：第五十三册卷一三一 [M]．北京：中华书局，1987：886.
⑥ 翁同龢. 翁同龢日记：第三册 [M]．北京：中华书局，1998：1494.

档案。

李德立的当值记录是档案分期的重要参考。光绪六年（1880）李德立一直参与慈禧太后疾病治疗直至光绪七年（1881）二月病故，李德立病故后，用药档案中不应有其当值记录。现存官方医药档案中，光绪六年（1880）二月初九至六月二十四日无李德立的当值记录，与光绪七年（1881）同期李德立病故之事相符。而光绪六年（1880）六月二十五日再次出现李德立的当值记录，直至年底，与光绪六年（1880）李德立当值的情况相符。

对比有无李德立当值记录前后的档案，看起来日期连续，实则症状及脉象差异都很大。从症状上看，六月二十四日以前常见的颅颡津液、背热、手指筋脉强等症并未治愈，但这些症状在六月二十五日及以后一段时间内未曾出现，直至光绪八年（1882）方再次出现，而六月二十五日以后的主要症状夜寐欠佳、气怯身软、饮食不化、便溏等在六月二十四日以前已明显好转。从脉象上看，六月二十四日以前脉象已见平和，稍有弦、软之象，六月二十五日以后脉象多为大缓、弦缓。从医案的具体用词来看，六月二十五日以后医生频繁使用的"病后中气不足""心脾不能复原"等描述，出现得十分突然，在六月二十四日及之前数月内中气已见恢复，心脾也逐渐复原。

经以上对比推测，官方医药档案中，光绪六年（1880）六月二十五日及以后的记录属于当年，正月初七日至六月二十四日的记录应属于光绪七年（1881）。

7. 档案错乱原因推断

档案错乱的原因可能有两种，一为档案整理时存在错乱，二为人为作伪。

官方医药档案单日用药记录不记年份，仅记录月份和日期，定期装订时在封皮记录年份。若档案封皮有所缺失，无法查清档案所属年份，则这部分档案应属于年份不详医案，而不应归属于某一确切的年份。若确因封皮缺失而导致了整理错误，则档案应有一定的重复或遗漏，但光绪六年（1880）慈禧太后用药档案衔接非常密切，尤其是错乱日期附近的记录，无一日漏记或重复，这需要多种情况同时出现：即光绪六年（1880）六月二十四日及以前的当年档案全部丢失、光绪六年（1880）六月二十五日及以后的当年档案及封皮完好、光绪七年（1881）六月二十四日及以前的当年档案内容完好但封皮缺失、光绪七年（1881）六月二十五日及以后的当年档案全部丢失，而这些情况同时发生几乎是不可能的。

据马文植记，光绪七年（1881）二月初三日奉旨"着太医院四员恭录方案，自去年三月起"①，说明此时档案尚未有错乱。且这条记录清晰地告诉我们，宫廷医案统一誊录是需要"奉旨"进行而不是太医院的日常工作。经过誊抄，慈禧太后比较完整的用药档案至少有两份，一份是每日用药所存档案，一份是统一誊录的副本。从《清宫医案集成》中部分原始档案的照片可以看出，光绪时期有些医案确有明显的誊录痕迹，如图19所示，

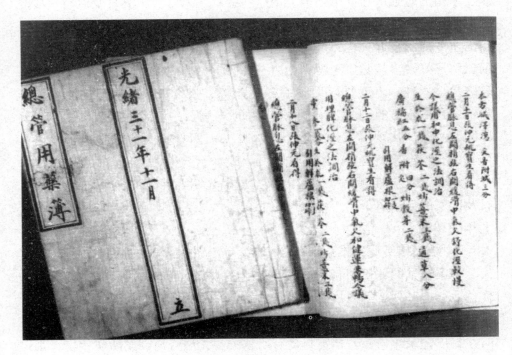

图19　总管太监李莲英用药底簿

---

① 战葆红. 历代日记丛钞：第 106 册 [M]. 北京：学苑出版社，2006：271.

誊录字迹工整，不同日期医案可列于同一页中。虽然可以在抄写方案的过程中对某些日期的用药档案进行修改，但从成本来考量，要篡改档案本身工作量较大，且参与人数较多，保密性较差，若毁掉一部分记录，将剩余记录装帧成册，则是简单易行的。从时间上来看，光绪七年（1881）二月下旨誊录的是光绪六年（1880）三月起的医案，可能彼时尚未想对医案进行伪造，是后来慈禧太后心态的变化或发生的某些事情，使得医案有作伪的必要。

因此，档案错乱的原因，是整理错误的概率极低，有极大可能是人为隐藏或毁掉了光绪六年（1880）、七年（1881）的一部分原始档案，将剩余档案拼凑为光绪六年（1880）一年的档案。由于未能见到原始档案，尚不清楚现存档案是太医院逐日所存用药档案，还是统一的誊录的副本。若故宫现存慈禧太后光绪六年（1880）用药档案是统一誊录的副本，那么错乱日期之所以在六月二十四、二十五日之间，除了这一日期的档案符合作伪需要外，应当是光绪七年（1881）六月二十五日的医案恰是一页的结束，而光绪六年（1880）六月二十四日恰是一页的起始，这使得合并后的医案看起来具有日期上的完整性。但作伪动机为何，限于资料，还无法给出明确的答案。

综上所述，官方医药档案中，现存光绪六年（1880）慈禧太后的用药档案并非均为当年记录，正月初七日至六月二十四日记录实为光绪七年（1881）同期用药档案，六月二十五日至当年年底才是光绪六年（1880）的用药档案。档案错乱的原因极可能是人为作伪，作伪者销毁或隐藏了光绪六年（1880）上半年及光绪七年（1881）下半年慈禧太后的用药档案，将光绪六年（1880）下半年的及光绪七年（1881）上半年的用药档案合并为光绪六年（1880）的用药档案。那些档案如果被销毁是否尚有副本，如果被隐藏，原件又现存何处，限于资料，尚无法给出定论。①

---

① 庄文元，杨东方. 光绪六年（1880）慈禧太后用药档案错乱考［J］. 北京中医药大学学报，第 41 卷第 1 期：20—24. 台湾亦有学者持相似观点.

二、官方医药档案 "年份不详" 医案考

　　清代官方医药档案有较为规范的记录模式，记录有日期、进诊医生、病人的脉象、症状描述及遣方用药。从原始档案的形态来看，单份用药档案的用药日期只包含月、日，不包含年份，定期装订时在封皮上记录年份。光绪皇帝共在位三十四年，官方医药档案中，光绪皇帝的医案数量是相当可观的，在这些医案中，有一部分医案内容详细，但所属年份并不明确。陈可冀先生在整理官方医药档案时，将这些医案列为 "年份不详医案"。

　　散见宫廷医案中，有相当一部分是《翁同龢日记》所记光绪皇帝的医案，虽然内容较为粗略，仅记录病程及部分症状或药物，但年月日均明确，《崇陵病案》（首图本）也详细记录了光绪皇帝部分医案。将这二人的记录与 "年份不详医案" 进行比对，从疾病历程、方案日期、请脉医生、脉象、病机、症状、遣方、用药等多个方面进行对比，可明确部分年份不详医案所属年份。

1. 光绪十二年（1886）外感风凉、停蓄湿饮医案①

　　《清宫医案集成》上册，903 页所录，九月初六日、初七日、初八日三日共四个方案，②为光绪皇帝外感风凉、停蓄湿饮的医案，此医案应为光绪十二年（1886）同期医案。

　　据《翁同龢日记》，光绪十二年（1886）九月初五日光绪皇帝于北海悦心殿感凉呕吐，初六日光绪皇帝还坚持上课，但读书较少，自称头眩，未进膳。《清宫医案集成》中九月初六日仅有酉刻一份医案，初六日翁同龢已正退，已见脉案，③从时间上推断，翁同龢所见脉案为初六日首次脉案而非酉刻脉案，翁同龢所记初六日首次脉案与酉刻脉案大致相同，也有一定的区别。翁同龢所记光绪皇帝对病情的自述与酉刻脉案相符，且起病

---

　　① 本条内容下与《翁同龢日记》有关的内容，仅在首次出现时标注参考文献，余同；本条内容下与《清宫医案集成》有关的内容，仅在首次出现时标注参考文献，余同。

　　② 陈可冀. 清宫医案集成：上册［M］. 北京：科学出版社，2009：903.

　　③ 翁同龢. 翁同龢日记：第四册［M］. 北京：中华书局，1998：2048—2049.

日期与病机均相同，病机为感寒停饮。

九月初七日，翁同龢又记录了初六日的脉案，但所记为初次方案还是酉刻方案不详，从记录内容来看，翁同龢记初六日方案为"平胃清解饮"，《清宫医案集成》记酉刻方案为"清解平胃饮"，可认为内容相似。《清宫医案集成》记，初七日两个方案分别为"和胃化湿饮"和"和胃代茶饮"，初七日翁同龢从他人口中听闻当日方案为"和胃清解饮"，三方均为和胃方剂，但名称又不完全相同，很可能是看方之人记忆错误，向翁同龢传递了错误的信息，翁同龢则以讹传讹地记录为"和胃清解饮"。

九月初八日，《清宫医案集成》记录为"诸症痊愈，止服汤剂，相宜饮食调理"，翁同龢记录为"圣躬已愈，今日请脉，饮食调理"，二者相同。

综合以上三日，虽然细节略有不符，但起病时间、痊愈时间、病机、主要症状都是相同的，可以认为此三日共四个医案为光绪十二年（1886）医案。

2. 光绪四年（1878）外感暑湿风凉、胃经饮滞医案①

《清宫医案集成》上册，910页所录，七月十八日、七月十九日、七月二十日，三日共五个方案，②为光绪皇帝外感暑湿风凉、胃经饮滞的医案。此医案应为光绪四年（1878）同期医案。

据《清宫医案集成》，此次光绪皇帝生病，起于七月十八日。据《翁同龢日记》，光绪四年（1878）七月十七日，光绪皇帝读书甚好，尚无生病迹象，七月十八日翁同龢正常进入上书房，却于卯正三刻得到"今日书房听传"③的消息。起病时间吻合，且光绪皇帝此次发病较为突然，与外感暑湿的病机也是相符的。

《清宫医案集成》中七月十八日有两方，均由由李德昌请脉，首方未记时辰，二方为申刻④方案。当日翁同龢得到"书房听传"的消息后入内

---

① 本条内容下与《翁同龢日记》有关的内容，仅在首次出现时标注参考文献，余同；本条内容下与《清宫医案集成》有关的内容，仅在首次出现时标注参考文献，余同。

② 陈可冀. 清宫医案集成：上册［M］. 北京：科学出版社，2009：910.

③ 翁同龢. 翁同龢日记：第三册［M］. 北京：中华书局，1998：1372.

④ 申刻：《清宫医案集成》与《翁同龢日记》均作"申刻"，就为"申时"之意。后同，不赘述。

请安，很快得到当日方案，看方后在朝房坐班，后归家未出。从时间上判断，翁同龢所见应为首方而非申刻方案。

七月十八日《清宫医案集成》所记首次诊断和处方为：李德昌请得皇上脉息浮弦而滑，系外感暑湿风凉，胃有停饮，头闷沉晕，恶寒发热，呕吐酸水，大便溏泄，用疏解调中饮。

当日，翁同龢所记请脉医生为李德昌，与《清宫医案集成》相同；脉相描述为"脉滑数"，与《清宫医案集成》"脉息浮弦而滑"有同有异；病机为"停滞受风凉"，与《清宫医案集成》"外感暑湿风凉、胃经饮滞"相类；主症"头沉晕，呕吐恶寒，发热，大便溏"，与《清宫医案集成》症状描述相符；所用方剂为"香薷饮"，药物"有葛根、苏叶、藿香等味"，方剂名称与《清宫医案集成》不同，但所记药物均相符。

《清宫医案集成》记七月十八日申刻"外感暑气渐退，呕恶嘈杂已止，惟脾元尚软，胃经湿饮不清，以致身肢酸倦，头晕口干，舌心稍有黄苔……进代茶饮"，与翁同龢七月十九日卯刻所见方案"脉按云呕吐嘈杂已止，惟四肢酸软，头晕口干，舌苔黄聚，用藿梗、陈皮等代茶饮"，内容基本相同，翁氏所记药物藿梗、陈皮亦见于《清宫医案集成》。

翁同龢七月二十日记录的是七月十九日的方案，"诸恙已平，惟头晕体倦，饮食不甘，运动迟滞，用理脾之剂，有脾元素弱语，用焦于术"。《清宫医案集成》七月十九日有两方，首个方案描述清晰，申刻方案较为简略。经对照，翁同龢所记"饮食不甘，运动迟滞，用理脾之剂""脾元素弱"均与《清宫医案集成》七月十九日的首方完全相同；"诸恙已平""头晕体倦"与《清宫医案集成》"暑气风凉已解，症势轻减，舌苔黄色亦退""头目眩晕，身肢酸倦"相类似；《清宫医案集成》中七月十九日申刻方用焦于术。

七月二十日方案翁同龢未加记录，据《清宫医案集成》所存方案，二十日申刻"脉息和缓，神气见爽，饮食渐好，唯脾胃欠和"，与七月二十一日翁同龢所记"已极大安，不进药"出入不大。

对比可见，《清宫医案集成》所存七月十八日至七月二十日共五个年份不明方案，与翁同龢所记光绪四年（1878）同期方案虽略有不同，但发病和痊愈时间、请脉医生、病机、症状、药物、服药方法均基本相同，可判断当属光绪四年（1878）光绪皇帝的用药方案。

3. 光绪十二年（1886）咳嗽停饮医案①

《清宫医案集成》上册，第911—917页所录三月初二日至四月初六日的用药档案，②为光绪皇帝外感风寒、内伤水饮的医案，得病初期外感已解，但咳嗽停饮久不能愈，迁延一月有余，此医案应为光绪十二年（1886）同期医案。

光绪十二年（1886）二月二十七日光绪皇帝谒东陵祭祖，三月初七日返京，③其间翁同龢未跟随，故《翁同龢日记》无相应期间的记录，三月初二日至三月初七日医案无对比。

据翁同龢记，三月初九日、三月初十日光绪皇帝已在病中，三月初十日"上精神甚好，气象开展，迥胜行时""咳嗽未止""进膳后辄吐"④，与《清宫医案集成》所记初十日"病势见好""有时咳嗽，喉有痰涎，早晨偶作干呕"类似。

翁同龢记三月十一日方"用前桔、款冬、粉葛之类"，与同日《清宫医案集成》记录相符。

翁同龢记三月十三日至三月十七日，光绪皇帝病情减轻，咳嗽呕哕均轻，但口干痰多尚未痊愈，所用方案均以理嗽调脾为主，与同期《清宫医案集成》所录病情变化相符。

三月二十日光绪皇帝病情好转，翁同龢记"上告臣咳渐愈，惟呕吐间作"，光绪皇帝的自述病情与三月十九日、二十日《清宫医案集成》所录病情相符。

《清宫医案集成》记三月二十日至二十五日未刻，病情减轻，每日除汤药外，均用香砂养胃丸，与翁同龢三月二十二日所记"仍进香砂和胃丸"相符。

据翁同龢三月二十六日记，三月二十五日晚五点病情忽然恶化，痰中

① 本条内容下与《翁同龢日记》有关的内容，仅在首次出现时标注参考文献，余同；本条内容下与《清宫医案集成》有关的内容，仅在首次出现时标注参考文献，余同。

② 陈可冀. 清宫医案集成：上册［M］. 北京：科学出版社，2009：911—917.

③ 清实录：第五十五册卷二二四［M］. 北京：中华书局，1987：32.

④ 翁同龢. 翁同龢日记：第四册［M］. 北京：中华书局，1998：2006—2013.

带血，"脉按右寸关弦数，余平，系积饮不化，方凉而止血，芩、栀、生地、丹皮、茅根、竹茹，亦用香砂等"，三月二十六日病情与二十五日相似，药物为"去香砂、加白前"。据《清宫医案集成》，三月二十五日戌刻，"右寸关弦滑而数，余部尚平……惟脾胃尚未调和，复夹水饮停蓄，以致呕吐，复作痰饮，清水强哕，少带血点"。二者所记症状、脉象均相符，《翁同龢日记》所记药物《清宫医案集成》均存，较《清宫医案集成》少陈皮、半夏、云苓、桔梗、甘草。

据《翁同龢日记》三月二十六日晋祺、翁同龢等上书要求调薛福辰、汪守正为光绪皇帝诊病，并于同日议定传旨。《清宫医案集成》中三月二十七日两次请脉，即均由薛福辰领衔，时薛福辰为京兆尹，二十六日接旨、二十七日入宫，时间上是能够对应的。

《清宫医案集成》记三月二十七日首次议用汤剂，未刻议用代茶饮。二十七日翁同龢记"脉弦滑，系停饮伤脾，兼感风热"，药用"菊花、生地炭、半夏、陈皮、川贝、桑白皮、梗①、前胡、竹茹"，所记脉、证与《清宫医案集成》基本相符，所记药物除菊花、竹茹为未刻代茶饮药物外，其余均出现在首次请脉所开汤剂中。

三月二十八日翁同龢记光绪皇帝病情明显好转，症状为"昨卧甚安，血点已净"，药物为"去生地炭，用菊花炭，白前"，与《清宫医案集成》所录相符。

四月初一日，翁同龢记"昨九点钟吐，当时红，今化黄矣……薛云决非红，不得以吐血诊"，与《清宫医案集成》记"昨晚口吐痰水，似带血色，须臾即化痰涎"相符。翁同龢记前一日药用"茅根、白术、二陈"，与《清宫医案集成》所录相符。

四月初二日，翁同龢记前一日的代茶饮用"藕节、菊炭、丹皮、黑栀"，四月初二日"薛云和解，庄、李云脉稍浮"，方剂为逍遥散，与《清宫医案集成》所录均相符。

四月初三日，翁同龢记"脉和平，眠食皆好，二便均调，惟胃中微有积热，仍用逍遥散"，与《清宫医案集成》所录方证均相符。

---

① 梗：即桔梗。

翁同龢记，四月初四日起，不用汤剂，拟代茶饮，与同日《清宫医案集成》所录相符。

四月初五日，翁同龢记"照昨代茶饮"，药用"粉葛三钱、石斛、竹茹、谷芽"，所记剂型、药物、剂量均与《清宫医案集成》所录相符。

四月初六日为此段医案最后一日，《清宫医案集成》记"脉息平和，眠食俱善，精神如常，止服汤剂"，翁同龢记"惇邸晤医下，云如昨代茶饮"，且四月初七日薛福辰回任，二者相符，当是光绪皇帝已经痊愈。

此段医案较长，《清宫医案集成》中记录的请脉医生变化、光绪皇帝的脉象、方证、用药及病程，与《翁同龢日记》基本对应，当可确认此段医案属于光绪十二年（1886）。

4. 光绪五年（1879）脾胃不和停蓄水饮医案①

《清宫医案集成》上册，918页所录，十月二十七日至十一月初一日六个方案，②为光绪皇帝外感邪气、内伤水饮的医案。此医案应为光绪五年（1879）同期医案。

据《翁同龢日记》，自光绪五年（1879）十月初起，由于外感寒邪，光绪皇帝一直身体欠佳。十月二十七日，因光绪皇帝身体不适，传当日不到书房。当日翁同龢并未亲见到所用方剂，二十八日翁同龢见到了二十七日的两个方剂，"用平胃正气消饮之品"，药用"藿梗、陈皮、半夏、焦术、厚朴、花粉、焦三仙"③。《清宫医案集成》所录二十七日确为两次处方，所用方剂为正气平胃化痰饮，翁同龢所记七味药物与档案所记基本相符，仅焦术未出现在当日档案中。

十月二十九日，翁同龢记二十八日脉案"脉微滑，势渐轻，药比前方加减，仍用厚朴为君也"，与二十八日《清宫医案集成》所录"脉息弦滑，邪气已清，病势见好"相符，《清宫医案集成》的药方也确以厚朴为君。

十一月初一日，翁同龢记十月二十九日脉案"已愈，进代茶饮"，

---

① 本条内容下与《翁同龢日记》有关的内容，仅在首次出现时标注参考文献，余同；本条内容下与《清宫医案集成》有关的内容，仅在首次出现时标注参考文献，余同。

② 陈可冀. 清宫医案集成：上册［M］. 北京：科学出版社，2009：918.

③ 翁同龢. 翁同龢日记：第三册［M］. 北京：中华书局，1998：1455—1456.

《清宫医案集成》所录十月二十九日方案确为代茶饮，亦有"诸症俱好、脾胃亦和"之语。

对比可见，《清宫医案集成》所存十月二十七日至十一月初一六个年份不明的方案，与翁同龢所记光绪五年（1879）十月二十七日至十一月初一光绪皇帝医案，疾病的病程、方剂名称、剂型、用药等内容基本相符，当可确认此段医案属于光绪五年（1879）。

5. 光绪八年（1882）外感兼水饮医案①④

《清宫医案集成》上册，925 页所录，九月十三日至十四日共四个方案，②为光绪皇帝外感风寒、水饮停蓄的医案，此医案应为光绪八年（1882）同期医案。

据《翁同龢日记》，光绪八年（1882）九月十二日光绪皇帝读书尚好，九月十三日，呕吐三四次，传御医请脉，用和胃化饮汤，③与《清宫医案集成》所录相符。

九月十四日翁同龢未对光绪皇帝病情进行记录。《清宫医案集成》九月十四日下午最后一个方案记"诸症俱好……用和胃代茶饮调理"，当为疾病已经痊愈，用代茶饮善后，与翁同龢所记九月十五日"已报大安"是相符的。

此次光绪皇帝生病仅两天即痊愈，虽然翁同龢仅记录了九月十三日的症状、方剂及病后表现，两者对比可见，《清宫医案集成》与《翁同龢日记》所记生病时间完全相符，首日的方剂名称完全相同，主要症状亦相符合，当可认为此段医案属于光绪八年（1882）。

6. 光绪二十年（1894）寒热往来医案④

《清宫医案集成》上册，第 925 页至 928 页所录，九月十八日至九月三十日方案，⑤为光绪皇帝外感风寒内有湿热，因迁延不愈发展为寒热往来疟疾证医案，此医案应为光绪二十年（1894）同期医案。

---

①④　本条内容下与《翁同龢日记》有关的内容，仅在首次出现时标注参考文献，余同；本条内容下与《清宫医案集成》有关的内容，仅在首次出现时标注参考文献，余同。

②　陈可冀. 清宫医案集成：上册［M］. 北京：科学出版社，2009：925.

③　翁同龢. 翁同龢日记：第三册［M］. 北京：中华书局，1998：1686—1687.

⑤　陈可冀. 清宫医案集成：上册［M］. 北京：科学出版社，2009：925—928.

据《翁同龢日记》，光绪二十年（1894）九月十八日传无书房，因光绪皇帝"感寒呕吐"①，起病时间与《清宫医案集成》中医案开始时间相符，所述症状亦均在《清宫医案集成》中出现。

九月二十日，翁同龢记"上昨寒战发热，一日两方，早间脉按寒热已止，酉间脉按云感时疫，用葛二钱、柴钱半、草果等，似治疟也"。《清宫医案集成》九月十九日酉刻方有"时疫使然"与《翁同龢日记》相符，所用重要药物及剂量与《翁同龢日记》所录均相同。

九月二十三日，翁同龢见当日巳刻方，"云上脉息弦数，寒战减而烧热增，头痛肢酸，谷食不香，大便未解"，《清宫医案集成》当日仅有申刻方案，翁同龢所见巳刻方案与《清宫医案集成》中当日申刻方案对比，脉证颇为相似，用药有所不同。

九月二十四日翁同龢记"闻戈什云，昨见用元明粉四钱为丸方"，《清宫医案集成》二十二日方案有元明粉四钱，虽时间相差两天，与《翁同龢日记》记录惯例不符，但由于以元明粉为丸的方案是翁同龢从戈什处听来，且戈什也是二十三日见到的方案，按时间推断，若戈什二十三日见到的是二十二日方案，再于二十四日将此方案告诉翁同龢，是符合情理的。

九月二十六日，翁同龢入内请安，光绪皇帝自述热退，腰酸软，与当日《清宫医案集成》所录"证势渐减""身肢懒倦，腿膝酸沉"基本相符。

《清宫医案集成》所存脉案至九月三十日止，当日光绪皇帝"精神见爽，夜寐安适，惟营卫未和，余邪尚有不净"，翁同龢记十月初一日"上体渐安，容色亦润，惟清瘦耳"，十月初三日"上体大安，前日即无寒热也"，痊愈的时间基本相符。

虽然在《清宫医案集成》中，此段脉案有较多的缺失，至少有五日脉案完全不存，其他日期脉案亦有散失，但综合对比二者对病程、病机、症状的描述，以及部分药物的使用，《清宫医案集成》与《翁同龢日记》基本相符，可以判断当属光绪二十年（1894）医案。

① 翁同龢. 翁同龢日记：第五册 ［M］. 北京：中华书局，1998：2739—2745.

7. 光绪三十二年（1906）外热里积、夜卧不安、腰腿酸软医案①

《清宫医案集成》上册，第 908 页所录五个方案，四月二十三、二十四、二十五、二十七，以上四日陆润庠的请脉记录，以及闰四月初三日陆润庠、力钧的请脉记录，②共五日医案，为光绪皇帝外热里积、不思饮食、夜卧不安、腰腿酸软的医案，此医案应为光绪三十二年（1906）同期医案。

《崇陵病案》（首图本）有记录光绪三十二年（1906）闰四月初三日陆润庠、力钧请脉方案，病情描述与《清宫医案集成》相比仅有数字之差，所用方药也仅麦芽剂量不同。

力钧记录当年四月二十三日，光绪皇帝因出城跪迎皇太后，受有暑热，入宫后，又赏食角黍③，造成外感暑热内伤积滞的疾病。④ 据《清宫医案集成》，光绪皇帝此次疾病的主要症状，四月二十三日为"近为风湿所阻，以致筋络不舒，时作疼痛，食物不化，梦遗滑泄，足膝软弱"，二十四日为"头痛项痛，自系受风所致，带及周身筋络欠和，尚有湿滞"，二十五日为"风邪已净，尚有余湿未化，以至阻滞气机，筋络不舒"，二十七日为"惟沉细乃脉之本体，非由外感，谨拟调摄肝肾之剂，嗣后饮食得宜，可占勿药"，由以上四日症状来看，除梦遗滑泄，足膝软弱为光绪皇帝肝肾不足的常见症状外，其余明确记录疾病病因系"外感"与"内伤"，表现为"风湿所阻""食物不化""尚有湿滞"，均与外感暑热、内伤积滞的病机是相符的，起病时间也是相符的。

《清宫医案集成》的这五个脉案，虽然四月的脉案与闰四月的脉案中间有四五日的空白，且四月的四个脉案无明确的其他记录可以参照，但考虑到光绪皇帝素有肝肾不足之症，身体较为虚弱，历来生病外感内伤缠绵不愈是常态，此次生病持续十日也是情理之中。

---

① 本条内容下与《崇陵病案》（首图本）有关的内容，仅在首次出现时标注参考文献，余同；本条内容下与《清宫医案集成》有关的内容，仅在首次出现时标注参考文献，余同。

② 陈可冀. 清宫医案集成：上册 [M]. 北京：科学出版社，2009：908.

③ 角黍：即粽子。

④ 力钧. 崇陵病案 [M]. 北京：学苑出版社，2015：39.

综合考量五个医案之间病机、症状的连续性及光绪皇帝体质等原因，四月及闰四月共五个脉案属于光绪三十二年（1906），当是无须质疑的。

　　综上所述，光绪皇帝"年份不明医案"中，有一部分医案有比较确凿的证据，能够确定年份，从而进一步完善官方医药档案。但是，光绪皇帝年份不详的医案数量很大，散见宫廷医案内容大多又较为简略，限于资料，能够确认年份的官方医药档案只是其中一部分，很多医案还无法确定年份。

参 考 文 献

1. 专著类

（清）马培之，李文荣，邵同珍著．马氏医论·知医必辨·医易一理·和缓遗风合集［M］．太原：山西科学技术出版社，2013．

《清实录》［M］．北京：中华书局，1985—1987．

《文史资料选辑》编辑部编．文史资料选辑：合订本第 42 卷总第 122—124 辑［M］．北京：中国文史出版社，2000．

陈可冀．清宫医案集成［M］．北京：科学出版社，2009．

力钧．崇陵病案［M］．北京：学苑出版社，2015．

力钧．崇陵病案（首图本）．首都图书馆存稿本．

崇陵病案（中医科学院本）．中医科学院图书馆存稿本．

王文济．金山医学摘粹·卷二·陈莲舫医案［M］．上海：金山县政协之友社、卫生局、科学技术委员会编印，1988．

翁同龢．翁同龢日记［M］．北京：中华书局，1998．

薛宝田，马文植．北行日记·纪恩录［M］．北京：中国中医药出版社，2015．

战葆红．历代日记丛钞：第 106 册［M］．北京：学苑出版社，2006．

中国社会科学院近代史研究所近代史资料编辑组编．近代史资料：第 56 册［M］．北京：中国社会科学出版社，1984．

2. 论文类

范继忠．晚清《申报》市场在上海的初步形成（1872—1877 年）［J］．清史研究，2005（1）：93—103．

卢经. 光绪帝被囚瀛台医案 [J]. 历史档案，2003（2）：60—71，81

隗静秋. 晚清浙江出版业近代化发展述评 [J]. 中国出版，2012（16）：46—48.

谢俊美. 上海历史上人口的变迁 [J]. 社会科学，1980（3）：107.

张壬戌. 清末新闻出版法研究 [J]. 新闻大学，2006（2）：37—39.

3. 其他

《申报》国家图书馆数据库